# Fisiología cardiovascular
## Fundamentos

### 3.ª EDICIÓN

# Fisiología cardiovascular
## Fundamentos

### 3.ª EDICIÓN

**Richard E. Klabunde, PhD**

Professor of Physiology
Biomedical Sciences
Marian University College of Osteopathic Medicine
Indianapolis, Indiana

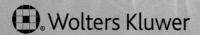

. Wolters Kluwer

Philadelphia • Baltimore • New York • London
Buenos Aires • Hong Kong • Sydney • Tokyo

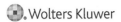

Philadelphia · Baltimore · New York · London
Buenos Aires · Hong Kong · Sydney · Tokyo

Av. Carrilet, 3, 9.ª planta – Edificio D
Ciutat de la Justícia
08902 L'Hospitalet de Llobregat
Barcelona (España)
Tel.: 93 344 47 18
Fax: 93 344 47 16
e-mail: lwwespanol@wolterskluwer.com

*Traducción*
**Dra. Gabriela Enríquez Cotera**
Facultad Mexicana de Medicina
Universidad La Salle

*Revisión científica*
**Dr. Óscar López Santiago**
Especialista en Medicina Interna y del Enfermo en Estado Crítico; Alta Especialidad en Cardioneumología; adscrito a la Unidad de Terapia Intensiva Adultos, encargado de la Jefatura de Enseñanza de la coordinación de Medicina y vocal del Comité de Bioética en Investigación, CMN "20 Noviembre"; Adscrito a la Unidad de Terapia Intensiva de Trasplantes, CMN "La Raza"; Profesor invitado: Medicina del Enfermo en estado crítico adulto, UNAM; Profesor de Medicina (Medicina Interna, Infectología y Bases biológicas de la enfermedad) y líder de Academia Infectología Clínica, Universidad Anáhuac México; México.

*Dirección editorial:* Carlos Mendoza
*Editora de desarrollo:* Núria Llavina
*Gerente de mercadotecnia:* Simon Kears
*Cuidado de la edición:* Núria Llavina
*Maquetación:* Sonia Wendy Chávez N./Alfonso Romero López
*Diseño de portada:* Jesús Esteban Mendoza
*Impresión:* C&C Offset Printing Co. Ltd. / Impreso en China

ISBN edición en español: 978-84-18563-54-6
Depósito legal: M-20320-2021

Edición en español de la obra original en lengua inglesa *Cardiovascular Physiology Concepts*, 3.ª ed., de Richard E. Klabunde, publicada por Wolters Kluwer.

Copyright © 2022 Wolters Kluwer
Two Commerce Square
2001 Market Street
Philadelphia, PA 19103
ISBN edición original: 978-1-9751-5007-5

# PREFACIO

Tradicionalmente, los libros de texto sobre fisiología cardiovascular se han centrado en los principios biofísicos como el comportamiento de la sangre que fluye, la mecánica de la contracción muscular y los sistemas de control por retroalimentación. En las tres últimas décadas, hemos adquirido conocimientos considerables sobre la función endotelial, los receptores de membrana, los canales iónicos y los mecanismos de transducción de señales que regulan las funciones cardíaca y vascular. Esta nueva visión en torno a los mecanismos celulares ha revolucionado no solo nuestra comprensión sobre la función cardiovascular, sino también la manera en que los médicos diagnostican y tratan a los pacientes con enfermedades cardiovasculares. *Fisiología cardiovascular. Fundamentos* se escribió para proporcionar a los estudiantes de Medicina y de posgrado y estudiantes de ciencias de la salud relacionadas, una base firme en los principios biofísicos tradicionales y los más recientes sobre fisiología celular.

Este libro de texto incorpora varias características para facilitar el aprendizaje: (1) cada capítulo comienza con un listado de objetivos de aprendizaje para orientar al lector en relación con los conceptos clave; (2) el texto se complementa con problemas y casos clínicos utilizados para reforzar los conceptos fisiológicos fundamentales; (3) al final de cada capítulo se resumen los conceptos importantes; (4) en los capítulos se enumeran recursos de lectura relevantes, y (5) se incluyen preguntas de revisión con respuestas detalladas como herramienta de autoevaluación para el lector.

Muchos de los temas presentados en este libro de texto se ubican en un contexto médico al describir cómo los conceptos fisiológicos subyacentes se relacionan con estados de enfermedad, como la arritmia, la presión arterial anómala y la insuficiencia cardíaca, y con el diagnóstico clínico y la intervención terapéutica. Varios de los capítulos contienen casos clínicos para ilustrar las aplicaciones clínicas de conceptos fisiológicos importantes.

Los primeros ocho capítulos analizan la fisiología cardiovascular siguiendo una organización tradicional de los temas. El último capítulo integra el material de los capítulos precedentes mediante la descripción de cómo el sistema cardiovascular responde y se adapta a las mayores demandas del organismo (p. ej., ejercicio y embarazo) o a condiciones fisiopatológicas (p. ej., hipotensión, hipertensión, insuficiencia cardíaca y valvulopatía cardíaca).

Aunque el formato básico de la 3.ª edición es similar al de la segunda, se han reescrito muchas secciones de los capítulos para hacerlas más claras y actualizarlas con base en nuestro conocimiento sobre temas específicos. Se han revisado más del 40 % de las figuras, o son recientes en esta nueva edición. Entre el contenido actual se incluye material adicional sobre electrofisiología cardíaca durante la isquemia, la circulación fetal, y los cambios hemodinámicos asociados con la arteriopatía coronaria y la periférica.

La fisiología cardiovascular, como todas las áreas de la ciencia biomédica, puede resultar abrumadora en cuanto a la cantidad de conocimientos que se presentan al lector. Por esta razón, me he esforzado en presentar los conceptos fundamentales en un nivel apropiado para los estudiantes de Medicina que están en los años de formación preclínica. Estos conceptos serán más que suficientes para proporcionar un marco de referencia para la comprensión de la farmacología y la terapéutica cardiovasculares, así como de la fisiopatología cardiovascular. Espero que el lector no solo aprenda cómo funciona el sistema cardiovascular, sino que también se maraville ante la magnificencia del cuerpo humano.

*Richard E. Klabunde, PhD*
*Indianapolis, Indiana*

# AGRADECIMIENTOS

Deseo reconocer la inspiración que recibí de mi asesor de grado, Paul C. Johnson, quien me enseñó con el ejemplo a buscar la excelencia tanto en la enseñanza como en la investigación. También me siento agradecido con el resto del profesorado de Fisiología de la University of Arizona al inicio de la década de 1970, por su amor y entusiasmo contagiosos por la fisiología. La retroalimentación de los estudiantes de Medicina a quienes he enseñado durante más de 40 años ha sido invaluable para estimularme a explorar nuevas formas para enseñar con más eficiencia la fisiología cardio-vascular. Aprecio las útiles sugerencias de quienes revisaron de forma crítica la primera y la segunda ediciones. Estas personas ofrecieron muchos comentarios valiosos que sirvieron para enriquecer el contenido y el formato de esta 3.ª edición. También deseo agradecer a todas las personas talen-tosas de Wolters Kluwer que han trabajado conmigo en este libro de texto. Reservo una gratitud especial a mi amorosa y paciente esposa Karen, nuestros cuatro hijos y mis padres, quienes siempre me alentaron a perseguir mis sueños. Por último, deseo agradecer a Dios por permitirme cumplir mis sueños.

*Richard E. Klabunde, PhD*
*Indianapolis, Indiana*

# CONTENIDO

# INTRODUCCIÓN AL SISTEMA CARDIOVASCULAR

**OBJETIVOS DE APRENDIZAJE**

Comprender los conceptos presentados en este capítulo permitirá al estudiante:

1. Explicar la razón por la que los organismos grandes requieren un sistema circulatorio, mientras que los organismos unicelulares y los multicelulares pequeños no lo hacen.

2. Explicar la relevancia de la disposición en serie y en paralelo de las cavidades cardíacas, la circulación pulmonar y los órganos principales de la circulación sistémica.

3. Describir las vías para el flujo de la sangre por las cavidades cardíacas y los grandes vasos asociados con el corazón.

4. Explicar la importancia de los sistemas de retroalimentación negativa para el control de la presión arterial.

## NECESIDAD DEL SISTEMA CIRCULATORIO

Todas las células vivas requieren sustratos metabólicos (p. ej., oxígeno, aminoácidos, glucosa) y un mecanismo por el cual puedan eliminar los productos colaterales del metabolismo (p. ej., bióxido de carbono, ácido láctico). Los organismos unicelulares efectúan un intercambio directo de estas sustancias con su ambiente por medio de sistemas de difusión y de transporte celular. En contraste, la mayor parte de las células de los organismos grandes tienen una capacidad de intercambio limitada o nula con su ambiente, dado que sus células no están en contacto con el ambiente exterior. A pesar de esto, el intercambio con el ambiente exterior es necesario para que las células funcionen. Para lograr este intercambio necesario, los organismos grandes cuentan con un sistema sofisticado de vasos sanguíneos que facilita el intercambio de sustancias entre las células y la sangre, y entre la sangre y el medio. Los más pequeños entre estos vasos sanguíneos, son los capilares, que mantienen gran proximidad a todas las células del organismo, permitiendo el intercambio. Por ejemplo, cada célula del músculo esquelético esta circundada por dos o más capilares. Esta disposición de capilares en torno a las células

asegura que tenga lugar un intercambio entre la sangre y las células circundantes.

El intercambio entre la sangre y el medio exterior se produce en distintos órganos: pulmones, aparato gastrointestinal, riñones y piel. A la vez que la sangre pasa por los pulmones se intercambian oxígeno y bióxido de carbono, entre la sangre en los capilares pulmonares y los gases ubicados en los alveolos pulmonares. La sangre enriquecida con oxígeno se transporta entonces hacia los órganos, donde el oxígeno se difunde a partir de ella al interior de las células circundantes. Al mismo tiempo, el bióxido de carbono, un producto metabólico de desecho, se difunde de las células tisulares a la sangre y es transportado hacia los pulmones, donde se produce un intercambio entre la sangre y los gases alveolares.

La sangre que pasa por el intestino capta la glucosa, los aminoácidos, los ácidos grasos y otras sustancias ingeridas, que atraviesan las células que recubren la luz intestinal. La sangre lleva entonces estas sustancias a los órganos, como el hígado, para su procesamiento metabólico adicional y a las células de todo el organismo a manera de fuente de energía. Algunos de los productos de desecho de estas células son captados por la sangre y transportados a otros órganos para su procesamiento metabólico y eliminación final hacia el medio exterior ya sea por el tubo digestivo o los riñones.

Las células requieren un equilibrio apropiado de agua y electrólitos (p. ej., sodio, potasio y calcio) para funcionar. La circulación transporta el agua y los electrólitos ingeridos desde el intestino hasta las células de todo el organismo, lo que incluye a las ubicadas en los riñones, que eliminan en la orina el exceso de agua y electrólitos.

La piel también funge como sitio para el intercambio de agua y electrólitos (por medio de la sudoración) y para el intercambio de calor, que es un producto colateral importante del metabolismo celular que debe eliminarse del organismo bajo condiciones ambientales normales. El flujo sanguíneo en la piel regula la pérdida de calor a partir del cuerpo.

En resumen, el propósito final del sistema cardiovascular es facilitar el intercambio de gases, fluidos, electrólitos, moléculas grandes y calor entre las células y el ambiente exterior. El corazón y la vasculatura aseguran que los órganos reciban un flujo sanguíneo adecuado, de modo que este intercambio sea posible.

## DISPOSICIÓN DEL SISTEMA CARDIOVASCULAR

El sistema cardiovascular tiene dos componentes principales: el corazón y los vasos sanguíneos. Un tercer componente, el sistema linfático, no contiene sangre, no obstante lo cual desempeña una función de intercambio importante junto con los vasos sanguíneos.

El corazón puede verse desde la perspectiva funcional como dos bombas, con las circulaciones pulmonar y la sistémica situadas entre ambas (fig. 1-1). La **circulación pulmonar** es el flujo sanguíneo que se produce al interior de los pulmones y participa en el intercambio de gases entre la sangre y los alveolos. La **circulación sistémica** comprende todos los vasos sanguíneos dentro y fuera de los órganos, excepto los pulmones. El lado derecho del corazón incluye a la aurícula (atrio) derecha y el ventrículo derecho. La **aurícula derecha** recibe la sangre venosa de la circulación sistémica y el **ventrículo derecho** la bombea hacia la circulación pulmonar, donde se intercambian oxígeno y bióxido de carbono entre la sangre y los gases alveolares. El lado izquierdo del corazón está integrado por la aurícula izquierda y el ventrículo izquierdo. La sangre que sale de los pulmones entra a la **aurícula izquierda** por medio de las venas pulmonares; después, fluye de la aurícula izquierda hacia el ventrículo izquierdo. El **ventrículo izquierdo** expulsa la sangre hacia la aorta, distribuyéndola hacia todos los órganos por medio del sistema arterial. Dentro de los órganos, la vasculatura se ramifica para originar vasos cada vez más pequeños que eventualmente dan lugar a capilares, que son el sitio principal de intercambio. El flujo sanguíneo proveniente de los capilares entra a las venas, que

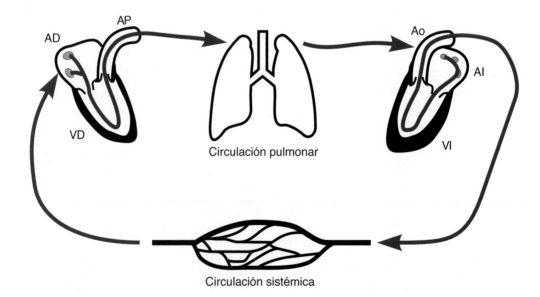

■ **Figura 1-1.** Vista general del sistema cardiovascular. Lado derecho del corazón, circulación pulmonar, lado izquierdo del corazón y la circulación sistémica están dispuestos en serie. *AD*, aurícula derecha; *VD*, ventrículo derecho; *AP*, arteria pulmonar; *Ao*, aorta; *AI*, aurícula izquierda; *VI*, ventrículo izquierdo.

regresan el flujo sanguíneo hacia la aurícula derecha por medio de venas sistémicas de gran tamaño (las venas cavas superior e inferior).

Dado que la sangre fluye por los órganos, parte del líquido, junto con electrólitos y cantidades bajas de proteínas, sale de la circulación y entra al intersticio tisular (un proceso denominado filtración de fluidos). Los **vasos linfáticos**, que guardan una relación íntima con los vasos sanguíneos de pequeño tamaño en el tejido, colectan el exceso de líquido a partir del intersticio tisular y lo transportan de nuevo hacia la circulación venosa por medio de conductos linfáticos que drenan al interior de venas de gran tamaño (venas subclavias) por arriba del nivel de la aurícula derecha.

Es importante señalar la disposición general del sistema cardiovascular. En primer lugar, los lados derecho e izquierdo del corazón, que están separados por las circulaciones pulmonar y sistémica, guardan una disposición en serie entre sí (v. fig. 1-1). Por ende, toda la sangre que se bombea a partir del ventrículo derecho entra a la circulación pulmonar y después al lado izquierdo del corazón, desde donde bombea a la circulación sistémica para luego regresar al corazón. Esta relación en serie de los dos lados del corazón y las circulaciones pulmonar y sistémica requiere que el gasto (volumen de sangre expulsado por unidad de tiempo) de cada lado del corazón en gran medida tenga una correspondencia con el del lado contrario, de tal modo que no existan desplazamientos importantes de volumen sanguíneo entre ambas circulaciones. En segundo lugar, los sistemas orgánicos principales del organismo reciben su sangre a partir de la aorta, y la sangre que sale de estos órganos entra al sistema venoso (venas cavas superior e inferior), que regresa la sangre al corazón. Así, las circulaciones de la mayor parte de los sistemas orgánicos principales están en paralelo (v. fig. 1-2). Una excepción importante es el hígado, que recibe una fracción relevante de su irrigación sanguínea a partir de la circulación venosa del tubo digestivo que drena por el sistema porta hepático. El hígado también recibe sangre a partir de la aorta por medio de la arteria hepática. Así, la mayor parte de la circulación hepática tiene disposición en serie relacionada con la circulación intestinal, mientras que otra parte se produce en paralelo con esta última (v. cap. 7).

La disposición en paralelo tiene implicaciones hemodinámicas relevantes, como se describe en el capítulo 5. En resumen, la disposición en paralelo de los lechos vasculares principales impide que los cambios del flujo sanguíneo en un órgano afecten

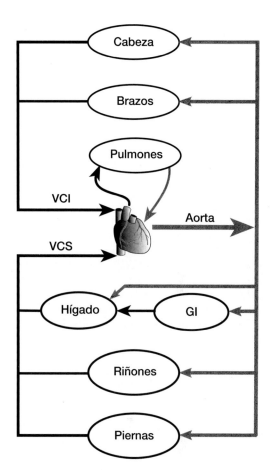

■ **Figura 1-2.** Disposición en paralelo de los órganos en el organismo. Una excepción importante es la circulación hepática (hígado), que recibe flujo sanguíneo a partir de las venas porta hepáticas de la circulación gastrointestinal (*GI*; en serie) y de la aorta por medio de la arteria hepática (en paralelo). *VCS*, vena cava superior; *VCI*, vena cava inferior.

en grado significativo al de otros. Pero, cuando los lechos vasculares se disponen en serie, los cambios del flujo sanguíneo en un lecho vascular alteran significativamente el flujo en el otro lecho.

## FUNCIONES DEL CORAZÓN Y LOS VASOS SANGUÍNEOS

### Corazón

El corazón en ocasiones se toma como un órgano que bombea la sangre a través de los órganos del cuerpo. Si bien esto es cierto, es más preciso contemplar el corazón como una bomba que recibe la sangre a partir de los vasos sanguíneos venosos a baja presión, transmite energía a la sangre (la eleva hasta una presión más alta) al contraerse en torno a la contenida en las cavidades cardíacas, y luego la expulsa hacia los vasos sanguíneos arteriales, de modo que genera una presión sanguínea arterial.

Es importante entender que el flujo sanguíneo hacia los órganos no depende en sí de la eficiencia del corazón, sino de la presión que se genera al interior del sistema arterial a la vez que el corazón bombea la sangre hacia el interior de la vasculatura, que actúa como una red de resistencia. *El flujo sanguíneo orgánico (es decir, el flujo sanguíneo en diferentes órganos dependiendo de la resistencia vascular del órgano a tratar) queda determinado por la presión arterial menos la presión venosa, divididas por la resistencia vascular del órgano* (v. caps. 5 y 7). Las presiones en el sistema cardiovascular se expresan en milímetros de mercurio (mm Hg) por encima o por debajo de la presión atmosférica. Un milímetro de mercurio es la presión que ejerce una columna vertical de mercurio con altura de 1 mm (1 mm de mercurio equivale a una presión hidrostática de 1.36 cm $H_2O$). La resistencia vascular queda determinada por la longitud y el diámetro de los vasos sanguíneos, la disposición anatómica de la red vascular y la viscosidad de la sangre que fluye al interior de la vasculatura.

La aurícula derecha recibe la sangre venosa sistémica (retorno venoso) a presiones muy bajas (cercanas a 0 mm Hg; fig. 1-3). Este retorno venoso pasa entonces por la aurícula derecha y llena el ventrículo derecho; la contracción auricular también contribuye al llenado ventricular. La contracción del ventrículo derecho expulsa la sangre de esa cavidad hacia la arteria pulmonar. Esto genera una presión máxima (presión sistólica) que varía entre 20 y 30 mm Hg dentro de la arteria pulmonar. A la vez la sangre avanza por la circulación pulmonar, la presión sanguínea cae hasta cerca de 10 mm Hg. La aurícula izquierda recibe la sangre venosa pulmonar, que luego fluye de manera pasiva hacia el interior del ventrículo izquierdo; la contracción auricular genera un llenado adicional escaso del ventrículo izquierdo. A la vez que el ventrículo izquierdo se contrae y expulsa la sangre hacia el sistema arterial sistémico, se genera una presión más bien alta (100 a 140 mm Hg de presión máxima o sistólica).

Así, *el ventrículo izquierdo es una bomba de alta presión, en contraste con el ventrículo derecho, que es una bomba de baja presión.* Los detalles de la acción de bombeo del corazón se analizan en el capítulo 4.

La actividad de bombeo del corazón suele expresarse en función del gasto cardíaco, que es la cantidad de sangre que se expulsa con cada contracción (es decir, volumen latido) multiplicada

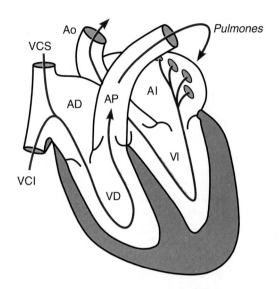

■ **Figura 1-3.** Flujo sanguíneo dentro del corazón. La sangre venosa regresa a la aurícula derecha (*AD*) por medio de la vena cava superior (*VCS*) y la vena cava inferior (*VCI*). La sangre pasa de la *AD* al ventrículo derecho (*VD*), que la expulsa hacia la arteria pulmonar (*AP*). Después de pasar por los pulmones, la sangre fluye hacia la aurícula izquierda (*AI*) y luego llena el ventrículo izquierdo (*VI*), que la expulsa hacia la aorta (*Ao*) con el fin de distribuirla hacia los distintos órganos del cuerpo.

por la frecuencia cardíaca. Cualquier factor que altere la frecuencia cardíaca o el volumen latido modificará el gasto cardíaco. A la frecuencia cardíaca la determinan células especializadas ubicadas en el corazón, que actúan como marcapasos eléctricos, y nervios autónomos y hormonas intensifican o disminuyen su actividad (v. cap. 3). Los potenciales de acción generados por estas células de marcapaso se conducen por todo el corazón y desencadenan la contracción de los cardiomiocitos (v. cap. 2).

Esto tiene como consecuencia la contracción ventricular y la expulsión de la sangre. La fuerza de la contracción ventricular, y por ende del volumen latido, está regulada por mecanismos cardíacos intrínsecos, por nervios autónomos y hormonas (v. caps. 2, 4 y 6).

El corazón tiene otras funciones importantes además del bombeo de la sangre. El corazón sintetiza varias hormonas. Una de estas hormonas, el péptido auricular natriurético, desempeña un papel importante en la regulación del volumen sanguíneo y la presión arterial (v. cap. 6). Los receptores de los nervios sensitivos asociados con el corazón participan en la regulación de la liberación de la hormona antidiurética a partir de la hipófisis posterior, que regula la eliminación hídrica mediada por los riñones.

## Sistema vascular

Los vasos sanguíneos se contraen y dilatan para regular la presión sanguínea arterial, modifican el flujo sanguíneo dentro de los órganos, regulan la presión sanguínea capilar y distribuyen el volumen sanguíneo en el organismo.

Los cambios de los diámetros vasculares se generan a partir de la activación del músculo liso vascular ubicado en la pared vascular, mediada por nervios autónomos, señales metabólicas y bioquímicas procedentes del exterior del vaso sanguíneo, así como sustancias vasoactivas que liberan las células endoteliales que recubren los vasos sanguíneos (v. caps. 2, 6 y 7).

Los vasos sanguíneos tienen otras funciones además de la distribución del flujo sanguíneo y el intercambio. El recubrimiento endotelial de los vasos sanguíneos produce sustancias que modulan la hemostasia (coagulación sanguínea) y las respuestas inflamatorias (v. cap. 2).

## Interdependencia de las funciones circulatoria y orgánica

La función cardiovascular mantiene un vínculo estrecho con la de otros órganos. Por ejemplo, el cerebro no solo recibe flujo sanguíneo para mantener su metabolismo, sino que actúa también como centro de control para regular la función cardiovascular. El riñón es un segundo ejemplo de la interdependencia de la función orgánica y la circulatoria.

Los riñones excretan cantidades variables de sodio, agua y otras moléculas con el fin de mantener la homeostasia de líquidos y electrólitos. La sangre que pasa por los riñones se filtra y esos órganos modifican entonces la composición del filtrado para formar orina.

La disminución del flujo sanguíneo hacia los riñones puede tener efectos nocivos sobre su función y, por ende, sobre el equilibrio de líquidos y electrólitos en el organismo. Por otra parte, la disfunción renal puede llegar a desencadenar grandes incrementos del volumen sanguíneo, capaces de precipitar cambios cardiovasculares que pueden generar hipertensión o exacerbar la insuficiencia cardíaca. En resumen, la función orgánica depende de la circulación de la sangre, y la función cardiovascular depende de la función de los órganos.

## REGULACIÓN DE LAS FUNCIONES CARDÍACA Y VASCULAR

El sistema cardiovascular debe ser capaz de adaptarse a las condiciones y las demandas cambiantes del organismo. Por ejemplo, cuando una persona se ejercita, la mayor actividad metabólica elevada del músculo esquelético que se contrae requiere grandes incrementos de la provisión de nutrientes (en particular, oxígeno) y un incremento del retiro de productos secundarios del metabolismo (p. ej., bióxido de carbono, ácido láctico). Para cubrir esa demanda, los vasos sanguíneos dentro del músculo que se ejercita se dilatan para aumentar el flujo sanguíneo; sin embargo, este solo puede aumentarse si la presión arterial se mantiene. La presión arterial se conserva durante el ejercicio al aumentar el gasto cardíaco y por la constricción de los vasos sanguíneos en otros órganos del cuerpo (v. cap. 9). Si estos cambios no ocurrieran, la presión arterial caería de manera precipitada durante el ejercicio, lo que limitaría la perfusión de los órganos y la capacidad de ejercitación. De este modo se requiere una respuesta cardiovascular coordinada para permitir un mayor flujo sanguíneo al músculo mientras una persona se ejercita. Otro ejemplo de adaptación se observa cuando una persona se pone de pie. Las fuerzas gravitacionales hacen que la sangre se acumule en las piernas cuando la persona adopta una posición erecta (v. cap. 5). En ausencia de mecanismos reguladores, esta acumulación dará lugar a una caída del gasto cardíaco y la presión arterial, lo que puede hacer que la persona sufra un síncope sobre la disminución del flujo sanguíneo hacia el cerebro. Para evitarlo, respuestas reflejas coordinadas aumentan la frecuencia cardíaca y constriñen los vasos sanguíneos para mantener una presión arterial normal cuando una persona se pone de pie.

Es importante controlar la presión arterial debido a que proveen la fuerza conductora para la perfusión de los órganos. Como se describe en el capítulo 6, y los mecanismos neurales y hormonales (neurohormonales) que regulan la función cardiovascular están bajo el control de sensores de presión ubicados en las arterias y las venas (es decir, barorreceptores). Estos barorreceptores proveen al sistema nervioso central información relativa a la condición de la presión arterial en el cuerpo por medio de conexiones neurales aferentes hacia el cerebro. Una disminución de la presión arterial respecto de su punto de operación normal induce un **reflejo barorreceptor** rápido que estimula al corazón para aumentar el gasto cardíaco y constriñe los vasos sanguíneos para recuperar la presión arterial (fig. 1-4). Estos ajustes cardiovasculares se producen por medio de cambios rápidos en la actividad de los nervios autónomos (en particular por medio de los nervios simpáticos) del corazón y la vasculatura. Los mecanismos de control mediante **retroalimentación negativa**, como ilustra este ejemplo, pueden definirse como un proceso en que una desviación a partir de cierta condición (p. ej., presión arterial normal) conduce a respuestas, por ejemplo, estimulación cardíaca y vasoconstricción que disminuyen la desviación.

Además de alterar la actividad de los nervios autónomos, una caída de la presión arterial estimula la liberación de hormonas que ayudan a recuperar la presión arterial al actuar sobre el corazón y los vasos sanguíneos; también aumenta la presión arterial al aumentar el volumen sanguíneo por medio de sus acciones sobre la función renal. En contraste con los mecanismos autónomos de acción rápida, los mecanismos hormonales que actúan sobre los riñones requieren horas o días para alcanzar su efecto máximo sobre el volumen sanguíneo. Los mecanismos hormonales incluyen secreción de catecolaminas (en particular, adrenalina) a partir de las glándulas suprarrenales, liberación renal de renina que desencadena la síntesis de angiotensina II y aldosterona, y secreción de hormona antidiurética (vasopresina) desde la hipófisis posterior. Hormonas como la angiotensina II, la aldosterona y la vasopresina son en particular importantes debido a que actúan sobre los riñones para aumentar el volumen sanguíneo, que aumenta el gasto cardíaco y la presión arterial. En resumen, la presión arterial está vigilada por receptores en el organismo y en general se mantiene dentro de límites estrechos por medio de mecanismos de retroalimentación negativa que ajustan la función

cardíaca, la resistencia vascular sistémica y el volumen sanguíneo. Este control se logra por medio de cambios en la actividad nerviosa autónoma hacia el corazón y la vasculatura, así como por medio de cambios en las hormonas circulantes que influyen sobre la función cardíaca, la vascular y la renal.

## CONTENIDO DE LOS SIGUIENTES CAPÍTULOS

Este libro de texto destaca nuestro conocimiento actual sobre la fisiología celular y también los conceptos biofísicos clásicos que se han utilizado durante décadas para describir la función cardíaca y la vascular. El capítulo 2 construye un cimiento de fisiología celular al destacar en los mecanismos intracelulares que regulan la contracción del músculo cardíaco y el músculo liso vascular. Estos conceptos celulares reciben un refuerzo repetido en capítulos posteriores. El capítulo 3 describe la actividad eléctrica dentro del corazón, tanto en el nivel celular como en el órgano en su totalidad. El capítulo 4 examina la función mecánica cardíaca. El capítulo 5 resume los conceptos de función cardiovascular y la biofísica del flujo sanguíneo en el contexto de la regulación de las presiones sanguíneas arterial y venosa. Los mecanismos neurohumorales que regulan la función cardíaca y la vascular se describen en el capítulo 6. El capítulo 7 describe el flujo de la sangre en los distintos órganos, con énfasis en los mecanismos de regulación locales. El capítulo 8 se refiere al propósito final del sistema cardiovascular, es decir, el intercambio de nutrientes, gases y fluidos entre la sangre y los tejidos. Por último, el capítulo 9 integra conceptos descritos en capítulos previos, al analizar el modo en que sistema cardiovascular responde a las demandas alteradas y a los estados de enfermedad.

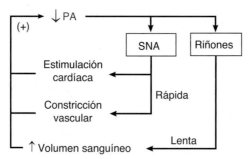

■ **Figura 1-4.** Control por retroalimentación de la presión arterial (*PA*) por medio del sistema nervioso autónomo (*SNA*) y los riñones. Una caída súbita de la PA induce un reflejo barorreceptor rápido que activa al SNA para estimular al corazón (lo que aumenta el gasto cardíaco) y contrae los vasos sanguíneos para recuperar la PA. Los riñones responden a la PA disminuida mediante la retención de sodio y agua con el fin de aumentar el volumen sanguíneo, lo que ayuda a recuperar la PA. El signo (+) indica la recuperación de la presión arterial tras la caída inicial de su valor (es decir, una respuesta de retroalimentación negativa).

## RESUMEN DE CONCEPTOS IMPORTANTES

- Los organismos grandes requieren un sistema circulatorio, de tal modo que los sustratos metabólicos y los productos colaterales del metabolismo celular puedan intercambiarse con eficiencia de las células y el ambiente exterior, así como ser transportados a sitios distantes en el organismo.

- La sangre venosa retorna al lado derecho del corazón, que la bombea hacia la circulación pulmonar, donde el oxígeno y el bióxido de carbono se intercambian con los gases ubicados dentro de los alveolos pulmonares. La sangre oxigenada proveniente de los pulmones entra al lado izquierdo del corazón, que la bombea a alta presión hacia la aorta para distribuirla a los distintos órganos por medio de arterias de distribución de gran tamaño. Los capilares de pequeño tamaño en los órga-

nos fungen como el sitio principal para el intercambio de nutrientes.

- El flujo sanguíneo dentro de los órganos queda determinado sobre todo por la presión arterial y los cambios de los diámetros de los vasos sanguíneos dentro de los órganos, generados por la contracción o la relajación del músculo liso de las paredes vasculares.

- La mayor parte de los sistemas orgánicos principales tienen conexión en paralelo entre sí, de tal modo que el flujo sanguíneo en un órgano ejerce una influencia más bien escasa sobre el flujo sanguíneo en otro órgano.

- Los mecanismos de retroalimentación negativa, como el reflejo barorreceptor, que actúan por medio de nervios autónomos y hormonas circulantes, ayudan a mantener la presión arterial normal.

## PREGUNTAS DE REVISIÓN

Para cada pregunta, elija la respuesta más apropiada:

1. El sistema cardiovascular:
   a. Ayuda en la transferencia de energía calorífica a partir de los órganos profundos del organismo y hacia el ambiente exterior.
   b. Está integrado por las circulaciones pulmonar y sistémica, que se conectan en paralelo entre sí.
   c. Transporta bióxido de carbono desde los pulmones hasta los tejidos en el interior de los órganos.
   d. Transporta oxígeno a partir de células independientes hasta los pulmones.

2. Se detecta que un paciente tiene disminución del gasto del ventrículo izquierdo, generado por anomalías de la contracción del músculo cardíaco. ¿A cuál de las siguientes dará lugar con más probabilidad esa condición?

   a. Incremento del flujo sanguíneo pulmonar.
   b. Incremento de la presión arterial.
   c. Disminución del gasto del ventrículo derecho.
   d. Incremento del flujo sanguíneo en la circulación sistémica.

3. Un paciente refiere percibir «inestabilidad» cuando se mantiene de pie. Las mediciones de la presión arterial revelan una caída significativa de la presión arterial al levantarse. ¿Cuál de las siguientes es una explicación probable de la condición de este paciente?

   a. Activación excesiva de los mecanismos de retroalimentación negativa de los barorreceptores.
   b. Retención excesiva de líquido por los riñones.
   c. Incremento de la frecuencia cardíaca.
   d. Disminución del gasto cardíaco.

## RESPUESTA A LAS PREGUNTAS DE REVISIÓN

1.  La respuesta correcta es «a» debido a que el flujo sanguíneo lleva el calor desde los órganos profundos del organismo hasta la piel, donde la energía calorífica puede desprenderse hacia el ambiente. La opción «b» es incorrecta debido a que las circulaciones pulmonar y sistémica se conectan en serie. La opción «c» es incorrecta puesto que el bióxido de carbono se transporta de los tejidos a los pulmones. La opción «d» es incorrecta porque la sangre transporta oxígeno desde los pulmones hasta los tejidos.

2.  La respuesta correcta es «c» debido a que los lados izquierdo y derecho del corazón se conectan en serie y, por ello, bajo condiciones de estado estable, el gasto de ambos lados del corazón debe ser el mismo cuando se promedia en el tiempo. Las opciones «a» y «d» son incorrectas porque estas circulaciones se conectan en serie con los dos lados del corazón y, por tanto, todos los flujos en el sistema se reducirán cuando el flujo de un componente (ventrículo izquierdo en este ejemplo) se

reduce. La opción «b» es incorrecta porque la disminución del gasto del ventrículo izquierdo por lo general determina una reducción de la presión arterial.

3.  La respuesta correcta es «d» debido a que cuando una persona se pone de pie la sangre se acumula en las piernas, lo que reduce el llenado cardíaco y genera una caída del gasto cardíaco y presión arterial, así como una disminución del flujo sanguíneo cerebral. La opción «a» es incorrecta puesto que la activación de los mecanismos de retroalimentación negativa de los barorreceptores en general ayuda a mantener la presión arterial en la posición erecta. La opción «b» es incorrecta dado que el incremento de la retención hídrica en los riñones eleva el gasto cardíaco y la presión arterial. La opción «c» es incorrecta ya que el aumento de la frecuencia cardíaca al ponerse de pie, consecuencia del reflejo barorreceptor, ayuda a mantener el gasto cardíaco y la presión arterial.

# ESTRUCTURA Y FUNCIÓN DE LAS CÉLULAS

Comprender los conceptos presentados en este capítulo permitirá al estudiante:

1. Describir la estructura y la función de los siguientes componentes de los cardiomiocitos: sarcolema, discos intercalados, túbulos transversos (T), componentes de miofilamentos, sarcómeras, retículo sarcoplásmico y cisternas terminales.

2. Enumerar los pasos del acoplamiento excitación-contracción y describir los mecanismos celulares implicados en su regulación.

3. Enumerar en orden de preferencia a los sustratos metabólicos utilizados por el corazón y resumir la importancia del metabolismo oxidativo respecto del metabolismo anaeróbico.

4. Describir las estructuras histológicas principales de una arteria muscular y la función de esas estructuras.

5. Comparar la organización de la actina y la miosina en el músculo liso vascular con la propia de estos miofilamentos en los cardiomiocitos.

6. Describir los mecanismos y la regulación de la contracción y la relajación del músculo liso vascular.

7. Comparar las vías de transducción de las principales señales mediadas por proteínas G en el músculo cardíaco y el músculo liso vascular, y el modo en que estas vías regulan la contracción.

8. Describir los efectos del óxido nítrico (NO), la prostaciclina ($PGI_2$) y la endotelina 1 (ET-1) sobre la función vascular.

## INTRODUCCIÓN

Existen diversos tipos de células asociados con el sistema cardiovascular. Este capítulo analiza la estructura y la función de los tres tipos principales de células estructurales que desempeñan papeles importantes en la función cardiovascular: cardiomiocitos, músculo liso vascular y endotelio vascular.

## ESTRUCTURA Y FUNCIÓN DE LA CÉLULA CARDÍACA

### Miocitos y sarcómeras

Los cardiomiocitos representan un tipo de músculo estriado, denominado así por la presencia de bandas cruzadas o estriaciones transversales que se aprecian con el microscopio. Si bien el músculo cardíaco comparte ciertas similitudes estructurales y funcionales con el músculo esquelético, tiene varias diferencias importantes. Los cardiomiocitos suelen tener un solo núcleo y un diámetro aproximado de 25 µm, con una longitud cercana a 100 µm en el ventrículo (los miocitos auriculares son más pequeños). En contraste, si bien algunos tipos de miocitos del músculo esquelético pueden tener un diámetro similar, su longitud es la misma que la del músculo en su totalidad y, por ende, pueden tener varios centímetros de largo. Los cardiomiocitos forman una red ramificada de células a la que en ocasiones se denomina **sincicio funcional**, que se constituye por una fusión celular. Los miocitos independientes se conectan entre sí por medio de membranas celulares especializadas denominadas discos intercalados. Las uniones comunicantes (adherentes) en estas regiones intercelulares fungen como vías de baja resistencia entre las células, lo que permite la conducción de corrientes eléctricas (iónicas) entre ellas. Así, si un cardiomiocito recibe estimulación eléctrica, la conducción entre células asegura que el impulso eléctrico viaje hacia todos los miocitos interconectados. Esta disposición permite al corazón contraerse como una unidad (es decir, como un sincicio). En contraste, las células independientes del músculo esquelético reciben inervación de motoneuronas, que utilizan la transmisión neuromuscular para activar fibras musculares específicas para que se contraigan. En el músculo esquelético no se produce una conducción eléctrica de célula a célula.

El cardiomiocito está integrado por haces de miofibrillas que contienen miofilamentos (fig. 2-1). Cuando los miocitos se observan con el microscopio pueden identificarse líneas y bandas repetidas, cada una de las cuales corresponde a componentes diferentes de los miofilamentos. El segmento entre dos líneas Z representa la unidad contráctil básica del miocito, la sarcómera. La longitud de cada sarcómera en condiciones fisiológicas varía entre 1.6 μm a 2.2 μm en los corazones cardíacos. Como se describe más adelante y en el capítulo 4, la longitud de la sarcómera es un determinante importante de la fuerza contráctil del miocito.

La sarcómera contiene filamentos gruesos y delgados, que representan alrededor del 50 % del volumen celular (v. fig. 2-1). Los filamentos gruesos están integrados por miosina, mientras que los delgados contienen actina y otras proteínas asociadas. Las interacciones químicas entre los filamentos de actina y miosina durante el proceso de acoplamiento excitación-contracción (v. la sección siguiente) hacen que la sarcómera se acorte a la vez que los filamentos de miosina y actina se deslizan uno sobre otro, con lo que acortan la distancia entre las líneas Z. Dentro de la sarcómera, existe una proteína filamentosa larga denominada titina. Conecta al filamento de miosina con las líneas Z, lo que ayuda a mantener al filamento grueso centrado dentro de la sarcómera. Por efecto de sus propiedades elásticas, la titina desempeña un papel importante en las propiedades mecánicas pasivas del corazón (v. cap. 4). Además de la titina, la miosina y la actina, varias proteínas más forman el citoesqueleto de los miocitos y conectan a los componentes celulares internos y externos.

La **miosina** es una proteína de peso molecular alto. Dentro de cada sarcómera, las moléculas de miosina están unidas en haces, de modo que existen alrededor de 300 moléculas de miosina en cada filamento grueso. Cada molécula de miosina contiene dos cabezas, en que se ubica la adenosina trifosfatasa de la miosina (**miosina ATPasa**), una enzima que hidroliza al trifosfato de adenosina (ATP). El ATP es necesario para la formación

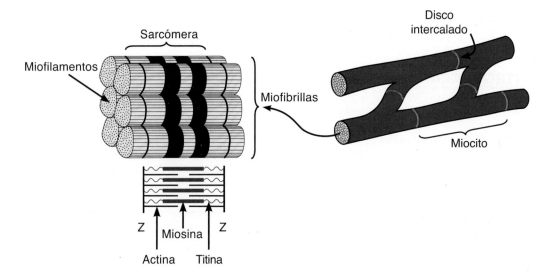

■ **Figura 2-1.** Estructura de los cardiomiocitos. Los miocitos están unidos entre sí por los discos intercalados para formar un sincicio funcional (*lado derecho de la figura*). Los miocitos están integrados por miofibrillas, cada una de las cuales contiene miofilamentos integrados en gran medida por actina (filamentos delgados) y miosina (filamentos gruesos; *lado izquierdo de la figura*). La miosina está anclada a la línea Z por medio de la proteína titina. La sarcómera, o unidad contráctil básica, se ubica entre dos líneas Z.

de puentes cruzados entre los filamentos gruesos y delgados. Las cabezas de la molécula interactúan con el sitio de unión en la actina (fig. 2-2). Existen subunidades reguladoras (cadenas ligeras de la miosina) capaces de alterar la actividad de la ATPasa al sufrir fosforilación, asociadas con cada cabeza de la miosina.

Cada filamento grueso está circundado por seis filamentos delgados en disposición hexagonal, los cuales están integrados por actina, tropomiosina y troponina (v. fig. 2-2). La **actina** es una proteína globular que se dispone en unidades repetidas para formar una cadena y formar dos hebras helicoidales. Digitadas entre las hebras de actina se ubican proteínas con forma de bastón denominadas **tropomiosina**.

Cada molécula de tropomiosina se asocia con siete moléculas de actina. Unido a intervalos regulares a la tropomiosina está el complejo regulador de la troponina, constituido por tres subunidades: **troponina T** (TN-T), que se une a la tropomiosina; **troponina C** (TN-C), que funge como sitio de unión para el calcio ($Ca^{++}$) durante el acoplamiento excitación-contracción; y **troponina I** (TN-I), que imposibilita que la miosina se una a la actina. El complejo de la troponina mantiene a la tropomiosina en posición para prevenir la unión de las cabezas de la miosina a la actina. Cuando el $Ca^{++}$ se une a la TN-C se produce un cambio conformacional en el complejo de la troponina, de tal modo que el complejo troponina-tropomiosina se desplaza alejándose del sitio de unión de la miosina en la actina, lo que permite que esta última quede expuesta a la cabeza de la miosina para enlazarse. Cuando el $Ca^{++}$ se elimina de la TN-C, el complejo troponina–tropomiosina recupera su posición de inactivación, lo que inhibe la unión de la miosina con la actina. Como nota clínica, tanto la TN-I como la TN-T se usan como marcadores diagnósticos del infarto del miocardio debido a que, cuando los miocitos mueren, son liberados a la circulación.

## Acoplamiento excitación-contracción

### LOS TÚBULOS TRANSVERSOS Y EL RETÍCULO SARCOPLÁSMICO

El acoplamiento entre los potenciales de acción de los miocitos y la contracción se denomina acoplamiento excitación-contracción. Para comprender este proceso, debe analizarse con más detalle la estructura interna del miocito. La membrana sarcolémica del miocito circunda el haz de miofibrillas y tiene invaginaciones profundas denominadas **túbu-**

**los transversos** (T); (fig. 2-3), en particular en los miocitos ventriculares. Los túbulos T, al ser parte del sarcolema externo, están abiertos al ambiente exterior de la célula.

Esto permite el intercambio de iones entre los compartimientos extracelular e intracelular en una región profunda del miocito durante la despolarización y la repolarización de esta célula. En el interior de la célula, y en relación íntima con los túbulos T, está una amplia red tubular ramificada denominada **retículo sarcoplásmico**, que circunda los miofilamentos. La función principal de esta estructura es regular las concentraciones intracelulares del calcio, que está implicado en la contracción y la relajación.

Las **cisternas terminales** son abolsamientos terminales del retículo sarcoplásmico, adyacentes a los túbulos T. Entre las cisternas terminales y los túbulos T se ubican regiones con gran densidad electrónica denominadas «pies», que se piensa detectan el calcio localizado entre los túbulos T y las cisternas terminales. En asociación íntima con el retículo sarcoplásmico hay grandes cantidades de mitocondrias, que aportan la energía necesaria para la contracción del miocito.

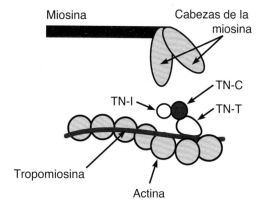

■ **Figura 2-2.** Composición de los miofilamentos cardíacos gruesos y delgados. Los filamentos gruesos están integrados por moléculas de miosina; cada molécula posee dos cabezas, que son el sitio en que se localiza la miosina ATPasa. Los filamentos delgados están integrados por actina, tropomiosina y proteínas reguladoras (complejo de la troponina, TN) y cuentan con tres subunidades: TN-T (se une a la tropomiosina), TN-C (se une a los iones calcio) y TN-I (troponina inhibidora, que inhibe la unión de la miosina a la actina). La unión del calcio a la TN-C produce un cambio de conformación en el complejo troponina-tropomiosina que expone un sitio de unión para la miosina en la actina y conduce a la hidrólisis del ATP. Con fines de simplificación, en esta figura se muestra solo una cadena de actina y su filamento de tropomiosina asociado.

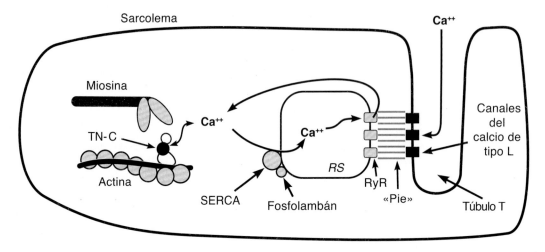

**■ Figura 2-3.** Papel del calcio (Ca++) en el acoplamiento excitación-contracción en el corazón. Durante los potenciales de acción, el Ca++ entra en la célula por los canales del Ca++ de tipo L. Este denominado «Ca++ desencadenante» es detectado por los «pies» del canal de liberación del calcio (receptor de rianodina, *RyR*) del retículo sarcoplásmico (*RS*), que libera Ca++ hacia el citoplasma. Este Ca++ se une a la troponina C (*TN-C*), lo que induce un cambio de conformación en el complejo troponina-tropomiosina, de tal modo que el movimiento de este complejo expone un sitio de unión para la miosina en la actina, lo que conduce a la hidrólisis del ATP y al desplazamiento de la actina respecto de la miosina. El Ca++ vuelve a ser secuestrado por el RS gracias a una bomba de ATP dependiente de Ca++, la calcio ATPasa del retículo sarcoendoplásmico (*SERCA*), que es inhibida por el fosfolambán. No se muestran las bombas de Ca++ que retiran este ion de la célula.

## EL CICLADO DEL CALCIO Y LA FUNCIÓN DE LAS PROTEÍNAS REGULADORAS

Cuando un potencial de acción genera la despolarización de un miocito (*v.* cap. 3), se inicia el acoplamiento excitación–contracción. Cuando el miocito se despolariza, los iones de calcio entran en la célula durante el potencial de acción por medio de canales del calcio de larga duración (*long lasting*, tipo L) ubicados en el sarcolema externo y los túbulos T (*v.* fig. 2-3).

Es importante señalar que, durante la despolarización, en la célula entra una cantidad más bien escasa de calcio. Por sí mismo, este flujo de entrada de calcio no aumenta de forma significativa las concentraciones intracelulares del ión, excepto en regiones limitadas justo por dentro del sarcolema. Este calcio es detectado por los «pies» de los canales de liberación del calcio (receptores de rianodina, o canales de liberación del calcio sensibles a la rianodina) asociados con las cisternas terminales.

Esto desencadena la liberación posterior de grandes cantidades del calcio almacenadas en las cisternas terminales a través de los canales de liberación del calcio, lo que aumenta la liberación de este ión cerca de 100 veces, alrededor de $10^{-7}$ M a $10^{-5}$ M. Así, el calcio que entra en la célula durante la despolarización en ocasiones se denomina «calcio desencadenante».

La unión del calcio libre a la TN-C depende de su concentración. Esto induce un cambio conformacional en el complejo regulador, de tal modo que el complejo troponina-miosina se desplaza alejándose, y deja expuesto un sitio de unión a la miosina en la molécula de actina. La unión de la cabeza de la miosina a la actina induce la hidrólisis del ATP, que aporta energía para el desarrollo del cambio conformacional en el complejo actina-miosina. Esto tiene como consecuencia un movimiento (de «trinquete») entre las cabezas de la miosina y la actina. Los filamentos de actina y miosina se deslizan uno sobre otro, con lo que se reduce la longitud de la sarcómera (esto se denomina **teoría del deslizamiento de filamentos** de la contracción muscular; fig. 2-4). Los ciclos de avance se repiten siempre y cuando el calcio citosólico se mantenga elevado. Hacia el final del potencial de acción del miocito, la entrada de calcio en la célula disminuye y el retículo sarcoplásmico secuestra el calcio por medio de una bomba de calcio dependiente de ATP, la ATPasa de calcio del retículo sarcoplásmico (SERCA, *sarcoendoplasmic reticulum calcium ATPase*; v. fig. 2-3) Dado que la concentración intracelular del calcio se reduce, este se disocia de la TN–C, lo que genera un cambio de conforma-

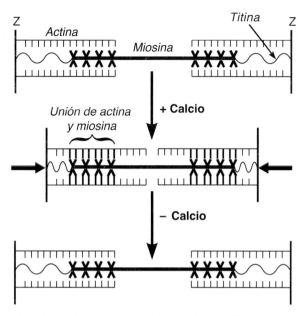

■ **Figura 2-4.** Acortamiento de la sarcómera y teoría del deslizamiento de filamentos. La unión del calcio a la TN-C permite la unión de la actina y la miosina (formación de puentes cruzados) y la hidrólisis del ATP. Esto trae consigo que los filamentos delgados se deslicen sobre la miosina durante el ciclado de los puentes cruzados, lo que acorta la sarcómera (distancia entre las líneas Z). La eliminación del calcio a partir de la TN-C inhibe la unión de la actina y la miosina, de tal modo que cesa el ciclado de puentes cruzados y la sarcómera recupera su longitud en estado relajado.

ción en el complejo troponina-tropomiosina; esto hace que, de nuevo, la troponina-tropomiosina bloquee el sitio de unión de la actina. Al final del ciclo, una nueva molécula de ATP se une a la cabeza de la miosina, lo que desplaza al bifosfato de adenosina y recupera la longitud inicial de la sarcómera. Así, el ATP es necesario para proveer energía tanto para la contracción como para la relajación. En ausencia de suficiente ATP, como se produce durante la hipoxia celular, la contracción y la relajación del músculo cardíaco se comprometen. Los episodios asociados con el acoplamiento excitación–contracción se resumen en la tabla 2-1.

## Regulación de la contracción (inotropismo)

Varios mecanismos celulares regulan la contracción (fig. 2-5). La mayor parte de estos mecanismos acaban afectando el manejo del calcio por parte de la célula. Los cambios en la contracción que derivan de alteraciones en el manejo del calcio y de la acti-

| TABLA 2-1  RESUMEN DEL ACOPLAMIENTO EXCITACIÓN-CONTRACCIÓN |
|---|
| 1. El $Ca^{++}$ entra en la célula por canales del $Ca^{++}$ controlados por voltaje durante la despolarización, lo que desencadena la liberación de este ión hacia el citoplasma a través de canales de liberación específicos para él (receptores de rianodina) ubicados en las cisternas terminales. |
| 2. El $Ca^{++}$ se une a la TN-C e induce un cambio de conformación en el complejo de la troponina, que expone los sitios de unión para la miosina en la actina. |
| 3. Las cabezas de la miosina se unen a la actina, lo que conduce a un movimiento en puentes cruzados (requiere la hidrólisis de ATP) y al acortamiento de la sarcómera. |
| 4. El $Ca^{++}$ vuelve a ser secuestrado por el retículo sarcoplásmico por mediación de la bomba SERCA. |
| 5. El $Ca^{++}$ es retirado de la TN-C y la miosina se desprende de la actina (se requiere ATP); esto permite que la sarcómera recupere su longitud original en estado relajado. |

ATP, trifosfato de adenosina; SERCA, calcio ATPasa del retículo sarcoendoplásmico; TN-C, troponina C.

vidad de la miosina ATPasa se denominan cambios inotrópicos (**inotropismo**). El inotropismo está modulado por (1) la entrada del calcio en la célula por los canales del calcio de tipo L, (2) la liberación del calcio del retículo sarcoplásmico, (3) la unión del calcio a la TN-C, (4) la fosforilación de la miosina, (5) la actividad de la SERCA y (6) el flujo de salida de calcio a través del sarcolema.

## ENTRADA DEL CALCIO EN LOS MIOCITOS

La cantidad de calcio que entra en la célula durante la despolarización (fig. 2-5, sitio 1) está regulada en gran medida por la fosforilación del canal del calcio de tipo L. El mecanismo principal de esta regulación implica al monofosfato de adenosina cíclico (cAMP), cuya formación está acoplada a los receptores β-adrenérgicos (fig. 2-6). La noradrenalina liberada por los nervios simpáticos, o la adrenalina circulante liberada por las glándulas suprarrenales, se une sobre todo a los receptores $\beta_1$-adrenérgicos localizados en el sarcolema. Este receptor está acoplado a una proteína reguladora de unión a nucleótidos de guanina (*stimulatory G-protein*, proteína Gs) específica, que activa al adenilato ciclasa, que a su vez hidroliza al ATP para obtener cAMP. El cAMP actúa como segundo mensajero para activar a la proteína cinasa A (cAMP-dependent protein kinase, PK-A), capaz de fosforilar distintos sitios

dentro de la célula. Un sitio importante de fosforilación es el canal del calcio de tipo L. La fosforilación aumenta la permeabilidad del canal al calcio, con lo que eleva el flujo de entrada de este ión durante los potenciales de acción. Este incremento del calcio desencadenante favorece la liberación de calcio a partir del retículo sarcoplásmico, lo que aumenta el inotropismo. Así, la noradrenalina y la adrenalina son agentes inotrópicos positivos.

Otra proteína G, la proteína G inhibidora (inhibitory G-protein, proteína Gi) inhibe la adenilato ciclasa y disminuye el cAMP intracelular. Así, la activación de esta vía disminuye el inotropismo. Esta vía está acoplada a receptores muscarínicos ($M_2$) que se unen a la acetilcolina liberada por los nervios parasimpáticos (vagales) en el corazón. Así, la acetilcolina tiene acciones inotrópicas negativas. Los receptores de adenosina ($A_1$) también están acoplados a la proteína Gi y tienen, así, acciones inotrópicas negativas.

## LIBERACIÓN DE CALCIO POR EL RETÍCULO SARCOPLÁSMICO

El incremento de la liberación del calcio a partir del retículo sarcoplásmico también puede aumentar el inotropismo (fig. 2-5, sitio 2). Durante la activación de los receptores β-adrenérgicos y el cAMP, la PK–A fosforila sitios en el retículo sarcoplásmico,

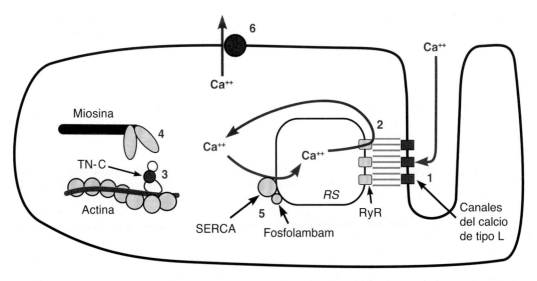

■ **Figura 2-5.** Mecanismos intracelulares que regulan el inotropismo. El inotropismo puede elevarse al aumentar el flujo de entrada del Ca⁺⁺ por los canales del calcio de tipo L (sitio 1), el incremento de la liberación de ese ión a partir del retículo sarcoplásmico (*RS*; sitio 2), la intensificación de la afinidad de la troponina C (*TN-C*) por el Ca⁺⁺ (sitio 3), el aumento de la actividad de la miosina ATPasa por medio de la fosforilación de las cabezas de la miosina (sitio 4), el aumento de la actividad del calcio ATPasa del retículo sarcoplásmico (*SERCA*) mediante la fosforilación del fosfolambán (sitio 5), o la inhibición del flujo de salida de Ca⁺⁺ a través del sarcolema (sitio 6).

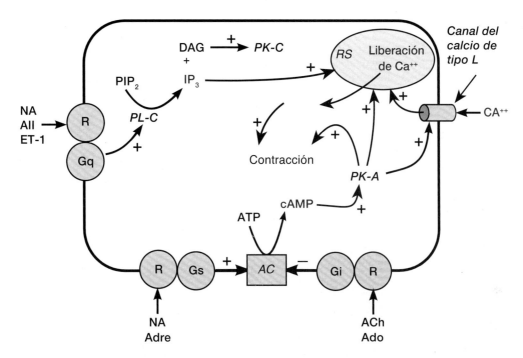

■ **Figura 2-6.** Vías de transducción de señales que regulan la contracción del cardiomiocito. Las dos vías principales implican la síntesis ya sea de monofosfato de adenosina cíclico (*cAMP*) o 1,4,5-trifosfato de inositol (*IP₃*), los cuales afectan la liberación del Ca$^{++}$ a partir del retículo sarcoplásmico y, por ende, influyen sobre la contracción. *R*, receptor; *Gs*, proteína G estimuladora; *Gi*, proteína G inhibidora; *Gq*, proteína G acoplada a fosfolipasa C; *AC*, adenilato ciclasa; *PL-C*, fosfolipasa C; *PIP₂*, 4,5-bifosfato de fosfatidilinositol; *DAG*, diacilglicerol; *PK-C*, proteína cinasa C; *PK-A*, proteína cinasa A; *RS*, retículo sarcoplásmico; *ATP*, trifosfato de adenosina; *NA*, noradrenalina; *AII*, angiotensina II; *ET-1*, endotelina 1; *Adre*, adrenalina; *ACh*, acetilcolina; *Ado*, adenosina.

lo que conduce a un incremento de la liberación de calcio (*v.* fig. 2-6).

Además del cAMP, una segunda vía en los miocitos puede afectar la liberación de calcio a partir del retículo sarcoplásmico, si bien esta parece ser menos importante desde la perspectiva fisiológica que la del cAMP/PK-A. Esta segunda vía involucra a una clase proteínas G (proteínas Gq; *v.* fig. 2-6) que están asociadas con los receptores α₁-adrenérgicos (se enlazan con noradrenalina), los receptores de angiotensina II (AT₁) y los receptores de la endotelina 1 (ET$_A$). La activación de estos receptores estimula a la **fosfolipasa** C para formar **trifosfato de inositol** (inositol triphosphate, IP₃) a partir del 4,5-bifosfato de fosfatidilinositol (*phosphatidylinositol 4,5-bisphosphate*, PIP₂), que estimula la liberación de calcio a partir de retículo sarcoplásmico.

## UNIÓN DEL CALCIO A LA TROPONINA C

Otro mecanismo por el que puede modularse el inotropismo es mediante la modificación de la unión del calcio a la TN-C (fig. 2-5, sitio 3). La unión del calcio a la TN-C queda determinada por la con-

centración intracelular de calcio libre y la afinidad de unión de la TN-C a este ión. Cuanto mayor es la concentración intracelular de calcio, mayor es la cantidad de esta sustancia que se une a la TN-C, y más la fuerza que se genera entre la actina y la miosina. El aumento de la afinidad de la TN-C por el calcio aumenta la unión con cualquier concentración del ión, con lo que se aumenta la generación de fuerza. Se ha constatado que la acidosis, que se produce durante la hipoxia miocárdica, disminuye la afinidad de la TN-C por el calcio. Este puede ser un mecanismo por el cual la acidosis disminuye la fuerza de contracción.

Cambios de la sensibilidad al calcio pueden explicar, en parte, el modo en que incrementos de la longitud de la sarcómera (también conocidos como precarga; *v.* cap. 4) conducen a un incremento de la generación de fuerza. Al parecer, el incremento de la precarga aumenta la sensibilidad al calcio de la TN-C, con lo que se intensifica la unión del calcio. Se desconoce el mecanismo por el que los cambios de la longitud aumentan la afinidad de la TN-C por el calcio.

## ACTIVIDAD DE LA MIOSINA ATPASA

Las cabezas de la miosina tienen sitios (cadenas ligeras de miosina) que pueden ser fosforilados por la enzima cinasa de las cadenas ligeras de la miosina (myosin light chain kinase, MLCK; fig. 2-5, sitio 4). Se sabe que el incremento del cAMP se asocia con un aumento de la fosforilación de las cabezas de la miosina, lo que puede aumentar el inotropismo. No obstante, la relevancia fisiológica de este mecanismo es incierta.

## CAPTACIÓN DE CALCIO POR EL RETÍCULO SARCOPLÁSMICO

Además de influir sobre la relajación, el incremento del transporte de calcio hacia el interior del retículo sarcoplásmico por la bomba SERCA puede aumentar de modo indirecto la cantidad de este ión liberada por el retículo sarcoplásmico (fig. 2-5, sitio 5). La fosforilación del fosfolambán por la PK-A, que elimina el efecto inhibidor de esta sustancia sobre la SERCA, aumenta la tasa de transporte de entrada del calcio hacia el interior del retículo sarcoplásmico. La actividad de la SERCA también puede ser estimulada por el incremento de la concentración intracelular de calcio que deriva del aumento de su entrada o la disminución de su salida de la célula. El mayor secuestro de calcio por el retículo sarcoplásmico aumenta la liberación posterior de esta sustancia a partir de tal estructura, con lo que se aumenta el inotropismo. Puesto que la bomba SERCA requiere ATP, las condiciones de hipoxia que disminuyen la producción de ATP en la célula y pueden limitar la actividad de la bomba, y con ello reducir la liberación posterior de calcio a partir del retículo sarcoplásmico y disminuir el inotropismo.

## REGULACIÓN DEL FLUJO DE SALIDA DE CALCIO A PARTIR DEL MIOCITO

Los mecanismos finales capaces de modular el inotropismo son la bomba de intercambio de sodio/calcio ($Na^+/Ca^{++}$) del sarcolema y la bomba del calcio dependiente de ATP (fig. 2-5, sitio 6). Como se describe en el capítulo 3, estas bombas transportan el calcio hacia el exterior de la célula, lo que imposibilita que esta última se sobrecargue con la sustancia. Si la expulsión del calcio se inhibe, su incremento intracelular puede aumentar el inotropismo debido a que se dispone de más calcio para ser captado y liberado de forma posterior por el retículo sarcoplásmico.

La digoxina y los glucósidos cardíacos relacionados inhiben la sodio–potasio ($Na^+/K^+$) ATPasa sarcolémica, que aumenta el $Na^+$ intracelular (v. cap. 3). Esto lleva a un aumento del $Ca^{++}$ intracelular por la bomba de intercambio de $Na^+/Ca^{++}$, lo que conduce al incremento del inotropismo. La hipoxia celular también reduce la actividad de la bomba $Na^+/K^+$ ATPasa, así como la bomba $Ca^{++}$ ATPasa, al reducir la disponibilidad de ATP. Esto determina una acumulación de calcio en la célula; sin embargo, el inotropismo no aumenta, en parte debido a que la carencia de ATP disminuye la actividad de la miosina ATPasa.

## Regulación de la relajación (lusitropismo)

La velocidad de relajación del miocito (**lusitropismo**) queda determinada por la capacidad de la célula para reducir rápidamente la concentración intracelular de calcio tras su liberación por el retículo sarcoplásmico. Esta reducción en el calcio intracelular provoca la liberación del que está unido a la TN-C, lo que permite que el complejo troponina-tropomiosina recupere su conformación inactiva en reposo.

Varios mecanismos intracelulares ayudan a regular el lusitropismo, la mayor parte de los cuales influyen sobre las concentraciones intracelulares de calcio.

1. La velocidad a la cual el calcio entra en la célula en reposo y durante los potenciales de acción influye sobre las concentraciones intracelulares. Bajo ciertas entidades patológicas (p. ej., isquemia del miocardio), la célula se vuelve más permeable al calcio, lo que permite una «sobrecarga de calcio», que compromete la relajación.
2. La velocidad a la cual el calcio sale de la célula por la bomba calcio ATPasa sarcolémica y la bomba de intercambio $Na^+/Ca^{++}$ (v. cap. 3) afecta sus concentraciones intracelulares. Al inhibir estos sistemas de transporte puede producirse un incremento de la concentración intracelular de calcio suficiente para comprometer la relajación.
3. La actividad de la bomba SERCA, que bombea el calcio de nuevo hacia el interior del retículo sarcoplásmico, desempeña un papel importante para determinar las concentraciones intracelulares de calcio. El lusitropismo puede intensificarse al aumentar la actividad de la SERCA mediante la fosforilación del fosfolambán, una proteína reguladora asociada con la SERCA. La fosforilación del fosfolambán elimina su efecto inhibidor sobre la SERCA. Se trata de un mecanismo fisiológico normal en respuesta a la es-

timulación de los receptores β-adrenérgicos, que aumenta el cAMP y la PK-A, siendo esta última la que fosforila al fosfolambán. El compromiso de la actividad de la bomba SERCA, como la observada en algunas formas de insuficiencia cardíaca, hace que las concentraciones intracelulares de calcio aumenten, y conduce al compromiso de la relajación.

4. La afinidad de unión de la TN-C por el calcio también influye sobre el lusitropismo. La unión del calcio a la TN-C puede ser modulada por la fosforilación de la TN-I mediada por la PK-A. Esto aumenta la disociación del calcio a partir de la TN-C, con lo que aumenta la relajación. El incremento del lusitropismo que genera la estimulación de los receptores β-adrenérgicos puede, en parte, estar relacionado con la fosforilación de la TN-I. Algunos fármacos utilizados para fomentar la fuerza de contracción (fármacos inotrópicos) lo hacen al aumentar la afinidad de la TN-C por el calcio. Si bien esto puede aumentar el inotropismo, también puede determinar la reducción del lusitropismo, dado que el calcio muestra una unión más intensa a la TN-C.

---

**PROBLEMA 2-1**

Describa los mecanismos intracelulares por los cuales la noradrenalina, tras ser liberada mediante activación de los nervios simpáticos, aumenta el inotropismo y el lusitropismo del miocardio. Obsérvese que la noradrenalina se une principalmente a los receptores β₁-adrenérgicos, si bien también puede unirse a los receptores α₁-adrenérgicos.

---

## Metabolismo del cardiomiocito

El mantenimiento de las bombas iónicas y otros sistemas de transporte en las células vivas requiere cantidades significativas de energía, sobre todo en forma de ATP. Los cardiomiocitos tienen una tasa metabólica excepcionalmente alta debido a que su función principal es contraerse repetidamente. A diferencia del músculo esquelético, cuya contracción es a menudo intermitente y más bien breve, el músculo cardíaco se contrae entre una y tres veces por segundo durante toda la vida. Los ciclos repetitivos de contracción y relajación requieren una cantidad enorme de ATP, que el corazón debe producir por medios aeróbicos. Esta es la razón por la cual los cardiomiocitos contienen números tan

altos de mitocondrias. En ausencia de oxígeno, los miocitos pueden contraerse durante no más de un minuto. A diferencia de algunos tipos de fibras de músculo esquelético (p. ej., de contracción rápida, glucolíticas), los cardiomiocitos solo tienen capacidad anaeróbica limitada para la generación de ATP. Esa capacidad limitada, aunada al uso intenso de ATP, explican la razón por la que las concentraciones celulares de ATP y las contracciones se debilitan con tanta rapidez bajo condiciones de hipoxia.

A diferencia de muchas otras células en el organismo, los cardiomiocitos pueden utilizar distintos sustratos para regenerar el ATP por medios oxidativos. Por ejemplo, en un estado de ayuno nocturno, el corazón utiliza sobre todo ácidos grasos ($\sim 60\%$) y carbohidratos ($\sim 40\%$). Tras una alimentación rica en carbohidratos, el corazón puede adaptarse para utilizarlos (sobre todo la glucosa) casi de manera exclusiva.

El lactato puede utilizarse en sustitución de la glucosa, y se convierte en un sustrato importante durante el ejercicio, cuando las concentraciones circulantes de lactato aumenten. El corazón también puede utilizar aminoácidos y cetonas (p. ej., acetoacetato) en vez de ácidos grasos.

El uso de ATP en el miocito y su consumo de oxígeno aumentan radicalmente cuando la frecuencia de contracción (es decir, frecuencia cardíaca) y la fuerza de contracción se aumentan. Bajo estas condiciones, debe proveerse más oxígeno al corazón por medio de la circulación coronaria, con el fin de cubrir las demandas metabólicas del miocito. Como se analiza en el capítulo 7, señales bioquímicas procedentes de los miocitos dilatan los vasos sanguíneos coronarios para permitir un flujo sanguíneo y de oxígeno adicional con el fin de cubrir demandas de oxígeno más altas. Esto asegura que el corazón pueda generar ATP mediante mecanismos aeróbicos.

## ESTRUCTURA Y FUNCIÓN DE LOS VASOS SANGUÍNEOS

Los vasos sanguíneos de gran tamaño, tanto arteriales como venosos, están integrados por tres capas (íntima, media y adventicia; fig. 2-7). La íntima, la capa más interna, está integrada por una sola capa de células endoteliales delgadas, separadas del entorno por una lámina basal. En los vasos sanguíneos de mayor tamaño existe también una región de tejido conectivo entre las células endoteliales y la lámina basal. La media contiene células de

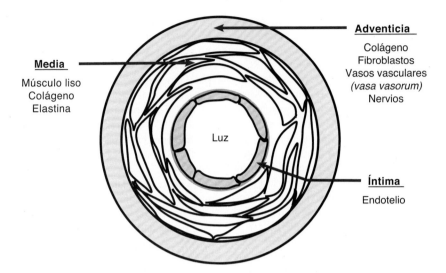

■ **Figura 2-7.** Componentes de un vaso sanguíneo. Los vasos sanguíneos, excepto los capilares y las vénulas poscapilares de pequeño tamaño, están integradas por tres capas: íntima, media y adventicia. Los capilares y las vénulas poscapilares de pequeño tamaño carecen de media y adventicia. Se muestran los componentes principales de cada capa.

músculo liso alojadas en una matriz de colágeno, elastina y varias glucoproteínas. Con base en el tamaño del vaso sanguíneo, pueden existir varias capas de células de músculo liso, algunas dispuestas en sentido circunferencial y otras en sentido helicoidal, siguiendo el eje longitudinal del vaso. Las células de músculo liso están organizadas de tal modo que su contracción disminuye el diámetro del vaso. La proporción entre músculo liso, colágeno y elastina, cada una de las cuales tiene distintas propiedades elásticas, determina las propiedades mecánicas generales del vaso. Por ejemplo, la aorta tiene una gran cantidad de elastina, que le permite una expansión y una contracción pasivas a la vez que la sangre entra en esta por el bombeo del corazón. Este mecanismo permite a la aorta reducir la presión arterial de pulso (v. cap. 5). En contraste, arterias de menor tamaño y arteriolas tienen una cantidad, más bien, elevada de músculo liso, necesario para que estos vasos se contraigan y regulen así la presión arterial y el flujo de sangre en los órganos. La capa más externa, o adventicia, está separada de la media por la lámina elástica externa. La adventicia contiene colágeno, fibroblastos, vasos sanguíneos (los vasos vasculares [*vasa vasorum*] identificados en los vasos de mayor tamaño), vasos linfáticos y nervios autónomos, (sobre todo, simpáticos adrenérgicos). Los vasos sanguíneos más pequeños, los capilares, están integrados por células endoteliales y una lámina basal; carecen de músculo liso.

## Células de músculo liso vascular

### ESTRUCTURA CELULAR DEL MÚSCULO LISO VASCULAR

De manera característica, las células de músculo liso vascular miden de 5 μm a 10 μm de diámetro y varían entre 50 μm y 300 μm en longitud. Numerosas y pequeñas invaginaciones (**caveolas**) ubicadas en la membrana celular aumentan de forma significativa el área de superficie de la célula (fig. 2-8). El retículo sarcoplásmico muestra un desarrollo deficiente, en comparación con el de los cardiomiocitos. Cuentan con proteínas contráctiles (actina y miosina); sin embargo, en el músculo liso estas no están organizadas en bandas diferenciadas de unidades repetitivas como lo hacen en el músculo cardíaco y el esquelético. En vez de ello, existen bandas de filamentos de actina unidos entre sí y anclados por **cuerpos densos** en el interior de la célula, o **bandas densas** sobre la superficie interna del sarcolema, que actúan como las líneas Z en los cardiomiocitos. Cada filamento de miosina está rodeado por varios filamentos de actina. Así como los cardiomiocitos, las células del músculo liso vascular tienen una conexión eléctrica por medio de uniones comunicantes. Estas conexiones intercelulares de baja resistencia permiten la propagación de respuestas en todo lo largo de los vasos sanguíneos. Por ejemplo, la despolarización eléctrica y la contracción en un sitio localizado de una arteriola son capaces de inducir la despolariza-

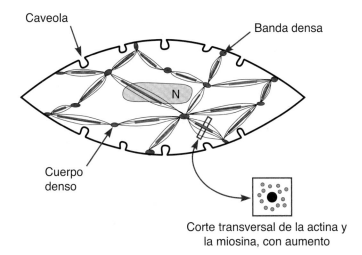

**■ Figura 2-8.** Estructura de la célula de músculo liso vascular. Los filamentos de actina y miosina están conectados por cuerpos densos y bandas tensas. Cada filamento de miosina está circundado por varios filamentos de actina. *N*, núcleo.

ción en un sitio distante a lo largo del mismo vaso, lo que revela una propagación de célula a célula de las corrientes despolarizantes.

## CONTRACCIÓN DEL MÚSCULO LISO VASCULAR

Las características contráctiles y los mecanismos responsables de la contracción difieren de forma considerable entre el músculo liso vascular y los cardiomiocitos. Las contracciones tónicas del músculo liso vascular son lentas y sostenidas, mientras que las contracciones del músculo cardíaco son rápidas y más bien breves (unos cuantos cientos de milisegundos). En los vasos sanguíneos, el músculo liso suele mantenerse en un estado de contracción parcial, lo que determina el tono en reposo o diámetro vascular. Esta contracción tónica queda determinada por influencias estimuladoras o inhibidoras sobre el vaso sanguíneo. Como se describe en capítulos posteriores, las más importantes entre ellas son los nervios simpáticos adrenérgicos, las hormonas circulantes (p. ej., adrenalina, angiotensina II), las sustancias liberadas a partir de la cubierta endotelial del vaso y las sustancias vasoactivas liberadas por el tejido que circunda a esa estructura.

La contracción del músculo liso vascular puede iniciarse por estímulos eléctricos, químicos y mecánicos. La despolarización eléctrica (v. cap. 3) de la membrana de la célula de músculo liso vascular inducida por estimulación eléctrica genera una contracción, sobre todo a partir de la apertura de los canales del calcio dependientes de voltaje (canales del calcio de tipo L), lo que causa un aumento de

la concentración intracelular de ese ión. La despolarización de la membrana también puede producirse por medio de cambios de las concentraciones iónicas (p. ej., despolarización inducida por concentraciones extracelulares altas de potasio) o por la apertura acoplada al receptor de canales iónicos, en particular del calcio.

Diversos estímulos químicos, como la noradrenalina, la adrenalina, la angiotensina II, la vasopresina, la ET-1 y el tromboxano $A_2$ pueden inducir una contracción. Cada una de estas sustancias se une a receptores específicos sobre las células de músculo liso vascular, que pueden activar vías de transducción de señales que promueven la contracción del músculo liso. Algunas otras sustancias, como la adenosina y la prostaciclina, activan vías que inhiben la contracción y, por ende, relajan el músculo liso vascular.

Los estímulos mecánicos en forma de estiramiento pasivo del músculo liso en algunas arterias pueden causar una contracción que se origina a partir del músculo liso mismo; por ello, se denomina **respuesta miogénica**. Es probable que derive de la activación de canales iónicos inducida por el estiramiento, lo que desencadena un flujo de entrada de calcio. La figura 2-9 ilustra el mecanismo por el cual un incremento del calcio intracelular estimula la contracción del músculo liso vascular. Dicho aumento puede derivar de una mayor entrada de calcio en la célula por los canales del calcio de tipo L o de la liberación de ese ión a partir de reservas internas (p. ej., retículo sarcoplásmico). El calcio libre se une a una proteína especial modulada

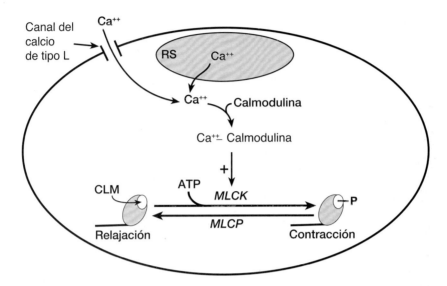

■ **Figura 2-9.** Regulación de la contracción del músculo liso vascular por medio de la cinasa de la cadena ligera de la miosina (*MLCK*). El calcio intracelular abundante, ya sea por aumento de su entrada a la célula (por los canales del calcio de tipo L) o su liberación del retículo sarcoplásmico (*RS*) forma un complejo con la calmodulina, lo que activa a la MLCK, que fosforila las cadenas ligeras de la miosina (*CLM*) e induce la contracción. La desfosforilación de las CLM por la acción de la fosfatasa de la cadena ligera de la miosina (*MLCP*) induce la relajación. *ATP*, trifosfato de adenosina; *P*, grupo fosfato.

por calcio, denominada **calmodulina**. El complejo calcio-calmodulina activa la **cadena ligera de la cinasa (MLCK)**, una enzima que fosforila las cadenas ligeras de la miosina en presencia de ATP. Las **cadenas ligeras de la miosina** son subunidades reguladoras ubicadas en las cabezas de la miosina. La fosforilación de la cadena ligera de la miosina conduce a la formación de puentes cruzados entre las cabezas de la miosina y los filamentos de actina, de lo que deriva la contracción del músculo liso. Una enzima, la fosfatasa de las cadenas ligeras de la miosina (**myosin light chain phosphatase, MLCP**), se opone a la fosforilación de la miosina al desfosforilar las cadenas ligeras de la miosina. De este modo, el grado de activación del músculo liso, que depende de la fosforilación de las cadenas ligeras de la miosina, queda modulado por factores que alteran la actividad ya sea de la MLCK o la MLCP. Por ejemplo, si un compuesto que fosforila las cadenas ligeras de la miosina por medio de la activación de la MLCK también inhibe su desfosforilación por la MLCP, entonces la inhibición concurrente de esta última aumentaría el estado de fosforilación de las cadenas ligeras de la miosina y aumentaría la contracción.

Las concentraciones intracelulares de calcio son muy importantes en la regulación de la contracción del músculo liso debido a que el incremento del calcio conduce a la intensificación de la fosfo-

rilación de la miosina. La concentración intracelular de calcio depende del equilibrio entre el que entra en las células, el que se libera a partir de los sitios de almacenamiento intracelulares, y su desplazamiento ya sea de nuevo hacia el interior del reservorio intracelular o hacia fuera de la célula. El secuestro del calcio en el interior del retículo sarcoplásmico está a cargo de una bomba del calcio dependiente de ATP, similar a la bomba SERCA, ubicada en los cardiomiocitos. El calcio es expulsado de la célula hacia el medio externo ya sea por una bomba de calcio dependiente de ATP o el intercambiador sodio-calcio, al igual que en el músculo cardíaco (*v.* cap. 3).

La contracción del músculo liso vascular se modula por medio de las siguientes vías: (1) proteínas Gq vinculadas con las vías del $IP_3$ y la cinasa Rho, (2) activación de la adenilato ciclasa por proteínas Gs y su inhibición por proteínas Gi, y (3) activación de la guanilato ciclasa por el óxido nítrico (NO); (fig. 2-10). Las vías de las proteínas G, con sus receptores y agonistas biológicos asociados, se resumen en la tabla 2-2.

La activación de las proteínas Gq mediada por la fosfolipasa C y la síntesis posterior de $IP_3$ estimula la contracción del músculo liso vascular. La noradrenalina y la adrenalina (por mediación de los receptores $\alpha_1$-adrenérgicos), la angiotensina II (por medio de receptores $AT_1$), la endotelina 1

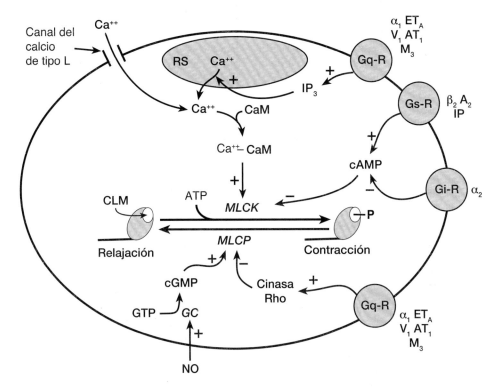

■ **Figura 2-10.** Receptores y vías de transducción de señales que regulan la contracción del músculo liso vascular. *R*, receptor; *Gs*, proteína G estimuladora; *Gq*, fosfolipasa C acoplada a proteína G; *IP$_3$*, trifosfato de inositol; *RS*, retículo sarcoplásmico; *MLCK*, cinasa de la cadena ligera de la miosina; *MLCP*, fosfatasa de la cadena ligera de la miosina; *NO*, óxido nítrico; *GC*, guanilato ciclasa; *GTP*, trifosfato de guanosina; *ATP*, trifosfato de adenosina; *cAMP*, monofosfato de adenosina cíclico; *cGMP*, monofosfato de guanosina cíclico; $\alpha_1$, receptor $\alpha_1$-adrenérgico; *ET$_A$*, receptor tipo A de la endotelina 1; *V$_1$*, receptor tipo 1 de la vasopresina; *AT$_1$*, receptor tipo 1 de la angiotensina; *M$_3$*, receptor muscarínico tipo 3; $\beta_2$, receptor $\beta_2$-adrenérgico; *A$_2$*, receptor tipo 2 de la adenosina; *IP*, receptor de la prostaciclina (prostaglandina I$_2$); $\alpha_2$, receptor $\alpha_2$-adrenérgico; *CaM*, calmodulina; *CLM*, cadena ligera de la miosina.

| TABLA 2-2 | RECEPTORES LIGADOS A PROTEÍNA G EN EL MÚSCULO LISO VASCULAR Y SUS AGONISTAS BIOLÓGICOS | | |
|---|---|---|---|
| **PROTEÍNA G (RESPUESTA)** | **VÍA DE SEGUNDO MENSAJERO** | **RECEPTOR** | **AGONISTA BIOLÓGICO** |
| Proteína Gs (relajación) | ↑cAMP | $\beta_2$<br>$A_2$<br>IP | Adrenalina<br>Adenosina<br>Prostaciclina |
| Proteína Gi (contracción) | ↓cAMP | $\alpha_2$ | Noradrenalina y adrenalina |
| Proteína Gq (contracción) | ↑IP$_3$ y ↑cinasa Rho | $\alpha_1$<br>ET$_A$<br>AT$_1$<br>V$_1$<br>M$_3$ | Adrenalina<br>Endotelina 1<br>Angiotensina II<br>Vasopresina<br>Acetilcolina |

Gs, proteína G estimuladora; Gi, proteína G inhibidora; Gq, proteína G acoplada a fosfolipasa C; cAMP, monofosfato de adenosina cíclico; IP$_3$, 1,4,5-trifosfato de inositol; $\beta_2$, receptor $\beta_2$-adrenérgico; A$_2$, receptor tipo 2 de la adenosina; IP, receptor de la prostaciclina (prostaglandina I$_2$); $\alpha_2$, receptor $\alpha_2$-adrenérgico; $\alpha_1$, receptor $\alpha_1$-adrenérgico; ET$_A$, receptor tipo A de la endotelina 1; AT$_1$, receptor tipo 1 de la angiotensina; V$_1$, receptor tipo 1 de la vasopresina; M$_3$, receptor muscarínico tipo 3.

(por medio de los receptores $ET_A$), la vasopresina (mediante los receptores $V_1$) y la acetilcolina (por medio de receptores $M_3$) activan la fosfolipasa C mediante las proteínas Gq, lo que genera la formación de $IP_3$ a partir de $PIP_2$, de manera similar a lo que sucede en el corazón. Entonces, el $IP_3$ estimula de forma directa al retículo sarcoplásmico para liberar calcio, lo que activa la contracción del músculo liso como se ha descrito anteriormente. La síntesis de diacilglicerol a partir de $PIP_2$ activa la proteína cinasa C, que también puede modular la contracción del músculo liso vascular por medio de la fosforilación de proteínas. Las sustancias que activan las proteínas Gq también activan otras proteínas G pequeñas que activan la **cinasa Rho**, que inhibe la MLCP. Así, mecanismos acoplados a proteínas Gq estimulan la fosforilación de las cadenas ligeras de la miosina y la contracción del músculo liso vascular al aumentar la actividad de la MLCK e inhibir, a la par, la actividad de la MLCP.

Los receptores acoplados a las proteínas Gs estimulan la adenilato ciclasa, que cataliza la formación de cAMP. En el músculo liso vascular, a diferencia de los cardiomiocitos, un incremento del cAMP generado por un agonista de los receptores $\beta_2$-adrenérgicos como el isoproterenol, genera relajación. El mecanismo para este proceso es la inhibición de la MLCK mediada por cAMP (v. fig. 2-10), que reduce la fosforilación de la cadena ligera de la miosina y, con ello, inhibe las interacciones entre la actina y la miosina. La adenosina y la prostaciclina ($PG_{I2}$) también activan las proteínas Gs por medio de sus receptores (receptores $A_2$ y para prostaglandina $I_2$, respectivamente), lo que determina una elevación del cAMP y la relajación del músculo liso. La adrenalina que se une a los receptores $\beta_2$-adrenérgicos relaja el músculo liso vascular por medio de la proteína Gs. Sin embargo, la adrenalina también se une a los receptores adrenérgicos $\alpha_1$ y $\alpha_2$, lo que produce la contracción del músculo liso al aumentar el $IP_3$ y disminuir el cAMP. Si bien la adrenalina puede unirse a los receptores adrenérgicos $\alpha$ y $\beta_2$, estos últimos tienen una mayor afinidad por la adrenalina y, por ende, en concentraciones bajas esta sustancia produce de manera preferencial relajación del músculo liso.

Un tercer mecanismo importante para la regulación de la contracción del músculo liso vascular el sistema óxido nítrico-monofosfato de guanosina cíclico (NO-cGMP). Muchas sustancias vasodilatadoras que dependen del endotelio (p. ej., acetilcolina, bradicinina, sustancia P) estimulan la conversión de L-arginina en NO al activar la NO sintetasa tras unirse a sus receptores respectivos. El NO se difunde a partir de la célula endotelial hacia las células de músculo liso vascular adyacentes, donde activa la guanilato ciclasa, aumenta la síntesis de cGMP y provoca la relajación del músculo liso. El cGMP puede activar una proteína cinasa dependiente de cGMP, inhibir la entrada de calcio en el músculo liso vascular, activar los canales de $K^+$ y causar hiperpolarización celular, estimular a la MLCP y disminuir la liberación de calcio mediada por $IP_3$ a partir de sitios intracelulares.

---

**PROBLEMA 2-2**

El cAMP intracelular es degradado por una enzima fosfodiesterasa. La milrinona, un fármaco que en ocasiones se utiliza para el tratamiento de la insuficiencia cardíaca aguda, es un inhibidor de la fosfodiesterasa que aumenta el inotropismo cardíaco y relaja los vasos sanguíneos al inhibir la degradación del cAMP. Explique la razón por la que un incremento de cAMP en el músculo cardíaco aumenta la fuerza de contracción, mientras que su aumento en las células del músculo liso vascular genera relajación.

---

## Células del endotelio vascular

El endotelio vascular es una capa fina de células que recubre todos los vasos sanguíneos. Las células endoteliales son planas, mononucleadas y elongadas, y varían en tamaño de acuerdo con el tipo de vaso. Con base en el tipo de vaso sanguíneo (por ejemplo, arteriola o capilar) y la localización del tejido (p. ej., capilares del glomérulo renal o del músculo esquelético), las células endoteliales están unidas entre sí por distintos tipos de uniones intercelulares. Algunas de estas uniones son muy estrechas (p. ej., todas las arterias y los capilares del músculo esquelético), mientras que otras dejan espacios entre las células (p. ej., capilares en el bazo y la médula ósea) que permiten que las células sanguíneas se desplacen fácilmente hacia dentro y fuera del capilar. Véase en el capítulo 8 la información en torno a los distintos tipos de capilares y endotelio.

Las células endoteliales cumplen varias funciones importantes, entre otras:

1. Fungir como una barrera para el intercambio de líquidos, electrólitos, macromoléculas y células entre los espacios intravascular y extravascular (v. cap. 8).
2. Regular la función del músculo liso por medio de la síntesis de distintas sustancias vasoactivas, siendo las más importantes NO, $PGI_2$ y ET-1.

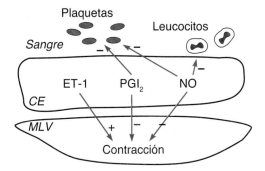

■ **Figura 2-11.** La síntesis de óxido nítrico (*NO*), prostaciclina (*PGI₂*) y endotelina 1 (*ET-1*) en la célula endotelial (*CE*) estimula (+) o inhibe (−) la contracción del músculo liso vascular (*MLV*), la agregación y la adhesión plaquetaria, y la adhesión de los leucocitos a la CE.

3. Modular la agregación plaquetaria sobre todo mediante la biosíntesis de NO y PGI₂.
4. Modular la adhesión y la migración transendotelial de leucocitos por medio de la biosíntesis de NO y la expresión de moléculas de adhesión de superficie.

Las células endoteliales vasculares sintetizan NO de manera continua. Esta producción basal de NO puede aumentarse mediante (1) agonistas específicos como la acetilcolina (por medio de receptores endoteliales M₃) y la bradicinina (mediante receptores endoteliales B₂); (2) aumento de las fuerzas de cizallamiento que actúan sobre la superficie endotelial (p. ej., como se produce con el incremento del flujo sanguíneo); y (3) citocinas, como el factor de necrosis tumoral y las interleucinas, que son liberados a partir de los leucocitos durante la inflamación y la infección. El NO, si bien muy lábil, se difunde rápidamente hacia afuera de las células endoteliales para generar relajación del músculo liso o inhibir la agregación plaquetaria en la sangre. Las acciones del NO en el músculo liso y las plaquetas derivan de una activación de esa sustancia por la guanilato ciclasa, que aumenta la formación de cGMP (fig. 2-10). El NO endotelial también inhibe la expresión de moléculas de adhesión implicadas en la fijación de los leucocitos a la superficie endotelial, que inhibe las respuestas inflamatorias tempranas. Por ende, el NO derivado del endotelio relaja el músculo liso, inhibe la función plaquetaria y bloquea las respuestas inflamatorias (fig. 2-11).

Además, las células endoteliales sintetizan ET-1, un vasoconstrictor potente (fig. 2-11). La angiotensina II, la vasopresina, la trombina, las citocinas y las fuerzas de cizallamiento estimulan la síntesis, mientras que el NO y PG₁₂ la inhiben. La ET-1 sale de la célula endotelial y puede unirse a receptores

(ETA) en el músculo liso vascular, lo que induce movilización de calcio y contracción del músculo liso. Las acciones de la ET-1 sobre el músculo liso se producen por medio de la activación de la vía de señalización del IP₃ (v. fig. 2-10).

La PG₁₂ es un producto del metabolismo del ácido araquidónico en las células endoteliales. Los dos papeles principales de la PG₁₂ sintetizada por las células endoteliales son la relajación del músculo liso y la inhibición de la agregación plaquetaria (v. fig. 2-11), ambas inducidas por la síntesis de cAMP (v. fig. 2-10). La importancia de la función endotelial normal queda clara al analizar el modo en que la disfunción endotelial contribuye a los estados de enfermedad. Por ejemplo, se observan daño y disfunción endoteliales en la ateroesclerosis, la hipertensión, la diabetes y hipercolesterolemia. La disfunción endotelial genera una menor producción de NO y PG₁₂, lo que genera vasoconstricción, pérdida de la capacidad vasodilatadora, trombosis e inflamación vascular. Existe evidencia de que el incremento de la producción de ET-1 contribuye a la hipertensión y a otros trastornos vasculares. El daño físico al endotelio en el nivel capilar aumenta la permeabilidad en estos vasos (v. cap. 8), lo que conduce a un incremento de la filtración del fluido capilar y a edema tisular.

**PROBLEMA 2-3**

Cuando se infunde acetilcolina en arterias coronarias normales, los vasos se dilatan; sin embargo, si el bazo presenta enfermedad y hay daño endotelial, la acetilcolina puede causar vasoconstricción. Explique la razón por la que la acetilcolina puede tener efectos opuestos sobre la función vascular dependiendo de la integridad del endotelio vascular.

## RESUMEN DE CONCEPTOS IMPORTANTES

- La unidad contráctil básica de un cardiomiocito es la sarcómera, que contiene filamentos gruesos (miosina) y filamentos delgados (actina, troponina y tropomiosina) que están implicados en la contracción muscular.

- El acoplamiento excitación-contracción inicia por la despolarización del cardiomiocito y está controlado por los cambios del calcio intracelular, que se une a proteínas reguladoras en los filamentos delgados; se requiere ATP para la contracción y la relajación.

- La relajación de los cardiomiocitos (lusitropismo) está regulada sobre todo por la recaptación de calcio por la bomba SERCA, que lo introduce al retículo sarcoplásmico.

- La función contráctil de los cardiomiocitos requiere grandes cantidades de ATP, que se generan sobre todo por metabolismo oxidativo de ácidos grasos y carbohidratos, si bien el corazón es flexible en cuanto a su uso de sustratos y también puede metabolizar aminoácidos, cetonas y lactato.

- Las arterias y las venas cuentan con tres capas: adventicia, media e íntima. Los nervios autónomos y los vasos sanguíneos de pequeño tamaño (vasos vasculares [*vasa vasorum*] en los vasos de gran tamaño) se ubican en la adventicia; el músculo liso vascular está en la media; y la íntima está recubierta por el endotelio.

- El músculo liso vascular contiene actina y miosina; sin embargo, estos componentes no están dispuestos siguiendo el mismo patrón repetitivo que en los cardiomiocitos. A diferencia de la contracción del músculo cardíaco, la del músculo liso vascular es lenta y sostenida.

- La contracción del músculo cardíaco está regulada por distintas sustancias que se unen a receptores acoplados a proteínas G. La contracción/relajación del músculo liso vascular recibe regulación adicional de vías dependientes de NO/cGMP. Todas estas vías afectan en gran medida la contracción/relajación sobre todo al regular el calcio intracelular, alterar la fosforilación de proteínas o ambos procesos.

- El endotelio vascular sintetiza óxido nítrico y prostaciclina, los cuales relajan al músculo liso vascular. La endotelina 1, que también se sintetiza en el endotelio, induce la contracción del músculo liso vascular.

## PREGUNTAS DE REVISIÓN

Para cada pregunta, elija la respuesta más apropiada:

1. ¿Cuál de los siguientes es común tanto para los cardiomiocitos como para las células del músculo liso vascular?
   a. Cuerpos densos.
   b. Cinasa de la cadena ligera de la miosina.
   c. Cisternas terminales.
   d. Túbulos T.

2. Los filamentos gruesos en los cardiomiocitos contienen:
   a. Actina.
   b. Miosina.

   c. Tropomiosina.
   d. Troponina.

3. Durante el acoplamiento excitación–contracción en los cardiomiocitos:
   a. El calcio se une a la miosina y produce la hidrólisis del ATP.
   b. El calcio se une a la troponina I.
   c. Las cabezas de la miosina se unen a la actina.
   d. La SERCA bombea calcio expulsándolo del retículo sarcoplásmico.

4. Un paciente con insuficiencia cardíaca recibe un fármaco para aumentar el inotropismo.

¿Cuál de los mecanismos siguientes puede explicar el modo en que este medicamento aumenta el inotropismo?

a. El fármaco se une a los receptores acoplados a proteínas Gi.

b. Imposibilidad de que la troponina C se una al calcio.

c. Disminución de la liberación de calcio de las cisternas terminales.

d. Fosforilación de los canales del calcio de tipo L por la proteína cinasa A.

5. Se está desarrollando un fármaco nuevo para tratar la presión arterial alta, que relaja el músculo liso de los vasos sanguíneos arteriales. ¿Cuál de los mecanismos siguientes puede utilizarse para ejercer este efecto vascular?

a. Activación de la cinasa de la cadena ligera de la miosina.

b. Activación de la fosfatasa de la cadena ligera de la miosina.

c. Intensificación de la unión del calcio a la troponina C.

d. Inhibición de la síntesis de cGMP.

6. Los estudios clínicos han constatado que la administración de angiotensina II puede aumentar la presión arterial en el choque por vasodilatación. El mecanismo por el cual la angiotensina II genera la contracción del músculo liso vascular implica:

a. Activación de la proteína Gs.

b. Incremento del cAMP.

c. Incremento del $IP_3$.

d. Inhibición de la liberación de calcio del retículo sarcoplásmico.

7. Un paciente en choque circulatorio recibe tratamiento con norepinefrina para aumentar la presión arterial al estimular al corazón mediante la activación de los receptores β-adrenérgicos y la constricción de los vasos sanguíneos por activación de los receptores $\alpha_1$-adrenérgicos. Los efectos cardíacos y vasculares pueden explicarse por:

a. Incremento del cAMP cardíaco y del cGMP vascular.

b. Incremento del cAMP cardíaco y del $IP_3$ vascular.

c. Incremento del cAMP cardíaco y vascular

d. Incremento del $IP_3$ cardíaco y el cAMP vascular.

8. Se detecta que un paciente que refiere dolor en pierna tiene un coágulo sanguíneo en una arteria de gran tamaño en esa extremidad; posteriormente se le diagnostica arteriopatía periférica. Puesto que dicha afección se asocia con disfunción endotelial, ¿cuál de los siguientes pudiera haber contribuido a la formación del coágulo sanguíneo?

a. Incremento de la síntesis de prostaciclina en el endotelio.

b. Disminución de la síntesis de cGMP en el endotelio.

c. Activación de la guanilato ciclasa plaquetaria por el óxido nítrico.

d. Disminución de la síntesis endotelial de óxido nítrico.

## RESPUESTA A LAS PREGUNTAS DE REVISIÓN

1. La respuesta correcta es la «b», dado que la cinasa de la cadena ligera de la miosina participa en la fosforilación de la miosina en ambos tipos de músculo. La opción «a» es incorrecta porque los cuerpos densos son regiones especializadas que solo se observan dentro de las células de músculo liso vascular, en el sitio en que las bandas de filamentos de actina se unen. Las opciones «c» y «d» son incorrectas dado que las estructuras están en las células del músculo cardíaco, no en las del músculo liso.

2. La respuesta correcta es la «b», ya que la miosina es el componente principal del filamento grueso. Las opciones «a», «c» y «d» son incorrectas porque todas son componentes del filamento delgado.

3. La respuesta correcta es la «c», ya que el sitio de unión de la miosina queda expuesto en la actina una vez que el calcio se une a la TN-C. Las opciones «a» y «b» son incorrectas porque el calcio se une a la TN-C, no a la miosina o la TN-I. La opción «d» es incorrecta porque la SERCA bombea calcio hacia el interior del retículo sarcoplásmico.

4.  La respuesta correcta es la «d» debido a que la fosforilación de los canales del calcio de tipo L, por la acción de la proteína cinasa A, aumenta la permeabilidad del canal al calcio, lo que permite que una mayor cantidad del ión entre en la célula durante la despolarización, lo que a su vez desencadena la liberación de la sustancia a partir del retículo sarcoplásmico. La opción «a» es incorrecta porque la activación de la proteína Gi reduce la síntesis de cAMP, con lo que disminuye el inotropismo. La opción «b» es incorrecta porque el incremento de la unión del calcio a la TN-C aumenta el inotropismo. La opción «c» es incorrecta porque es el calcio que se libera a partir de las cisternas terminales del retículo sarcoplásmico el que se une a la TN-C y conduce a la contracción.

5.  La respuesta correcta es la «b» debido a que la activación de la fosfatasa de la cadena ligera de la miosina desfosforila estas cadenas y conduce a la relajación. La opción «a» es incorrecta porque la activación de la cinasa de la cadena ligera de la miosina genera fosforilación de las cadenas ligeras de esta proteína, lo que induce una contracción. La opción «c» es incorrecta, ya que no existe troponina C en el músculo liso vascular. La opción «d» es incorrecta puesto que el cGMP estimula la relajación y, por ende, una reducción de esta sustancia conduce a una mayor contracción.

6.  La respuesta correcta es la «c», ya que los receptores de la angiotensina II ($AT_1$) están acoplados a la proteína Gq y activan a la fosfolipasa C, que aumenta el $IP_3$. La opción «a» es incorrecta porque la angiotensina II activa la proteína Gq, no la proteína Gs. La opción «b» es incorrecta porque la proteína Gq estimula la síntesis de $IP_3$, no de cAMP. La opción «d» es incorrecta, ya que el incremento de $IP_3$ estimula la liberación de calcio a partir de retículo sarcoplásmico.

7.  La respuesta correcta es la «b», ya que que los receptores β-adrenérgicos cardíacos están acoplados a la proteína Gs y la síntesis de cAMP, y los receptores $α_1$-adrenérgicos vasculares están acoplados a la proteína Gq y la síntesis de $IP_3$. La opción «a» es incorrecta, ya que el cGMP aumenta gracias al óxido nítrico en los vasos sanguíneos, no por la activación de la proteína Gq. La opción «c» es incorrecta, ya que los receptores $α_1$-adrenérgicos vasculares no están acoplados a la proteína Gs. La opción «d» es incorrecta porque el cAMP vascular no aumenta gracias a las proteínas Gq ligadas a los receptores $α_1$-adrenérgicos, y los receptores β-adrenérgicos en el corazón no están acoplados al $IP_3$; sin embargo, el $IP_3$ puede aumentar en el corazón porque la noradrenalina también se une a los receptores $α_1$-adrenérgicos cardíacos.

8.  La respuesta correcta es la «d», ya que el óxido nítrico derivado del endotelio suele inhibir la agregación plaquetaria y la formación de coágulos; así, la disminución de la síntesis de óxido nítrico puede conducir a la formación de coágulos. La opción «a» es incorrecta porque la síntesis de prostaciclina disminuye cuando el endotelio sufre daño o muestra disfunción. La opción «b» es incorrecta, ya que la disminución del cGMP endotelial no afecta la función plaquetaria. La opción «c» es incorrecta porque la activación de la guanilato ciclasa mediada por óxido nítrico en las plaquetas inhibe la coagulación.

## RESPUESTA A LOS PROBLEMAS Y CASOS

### PROBLEMA 2-1

La estimulación del nervio simpático libera noradrenalina, que se une a los receptores $β_1$-adrenérgicos y a los receptores $α_1$-adrenérgicos ubicados en los cardiomiocitos. La activación del receptor $β_1$-adrenérgico estimula la síntesis de cAMP por medio de la proteína Gs. La síntesis de cAMP activa la proteína cinasa A (PK–A), que fosforila los canales del calcio de tipo L, lo que conduce a un incremento del flujo de entrada de calcio durante el potencial de acción. El incremento del flujo de entrada de calcio desencadena una mayor liberación de calcio partir del retículo sarcoplásmico, lo que deriva en un aumento de la unión de este ión con la TN-C. La unión del calcio aumenta la actividad de la miosina ATPasa y la generación de fuerza. La PK-A también fosforila el fosfolambán y elimina su inhibición sobre la SERCA, lo que conduce a una mayor recaptación de calcio a partir del retículo sarcoplásmico y aumenta la velocidad de relajación, o lusitropismo. Posteriormente, el incremento del calcio dentro del retículo sarcoplásmico intensifica la liberación del ión a partir de esta estructura. Además, la PK-A puede fosforilar sitios en el retículo sarcoplásmico con el fin de potenciar la liberación de calcio. La fosforilación de la TN-I por la PK-A también puede contribuir a un mayor lusitropismo, al alterar la afinidad de la TN-C por el calcio. Si bien desde la perspectiva fisiológica es menos importante que la vía receptores $\beta_1$-adrenérgicos-proteína Gs, la unión de la noradrenalina a los receptores $\alpha_1$-adrenérgicos aumenta la formación de $IP_3$ por medio de la activación de la proteína Gq y la fosfolipasa C, lo que estimula la liberación de calcio a partir del retículo sarcoplásmico y conduce a un aumento del inotropismo.

### PROBLEMA 2-2

El incremento del cAMP en el corazón activa la proteína cinasa A, que fosforila distintos sitios dentro de las células (v. la respuesta al Problema 2-1). La fosforilación favorece el flujo de entrada de calcio a la célula y su liberación a partir del retículo sarcoplásmico, lo que conduce a un incremento del inotropismo. En el músculo liso vascular, la cinasa de la cadena ligera de la miosina, al ser activada por calcio-calmodulina, fosforila las cadenas ligeras de la miosina para estimular la contracción del músculo liso. El cAMP inhibe la cinasa de la cadena ligera de la miosina; por ende, el incremento del cAMP que induce un inhibidor de la fosfodiesterasa, como la milrinona, inhibe la cinasa de la cadena ligera de la miosina y, con ello, reduce la contracción del músculo liso.

### PROBLEMA 2-3

La acetilcolina tiene dos efectos sobre los vasos sanguíneos. Cuando se une a los receptores $M_3$ en el endotelio vascular estimula la síntesis de óxido nítrico (NO) por mediación de la NO sintetasa. El NO puede, entonces, difundirse de la célula endotelial a las células de músculo liso adyacentes, donde activa la guanilato ciclasa para formar cGMP.

El incremento del cGMP relaja las células de músculo liso vascular al inhibir la entrada de calcio a la célula y por otros mecanismos. La acetilcolina, sin embargo, también puede unirse a los receptores $M_3$ ubicados en el músculo liso. Esto activa la vía del $IP_3$ y estimula la liberación de calcio a partir del retículo sarcoplásmico, lo que conduce a una mayor contracción del músculo liso. Si el endotelio está conservado, la estimulación de la vía NO-cGMP domina por sobre las acciones de la vía del $IP_3$; así, la acetilcolina suele producir vasodilatación.

**LECTURAS RECOMENDADAS**

Brozovich FV, Nicholson CJ, Degen CV, et al. Mechanisms of vascular smooth muscle contraction and the basis for pharmacologic treatment of smooth muscle disorders. Pharmacol Rev 2016;68:476–532.

Chung JH, Biesiadecki BJ, Ziolo MT, et al. Myofilament calcium sensitivity: role in regulation of in vivo cardiac contraction and relaxation. Front Physiol 2016;16:1–9.

Goldstein MA, Schroeter JP. Ultrastructure of the heart. In: Page E, Fozzard HA, Solaro RJ, eds. Handbook of Physiology, vol 1. Bethesda: American Physiological Society, 2002; 3–74.

Katz AM. Physiology of the Heart. 5th Ed. Philadelphia: Lippincott Williams & Wilkins, 2011.

Pawlina W, Ross MH. Histology: A Text and Atlas: With Correlated Cell and Molecular Biology. 8th Ed. Chapter 13, The Cardiovascular System. Philadelphia: Wolters Kluwer, 2018.

Sanders KM. Invited review: mechanisms of calcium handling in smooth muscles. J Appl Physiol 2001;91:1438–1449.

# ACTIVIDAD ELÉCTRICA DEL CORAZÓN

## OBJETIVOS DE APRENDIZAJE

Comprender los conceptos presentados en este capítulo permitirá al estudiante:

1. Describir la manera en que cambia la concentración de los iones de sodio, potasio y calcio dentro y fuera de la célula, y como afecta el potencial en reposo de la membrana en las células cardíacas.

2. Explicar por qué el potencial en reposo es cercano al potencial de equilibrio del potasio, mientras que el pico máximo de un potencial de acción se aproxima al potencial de equilibrio para el sodio.

3. Describir los mecanismos que mantienen los gradientes de concentración de iones a través de la membrana de la célula cardíaca.

4. Describir el papel de los canales controlados mediante voltaje de sodio, potasio y calcio en la generación de potenciales de acción en las células cardíacas, ya sean o no del marcapaso.

5. Describir el modo en que los nervios autónomos, las catecolaminas circulantes, las concentraciones extracelulares de potasio, la hormona tiroidea y la hipoxia, alteran la actividad del marcapaso.

6. Describir el papel de las posdespolarizaciones y la reentrada en la generación de las taquicardías.

7. Describir las vías normales para la conducción del potencial de acción en el corazón y el modo en que los nervios autónomos, las catecolaminas circulantes y la hipoxia celular alteran la velocidad de conducción en el corazón.

8. Describir lo que representa cada una de las ondas, los intervalos y los segmentos de un trazo electrocardiográfico normal.

9. Reconocer lo siguiente a partir de la tira de ritmo de un electrocardiograma:

   a. Ritmo sinusal normal

   b. Bradicardía y taquicardía sinusales

   c. Aleteo y fibrilación auriculares

   d. Bloqueos auriculoventriculares: primero, segundo y tercer grados

   e. Complejo ventricular prematuro

   f. Taquicardía y fibrilación ventriculares

10. Describir el sitio para la colocación de los electrodos en cada una de las siguientes derivaciones: I, II, III, $aV_R$, $aV_L$ y $aV_F$, y precordiales $V_1$ a $V_6$.

11. Dibujar el sistema de referencia axial y mostrar la posición (en grados) del electrodo positivo de cada una de las seis derivaciones de extremidades.

12. Describir, desde la perspectiva de los vectores, el modo en que se genera el complejo QRS y la razón por la cual tiene un aspecto distinto al ser registrado por electrodos en diferentes derivaciones.

13. Explicar la razón por la cual la onda T generalmente es una elevación (es decir, de voltaje positivo).

14. Calcular el eje eléctrico promedio de la despolarización ventricular a partir de las seis derivaciones de las extremidades.

15. Describir los mecanismos por los que la isquemia afecta al potencial en reposo de la membrana, los potenciales de acción y su conducción por el corazón.

16. Describir el modo en que la isquemia puede alterar las ondas T y el voltaje del segmento ST.

## INTRODUCCIÓN

La función principal de los cardiomiocitos es contraerse. Los cambios eléctricos en los miocitos dan inicio a esta contracción. Este capítulo analiza (1) la actividad eléctrica en cada miocito, lo que incluye a los potenciales en reposo de la membrana y los potenciales de acción; (2) el modo en que los potenciales de acción se conducen por el corazón para dar inicio a una contracción coordinada de todo el órgano; y (3) el modo en que la actividad eléctrica del corazón se cuantifica mediante el uso del electrocardiograma (ECG).

## POTENCIALES DE LA MEMBRANA CELULAR

### Potenciales en reposo de la membrana

Las células cardíacas, al igual que todas las células vivas en el organismo, tienen un potencial eléctrico en ambos lados de la membrana celular. Este potencial puede cuantificarse al insertar un microelectrodo a la célula, y cuantificar el potencial eléctrico en milivoltios (mV) interno de la célula respecto de su exterior. Por convención, se considera que el valor en el exterior de la célula es de 0 mV. Si se hacen mediciones con un miocito ventricular en reposo, se registrará un potencial de membrana cercano a −90 mV. Este **potencial en reposo de la membrana (Em)** se determina a partir de las concentraciones de iones con carga positiva y negativa en ambos lados de la membrana celular, la permeabilidad relativa de la membrana celular a estos iones, y las bombas iónicas que transportan estas sustancias a través de la membrana celular. Obsérvese que los distintos tipos de células en el corazón tienen potenciales en reposo diferentes, que dependen de los factores que se describen más adelante.

### POTENCIALES EN EQUILIBRIO

De los distintos iones presentes dentro y fuera de las células, las concentraciones de sodio (Na$^+$), potasio (K$^+$) y calcio (Ca$^{++}$) son las más importantes para determinar el potencial a través de la membrana celular. Si bien existen iones de cloro dentro y fuera de la célula, contribuyen más bien poco al potencial en reposo de la membrana. La figura 3-1 muestra las concentraciones aproximadas de Na$^+$, K$^+$ y Ca$^{++}$ dentro y fuera de la célula. De los tres iones, el K$^+$ es el más importante para determinar el potencial

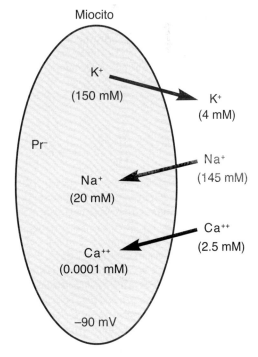

■ **Figura 3-1.** Concentraciones de iones de potasio (K$^+$), sodio (Na$^+$) y calcio (Ca$^{++}$) dentro y fuera de un cardiomiocito a un potencial de membrana en reposo de −90 mV. *Pr*, proteínas con carga negativa.

en reposo de la membrana. En una célula cardíaca, la concentración de K$^+$ es alta en el interior de la célula y baja en el exterior. Así, existe un **gradiente químico** (diferencia de concentración) que permite al K$^+$ difundir al exterior de la célula. La situación es la opuesta para el Na$^+$ y el Ca$^{++}$; sus gradientes químicos favorecen una difusión hacia el interior. Las diferencias de concentración a ambos lados de la membrana celular para estos y otros iones se mantengan por medio de la actividad de bombas iónicas dependientes de energía y la presencia de proteínas no difusibles con carga negativa dentro de la célula, que afectan la distribución pasiva de cationes y aniones.

Para comprender el modo en que los gradientes de concentración de los iones afectan el potencial de la membrana, considérese una célula en la que el K$^+$ es el único ion ubicado a ambos lados de la membrana, excepto por las proteínas grandes y no difusibles con carga negativa que contiene la célula. En esta célula, el K$^+$ se difunde siguiendo su gradiente químico hacia el exterior de la célula, dado que su concentración es mucho más alta dentro que fuera de esta estructura (v. fig. 3-1). A la vez que el K$^+$ se difunde hacia fuera de la célula, deja atrás a las proteínas con carga negativa, con lo que genera una separación de la carga y una diferencia potencial a ambos lados de la membrana (interior celular negativo comparado con el exterior). El potencial de membrana que se requiere para oponerse al desplazamiento del K$^+$ hacia el exterior siguiendo su gradiente de concentración se denomina **potencial de equilibrio** para el K$^+$ (E$_k$; potencial de Nernst). El potencial de Nernst para el K$^+$ a 37 °C es el siguiente:

Ec. 3-1
$$E_K = -61 \log \frac{[K^+]_i}{[K^+]_o} = -96\,mV$$

donde la concentración interior de potasio [K$^+$]$_i$ = 150 mM y la concentración exterior de potasio [K$^+$]$_o$ es de 4 mM. El valor –61 se obtiene a partir de la ecuación RT/zF, en que R es la constante del gas, z es el número de cargas iónicas (z = 1 para el K$^+$; z = 2 para iones bivalentes, como el Ca$^{++}$), F es la constante de Faraday y T es la temperatura (°K). *El potencial de equilibrio es la diferencia potencial que se requiere a ambos lados de la membrana para mantener el gradiente de concentración a través de ella.* En otras palabras, el potencial de equilibrio para el K$^+$ representa el potencial eléctrico necesario para evitar que difunda siguiendo su gradiente concentración y hacia el exterior de la célula. Si se incrementara la concentración de K$^+$ en el exterior de 4 mM a 10 mM, el gradiente químico para la difusión hacia

el exterior de la célula disminuiría; por ende, el potencial de membrana que se requeriría para mantener el equilibrio electroquímico sería menos negativo de acuerdo con la relación de Nernst.

El Em para un miocito ventricular es cercano a –90 mV, que es cercano al potencial de equilibrio para el K$^+$; debido a que este potencial del K$^+$ es de –96 mV y el potencial en reposo de la membrana cuantificado es de –90 mV, una fuerza conductora neta (**fuerza electroquímica neta**) actúa sobre el K$^+$, lo que hace que difunda hacia fuera de la célula. En el caso del K$^+$, esta fuerza conductora electroquímica neta equivale al Em (–90 mV) menos el E$_k$ (–96 mV), es decir + 6 mV (tabla 3-1). Puesto que la célula en reposo tiene una permeabilidad finita por el K$^+$ y una fuerza conductora externa neta baja actúa sobre el K$^+$, este ion se fuga con lentitud hacia el exterior de la célula.

Los iones de sodio también desempeñan un papel importante para determinar el potencial de membrana. Debido a que la concentración de Na$^+$ es más alta en el exterior de la célula, este ion se difundiría siguiendo su gradiente químico hacia el interior de la célula. Para evitar este flujo de entrada de Na$^+$ se requiere una carga positiva elevada dentro de la célula (respecto del exterior) para equilibrar las fuerzas de difusión química. Este potencial de equilibrio para el Na$^+$ (E$_{Na}$) se calcula a partir de la ecuación de Nernst, como sigue:

Ec. 3-2
$$E_{Na} = -61 \log \frac{[Na^+]_i}{[Na^+]_o} = +52\,mV$$

en que la concentración de sodio en el interior [Na$^+$]$_i$ es de 20 mM y la concentración en el exterior [Na$^+$]$_o$ es de 145 mM. El potencial de equilibrio calculado para el sodio indica que para equilibrar la difusión del Na$^+$ hacia el interior con esas concentraciones intracelular y extracelular, el interior de la célula tiene que tener un valor de + 52 mV para evitar que el Na$^+$ se difunda hacia el interior de la célula.

La fuerza electroquímica neta que actúa sobre el sodio (y cada especie iónica) tiene dos componentes. En primer lugar, el gradiente de concentración del sodio conduce a este ion hacia el interior de la célula; de acuerdo con el cálculo de Nernst, la fuerza eléctrica necesaria para contrarrestar este gradiente químico es de + 52 mV. En segundo lugar, debido a que el interior de la célula en reposo es muy negativo (–90 mV) respecto al exterior, una fuerza eléctrica intensa está tratando de «atraer» al sodio hacia el interior de la célula. La fuerza electroquímica neta que actúa sobre el sodio puede calcularse a partir de estas dos fuerzas componentes, al

## TABLA 3-1 FUERZA ELECTROQUÍMICA DE LOS IONES CARDÍACOS

| ION | CONCENTRACIÓN INTERNA (mM) | CONCENTRACIÓN EXTERNA (mM) | POTENCIAL DE EQUILIBRIO (mV) | FUERZA ELECTROQUÍMICA NETA[1] (mV) |
|---|---|---|---|---|
| $K^+$ | 150 | 4 | −96 | +6 |
| $Na^+$ | 20 | 145 | +52 | −142 |
| $Ca^{++}$ | 0.0001 | 2.5 | +134 | −224 |

[1]La fuerza electroquímica neta se calcula al sustraer el potencial de equilibrio del potencial de membrana. Los valores que se muestran asumen que el potencial en reposo es de − 90 mV.

sustraer el $E_{Na}$ del Em: − 90 mV − 52 mV = − 142 mV (v. tabla 3-1). Esta fuerza electroquímica intensa dirige el movimiento de sodio hacia el interior de la célula; sin embargo, en el reposo, la permeabilidad de la membrana al $Na^+$ es tan baja que solo una cantidad escasa de este ion se desplaza hacia el interior de la célula.

El mismo razonamiento descrito para el $Na^+$ puede aplicarse al $Ca^{++}$. Su $E_{Ca}$ estimado es de + 134 mV (obsérvese que para el $Ca^{++}$, z = 2) y la fuerza electroquímica neta que actúa sobre el $Ca^{++}$ es de − 224 mV cuando el Em es de − 90 mV (v. tabla 3-1). Así, al igual que para el $Na^+$, existe una fuerza electroquímica neta muy intensa que actúa para conducir al $Ca^{++}$ hacia el interior de la célula en reposo; sin embargo en la célula en reposo el $Ca^{++}$ entra en bajas cantidades por efecto de la baja permeabilidad a este ion que tiene la membrana en esta condición.

## CONDUCTANCIAS IÓNICAS Y POTENCIAL DE MEMBRANA

Como ya se explicó, el Em en una célula en reposo sin actividad de marcapaso se aproxima mucho al $E_k$, y es bastante diferente entre el $E_{Na}$ y el $E_{Ca}$. Es decir, debido a que la membrana es mucho más permeable al $K^+$ en el estado de reposo que al $Na^+$ o el $Ca^{++}$. Así, el $Na^+$ y el $Ca^{++}$ aportan poco al Em en reposo, toda vez que este último no solo refleja los gradientes de concentración de cada ion (es decir, los potenciales en equilibrio), sino también la permeabilidad relativa de la membrana a esas sustancias. Si la membrana tiene una permeabilidad más bien elevada a un ion en comparación con otros, este tendrá una mayor influencia sobre el Em.

La permeabilidad de la membrana para un ion determina el movimiento de tal sustancia conducida por una fuerza electroquímica neta. Puesto que el movimiento de este ion representa una corriente eléctrica, es común hablar en función de la **conductancia iónica (g)**, que se define como la corriente iónica dividida por el voltaje neto (fuerza electroquímica neta) que actúa sobre el ion. La permea-

bilidad de la membrana y la conductancia iónica se relacionan en el sentido de que un incremento de la permeabilidad de la membrana para ese ion trae como resultado un incremento de la conductancia eléctrica para esa sustancia. Si se conjuntan estos conceptos es posible derivar una expresión que relaciona el potencial de membrana (Em) con las conductancias relativas de todos los iones y sus potenciales de equilibrio, como se muestra en la ecuación siguiente (con base en la **ecuación de Goldman-Hodgkin-Katz**):

**Ec. 3-3**

$$Em = g'K(E_k) + g'Na(E_{Na}) + g'Ca(E_{Ca})$$

En la ecuación 3-3, el Em es la suma de los potenciales de equilibrio individuales para $K^+$, $Na^+$ y $Ca^{++}$ multiplicados por la conductancia de la membrana específica de cada uno respecto de la suma de todas las conductancias iónicas. Por ejemplo, la conductancia relativa para el $K^+$ ($g'K$) = gK/(gK + gNa + gCa). Si los potenciales de equilibrio para $K^+$, $Na^+$ y $Ca^{++}$ se calculan utilizando las concentraciones que se muestran en la figura 3-1 y la tabla 3-1, entonces la ecuación 3-3 puede representarse del modo siguiente:

**Ec. 3-4**

$$Em = g'K(-96 \text{ mV}) + g'Na(+52 \text{ mV}) + g'Ca(+134 \text{ mV})$$

En la célula cardíaca, el gradiente de concentración de cada uno de los iones cambia muy poco, incluso cuando el $Na^+$ entra y el $K^+$ sale de la célula durante la despolarización. Así, *los cambios del Em son consecuencia sobre todo de cambios de las conductancias iónicas*. El potencial en reposo de la membrana (− 90 mV) se ubica cerca del potencial de equilibrio para el $K^+$ (− 96 mV), toda vez que la $g'K$ es alta en la célula en reposo, mientras que la $g'Na$ y la $g'Ca$ son bajas. Por ende, las conductancias bajas relativas del $Na^+$ y el $Ca^{++}$ multiplicadas por sus valores de potencial de equilibrio hacen que estos iones contribuyan poco al potencial en reposo de la membrana. Cuando la g´Na se eleva y la g´K disminuye (como se produce durante un potencial de acción ventricular), el potencial de membrana se hace más positivo (despolarizado) debido a que el potencial en equilibrio del sodio tiene mayor influencia sobre el potencial general de la membrana. De manera similar, un incremento intenso de la g´Ca, en particular cuando la g´K es baja, también generará una despolarización.

---

**PROBLEMA 3-1**

A las soluciones cardioplégicas que se utilizan para detener el corazón durante una cirugía se agrega potasio en gran concentración. Mediante la ecuación de Nernst, haga una estimación del nuevo potencial en reposo de la membrana (Em) cuando la concentración externa de potasio se aumenta desde un valor normal de 4 hasta uno de 40 mM. Asuma que la concentración interna se mantenga en 150 mM y que las conductancias del K⁺ y otros iones no se modifican.

---

## Mantenimiento de los gradientes iónicos

El potencial de membrana depende del mantenimiento de gradientes de concentración iónicos a ambos lados de esa estructura. El mantenimiento de estos gradientes de concentración requiere un gasto energético (hidrólisis del trifosfato de adenosina [ATP]) acoplado a bombas iónicas. Considérense los gradientes de concentración para el Na⁺ y el K⁺. El Na⁺ entra de manera constante a la célula en reposo, mientras que el K⁺ se fuga. Por otra parte, cada vez que se genera un potencial de acción entra Na⁺ adicional a la célula y sale K⁺ adicional. Si bien el número de iones que se desplaza a través de la membrana sarcolémica en un solo potencial de acción es bajo respecto del número total de iones, muchos potenciales de acción pueden determinar un cambio significativo de la concentración extracelular y la intracelular de estos iones. Para evitar este cambio (es decir, para mantener los gradientes de concentración del Na⁺ y el K⁺), un sistema de bombeo dependiente de energía (de ATP; la **Na⁺/K⁺-adenosina trifosfatasa [ATPasa]**), que se ubica en el sarcolema, bombea Na⁺ hacia el exterior y K⁺ hacia el interior de la célula (fig. 3-2). La operación normal de esta bomba resulta esencial para mantener las concentraciones de Na⁺ y K⁺ a ambos lados de la membrana. Si esta bomba deja de funcionar (como cuando se pierde ATP en condiciones de hipoxia), o si su actividad se inhibe con glucósidos cardíacos como la digoxina, el Na⁺ se acumula dentro de la célula y el K⁺ intracelular cae. Este cambio genera un potencial de membrana en reposo menos negativo (más despolarizado), sobre todo porque el $E_k$ se vuelve menos negativo (v. Ec. 3-1). Además de mantener los gradientes de concentración del Na⁺ y el K⁺, es importante señalar que la bomba Na⁺/K⁺-ATPasa es electrogénica, debido a que expulsa tres Na⁺ por cada dos K⁺ que entran en la célula. Al bombear más cargas positivas hacia el exterior de la célula que a su interior, la bomba crea un potencial intracelular negativo. Este potencial electrogénico puede ser de hasta –10 mV, lo que depende de la actividad de la bomba. Su inhibición, por ende, genera una despolarización que deriva de los cambios en los gradientes de concen-

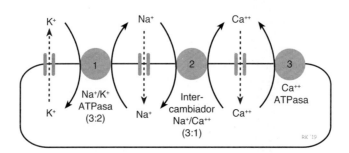

■ **Figura 3-2.** Bombas e intercambiadores de iones en el sarcolema. Estas bombas mantienen los gradientes iónicos tras membrana de iones de sodio (Na⁺), potasio (K⁺) y calcio (Ca⁺⁺). El Na⁺ y el Ca⁺⁺ en la célula entran por canales iónicos específicos, mientras que el K⁺ sale de ella, siguiendo sus gradientes electroquímicos. El Na⁺ se elimina por medios activos de la célula gracias a la Na⁺/K⁺-ATPasa electrogénica, bomba que permite la entrada de dos K⁺ a la célula por cada tres Na⁺ que bombea hacia el exterior (*1*). El Ca⁺⁺ se elimina por medio de un intercambiador electrogénico de Na⁺/Ca⁺⁺, que intercambia tres Na⁺ por cada Ca⁺⁺ (*2*). El Ca⁺⁺ también se elimina por medio de una bomba de Ca⁺⁺ electrogénica que depende de ATP (*3*).

tración del $Na^+$ y el $K^+$ y de la pérdida de un componente electrogénico del potencial de membrana. Además, los incrementos en el $Na^+$ intracelular o el $K^+$ extracelular estimulan la actividad de la bomba $Na^+/K^+$-ATPasa electrogénica y producen corrientes de hiperpolarización. La **fosfoleman**, una proteína reguladora asociada con la $Na^+/K^+$-ATPasa, inhibe su actividad. La fosforilación de esta proteína durante la activación de los receptores β-adrenérgicos (p. ej., durante la activación simpática del corazón) elimina esta inhibición, con lo que aumenta la actividad de la bomba, y afecta a los potenciales en reposo de la membrana y los potenciales de acción, así como los gradientes del $Na^+$ y el $K^+$.

Debido a que el $Ca^{++}$ en la célula entra, en particular durante los potenciales de acción, es necesario tener un mecanismo para mantener su gradiente de concentración. Dos mecanismos básicos expulsan el calcio de las células (fig. 3-2). El primero involucra a una **bomba de $Ca^{++}$ dependiente de ATP**, que expulsa de forma activa al calcio de la célula y genera un potencial electrogénico negativo bajo. El segundo mecanismo es el **intercambiador sodio-calcio (NCX)**, que transporta al $Na^+$ y el $Ca^{++}$ en direcciones opuestas. El NCX puede operar en cualquier dirección a través del sarcolema, lo que depende del Em. En las células en reposo, el Em negativo hace que el $Na^+$ ingrese a la célula al intercambiarse por $Ca^{++}$, que egresa de la célula. Se intercambian tres iones de sodio por cada ion de calcio; así, el intercambiador genera una corriente despolarizante electrogénica baja (unos pocos milivoltios) que sigue la dirección del $Na^+$. Lo opuesto se produce en las células despolarizadas. Este intercambiador también recibe gran influencia de los cambios de la concentración intracelular de $Na^+$. Por ejemplo, cuando la actividad de la bomba $Na^+/K^+$-ATPasa disminuye por el uso de fármacos como la digoxina, el aumento de la concentración intracelular de $Na^+$ disminuye el gradiente de movimiento de este ion hacia el interior de la célula por medio del NCX, lo que da lugar a un flujo de salida menor de $Ca^{++}$ (disminución de la actividad del NCX), con lo que el $Ca^{++}$ intracelular aumenta. Como se describe en el capítulo 2, esto puede conducir a un aumento de la fuerza de la contracción del miocito.

## Canales iónicos

Los iones se mueven a través del sarcolema por **canales iónicos** especializados ubicados en la bicapa fosfolipídica de la membrana celular. Estos canales están constituidos por cadenas polipeptídicas largas que atraviesan la membrana y crean en ella una abertura. Los cambios de conformación de las proteínas del canal iónico alteran la configuración del mismo, lo que permite a los iones atravesar la membrana por el canal, o bien bloquean su desplazamiento.

Los canales iónicos son selectivos para distintos cationes y aniones. Por ejemplo, existen canales iónicos selectivos para iones de sodio, potasio y calcio (tabla 3-2). Por otra parte, un ión específico puede tener varios canales iónicos de tipos distintos responsables de su movimiento a través de la membrana celular. Por ejemplo, existen varios tipos distintos de canales del potasio por los que estos iones pueden atravesar la membrana celular.

Existen dos tipos generales de canales iónicos: los canales controlados por voltaje (operados por voltaje) y los controlados por receptores (operados por receptores). Los **canales controlados por voltaje** se abren y se cierran en respuesta a cambios del potencial de la membrana. Algunos ejemplos de canales controlados por voltaje incluyen a varios para el sodio, el potasio y el calcio, que participan en los potenciales de acción cardíacos. Los **canales controlados por receptores** se abren y cierran en respuesta a señales químicas que operan por medio de receptores de membrana. Por ejemplo, la acetilcolina, que es el neurotransmisor que liberan los nervios vagos que inervan al corazón, se une a un receptor muscarínico ($M_2$) del sarcolema, que de manera posterior induce la abertura de tipos especiales de canales del potasio y aumentan las corrientes de salida de potasio ($I_{K,ACh}$).

Los canales iónicos tienen estados de apertura y cierre. Los iones pasan por el canal solo mientras está abierto. Los estados de apertura y cierre de los canales controlados por voltaje están regulados por el potencial de membrana. Los canales rápidos del sodio son los que se han estudiado con más detalle, y para ellos se desarrolló un modelo conceptual con base en los estudios de Hodgkin y Huxley en la década de 1950 utilizando el axón del calamar gigante. En este modelo, dos portales regulan el movimiento del sodio por el canal (fig. 3-3). Con un potencial en reposo de la membrana normal (cercano a $-90$ mV en los cardiomiocitos), el canal del sodio está en su estado cerrado de reposo. En esta configuración, el portal *m* (portal de activación) está cerrado, mientras que el portal *h* (portal de inactivación) está abierto. Estos portales corresponden a polipéptidos que forman parte del canal proteico transmembrana y sufren cambios de conformación en respuesta a los cambios del voltaje. Los portales *m* se activan rápidamente y se abren cuando la membrana sufre una despolarización rápida hasta un voltaje umbral. Esto permite que

**TABLA 3-2 CANALES IÓNICOS Y CORRIENTES EN EL CORAZÓN**

| CANAL | CONTROL DE APERTURA | CARACTERÍSTICAS |
|---|---|---|
| Sodio | | |
| Rápido de Na$^+$ ($I_{Na}$) | Voltaje | Fase 0 de los miocitos |
| Lento de Na$^+$ ($I_f$) | Voltaje y receptor | Contribuye a la fase 4 de la corriente del marcapaso en las células de los nodos SA y AV |
| Calcio | | |
| Tipo L ($I_{Ca}$) | Voltaje | Corriente de entrada lenta de larga duración; fase 2 de los miocitos, y fases 4 y 0 de las células de los nodos sinoauricular (SA) y auriculoventricular (AV) |
| Tipo T ($I_{Ca}$) | Voltaje | Corriente transitoria; contribuye a la fase 4 de la corriente del marcapaso en las células de los nodos SA y AV |
| Potasio | | |
| De rectificación de entrada ($I_{K1}$) | Voltaje | Contribuye al período tardío de la fase 3 de repolarización; mantiene un potencial negativo en la fase 4; se cierra con la despolarización |
| Transitorio de salida ($I_{to}$) | Voltaje | Contribuye a la fase 1 en los miocitos |
| De rectificación rápida tardía ($I_{Kr}$) | Voltaje | Repolarización de la fase 3 |
| De rectificación lenta tardía ($I_{Ks}$) | Voltaje | Repolarización de la fase 3 |
| Sensible al ATP ($I_{K, ATP}$) | Receptor | Se inhibe con el ATP; se abre cuando el ATP disminuye durante la hipoxia celular |
| Activado por acetilcolina ($I_{K, ACh}$) | Receptor | Se activa con acetilcolina y adenosina; acoplado a proteína G; disminuye la velocidad del disparo del nodo SA |
| Activado por calcio ($I_{K, Ca}$) | Receptor | Activado por una concentración alta de calcio en el citosol; acelera la repolarización |

Ix, nombre de la corriente específica.

el sodio, conducido por su gradiente electroquímico, ingrese a la célula. A la vez que se abren los portales *m*, los portales *h* comienzan a cerrarse; sin embargo, los primeros se abren con mayor rapidez que aquella con que cierran los segundos. La diferencia de las velocidades de apertura y cierre de los dos portales permite que el sodio ingrese durante un período breve a la célula. Sin embargo, tras unos cuantos milisegundos los portales *h* se cierran y el sodio deja de entrar a la célula. El cierre de los portales *h* limita así el tiempo que el sodio puede entrar a la célula. Este estado cerrado de inactivación persiste durante la fase de repolarización, a la vez que el potencial de membrana se recupera hasta su nivel en reposo. Cerca del final de la repolarización, el potencial de membrana negativo hace que los portales *m* se cierren y que los portales *h* se abran. Estos cambios hacen que el canal recupere su estado cerrado inicial de reposo. La recupe-

ración completa de los portales *h* puede tomar 100 ms o más una vez que se restablece el potencial en reposo de la membrana.

La respuesta de los portales de activación e inactivación que se describe antes, se produce cuando el potencial en reposo de la membrana es normal (cercano a –90 mV) y se produce una despolarización rápida de la membrana, como cuando una corriente de despolarización normal se disemina de una célula cardíaca a otra durante la activación eléctrica del corazón. No obstante, la respuesta del canal rápido de sodio es distinta cuando el potencial en reposo de la membrana muestra despolarización parcial o la célula se despolariza con lentitud. Por ejemplo, cuando los miocitos desarrollan hipoxia, las células se despolarizan hasta un potencial en reposo de la membrana menos negativo. Este estado de despolarización parcial inactiva los canales del sodio al cerrar los portales *h* cuanto mayor es la des-

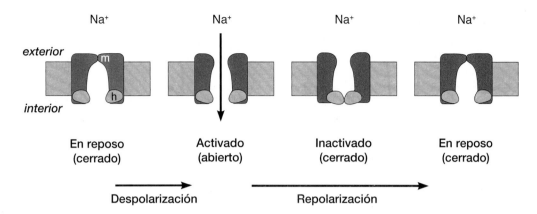

■ **Figura 3-3.** Canales rápidos del sodio en estados de apertura y cierre en los cardiomiocitos. En el estado de reposo (cierre), los portales *m* (portales de activación) se mantienen cerrados, no obstante los portales *h* (portales de inactivación) están abiertos. La despolarización rápida hasta el umbral abre los portales *m* (activados por voltaje), con lo que se abre el canal y se permite que el sodio ingrese a la célula. Poco después, a la vez que la célula comienza a repolarizarse, los portales *h* se cierran y el canal se inactiva. Hacia el final de la repolarización los portales *m* vuelven a cerrarse y los portales *h* se abren. Esto devuelve al canal a su estado de reposo.

polarización de la célula, mayor el número de canales del sodio inactivados. Con un potencial de membrana aproximado de –55 mV, casi todos los canales rápidos del sodio están inactivados. Si un miocito tiene un potencial en reposo normal, pero sufre una despolarización lenta, se dispone de más tiempo para que los portales *h* se cierren a la vez que los portales *m* se están abriendo. Esto hace que el canal del sodio transite directo de un estado de reposo (cerrado) al estado inactivado (cerrado). El resultado es que no existe un estado abierto activado para que el sodio pasa por el canal, lo que abole de manera efectiva las corrientes rápidas del sodio por estos canales. mientras que el estado de despolarización parcial persista, el canal no recuperará su estado cerrado en reposo. Como se describe más adelante en este capítulo, estos cambios alteran en forma significativa los potenciales de acción del miocito al abolir las corrientes rápidas de sodio durante los potenciales de acción.

Una sola célula cardíaca tiene muchos canales de sodio, cada uno de los cuales tiene un umbral de activación por voltaje y una duración de su estado activado abierto un tanto distintos. La cantidad de sodio (la corriente de sodio) que pasa por los canales del sodio cuando una célula cardíaca sufre despolarización depende del número de canales de sodio abiertos, el tiempo en el cual los canales se mantengan en estado de apertura y el gradiente electroquímico que impulsa al sodio hacia el interior de la célula.

Los estados de apertura y cierre que se describen para los canales de sodio también se observan en otros canales iónicos. Por ejemplo, los canales lentos de calcio tienen portales de activación e inactivación (si bien se designan con letras diferentes a las usadas para los canales rápidos del sodio). Aunque este modelo conceptual es útil para ayudar a entender la forma en que los iones atraviesan la membrana, muchos de los detalles del modo en que esto en realidad se produce en el nivel molecular aún se desconocen. A pesar de esto, la investigación reciente está ayudando a demostrar cuáles son las regiones de las proteínas de los canales iónicos que actúan como sensores de voltaje y cuáles sufren cambios de conformación análogos a los portales descritos en el modelo conceptual.

## Potenciales de acción

Los potenciales de acción se producen cuando el potencial de membrana sufre despolarización súbita y luego vuelve a polarizarse hasta su estado en reposo. Los dos tipos generales de potenciales de acción cardíacos son los potenciales de acción de células no marcapaso («respuesta rápida») y de marcapaso («respuesta lenta»), no obstante algunas células conductoras especializadas (fibras de His-Purkinje) que muestran una respuesta rápida, los potenciales de acción también tienen marcapasos intrínsecos, actividad que normalmente se suprime. Los potenciales de acción no marcapaso se desencadenan a partir de corrientes despolarizantes procedentes de células adyacentes, mientras que las células del marcapaso tienen capacidad de generar potenciales de acción espontáneos. Los dos tipos de potenciales de acción en el corazón difieren en grado considerable respecto de los potenciales de acción que se producen en las células nerviosas y del músculo esquelético (fig. 3-4). Una diferencia importante es la duración de los potenciales de acción. En un nervio típico, la duración del potencial de acción es de 1 ms a 2 ms. En las células del músculo esquelético, la duración de potencial de acción es de 2 ms a 5 ms. En contraste, la duración de los potenciales de acción ventriculares va de 200 ms a 400 ms. Estas diferencias entre los potenciales de acción de los nervios, el músculo esquelético y el cardiomiocito guardan relación con diferencias de las conductancias iónicas responsables de generar los cambios en el potencial de membrana.

## POTENCIALES DE ACCIÓN DE RESPUESTA RÁPIDA NO MARCAPASO

La figura 3-5 muestra los mecanismos iónicos responsables de la generación de los potenciales de acción de respuesta rápida no marcapaso, como los que se observan en los miocitos auriculares y ventriculares, y en las fibras de Purkinje. Por convención, el potencial de acción se divide en cinco fases numeradas. Las células que no son marcapasos tienen una verdadera membrana en reposo potencial (**fase 4**) que permanece cerca del potencial de equilibrio para el K⁺ debido a que la gK, por medio de canales del potasio rectificadores de entrada ($K_1$; v. tabla 3-2), es más bien alta en comparación con la gNa y la gCa en las células en reposo (v. Ec. 3-4). Cuando estas células se despolarizan rápidamente desde –90 mV hasta un voltaje umbral aproximado de –70 mV (generado, p. ej., por un potencial de acción conducido por una célula adyacente), se desencadena una despolarización rápida (**fase 0**)

por un incremento transitorio de la conductancia de los canales rápidos del Na⁺ controlados por voltaje. Al mismo tiempo, la gK cae. Estos dos cambios de conductancia alejan rápidamente al potencial de membrana del potencial de equilibrio del potasio y lo aproximan más al potencial de equilibrio del sodio (v. Ec. 3-4). La **fase 1** representa una repolarización inicial causada por la apertura de un tipo especial de canales del K⁺ (*transient outward*, $K_{to}$) y la inactivación rápida de los canales rápidos del Na⁺. Sin embargo, por efecto del gran incremento de gCa, la repolarización se retrasa y el potencial de acción alcanza una fase de meseta (**fase 2**). Este movimiento de entrada del calcio se produce por canales del calcio de larga duración (*long-lasting*, tipo L) que se abren cuando el potencial de membrana se despolariza hasta cerca de –40 mV. Los canales del calcio de tipo L son los conductos principales para el calcio en el músculo cardíaco y el músculo liso vascular. Se abren por la despolariza-

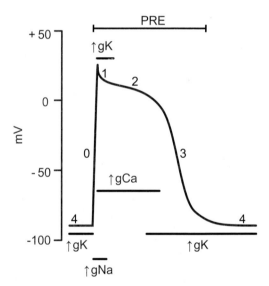

**Figura 3-5.** Cambios de las conductancias iónicas asociados con un potencial de acción en un miocito ventricular. La fase 0 (despolarización) deriva sobre todo del incremento rápido de la conductancia al sodio (*gNa*), acompañada de una caída de la conductancia al potasio (*gK*; canal $K_1$ en proceso de cierre). La repolarización inicial de la fase 1 es consecuencia de la apertura de canales transitorios de salida del potasio (*gK_{to}*); la fase 2 (meseta) deriva principalmente de un incremento de la conductancia al calcio de entrada lenta (*gCa*) por canales del calcio de tipo L; la fase 3 (repolarización) se debe a un incremento de la gK (canales Kr y Ks) y una disminución de la gCa. La fase 4 es un potencial en reposo verdadero que corresponde sobre todo a una gK elevada (canales $K_1$). *PRE*, período refractario efectivo.

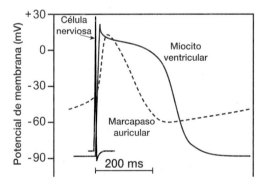

**Figura 3-4.** Comparación de los potenciales de acción de una célula nerviosa y de células cardíacas de marcapaso y no marcapaso. Los potenciales de acción cardíacos son mucho más prolongados que los de la célula nerviosa.

ción de la membrana (es decir, son controlados por voltaje) y permanecen abiertos durante un período más bien largo. Estos canales se inhiben con los bloqueadores clásicos de los canales del calcio de tipo L (p. ej., verapamil y diltiazem).

La repolarización (fase 3) se produce cuando la gK aumenta a través de canales del potasio rectificadores rápidos y tardíos lentos (Kr y Ks) y la gCa disminuye, así como por la apertura de canales $K_1$ cerca de los – 40 mV.

De este modo, los cambios de las conductancias del $Na^+$, el $Ca^{++}$ y el $K^+$ determinan principalmente el potencial de acción en las células sin actividad de marcapaso.

Durante las fases 0, 1, 2 y parte de la 3, la célula es refractaria (es decir, no puede excitarse) para dar inicio a potenciales de acción nuevos. Se trata del período refractario efectivo (o absoluto, PRE; v. fig. 3-5). Durante el PRE la estimulación de la célula no genera potenciales de acción nuevos propagados debido a que los portales *h* siguen cerrados. El PRE actúa como un mecanismo protector en el corazón, al limitar la frecuencia de los potenciales de acción (y por ello, de las contracciones) que el órgano puede generar. Esto permite al corazón tener un tiempo suficiente para llenarse de sangre y expulsarla. El PRE prolongado también impide que el corazón desarrolle contracciones tetánicas sostenidas como las que se producen en el músculo esquelético. Al final del PRE las células están en su período refractario relativo. En una fase temprana de este período se requieren estímulos despolarizantes supraumbrales para desencadenar potenciales de acción. Puesto que no todos los canales del sodio se han recuperado hasta su estado en reposo en este momento, los potenciales de acción que se generan durante el período refractario relativo tienen una pendiente de fase 0 y una amplitud menores como consecuencia de contar con menos canales del sodio disponibles. Cuando los canales del sodio se recuperan por completo, se restablece la excitabilidad de la célula y los estímulos de despolarización normales pueden inducir potenciales de acción rápidos nuevos.

## POTENCIALES DE ACCIÓN DE MARCAPASO

Las células del marcapaso carecen de un potencial en reposo verdadero, y en vez de ello generan potenciales de acción espontáneos con regularidad. A diferencia de la mayor parte de las células que presentan potenciales de acción (p. ej., células nerviosas y células musculares), la corriente despolarizante del potencial de acción depende sobre todo de

corrientes de entrada de $Ca^{++}$ más bien lentas (por canales del calcio de tipo L) y no por corrientes de $Na^+$ rápidas. La velocidad de la despolarización de las células de marcapaso es baja en comparación con la «respuesta rápida» de las células no marcapaso, por lo que en ocasiones se denominan potenciales de acción de «respuesta lenta».

Las células del **nodo sinoauricular (SA)**, ubicadas en la pared posterior de la aurícula derecha, constituyen el marcapaso principal del corazón. Otras células de marcapaso se distribuyen en el nodo auriculoventricular (AV) y el sistema de conducción ventricular, pero sus tasas de disparo son rebasadas por la mayor velocidad del nodo SA debido a que la actividad de marcapaso intrínseca de los marcapasos secundarios está suprimida por un mecanismo denominado **supresión por sobreestimulación**. Este mecanismo hace que el marcapaso secundario se hiperpolarice cuando se le activa a una velocidad superior a su frecuencia intrínseca. La hiperpolarización se produce debido a que la mayor frecuencia de los potenciales de acción estimula la actividad de la bomba $Na^+/K^+$-ATPasa electrogénica como consecuencia del incremento de la entrada del sodio por unidad de tiempo a estas células. Si el nodo SA se deprime o sus potenciales de acción no llegan a los marcapasos secundarios, cesa la supresión por sobreestimulación, lo que permite que un sitio secundario tome el control como marcapaso cardíaco. Cuando esto se produce el nuevo marcapaso fuera del nodo SA se denomina **foco ectópico**.

Los potenciales de acción del nodo SA se dividen en tres fases: fase 0, elevación del potencial de acción; fase 3, período de repolarización; y fase 4, período de despolarización espontánea que conduce a la generación posterior de un potencial de acción nuevo (fig. 3-6). Obsérvese que no existen las fases 1 o 2 como en los potenciales de acción de las células no marcapaso.

La despolarización de **fase 0** se debe sobre todo a un incremento de la gCa por los canales del calcio de tipo L. Estos canales operados por voltaje se abren cuando la membrana se despolariza hasta un **voltaje umbral** aproximado de – 40 mV. Puesto que el movimiento del $Ca^{++}$ por los canales del calcio no es rápido en comparación con aquel por los canales rápidos del sodio (de ahí el concepto «canales lentos del calcio»), la velocidad de la despolarización (la pendiente de la fase 0) es mucho menor que la que se observa en otras células cardíacas (p. ej., células de Purkinje; comparar con la figura 3-5). A la vez que los canales del calcio se abren y el potencial de membrana se aproxima al potencial positivo de equilibrio del calcio, se produce una disminución transitoria de la gK de base que también contribuye a la despolarización, como se muestra la ecuación siguiente:

Ec. 3-5

$$Em = g'K \, (-96 \text{ mV}) + g'Ca \, (+134 \text{ mV})$$

La fase de despolarización del potencial de acción hace que los canales de rectificación tardía del potasio controlados por voltaje (Kr y Ks) se abran, y la gK aumentada repolarice a la célula hacia el potencial de equilibrio del K⁺ (**fase 3**). Al mismo tiempo, se inactivan los canales lentos de entrada del Ca⁺⁺ que se abrieron durante la fase 0, lo que disminuye la gCa y contribuye a la repolarización. La fase 3 termina cuando el potencial de membrana alcanza un valor aproximado de –60 mV. La fase de repolarización es autolimitada porque los canales Kr y Ks comienzan a cerrarse de nuevo a la vez que la célula se repolariza, y la influencia de los canales repolarizantes $K_1$ en la fase 4 es escasa o nula, en comparación con lo que se produce en las células no marcapaso.

Los mecanismos iónicos responsables de la despolarización espontánea del potencial de marcapaso (**fase 4**) involucran varias corrientes iónicas. (1) En un período temprano de la fase 4, la gK sigue en declinación, lo que contribuye a la despolarización.

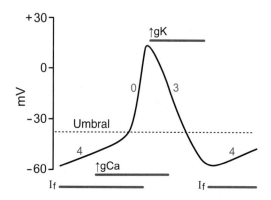

■ **Figura 3-6.** Cambios de las conductancias iónicas asociados con un potencial de acción de marcapaso en el nodo sinoauricular. La fase 0 (despolarización) depende principalmente de un incremento de la conductancia al calcio (*gCa*) por canales del calcio de tipo L, acompañada por una caída de la conductancia al potasio (*gK*); la fase 3 (repolarización) se genera a partir de un incremento de la gK (se abren los canales Kr y Ks) y una disminución de la gCa. En la fase 4 hay una despolarización espontánea como consecuencia de una corriente de marcapaso (*$I_f$*) que deriva en parte de corrientes de entrada lenta de Na⁺; la disminución de la gK y el incremento de la gCa (canales del calcio de tipo T y tipo L) también contribuyen a la despolarización espontánea.

(2) En el estado de repolarización se ha identificado una **corriente de marcapaso**, o corriente «peculiar» (*funny current*, $I_f$; v. fig. 3-6). Esta corriente despolarizante implica, en parte, un movimiento lento de entrada de Na⁺. (3) En la segunda mitad de la fase 4 existe un incremento de la gCa a través de canales del calcio de tipo T. Los canales del calcio de tipo T («transitorios») difieren de los canales del calcio de tipo L en el sentido de que muestran una apertura breve solo con voltajes muy negativos (–50 mV) y no se inhiben con los bloqueadores clásicos del canal del calcio de tipo L. (4) A la vez que la despolarización comienza a alcanzar el umbral, los canales del calcio de tipo L comienzan a abrirse, lo que produce un incremento adicional de la gCa hasta que se alcanza el umbral e inicia la fase 0. (5) En un período avanzado de la fase 4, las corrientes despolarizantes se generan por la activación transitoria del NCX, al que estimula la liberación de calcio del RS.

En resumen, los potenciales de acción «de respuesta lenta» que se identifican en las células del nodo SA dependen principalmente de los cambios de la gCa y la gK, con la participación de las corrientes «peculiares» ($I_f$) y los cambios de la gCa y la gK en la despolarización espontánea.

## POTENCIALES DE ACCIÓN DE RESPUESTA RÁPIDA DE MARCAPASO

En el sistema His-Purkinje de los ventrículos se identifican células conductoras especializadas que muestran potenciales de acción del tipo de respuesta rápida, con una fase 0 rápida y una meseta prominente de fase 2. En contraste con los miocitos auriculares y ventriculares normales (células de no marcapaso de respuesta rápida), las células de His-Purkinje muestran una despolarización espontánea de fase 4 similar a la de las células de marcapaso. Sin embargo, la frecuencia de la despolarización espontánea es significativamente menor que la de las células del nodo SA y el nodo AV, en parte debido a una expresión mayor de canales $K_1$ en las células de His-Purkinje, lo que determina corrientes de salida de potasio más intensas durante la fase 4, que contrarrestan las corrientes despolarizantes de entrada. Al igual que las células del nodo AV, las células de His-Purkinje están sujetas a la supresión por sobreestimulación, de tal modo que su actividad de marcapaso normalmente no se observa.

## REGULACIÓN DE LA ACTIVIDAD DE MARCAPASO DEL NODO SA

El nodo SA muestra automatismo intrínseco con una frecuencia de 100 a 110 despolarizaciones por minuto. Sin embargo, las frecuencias cardíacas pueden variar entre valores en reposo bajos de 50 a 60 latidos/min y más de 200 latidos/min. Estos cambios de frecuencia están principalmente bajo el control de los nervios autónomos que actúan sobre el nodo SA. A frecuencias cardíacas bajas en reposo predominan las influencias vagales sobre las simpáticas. A esto se denomina **tono vagal**. Los nervios autónomos incrementan la frecuencia de disparo del nodo SA tanto al disminuir el tono vagal como al incrementar la actividad simpática sobre esa estructura de manera recíproca. Un incremento de la frecuencia cardíaca es una respuesta cronotrópica positiva (o **cronotropismo** positivo), mientras que una disminución de la frecuencia cardíaca es una respuesta cronotrópica negativa (o cronotropismo negativo).

Las influencias autónomas alteran la frecuencia de disparo del marcapaso sobre todo mediante la modificación de la pendiente de la fase 4, que determina el tiempo que se requiere para que esta fase alcance el umbral. Los registros directos de potenciales de acción del nodo SA sugieren que también pudieran existir cambios más bien discretos en la magnitud de la hiperpolarización y la repolarización de la fase 3. La activación simpática del nodo SA aumenta la pendiente de la fase 4 (fig. 3-7), lo que aumenta la frecuencia del marcapaso (cronotropismo positivo). En este mecanismo, la noradrenalina liberada por los nervios simpáticos adrenérgicos se une a los receptores $\beta_1$-adrenérgicos acoplados a la proteína G estimuladora (proteína Gs), que activa la adenilato ciclasa y aumenta el monofosfato de adenosina cíclico (cAMP; v. cap. 2). Este efecto conduce a un incremento de la $I_f$ y a una apertura más temprana de los canales del calcio de los tipos T y L, mismos que incrementan la velocidad de la despolarización de fase 4. La velocidad de la despolarización de fase 0 se eleva por una mayor activación de los canales del calcio de tipo L. La repolarización se acelera al aumentar la actividad de la bomba Na$^+$/K$^+$-ATPasa, que contribuye a las corrientes de repolarización. De este modo, la duración general del potencial de acción también disminuye en respuesta a la activación simpática.

La estimulación vagal libera acetilcolina en el nodo SA, que disminuye la pendiente de la fase 4 al inhibir a las corrientes «peculiares», con lo que hace que se requiere más tiempo para que el potencial del marcapaso alcanza el umbral y se reduzca la frecuencia (cronotropismo negativo; v. fig. 3-7). La acetilcolina actúa al unirse a receptores muscarínicos (M$_2$). Esto disminuye el cAMP por medio de la proteína G inhibidora (proteína Gi), el efecto opuesto a la activación simpática (v. cap. 2). La ace-

tilcolina también activa un canal del potasio especial (canal K$_{ACh}$), capaz de hiperpolarizar a la célula al incrementar la conductancia al potasio.

Mecanismos no neurales modifican también la actividad del marcapaso (tabla 3-3). Por ejemplo, las catecolaminas circulantes (adrenalina y noradrenalina) causan taquicardia (frecuencia cardíaca elevada anómala) mediante un mecanismo similar a la noradrenalina que liberan los nervios simpáticos. El hipertiroidismo induce taquicardia y el hipotiroidismo produce bradicardia (frecuencia cardíaca baja anómala). Los cambios de la concentración sérica de iones, en particular potasio, pueden producir cambios en la frecuencia de disparo del nodo SA. La hiperpotasemia (elevación del potasio) puede inducir bradicardia o incluso detener el disparo del nodo SA por efecto de una despolarización celular. El potencial de membrana negativo al final de la fase 3 es necesario para la activación de la corriente $I_f$. Un potencial menos negativo (un estado más despolarizado) al final de la fase 3 induce supresión de la corriente $I_f$ y disminución de la frecuencia de disparo del marcapaso incluso si existe una diferencia menor de voltaje entre el inicio de la fase 4 y el potencial umbral. La hipopotasemia (concentración baja de potasio) puede incrementar la activación de las corrientes despolarizantes de fase 4 y elevar la frecuencia de la despolarización de fase 4, con lo que aumenta la frecuencia de disparo. Obsérvese, sin embargo, que los efectos de los cambios del potasio séricos son complejos, y la concentración de este ion modifica canales y bombas iónicas múltiples. La hipoxia celular, que determina un incremento del potasio extracelular mediante la reducción de la acti-

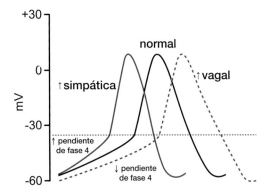

■ **Figura 3-7.** Efectos de la estimulación simpática y parasimpática (vagal) sobre la actividad de marcapaso en el nodo sinoauricular (*SA*). La estimulación simpática aumenta la frecuencia de disparo, sobre todo al aumentar la pendiente de la fase 4. La estimulación vagal tiene efectos opuestos.

| TABLA 3-3 FACTORES QUE INCREMENTAN O DISMINUYEN LA FRECUENCIA DE DISPARO DEL NODO SINOAURICULAR | |
|---|---|
| **INCREMENTO** | **DISMINUCIÓN** |
| Estimulación simpática | Estimulación parasimpática |
| Antagonista de receptores muscarínicos | Agonistas de receptores muscarínicos |
| Agonistas de receptores β-adrenérgicos | β-bloqueadores |
| Catecolaminas circulantes | Isquemia/hipoxia |
| Hipopotasemia | Hiperpotasemia |
| Hipertiroidismo | Bloqueadores de los canales del sodio y el calcio |
| Hipertermia | Hipotermia |

vidad de la bomba $Na^+/K^+$-ATPasa, despolariza la membrana y reduce la activación $I_f$ al igual que las corrientes de entrada de calcio, lo que genera bradicardía y suprime la actividad de marcapaso de existir hipoxia intensa. El incremento de la temperatura corporal (p. ej., fiebre) determina un incremento de la frecuencia de disparo del nodo SA.

Distintos fármacos utilizados para el tratamiento de las anomalías del ritmo cardíaco (es decir, fármacos antiarrítmicos) también afectan el ritmo del nodo SA. Los bloqueadores de los canales del calcio, por ejemplo, producen bradicardía al inhibir a los canales del calcio de tipo L, lo que reduce las corrientes de entrada lentas de $Ca^{++}$ durante las fases 4 y 0. Los medicamentos que afectan el control autónomo o a los receptores autónomos (p. ej., β-bloqueadores y antagonistas de los receptores $M_2$; agonistas de los receptores β-adrenérgicos) alteran la actividad del marcapaso por mecanismos acoplados a proteínas G (v. cap. 2).

## Arritmias causadas por la generación anómala de potenciales de acción

### AUTOMATISMO ANÓMALO

Los potenciales de acción de respuesta rápida de células no marcapaso, observados en los miocitos auriculares y ventriculares, generalmente no muestran automatismo porque tienen un potencial de membrana en reposo verdadero que no sufre despolarización espontánea. Esto se produce por la presencia de un gran número de canales $K_1$ activos en las células no marcapaso. Si los canales rápidos del sodio que son responsables de la despolarización rápida durante la fase 0 se bloquean por medios farmacológicos o se inactivan por la despolarización inducida por la hipoxia celular, la pendiente y la amplitud de la fase 0 se depri-

men en forma significativa, y el potencial de acción puede parecer en gran medida uno de «respuesta lenta». En estas condiciones, la fase 0 se genera por medio de corrientes de entrada lentas de calcio que tienen lugar por los canales del calcio de tipo L. Por otra parte, al igual que los marcapasos del nodo SA, estas células pueden mostrar despolarización espontánea durante la fase 4. Este **automatismo anómalo** en estas células isquémicas deriva de corrientes despolarizantes generadas por corrientes de entrada de sodio y calcio que carecen de una oposición suficiente de corrientes de salida de potasio a través de los canales $K_1$, que pueden mostrar inactivación parcial debido a que la célula carece de una hiperpolarización suficiente durante la fase 3 que les active por completo. Así, es posible que una célula no marcapaso se transforme en una célula de marcapaso de respuesta lenta y así produzca arritmias.

Como se mencionó, las células de His-Purkinje en general, no muestran potenciales de acción espontáneos a pesar de contar con la habilidad de sufrir despolarización espontánea. Sin embargo, si se pierde la supresión por sobreestimulación, como durante un bloqueo completo del nodo AV, estas células de His-Purkinje pueden expresar actividad de marcapaso y conducir el ritmo ventricular, aunque a una velocidad que es mucho menor que las frecuencias del nodo SA y el nodo AV.

### ACTIVIDAD DESENCADENADA

Un segundo mecanismo capaz de conducir a la generación anómala de potenciales de acción se cono. ce como **actividad desencadenada**. Las células no marcapaso pueden sufrir despolarizaciones espontáneas ya sea durante un punto avanzado de la fase 2 y hasta un momento temprano de la fase 4, lo que desencadena potenciales de acción anómalos. Estas despolarizaciones espontáneas (denominadas posdespolarizaciones), de contar con magnitud suficiente pueden desencadenar potenciales de acción autosostenidos que generan taquicardía (fig. 3-8). Las **posdespolarizaciones tempranas** se producen en la parte tardía de la fase 2 o la fase 3, y tienen más probabilidad de producirse cuando los potenciales de acción son prolongados. Ya que estas posdespolarizaciones se producen en un momento en que, por lo general, los canales rápidos del $Na^+$ siguen inactivados, la entrada lenta de $Ca^{++}$ conduce la corriente despolarizante. El incremento de la actividad del NCX, que produce corrientes despolarizantes, también puede contribuir. Otro tipo de posdespolarización, denominada **posdespolarización tardía**, se produce al final de la fase 3 o en un punto temprano de la fase 4, en que las corrientes despolarizantes se producen tanto por calcio como por sodio, al igual que por una mayor actividad del NCX. Las posdespolarizaciones, capaces de dar origen a potenciales de acción autosostenidos y taquicardía, parecen estar asociados con elevaciones del calcio intracelular, como se produce en la isquemia, la toxicidad por digoxina y la estimulación excesiva por catecolaminas.

## CONDUCCIÓN DE LOS POTENCIALES DE ACCIÓN EN EL CORAZÓN

### Conducción eléctrica en el corazón

Los potenciales de acción que genera el nodo SA se diseminan por las aurículas sobre todo mediante conducción de célula a célula (fig. 3-9). Cuando se despolariza un solo miocito, las cargas positivas se acumulan justo por dentro del sarcolema. Puesto que los miocitos independientes están unidos entre sí por **uniones en brecha** de baja resistencia ubicadas en los **discos intercalados** (v. cap. 2), las corrientes iónicas pueden fluir entre dos células adyacentes. Cuando estas corrientes iónicas son suficientes para despolarizar rápidamente la célula adyacente hasta su potencial umbral, se desencadena un potencial de acción en la segunda célula. Esto se repite en cada célula, lo que hace que los potenciales de acción se propaguen por las aurículas. Los potenciales de acción en el músculo auricular tienen una velocidad de conducción cercana a 0.5 m/s (fig. 3-10). Si bien la conducción de los potenciales de acción en las aurículas se produce principalmente entre miocitos, cierta evidencia funcional (no obstante controversial) señala la existencia de miocitos especializados que fungen como vías de

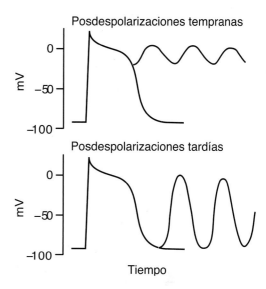

■ **Figura 3-8.** Posdespolarizaciones tempranas (**recuadro superior**) y tardías (**recuadro inferior**). Si la magnitud de la despolarización espontánea es suficiente, pueden desencadenar potenciales de acción rápidos autosostenidos.

conducción en las aurículas y se denominan **vías interauriculares** (haz de Bachmann). A la vez que los potenciales de acción que se originan en el nodo SA se diseminan por el músculo auricular y lo despolarizan, da inicio el acoplamiento excitación-contracción (v. cap. 2).

El tejido conectivo no conductor separa las aurículas de los ventrículos. Los potenciales de acción en general solo tienen una vía disponible para entrar a los ventrículos, una región celular especializada denominada nodo AV. El **nodo AV**, que se ubica en la región posteroinferior del tabique interauricu-

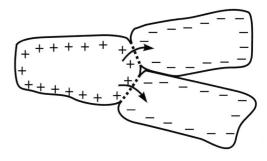

■ **Figura 3-9.** Conducción de célula a célula. Las células cardíacas están conectadas entre sí por uniones en brecha de baja resistencia, que forman un sincicio funcional. Cuando una célula se despolariza, las corrientes de despolarización pueden pasar por las uniones en brecha (*flechas rojas*) y despolarizar a las células adyacentes, lo que da origen a una propagación de los potenciales de acción de una célula a otra.

lar que separa las aurículas izquierda y derecha, es un tejido conductor muy especializado (de origen cardíaco, no neural) que disminuye la velocidad de conducción de los impulsos hasta cerca de 0.05 m/s. Esto corresponde a una décima de la velocidad que se detecta en los miocitos auriculares o ventriculares (v. fig. 3-10). La velocidad de conducción en el nodo AV es baja en parte por la naturaleza de los potenciales de acción del nodo. Como ya se describió, se trata de potenciales de acción de marcapaso de respuesta lenta. Así, la velocidad de conducción de célula a célula se reduce por una disminución en la pendiente de la fase 0. Por otra parte, existen menos uniones en brecha en el nodo AV en comparación con otros sitios del corazón.

El retraso de la conducción entre las aurículas y los ventrículos en el nodo AV tiene relevancia fisiológica. En primer lugar, permite que exista tiempo suficiente para completar la despolarización auricular, la contracción y el vaciamiento de la sangre de las aurículas a los ventrículos antes de la despolarización de los ventrículos y su contracción (v. cap. 4). En segundo lugar, la velocidad de conducción baja limita la frecuencia de los impulsos que viajan por el nodo AV y activan al ventrículo. Es decir, importante en el aleteo y la fibrilación auriculares, en que las frecuencias en extremo altas de las aurículas, de transmitirse a los ventrículos, pueden llevar a una frecuencia ventricular muy alta. Esto puede disminuir el gasto cardíaco al existir un tiempo insuficiente para el llenado ventricular (v. cap. 4).

Los potenciales de acción que salen del nodo AV entran a la base del ventrículo en el haz de His y luego siguen por las ramas izquierda y derecha del haz a lo largo del tabique interventricular que separa los dos ventrículos. Estas fibras especializadas conducen los potenciales de acción a alta velocidad (alrededor de 2 m/s) porque tienen potenciales de acción de respuesta rápida y poseen gran cantidad de uniones en brecha. Las ramas del haz de His se dividen en un sistema extenso de fibras de Purkinje, que conducen los impulsos a alta velocidad (cerca de 4 m/s) por los ventrículos. Las células de las fibras de Purkinje se conectan con los miocitos ventriculares, que se convierten en la vía final para la conducción de célula a célula en los ventrículos.

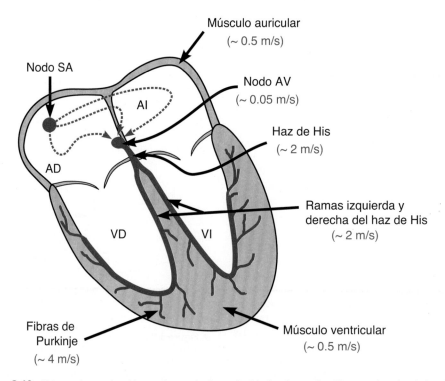

■ **Figura 3-10.** Sistema de conducción en el corazón. Las velocidades de conducción aproximadas de las distintas regiones se señalan entre paréntesis. Obsérvese que las fibras de Purkinje tienen la velocidad de conducción más alta y el nodo auriculoventricular (*AV*) tiene la velocidad de conducción más baja. *SA*, sinoauricular; *AD*, aurícula derecha; *AI*, aurícula izquierda; *VD*, ventrículo derecho; *VI*, ventrículo izquierdo.

El sistema de conducción en el corazón es importante porque permite la despolarización y la contracción rápida, organizada y casi sincrónica de los miocitos ventriculares, que resulta esencial para generar presión con eficiencia durante la contracción ventricular. Si el sistema de conducción se daña o muestra disfunción, como puede producirse en condiciones de isquemia o en un infarto de miocardio, esto puede determinar el desarrollo de vías anómalas de conducción y la disminución de la velocidad de conducción en el corazón. La consecuencia funcional es que esto reduce la capacidad de los ventrículos para generar presión. Por otra parte, el daño al sistema de conducción puede precipitar arritmias, como se describe más adelante.

## Regulación de la velocidad de conducción

La velocidad de conducción de célula a célula está determinada por varios factores intrínsecos y extrínsecos. Los factores intrínsecos incluyen la resistencia eléctrica entre las células (es decir, uniones en brecha) y la velocidad inicial de la despolarización del potencial de acción (fase 0). Como ya se analizó en este capítulo, los canales rápidos del sodio son responsables de la gran velocidad de elevación de los potenciales de acción de respuesta rápida. El incremento del número de canales rápidos del sodio activados aumenta la velocidad de la despolarización. Mientras más rápido se despolariza una célula, con más velocidad se despolariza la adyacente. Así, condiciones capaces de disminuir la disponibilidad de los canales del sodio rápidos (p. ej., despolarización por hipoxia celular) reducen la velocidad y la magnitud de la fase 0, con lo que limitan la velocidad de conducción en el corazón. En el tejido del nodo AV en que la entrada lenta del calcio determina sobre todo la fase 0 del potencial de acción, las alteraciones de la conductancia al calcio modifican la frecuencia de despo-

larización y, por ende, la velocidad de conducción entre las células de esa estructura.

Factores extrínsecos pueden influir sobre la velocidad de conducción, entre ellos los nervios autónomos, hormonas circulantes (en particular, catecolaminas) y varios fármacos (tabla 3-4). La actividad nerviosa autónoma influye en forma significativa sobre la conducción de los impulsos eléctricos por el corazón, en particular en el sistema de conducción especializado. Un incremento de la actividad simpática (o aumento de las catecolaminas circulantes) acelera la conducción por medio de la unión de la noradrenalina a los receptores $\beta$-adrenérgicos cardíacos. La activación de los nervios parasimpáticos (vagales) disminuye la velocidad de conducción por la acción de la acetilcolina sobre los receptores $M_2$. Es decir, más prominente en el nodo AV, que tiene mayor inervación vagal. Los mecanismos de transducción de señales acoplados a los receptores $\beta$-adrenérgicos y $M_2$ (proteínas Gs y Gi) son los mismos que los descritos en el capítulo 2 (v. fig. 2-6) para la regulación de la contracción cardíaca. Distintos fármacos pueden afectar la velocidad de conducción mediante la modificación de las influencias autónomas o por alteración directa de la conducción intercelular. Por ejemplo, los fármacos antiarrítmicos que bloquean los canales rápidos del sodio disminuyen la velocidad de conducción en el tejido que no pertenece al nodo; la digoxina activa las influencias vagales sobre el sistema de conducción, en particular en el nodo AV; los bloqueadores

### PROBLEMA 3-2

Se identifica un fármaco que inactiva de forma parcial a los canales rápidos del sodio. ¿Cómo pudiera este medicamento alterar el potencial de acción en un miocito ventricular? ¿Cómo modificaría este fármaco la velocidad de conducción en el ventrículo?

| TABLA 3-4 FACTORES INTRÍNSECOS QUE INCREMENTAN O DISMINUYEN LA VELOCIDAD DE CONDUCCIÓN EN EL CORAZÓN | |
|---|---|
| **INCREMENTO** | **DISMINUCIÓN** |
| Estimulación simpática | Estimulación parasimpática |
| Antagonistas de receptores muscarínicos | Agonistas de receptores muscarínicos |
| Agonistas de receptores $\beta$-adrenérgicos | $\beta$-bloqueadores |
| Catecolaminas circulantes | Isquemia/hipoxia |
| Hipertiroidismo | Bloqueadores de los canales del sodio y el calcio |

de los canales del calcio disminuyen la conducción en el nodo AV; y los agonistas o los antagonistas de los receptores β-adrenérgicos pueden aumentar o reducir la velocidad de conducción, respectivamente.

## Conducción anómala

Cuando la activación eléctrica del corazón no sigue las vías normales descritas, la eficiencia de la contracción ventricular puede disminuir y pueden precipitarse arritmias. Por ejemplo, si el nodo AV se bloquea por completo por daño isquémico o estimulación vagal excesiva, los impulsos no pueden viajar de las aurículas a los ventrículos. Por fortuna, marcapasos latentes en el sistema de conducción ventricular suelen tomar el control para activar a los ventrículos; sin embargo, la frecuencia de disparo más baja de estos marcapasos produce bradicardía ventricular y gasto cardíaco bajo. Otro ejemplo corresponde al bloqueo de una de las ramas del haz de His, en que la despolarización ventricular persiste, pero las vías se alteran, lo que determina un retraso de la activación ventricular, a la vez que una disminución de la eficiencia contráctil y la sincronía ventricular. Un latido ectópico que se origina en el ventrículo puede también dar origen a vías anómalas de conducción. Cuando esto se produce fuera del sistema de conducción rápida normal, altera la vía de la despolarización, y la despolarización en el ventrículo tiene que depender de la conducción más bien lenta entre miocito y miocito.

## Taquicardía por reentrada

La reentrada es un mecanismo importante en la generación de las taquicardías. La reentrada se produce cuando una vía de conducción recibe estimulación prematura por un potencial de acción que se condujo antes, lo que lleva a una reactivación cíclica rápida, como se describe en la figura 3-11. En esta ilustración, si una sola fibra de Purkinje forma dos ramas (1 y 2), el potencial de acción que se conduce se divide y viaja por cada rama (imagen izquierda). Si estas ramas se reúnen más adelante para formar una rama común (3), los potenciales de acción se cancelan entre sí y no se presenta reentrada. Un electrodo (*) de registro en la rama 3 identificaría potenciales de acción únicos normales a la vez que se conducen por esta rama.

Para representar lo que se produce durante la reentrada, supóngase que la rama 2 (imagen derecha) tiene un bloqueo unidireccional (los impulsos pueden viajar en sentido retrógrado pero no ortógrado) producido por una despolarización parcial, por ejemplo, en respuesta a la isquemia. Un potencial de acción que pase por la rama 1, tras entrar a la vía distal común (rama 3), viaja en sentido retrógrado por el bloqueo unidireccional de la rama 2. En la región del bloqueo la velocidad de conducción se reduce porque el tejido está despolarizado. A la vez que el potencial de acción sale del bloqueo encuentra tejido excitable (es decir, que ya pasó el período refractario), de modo que el potencial de acción vuelve a conducirse por la rama 1 (es decir, reingresa a la rama 1).

Si el potencial de acción sale del bloqueo con más rapidez y está con tejido inexcitable (es decir, en su período refractario), entonces el potencial de acción deja de propagarse. De este modo, la temporalidad es crítica, toda vez que el potencial de acción que sale del bloqueo debe encontrar tejido excitable para continuar propagándose y establecer así un circuito de reentrada.

Puesto que tanto la velocidad de conducción como el estado refractario del tejido son importantes para que ocurra la reentrada, las alteraciones de la velocidad de conducción y la refractariedad tisular pueden precipitar o abolir los circuitos de reentrada. Las arritmias causadas por reentrada pueden ser de naturaleza paroxística (inicio y terminación súbitos) ya que las condiciones necesarias para establecer y mantener la reentrada se modifican con las variaciones normales de la velocidad de conducción y la refractariedad que inducen influencias autónomas y de otros tipos. Los cambios de la función nerviosa autónoma, por ende, pueden

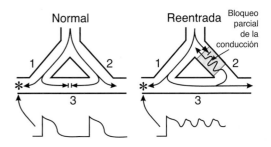

■ **Figura 3-11.** Mecanismo de reentrada. Con una conducción normal de los potenciales de acción, los impulsos que viajan por las ramas *1* y *2* se cancelan entre sí en la rama *3*. Puede presentarse reentrada si existe una conducción anómala en la rama *2* y se bloquean los impulsos ortógrados, no obstante se conducen con lentitud los impulsos retrógrados. Si un impulso retrógrado que emerge de la rama *2* alcanza un tejido excitable (después del período refractario efectivo, pero antes del siguiente impulso normal), puede conducirse un potencial de acción prematuro por la rama *1*. Si esto se produce con potenciales de acción sucesivos, se desarrolla taquicardía. *Ubicación del electrodo de registro.

afectar en forma significativa los mecanismos de reentrada, ya sea al precipitarlos en individuos susceptibles o terminar estos circuitos. Los fármacos antiarrítmicos que alteran el período refractario o la velocidad de conducción pueden utilizarse para prevenir o abolir la reentrada.

La reentrada puede tener cualidad global (es decir, entre aurículas y ventrículos) o local (es decir, en una región pequeña del corazón, como se muestra en la fig. 3-12). La reentrada global entre aurículas y ventrículos a menudo involucra vías de conducción accesorias (vías de puenteo), como el haz de Kent. Las vías accesorias permiten que los impulsos se conduzcan por una o más rutas además de la vía normal del nodo AV. En el ejemplo que se muestra en la figura 3-12, el impulso viaja por la vía accesoria, despolariza el tejido ventricular y luego viaja en sentido inverso (retrógrado) por el nodo AV para volver a excitar el tejido auricular y con ello establecer un circuito de reentrada global en sentido contrario a las manecillas del reloj. El circuito de reentrada también puede suceder en el sentido de las manecillas del reloj mediante potenciales de acción que se conducen por el nodo AV y luego regresan a las aurículas por la vía de puenteo. La reentrada global entre las aurículas y los ventrículos genera taquiarritmias supraventriculares (p. ej., síndrome de Wolff-Parkinson-White). Los sitios de reentrada localizados en una región pequeña del ventrículo, la aurícula o el nodo AV pueden precipitar taquiarritmias ventriculares o supraventriculares.

---

**CASO 3-1**

Se diagnostica una taquicardía supraventricular en un paciente, que deriva de la reentrada en el nodo AV. Explique el modo en que el uso de un fármaco que aumenta el PRE del tejido del nodo AV puede utilizarse para eliminar esta taquiarritmia.

---

## ELECTROCARDIOGRAMA

El ECG es una herramienta diagnóstica crucial en la práctica clínica. Es en particular útil para diagnosticar trastornos del ritmo, cambios de la conducción eléctrica, y la isquemia y el infarto del miocardio. Las secciones restantes de este capítulo describen

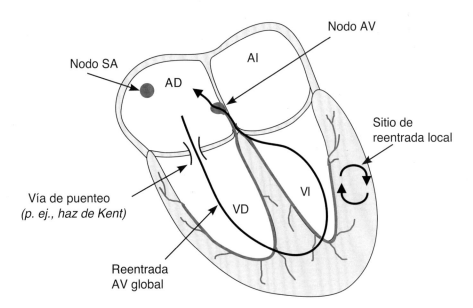

■ **Figura 3-12.** Reentrada global y local. La reentrada global puede producirse entre las aurículas y los ventrículos por el uso de una vía accesoria además del nodo auriculoventricular (AV). Una vía de este tipo es el haz de Kent, que se localiza entre la aurícula derecha y el ventrículo derecho, que puede permitir la conducción retrógrada de potenciales de acción (en esta ilustración) por el nodo AV y generar la excitación prematura del músculo auricular y una taquicardía supraventricular. Los circuitos de reentrada locales pueden desarrollarse ya sea en los ventrículos o las aurículas, y producir taquiarritmias. *AD*, aurícula derecha; *AI*, aurícula izquierda; *SA*, sinoauricular; *VD*, ventrículo derecho; *VI*, ventrículo izquierdo.

el modo en que se genera el ECG y cómo puede utilizarse para examinar los cambios de la actividad eléctrica cardíaca.

## Registro electrocardiográfico

A la vez que las células cardíacas se despolarizan y repolarizan, las corrientes eléctricas generadas en el corazón se distribuyen por todo el cuerpo debido a que los tejidos que rodean el órgano pueden conducirlas. Cuando estas corrientes eléctricas se cuantifican con una serie de electrodos colocados en sitios específicos de la superficie corporal, el trazo que se registra se denomina ECG (fig. 3-13). Las ondas repetitivas en el ECG representan la secuencia de despolarización y repolarización de las aurículas y los ventrículos. El ECG no cuantifica voltajes absolutos sino cambios de voltaje respecto de un valor basal (isoeléctrico). Los ECG suelen registrarse a una velocidad de 25 mm/s y con una calibración vertical de 1 mV/cm. Un registro típico muestra una cuadrícula que representa el tiempo (eje horizontal) y el voltaje (eje vertical). Un cuadro grande (5 mm de ancho) representa un período de 0.2 s cuando el registro se realiza a 25 mm/s, y cada uno de los cuadros de 1 mm que contiene el cuadro más grande corresponde a 0.04 s. En el eje vertical, cada cuadro de 1 mm corresponde a 0.1 mV.

Por convención, la primera onda del ECG se denomina **onda P** (fig. 3-13). Representa la onda de despolarización que se extiende desde el nodo SA por las aurículas; suele tener una duración de 0.08 s a 0.1 s (tabla 3-5). Una onda no discernible representa la repolarización auricular en el ECG, toda vez que queda enmascarada por la despolarización ventricular y su amplitud es más bien pequeña debido a que los cambios de voltaje son escasos. El período isoeléctrico breve (voltaje cero) que sigue a la onda P representa el período en que las células auriculares están despolarizadas y el impulso está viajando por el nodo AV, donde la velocidad de conducción muestra gran reducción, así como por el haz de His. El período entre inicio de la onda P y el del complejo QRS, el **intervalo PR**, generalmente varía entre 0.12 s y 0.20 s. Este intervalo representa el tiempo entre el inicio de la despolarización auricular y el inicio de la despolarización ventricular. Si el intervalo PR es > 0.2 s, existe un defecto de conducción (por lo general en el nodo AV; p. ej., bloqueo AV de primer grado).

El **complejo QRS** representa la despolarización ventricular. Es importante señalar que este complejo no siempre muestra ondas Q, R y S bien definidas, como las que se observan en la figura 3-13. Por ejemplo, en ocasiones la onda Q no se observa,

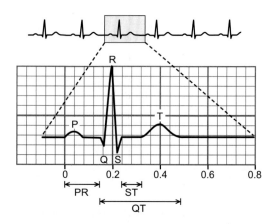

**■ Figura 3-13.** Componentes del trazo del electrocardiograma. Vista aumentada de una de las unidades de registro repetidas en la tira del ritmo, que muestra la onda P, el complejo QRS y la onda T, que representan la despolarización auricular, la despolarización ventricular y la repolarización ventricular, respectivamente. El intervalo PR representa el tiempo que se requiere para que la onda de despolarización viaje por las aurículas y el nodo auriculoventricular, el intervalo QT representa el período que incluye a la despolarización y la repolarización de los ventrículos, y el segmento ST es un período isoeléctrico en que todo el ventrículo está despolarizado. Cada cuadro pequeño mide 1 mm, y corresponde a 0.04 s y 0.1 mV.

y la primera en aparecer es la onda R. Por definición, la primera deflexión positiva es la onda R. La duración del complejo QRS se define a sí como la anchura del complejo, de manera independiente a las ondas que se registren. Su duración generalmente es de 0.06 s a 0.1 s, lo que indica que la despolarización ventricular se produce rápidamente. Si el complejo QRS se prolonga (> 0.1 s o > 2.5 mm), existe una anomalía de la conducción en los ventrículos. Esta anomalía puede derivar de defectos de la conducción (p. ej., bloqueos de rama del haz de His) o de una conducción aberrante, o producirse cuando un marcapaso ventricular ectópico conduce la despolarización ventricular.

Estos focos ectópicos casi siempre hacen que los impulsos se conduzcan por vías más lentas en el corazón, lo que prolonga la despolarización y la duración del complejo QRS.

El período isoeléctrico (**segmento ST**) que sigue al QRS es el período durante el cual todo el ventrículo se despolariza y corresponde en general a la fase de meseta del potencial de acción ventricular. El segmento ST es importante para el diagnóstico de la isquemia ventricular, en cuyo caso puede deprimirse o elevarse, lo que indica la presencia de potenciales de membrana no uniformes en las células ventriculares. La onda T representa la repolari-

| **TABLA 3-5   RESUMEN DE LAS ONDAS, LOS INTERVALOS Y LOS SEGMENTOS DEL ECG** | | |
|---|---|---|
| **COMPONENTE DEL ECG** | **REPRESENTA** | **DURACIÓN NORMAL (S)** |
| Onda P | Despolarización auricular | 0.08-0.10 |
| Complejo QRS | Despolarización ventricular | 0.06-0.10 |
| Onda T | Repolarización ventricular | [1] |
| Intervalo PR | Despolarización auricular y retraso en el nodo auriculoventricular | 0.12-0.20 |
| Segmento ST | Período isoeléctrico de ventrículos despolarizados | [1] |
| Intervalo QT | Duración de la despolarización más la repolarización — corresponde a las duraciones de los potenciales de acción en los ventrículos | 0.20-0.40[2] |

[1]Su duración generalmente no se cuantifica.
[2]En condiciones normales las frecuencias cardíacas altas reducen la duración del potencial de acción y, con ello, del intervalo QT.

zación ventricular (fase 3 del potencial de acción) y dura más que la despolarización.

El **intervalo QT** incluye tanto la despolarización como la repolarización de los ventrículos. Este intervalo permite calcular en general la duración de los potenciales de acción ventriculares. El intervalo QT puede variar entre 0.2 s y 0.4 s, lo que depende de la frecuencia cardíaca. A frecuencias cardíacas altas, los potenciales de acción ventriculares son más breves, lo que reduce el intervalo QT. Puesto que los intervalos QT prolongados pueden predecir la susceptibilidad a ciertos tipos de arritmias, es importante determinar si un intervalo QT específico es en extremo largo. En la práctica, el intervalo QT se expresa como el intervalo QT corregido (QTc), que representa el valor del intervalo QT dividido por la raíz cuadrada del intervalo RR (el intervalo entre las despolarizaciones ventriculares). Este cálculo permite valorar al intervalo QT de manera independiente a la frecuencia cardíaca. Los intervalos QTc normales tienen un valor ≤0.44 s.

## Interpretación de los ritmos cardíacos normales y anómalos en el ECG

Una aplicación importante del ECG es la evaluación médica de ritmos cardíacos anómalos lentos, rápidos o irregulares. Las frecuencias auricular y ventricular de despolarización pueden determinarse a partir de la frecuencia de las ondas P y los complejos QRS al registrar una tira de ritmo. Una **tira de ritmo** suele generarse a partir de una sola derivación del ECG (a menudo la derivación II). En un ECG normal (fig. 3-14), existe una correspondencia constante uno a uno entre la onda P y el complejo QRS; es decir, cada onda P va seguida por un complejo QRS. Esta correspondencia indica que la despolarización ventricular está siendo desencadenada por la despolarización auricular. Bajo estas condiciones normales, se dice que el corazón está en ritmo sinusal, debido a que el nodo SA controla el ritmo cardíaco. El ritmo sinusal normal puede variar entre 60 latidos/min y 100 latidos/min. Si bien en este texto se utiliza el término «latidos», si se habla de manera estricta el ECG solo aporta información sobre la frecuencia de las despolarizaciones eléctricas. Sin embargo, una despolarización suele generar una contracción y, por ende, un «latido».

La frecuencia cardíaca puede determinarse a partir de un registro estándar de ECG al evaluar los intervalos entre las ondas R. Al tomar en cuenta que la velocidad de registro es de 25 mm/s y que existen 60 s en cada minuto, el producto de estos dos valores (1 500) dividido por el número de cuadros pequeños (1 mm) entre dos ondas R corresponde a la frecuencia. Por ejemplo, si el intervalo RR es de 20 mm (0.8 s), entonces la frecuencia es de 75 latidos/min (1 500/20). Una forma rápida para calcular la frecuencia tomar una onda R alineada con un cuadro grande y luego contar el número de cuadros grandes hacia la derecha hasta la onda R siguiente, asignando a cada uno esta secuencia numérica: 300 → 150 → 100 → 75 → 60 → 50. Si existen cuatro cuadros entre dos ondas R, entonces la frecuencia es de 75 latidos/min; si existen menos de tres cuadros, entonces la frecuencia es > 100 latidos/min (taquicardía); si existen más de cinco cuadros entre las ondas R, entonces la frecuencia es < 60 latidos/min (bradicardía).

Así, una frecuencia cardíaca normal (60 a 100 latidos/min) aparece como un intervalo RR de tres a cinco cuadros grandes. En el ritmo sinusal normal, la frecuencia auricular (con base en los intervalos PP) será la misma que la ventricular (con base en los intervalos RR).

Estos métodos para el cálculo de la frecuencia funcionan bastante bien cuando el ritmo es regular, es decir, cuando los intervalos RR son similares. Si el ritmo es irregular es necesario calcular una frecuencia promedio para varios latidos. Los

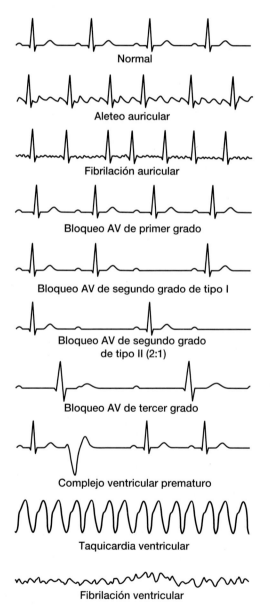

**Normal**

**Aleteo auricular**

**Fibrilación auricular**

**Bloqueo AV de primer grado**

**Bloqueo AV de segundo grado de tipo I**

**Bloqueo AV de segundo grado de tipo II (2:1)**

**Bloqueo AV de tercer grado**

**Complejo ventricular prematuro**

**Taquicardia ventricular**

**Fibrilación ventricular**

■ **Figura 3-14.** Ejemplos de ritmos anómalos en el electrocardiograma. *AV,* auriculoventricular.

ritmos anómalos (arritmias) pueden derivar de la generación anómala de potenciales de acción. Una frecuencia sinusal < 60 latidos/min se denomina **bradicardia sinusal**. El ritmo sinusal en reposo, como ya se describió, depende en gran medida del tono vagal en el nodo SA. Algunas personas, en particular atletas de alto rendimiento, pueden tener frecuencias cardíacas en reposo normales con valores muy por debajo de 60 latidos/min. En otros individuos la bradicardia sinusal puede derivar de una depresión de la función del nodo SA. Una frecuencia sinusal de 100 a 180 latidos/min, una **taquicardia sinusal**, es una condición anómala para una persona en reposo; sin embargo, es una respuesta normal cuando una persona se ejercita o está en un estado de excitación.

En un ECG normal, un complejo QRS sigue a cada onda P. Sin embargo, existen condiciones en que las frecuencias de las ondas P y los complejos QRS pueden diferir (v. fig. 3-14). Por ejemplo, la frecuencia auricular puede ser tan alta en el **aleteo auricular** (250 a 350 latidos/min) que el nodo AV no conduce todos los impulsos; así, la frecuencia ventricular (calculada a partir de la frecuencia de los complejos QRS) puede ser inferior a la mitad de la frecuencia auricular. En la **fibrilación auricular** el nodo SA no desencadena las despolarizaciones auriculares. En vez de esto, las corrientes de despolarización se generan a partir de muchos sitios de las aurículas, lo que determina despolarizaciones carentes de coordinación, de bajo voltaje y alta frecuencia, sin ondas P discernibles. En esta condición, la frecuencia ventricular es irregular y suele ser rápida.

La fibrilación y el aleteo auriculares ilustran una función importante del nodo AV; limita la frecuencia de los impulsos que conduce, con lo que restringe la frecuencia ventricular. Esta propiedad deriva del período refractario más bien prolongado de las células del nodo AV. Esta característica es importante ya que cuando las frecuencias ventriculares se vuelven muy altas (p. ej., >200 latidos/min), el gasto cardíaco cae al ser insuficiente el tiempo para el llenado ventricular entre contracciones.

El **bloqueo AV** se produce cuando los impulsos que pasan por el nodo AV se retrasan o bloquean del todo (v. fig. 3-14). Un **bloqueo AV de primer grado** se produce cuando la conducción por el nodo AV tan solo se retrasa (intervalo PR >0.2 s), pero cada onda P va seguida de un complejo QRS; así, las frecuencias auricular y ventricular siguen siendo iguales. Un **bloqueo AV de segundo grado tipo I** (bloqueo de Wenckebach) es consecuencia de un incremento progresivo del intervalo PR en varios latidos hasta que falla la conducción por el nodo AV, lo que conduce a la ausencia de un complejo QRS tras la onda P. Esta secuencia vuelve a repetirse. Un **bloqueo AV de segundo grado tipo II** puede tener dos o tres ondas P que preceden a cada complejo QRS debido a que el nodo AV no conduce con éxito cada impulso. En los dos tipos de bloqueo AV de segundo grado, la frecuencia auricular es mayor que la ventricular, toda vez que las despolarizaciones auriculares pueden no ir seguidas de una despolarización ventricular. En una forma extrema de bloqueo del nodo AV, el **bloqueo AV de tercer grado**, las despolarizaciones auriculares no se conducen por esa estructura a los ventrículos, y las ondas P y los complejos QRS se disocian por completo.

Los ventrículos siguen sufriendo despolarización por la expresión de un marcapaso latente secundario (p. ej., en la unión AV o a partir de algunos focos ectópicos en los ventrículos); sin embargo, la frecuencia ventricular suele ser baja (< 40 latidos/min). La bradicardia ventricular se produce por efecto de la frecuencia de disparo intrínseca de marcapasos latentes secundarios, que es mucho más baja que la del nodo SA. Por ejemplo, las células de marcapaso en el nodo AV y el haz de His tienen frecuencias de 50 a 60 latidos/min, mientras que las del sistema de Purkinje tienen frecuencias de tan solo 30 a 40 latidos/min. Si los focos ectópicos se localizan en los ventrículos, el complejo QRS tiene una configuración anómala y es más ancho que el normal porque la despolarización no sigue las vías de conducción normales.

Puede surgir una condición en que la frecuencia ventricular sea mayor que la auricular, es decir, que la frecuencia de los complejos QRS supere la de las ondas P (v. fig. 3-14). Esta condición se denomina **taquicardia ventricular** (100 a 200 latidos/min) o aleteo ventricular (> 200 latidos/min). Las causas más comunes de las taquicardias ventriculares son los circuitos de reentrada producidos por una conducción anómala de impulsos en los ventrículos o por sitios marcapaso ectópicos con disparo rápido en los ventrículos (que pueden derivar de posdespolarizaciones). En las taquicardias ventriculares existe una disociación completa entre las frecuencias auricular y ventricular porque las despolarizaciones de los ventrículos no son desencadenadas por sitios auriculares. En el registro del ECG, las ondas P suelen encontrarse enmascaradas por complejos QRS grandes y rápidos. Tanto la taquicardia ventricular como el aleteo ventricular son condiciones clínicas graves porque comprometen el llenado ventricular, reducen el volumen latido y pueden conducir a la **fibrilación auricular** (v. fig. 3-14). Esta última condición se observa en el ECG como despolarizaciones rápidas, de bajo voltaje y carentes de coordinación (sin complejos QRS identificables), lo que hace que el gasto cardíaco se anule. Esta condición letal puede en ocasiones revertirse al ritmo sinusal con la aplicación de corrientes eléctricas intensas pero breves al corazón, mediante la colocación de electrodos sobre el tórax (desfibrilación eléctrica).

El ECG puede revelar otro tipo de arritmias, las **despolarizaciones prematuras** (v. fig. 3-14). Estas despolarizaciones pueden producirse ya sea en las aurículas (complejo auricular prematuro) o en los ventrículos (complejo ventricular prematuro). Suelen derivar de sitios marcapaso ectópicos en esas regiones cardíacas, y se observan como ondas P o complejos QRS adicionales (y tempranos). Estas despolarizaciones prematuras a menudo tienen configuración anómala, en particular en los ventrículos, como consecuencia de que los impulsos generados en el sitio ectópico no se conducen por vías normales y, por ende, las ondas P o los complejos QRS suelen ser amplios y tener aspecto anómalo.

## Principios de volumen conductor y reglas para la interpretación del ECG

En la sección previa se definen los componentes del trazo del ECG y lo que representan desde la perspectiva de los episodios eléctricos en el corazón. Esta sección analiza con más detalle el modo en que el aspecto del trazo del ECG depende de (1) la localización de los electrodos de registro en la superficie corporal; (2) las vías y la velocidad de conducción; y (3) los cambios de la masa muscular. Para interpretar la relevancia de los cambios del aspecto del ECG deben comprenderse primero los principios básicos del modo en que el ECG se genera y registra.

---

**CASO 3-2**

Un paciente está recibiendo tratamiento por hipertensión con un β-bloqueador (un fármaco que bloquea a los receptores β-adrenérgicos en el corazón) además de un diurético. Un ECG de rutina revela que su intervalo PR es de 0.24 s (bloqueo AV de primer grado). Explique el modo en que el retiro del β-bloqueador pudiera mejorar la conducción en el nodo AV.

## VECTORES DE DESPOLARIZACIÓN Y EJE ELÉCTRICO PROMEDIO (COMPLEJO QRS)

El ECG registra cambios de la actividad eléctrica en el corazón que dependen del tiempo. En un momento dado, los electrodos de registro «observan» una sumatoria de todas las regiones del corazón que están sufriendo despolarización o repolarización. Para ayudar a entender este concepto, en la figura 3-15 se ilustran ondas de despolarización que se originan en el nodo SA y luego se diseminan al músculo auricular. Cuando el nodo SA dispara surgen muchas ondas de despolarización independientes a partir de él y viajan por las aurículas. Estas ondas independientes pueden representarse como flechas que corresponden a vectores **eléctricos independientes**. A cada momento existen muchos vectores eléctricos instantáneos independientes, cada uno de los cuales representa la conducción del potencial de acción en una dirección distinta. Es posible derivar un **vector eléctrico promedio** instantáneo al sumar los vectores instantáneos independientes.

En el corazón, el vector eléctrico promedio modifica su orientación a la vez que distintas regiones del corazón sufren despolarización o repolarización en momentos distintos. La dirección del vector eléctrico promedio respecto del eje entre los electrodos de registro positivo y negativo determina la polaridad, e influye sobre la magnitud del voltaje registrado, como se ilustra en la figura 3-16. Esta ilustración representa la secuencia de despolarización en los ventrículos al mostrar cuatro vectores promedio diferentes, que representan momentos distintos durante la despolarización. En este modelo se muestran el tabique y las paredes

libres de los ventrículos izquierdo y derecho, y el origen de cada uno de los cuatro vectores se representa en la parte superior del tabique, donde se forman las ramas izquierda y derecha del haz de His. El tamaño del vector guarda relación con la masa de tejido que sufre despolarización; cuanto mayor es la flecha (y la masa tisular), mayor el voltaje cuantificado.

La ubicación de los electrodos de registro positivos representa las derivaciones II y $aV_L$ (que se describen más adelante en el capítulo). Antes de que los ventrículos sufran despolarización (recuadro A), no existen vectores eléctricos, de modo que el registro de voltaje en cualquier derivación es de cero. En una fase temprana de la activación ventricular (recuadro B), la primera región en despolarizarse es el tabique interventricular, que en general lo hace de izquierda a derecha, como lo representa el vector eléctrico promedio. El vector es pequeño debido a que la masa tisular es escasa. Puesto que el vector se aleja del electrodo positivo $aV_L$, esto genera un voltaje negativo en esa derivación (onda Q del QRS). No obstante, cuando el mismo vector promedio se registra en la derivación II no muestra algún cambio de voltaje (no existe onda Q) ya que su orientación es perpendicular al eje de la derivación. Alrededor de 20 ms después (recuadro C), el tabique se despolariza por completo y el ápice cardíaco comienza a despolarizarse. En ese momento el vector eléctrico promedio se orienta hacia abajo en dirección al ápice y es en general perpendicular al eje de la derivación $aV_L$, por lo que solo se registra un voltaje positivo muy pequeño en esa derivación. En contraste, el vector promedio se dirige casi directamente hacia el electrodo positivo de la derivación II, lo que genera una deflexión positiva muy alta (onda R del QRS). Después de otros 20 ms (recuadro D), el ápice y la mayor parte de la pared libre del ventrículo derecho sufren despolarización completa. En ese momento la pared libre del ventrículo izquierdo se despolariza de la superficie endocárdica (interior) a la epicárdica (exterior).

El vector promedio que resulta se dirige en mayor medida hacia el electrodo $aV_L$ y es casi perpendicular al eje de la derivación II. Así, esta vector produce un voltaje positivo amplio en la derivación $aV_L$ y un voltaje positivo más bien pequeño en la derivación II. Las últimas regiones que se despolarizan del ventrículo izquierdo (recuadro E) originan un vector promedio que se orienta en cierto grado hacia la derivación $aV_L$ y se aleja de la II. Por ello, $aV_L$ aún registra un voltaje positivo bajo, mientras que la derivación II registra un voltaje negativo bajo (onda S del QRS). Cuando los ventrículos se encuentren completamente despola-

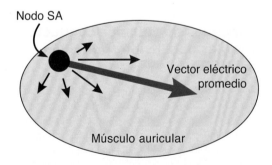

■ **Figura 3-15.** Vectores eléctricos. Vectores de despolarización instantáneos independientes (*flechas negras*) se distribuyen por las aurículas una vez que dispara el nodo sinoauricular (SA). El vector eléctrico promedio (*flecha roja*) representa la suma de los vectores independientes en un punto del tiempo.

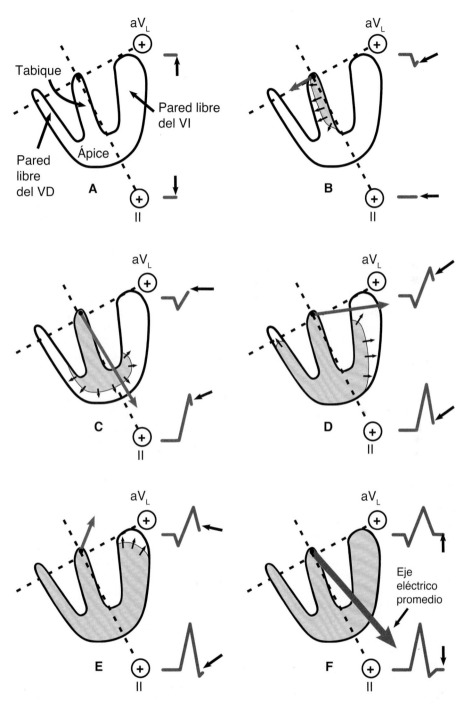

■ **Figura 3-16.** Generación del complejo QRS a partir de dos electrodos de registro positivos distintos. **A.** Ventrículos antes de la despolarización; voltaje isoeléctrico (cero) registrado por las derivaciones aV$_L$ y II. **B.** Despolarización del tabique; voltaje aV$_L$ < II. **C.** Despolarización apical; voltaje aV$_L$ < II. **D.** Despolarización del ventrículo izquierdo (VI; predominantemente); voltaje aV$_L$ > II. **E.** Despolarización del ventrículo izquierdo; voltaje aV$_L$ > II. **F.** Ventrículos con despolarización completa; voltaje isoeléctrico en aV$_L$ y II; la *flecha roja* representa el eje eléctrico promedio. *VD*, ventrículo derecho.

rizados (recuadro F), el voltaje en todas las derivaciones de registro será de cero. El tiempo que se requiere para completar la despolarización ventricular está representado por la duración del complejo QRS. Es importante señalar que la colocación del electrodo de registro determina la configuración del complejo QRS que se imprime, mas no su temporalidad.

Si los cuatro vectores promedio en la figura 3-16 (recuadros B a E) se suman, el vector resultante (recuadro F; flecha roja grande) es el **eje eléctrico promedio**. El eje eléctrico promedio representa el promedio de todos los vectores eléctricos instantáneos que se producen de manera secuencial durante la despolarización ventricular. La determinación del eje eléctrico promedio tiene relevancia particular para los ventrículos y se utiliza con fines diagnósticos para identificar las desviaciones del eje a la izquierda y la derecha, que pueden derivar de distintos factores, entre otros bloqueos de conducción en una rama del haz de His e hipertrofia ventricular.

Con base en la discusión previa, pueden utilizarse las reglas siguientes para la interpretación del electrocardiograma:

1. **Una onda de despolarización (vector eléctrico promedio instantáneo) que viaja hacia un electrodo positivo genera una deflexión positiva en el trazo del ECG.** (Corolario: una onda de despolarización que viaja alejándose de un electrodo positivo genera una deflexión negativa.)
2. **Una onda de repolarización que viaja hacia un electrodo positivo da origen a una deflexión negativa.** (Corolario: una onda de repolarización que viaja alejándose de un electrodo positivo produce una deflexión positiva.)
3. **Una onda de despolarización o repolarización que es perpendicular a un eje de electrodos no genera una deflexión *neta*.**
4. **La amplitud instantánea de los potenciales cuantificados depende de la orientación del electrodo positivo respecto del vector eléctrico promedio.**
5. **La amplitud del voltaje (positiva o negativa) guarda relación directa con la masa tisular que sufre despolarización o repolarización.**

### VECTORES DE REPOLARIZACIÓN (ONDA T)

Como se analizó, la onda T representa la actividad eléctrica asociada con la repolarización ventricular. Normalmente, la onda T tiene una deflexión positiva en la mayor parte de las derivaciones y, con base en el corolario para la regla 2 que se señala antes,

una onda T positiva revela que la onda de despolarización viaja alejándose del electrodo de registro (fig. 3-17). En condiciones normales, la despolarización ventricular se produce desde el interior hasta el exterior de la pared (subendocardio a subepicardio). De este modo, las últimas células en despolarizarse son las que se ubican cerca de la superficie externa de la pared ventricular. A pesar de que estas células son las últimas en despolarizarse, normalmente son las primeras en repolarizarse. La razón es que la duración de los potenciales de acción subendocárdicos es mayor que la de los potenciales de acción subepicárdicos; es así que la repolarización subepicárdica se produce primero e inicia la repolarización a lo largo de los ventrículos. El vector de repolarización se dirige alejándose del electrodo de registro en la mayor parte de las derivaciones, por lo que genera una onda T con voltaje positivo. También es importante señalar que la repolarización se produce de célula a célula y no se conduce rápidamente por el sistema de His-Purkinje como lo hace la despolarización ventricular normal; de este modo la velocidad de repolarización es menor que la de despolarización, lo que hace que la onda T sea mucho más amplia que un complejo QRS normal.

## Derivaciones del ECG: ubicación de los electrodos de registro

El ECG se registra al colocar una serie de electrodos en puntos específicos de la superficie corporal. Por convención, los electrodos se colocan en cada brazo y pierna, y seis electrodos se ubican en sitios definidos sobre el tórax. Estos electrodos registran tres tipos básicos de derivaciones del ECG: derivaciones estándar de extremidades, derivaciones aumentadas de extremidades y derivaciones torácicas. Las derivaciones de estos electrodos se conectan a un dispositivo que cuantifica las diferencias de potencial entre electrodos específicos para producir los trazos característicos del ECG. Las derivaciones de las extremidades en ocasiones se denominan derivaciones bipolares, toda vez que cada una recurre a un solo par de electrodos, positivo y negativo. Las derivaciones aumentadas y las torácicas son unipolares porque recurren a un solo electrodo positivo, mientras que los otros electrodos acoplan electrónicamente para fungir como un solo electrodo negativo.

### DERIVACIONES DE EXTREMIDADES DEL ECG

Las derivaciones estándares de extremidades se muestran en la figura 3-18. La **derivación I** tiene el electrodo positivo en el brazo izquierdo y el negativo en el derecho, de modo que mide la diferencia de potencial a lo ancho del tórax, entre ambos brazos. En esta y las otras dos derivaciones de extremidades, un electrodo en la pierna derecha funge como referencia con fines de registro. En la configuración de la **derivación II**, el electrodo positivo se ubica en la pierna izquierda y el negativo en el brazo derecho. La **derivación III** tiene el electrodo positivo en la pierna izquierda y el negativo en el brazo izquierdo. Estas tres derivaciones de extremidades forman un triángulo casi equilátero (con el corazón en el centro), que se denomina **triángulo de Einthoven** en honor a Willem Einthoven, quien desarrolló el ECG al inicio del siglo XX. El hecho de que las derivaciones de las extremidades se coloquen en la región distal (muñecas y tobillos) o en la raíz (hombro y región superior del muslo) de las extremidades prácticamente no hace alguna diferencia en el registro, toda vez que la extremidad puede considerarse un cable conductor que se origina a partir de un punto en el tronco.

Cuando se aplican las reglas del ECG descritas en la sección previa, una onda de despolarización que se dirige hacia el brazo izquierdo genera una deflexión positiva en la derivación I debido a que el electrodo positivo está en el brazo izquierdo. La deflexión positiva máxima del trazo se observa en la derivación I cuando una onda de despolarización viaja en paralelo al eje entre los brazos derecho e izquierdo. Si una onda de despolarización se aleja del brazo izquierdo, la deflexión es negativa. Además, una onda de despolarización que se aleja del brazo izquierdo se aprecia como una deflexión positiva.

Pueden hacerse afirmaciones similares en relación con las derivaciones II y III, en la que el electrodo positivo se ubica en la pierna izquierda. Por ejemplo, una onda de despolarización que viaja hacia la pierna izquierda genera una deflexión positiva tanto en la derivación II como en la III, ya que el electrodo positivo para ambas derivaciones está en la pierna izquierda. Se obtiene una deflexión positiva máxima en la derivación II cuando la onda de despolarización viaja en paralelo al eje entre el brazo derecho y la pierna izquierda. De modo similar, se obtiene una deflexión positiva máxima en la derivación III cuando la onda de despolarización viaja en paralelo al eje entre el brazo izquierdo y la pierna izquierda.

Si las tres asas del triángulo de Einthoven se separan, colapsan y superponen al corazón (fig. 3-19), el electrodo positivo para la derivación I se define como el que está a 0° respecto del corazón (a lo largo de su eje horizontal; v. fig. 3-18). De manera similar, el electrodo positivo para la derivación II está a +60° respecto del corazón y el electrodo positivo

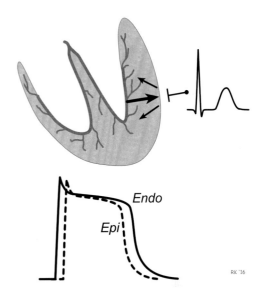

■ **Figura 3-17.** Generación de la onda T. La despolarización se produce del subendocardio (*Endo*; interior de la pared) al subepicardio (*Epi*; exterior de la pared; *flecha negra*). Si bien los potenciales de acción del endocardio aparecen antes que los del epicardio, las células endocárdicas normalmente tienen un potencial de acción mucho más prolongado que las epicárdicas. Así, las células epicárdicas se repolarizan antes que las endocárdicas y determinan que el vector de repolarización se distribuya del epicardio al endocardio, alejándose del electrodo de registro, lo que da origen a una onda T positiva (elevación).

para la derivación III está a +120° respecto del corazón, como se muestra en la figura 3-19. Esta nueva construcción del eje eléctrico se denomina **sistema de referencia axial**. Si bien es arbitraria la designación de la derivación I en los 0°, la derivación II en los +60° y así, sucesivamente, es una convención aceptada. Con este sistema de referencia axial, una onda de despolarización que se orienta a +60° produce la deflexión positiva más alta en la derivación II. Una onda de despolarización que se orienta a +90° respecto del corazón produce deflexiones igualmente positivas en las derivaciones II y III. En el último caso, la derivación I no muestra alguna deflexión neta, toda vez que la onda de despolarización se dirige en sentido perpendicular al eje de 0° o derivación I (véanse las reglas del ECG).

Son tres **derivaciones de extremidades aumentadas**, además de las tres derivaciones de extremidades bipolares que se describieron. Cada una de estas derivaciones tiene un solo electrodo positivo que toma como referencia una combinación de los otros electrodos en las extremidades. Los electrodos positivos de estas derivaciones aumentadas se ubican en el brazo izquierdo (aV$_L$), el brazo derecho

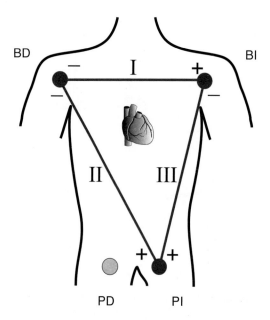

■ **Figura 3-18.** Colocación de las derivaciones estándares de extremidades del ECG (derivaciones I, II y III) y localización de los electrodos de registro positivo y negativo para cada una de las tres derivaciones. *BD*, brazo derecho; *BI*, brazo izquierdo; *PD*, pierna derecha; *PI*, pierna izquierda.

$(aV_R)$ y la pierna izquierda $(aV_F;$ la «F» hace referencia al pie [«foot»]).

En la práctica se trata de los mismos electrodos positivos utilizados para las derivaciones I, II y III (el aparato de ECG hace la reconexión y el reacomodo de las designaciones de los electrodos). El sistema de referencia axial que se muestra en la figura 3-20 señala que la derivación $aV_L$ se ubica a $-30°$ respecto del eje de la derivación I; $aV_R$ se ubica a

$-150°$, y $aV_F$ a $+90°$. Resulta crítico aprender cuál de las derivaciones se relaciona con cada eje.

Las tres derivaciones aumentadas, junto con las tres derivaciones estándar, constituyen las seis derivaciones de extremidades del ECG. Estas derivaciones registran la actividad eléctrica a lo largo de un solo plano, el plano frontal respecto del corazón. La dirección de un vector eléctrico puede determinarse en cualquier momento al usar el sistema de referencia axial y estas seis derivaciones.

Si una onda de despolarización se extiende de derecha a izquierda a lo largo del eje de los 0° (se dirige hacia los 0°), la derivación I muestra la mayor amplitud positiva. De igual modo, si la dirección del vector eléctrico para la despolarización se dirige hacia abajo $(+90°)$, la mayor deflexión positiva se observa en $aV_F$.

Las seis derivaciones de extremidades, si bien registran los mismos episodios eléctricos, imprimen trazos de ECG distintos debido a que cada derivación «mira» el corazón desde una perspectiva distinta. Los registros que se muestran en la figura 3-20 representan el modo en que las distintas derivaciones de extremidades se apreciarían si el eje eléctrico promedio fuera de $+60°$. Este eje es paralelo a la derivación II $(+60°)$ y por ello esta derivación muestra el complejo QRS más positivo. En contraste, $aV_R$ $(-150°)$ detecta gran parte de la despolarización ventricular como vectores que se alejan del electrodo de registro, por lo que los trazos son en gran medida complejos QRS negativos. Esta derivación también puede registrar una onda negativa debido a que los vectores de repolarización viajan en dirección al electrodo de registro. La derivación $aV_L$ muestra un complejo QRS bifásico ya que su eje $(-30°)$ es perpendicular al eje eléctrico promedio.

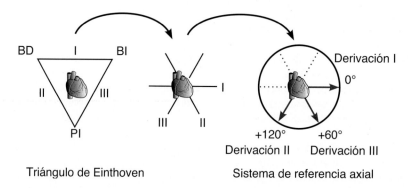

■ **Figura 3-19.** Transformación de las derivaciones I, II y III del triángulo de Einthoven en el sistema de referencia axial. Las derivaciones I, II y III corresponden a los grados 0, +60 y +120 en el sistema de referencia axial, en que las flechas del eje de la derivación se dirigen hacia el electrodo de registro positivo. *BD*, brazo derecho; *BI*, brazo izquierdo; *PI*, pierna izquierda.

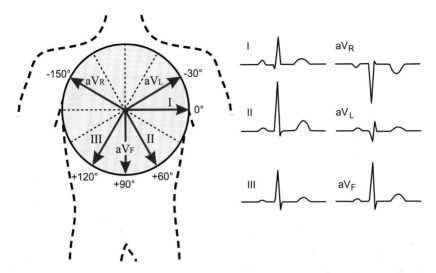

■ **Figura 3-20.** Sistema de referencia axial, que muestra la ubicación del electrodo positivo en el eje de cada una de las seis derivaciones de extremidades (estándares y aumentadas). Los registros normales de las derivaciones asumen un eje eléctrico promedio de +60°. Las ondas del electrocardiograma, mas no la temporalidad, muestran diferencias en cada una de las vistas de las derivaciones cardíacas cuando se registran de manera simultánea.

## DETERMINACIÓN DEL EJE ELÉCTRICO PROMEDIO A PARTIR DE LAS SEIS DERIVACIONES DE EXTREMIDADES

El eje eléctrico promedio para el ventrículo puede *calcularse* al utilizar las seis derivaciones de extremidades y el sistema de referencia axial. El eje eléctrico promedio corresponde al eje que es perpendicular al eje de la derivación con el QRS con menor amplitud neta (amplitud neta = voltaje de la deflexión positiva del complejo QRS menos voltaje de la negativa). Si, por ejemplo, la derivación III tiene la amplitud neta más baja (un QRS bifásico con deflexiones positiva y negativa iguales), y las derivaciones I y II son igualmente positivas, el eje eléctrico promedio es perpendicular a la derivación III, que corresponde a 120° – 90° = +30° (*v.* fig. 3-20). En este ejemplo, la derivación aV$_R$ tendría el QRS con la deflexión negativa neta mayor.

Es frecuente que sea importante determinar si existe alguna desviación significativa del eje eléctrico promedio a partir del intervalo normal, que se ubica entre – 30° y +90°. Menos de – 30° se considera una desviación del eje a la izquierda y > +90° se considera una desviación del eje a la derecha. Las desviaciones del eje pueden producirse por efecto de la posición física del corazón en el tórax o por cambios en la secuencia de activación ventricular (p. ej., defectos de la conducción). Las desviaciones del eje también son posibles si ciertas regiones ventriculares no pueden activarse (p. ej., tejido infartado). La hipertrofia ventricular puede mostrar una desviación del eje (un desplazamiento a la izquierda en el caso de la hipertrofia ventricular izquierda y a la derecha en caso de hipertrofia ventricular derecha).

### CASO 3-3

En el ECG de un paciente se observa que el voltaje neto del QRS es de cero (voltajes positivo y negativo iguales) en la derivación I, y que en las derivaciones II y III es igualmente positivo. ¿Cuál es el eje eléctrico promedio? ¿Cómo se observarían los trazos en aV$_L$ y aV$_R$ desde la perspectiva de un voltaje neto negativo o positivo?

## DERIVACIONES TORÁCICAS DEL ECG

Las últimas derivaciones del ECG a considerar son las torácicas precordiales unipolares. Estos seis electrodos positivos se colocan sobre la superficie del tórax sobre el corazón, para registrar la actividad eléctrica en un plano horizontal perpendicular al plano frontal de las derivaciones de extremidades (fig. 3-21). Los electrodos del brazo derecho, el brazo izquierdo y la pierna izquierda se utilizan como un electrodo negativo combinado. Las seis derivaciones se denominan V$_1$ a V$_6$. V$_1$ se ubica a la derecha del esternón en el cuarto espacio intercostal, mientras que V$_6$ se ubica en posición lateral (línea axilar media) sobre el tórax y en el quinto espacio intercostal. Con esta ubicación de electrodos, $V_1$ se localiza por encima de la pared libre del ventrículo derecho y $V_6$ queda por encima de la pared lateral del ventrículo izquierdo. Las reglas para la interpretación son las mismas que para las derivaciones de extremidades.

Por ejemplo, una onda de despolarización que viaja hacia un electrodo particular sobre la superficie del tórax genera una deflexión positiva. La activación eléctrica normal de los ventrículos da origen a una deflexión negativa neta en $V_1$ y a una deflexión positiva neta de $V_3$ a $V_6$, como se observa en la figura 3-21.

# CAMBIOS ELECTROFISIOLÓGICOS DURANTE LA ISQUEMIA CARDÍACA

El término isquemia se refiere a un flujo sanguíneo insuficiente hacia un tejido, lo que genera reducción de la provisión de oxígeno a las células y compromiso de la eliminación del bióxido de carbono y otras sustancias capaces de acumularse en el tejido. En el corazón, esto se produce con más frecuencia por una arteriopatía coronaria. La provisión inadecuada de oxígeno genera hipoxia tisular (disminución de la presión parcial de oxígeno) y se asocia con acidosis celular.

La provisión insuficiente de oxígeno compromete la capacidad de la célula para mantener concentraciones normales de ATP, lo que determina una disminución de la actividad de las bombas iónicas dependientes de este, necesarias para mantener gradientes iónicos normales en las membranas celulares.

Así, la hipoxia que deriva de la isquemia determina un incremento del potasio extracelular y acumulación intracelular de calcio. Las membranas se despolarizan por la disminución del gradiente de concentración del potasio en la membrana y la inhibición de la bomba electrogénica $Na^+/K^+$-ATPasa. El potasio extracelular también puede aumentar por la disminución del ATP, que genera pérdida de potasio intracelular por la activación de los canales de $K_{ATP}$. La disminución de la actividad de la $Na^+/K^+$-ATPasa determina una reducción de la actividad del NCX durante la isquemia, lo que contribuye al aumento del calcio intracelular. El aumento de la concentración intracelular de calcio puede intensificar la pérdida intracelular de potasio por la activación de los canales $K_{Ca}$.

Debido a que los canales de sodio, calcio y potasio implicados en la despolarización y la repolarización del potencial de acción se activan o desactivan por cambios en el potencial de membrana, las condiciones isquémicas pueden alterar todas las fases de los potenciales de acción, ya sean o no de marcapaso. En los potenciales de acción de respuesta rápida la despolarización inducida por la hipoxia

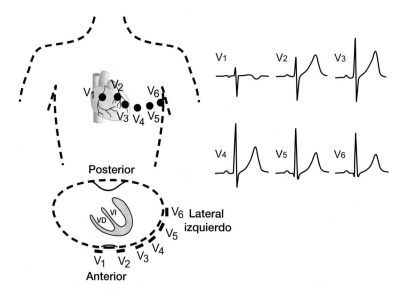

■ **Figura 3-21.** Colocación de las seis derivaciones torácicas precordiales y aspecto normal del registro electrocardiográfico de $V_1$ a $V_6$. Estos electrodos registran la actividad eléctrica en el plano horizontal, que es perpendicular al plano frontal de las derivaciones de extremidades. *VD*, ventrículo derecho; *VI*, ventrículo izquierdo.

inactiva los canales rápidos del sodio, con lo que disminuye la velocidad de elevación del potencial de acción (pendiente de fase 0) junto con el voltaje de despolarización máximo (fig. 3-22). La menor velocidad y magnitud de la despolarización disminuye la velocidad de conducción.

La duración del potencial de acción y el período refractario efectivo también se reduce, puesto que la repolarización es más temprana. Esto deriva de la inactivación de los canales del calcio que se requieren para prolongar la fase 2, a partir de mayores corrientes de salida de potasio por los canales $K_{ATP}$ y la apertura más temprana de los canales Kr y Ks. Los cambios de la actividad del NCX (disminución de la corriente despolarizante), causados en parte por un incremento de las concentraciones intracelulares de calcio por la menor actividad de la $Na^+$/$K^+$-ATPasa, también contribuyen al acortamiento de la fase 2.

Estos cambios en el período refractario y la velocidad de conducción pueden determinar bloqueos de conducción, corrientes de reentrada y taquicardía. La acumulación intracelular de calcio puede producir posdespolarizaciones y taquicardía. Por último, como ya se analizó, la despolarización que se asocia con la hipoxia puede hacer que algunas células de no marcapaso se transformen en células de marcapaso ectópicas.

La despolarización de la membrana suprime la actividad del marcapaso en las células del nodo al disminuir las corrientes despolarizantes $I_f$ y de calcio. La supresión del nodo SA puede llevar a la activación de marcapasos latentes que induzcan latidos ectópicos y trastornos del ritmo. La hipoxia puede afectar a las células del nodo AV al inactivar las corrientes de entrada de calcio, lo que puede causar bloqueos de la conducción nodal.

El ECG es una herramienta clave para diagnosticar la isquemia y el infarto del miocardio. Un ECG de 12 derivaciones puede identificar la extensión, la localización y el avance del daño cardíaco tras la lesión isquémica. Por ejemplo, una conducción anómala puede generar ondas Q exageradas en derivaciones específicas tras algunos tipos de infarto del miocardio. La isquemia también puede dañar las vías de conducción, lo que determina arritmias o cambios de la configuración del complejo QRS.

Por otra parte, la isquemia puede producir corrientes de lesión que fluyen de las regiones isquémicas despolarizadas hacia las regiones normales, y que pueden desplazar las porciones isoeléctricas del ECG, lo que determina elevaciones o depresiones del segmento ST que registran los electrodos suprayacentes.

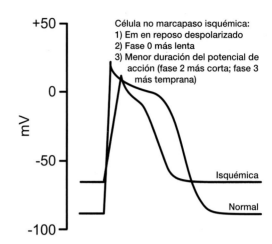

■ **Figura 3-22.** Efectos de la isquemia sobre los potenciales de acción de células no marcapaso. La hipoxia tisular que deriva de la isquemia despolariza el potencial en reposo de la membrana (fase 4 menos negativa), reduce la pendiente de la fase 0 y el voltaje de la despolarización máxima, y disminuye la duración del potencial de acción al acortar la fase 2 y desencadenar una fase 3 más temprana. *Em*, potencial en equilibrio de la membrana.

Los cambios inducidos por la hipoxia en cuanto el ritmo y la frecuencia, así como los bloqueos de conducción, pueden observarse en el ECG. De modo adicional, la isquemia subendocárdica puede provocar una inversión de la onda T. Es decir, es frecuente en pacientes con arteriopatía coronaria crónica, en particular durante el ejercicio. La inversión de la onda T deriva de una inversión de la dirección normal de la repolarización ventricular. Las células subendocárdicas isquémica se despolarizan y se acorta la duración de su potencial de acción, como ya se describió. Los potenciales de acción más breves de las células subendocárdicas pueden hacer que estas se repolaricen antes que las células subepicárdicas.

Así, la dirección de la repolarización se produce en ese caso del subendocardio al subepicardio, por lo que el vector de repolarización se orienta hacia el electrodo de registro y produce una onda T con voltaje negativo (lo opuesto a lo normal; v. fig. 3-17).

Además de los cambios en la onda T, la isquemia subendocárdica también puede producir depresión del segmento ST.

En condiciones normales el segmento ST es isoeléctrico (voltaje cero; v. fig. 3-13). La depresión del segmento ST se produce durante la isquemia subendocárdica debido a que las células del subendocardio se despolarizan, lo que genera corrientes despolarizantes «de lesión» que elevan el voltaje basal entre el final de la onda T y el inicio del QRS, período en que se repolariza la mayor parte de las células ventriculares.

Este voltaje elevado hace que el segmento ST parezca deprimido. La isquemia intensa producida por la oclusión completa de una arteria coronaria puede provocar muerte celular y causar el infarto de una región del corazón (es decir, infarto del miocardio).

A la vez que esto se produce, hallazgos diagnósticos comunes en el ECG son la elevación del segmento ST y cambios en la onda T (véanse más detalles en la referencia de Lilly).

## RESUMEN DE CONCEPTOS IMPORTANTES

- El potencial de membrana está determinado sobre todo por la concentración de iones de sodio, potasio y calcio a ambos lados de la membrana celular, y por las conductancias relativas de la membrana a estos iones.

- El potencial en reposo de la membrana es muy cercano al potencial de equilibrio del potasio (calculado a partir de la ecuación de Nernst) puesto que la conductancia relativa al potasio es mucho más alta que las conductancias relativas del sodio y el calcio en la célula en reposo.

- Los iones se mueven a través de la membrana por canales iónicos selectivos, que está en estados de apertura (activados) o cierre (inactivados) y son regulados ya sea por el voltaje de la membrana o por mecanismos acoplados a receptores.

- Las concentraciones de sodio, potasio y calcio a ambos lados de la membrana se mantienen por medio de la bomba $Na^+/K^+$-ATPasa, el intercambiador $Na^+/Ca^{++}$ y la bomba $Ca^{++}$-ATPasa.

- Los potenciales de acción cardíacos de no marcapaso se caracterizan por potenciales en reposo muy negativos (−90 mV), una fase 0 de despolarización rápida generada sobre todo por un incremento transitorio de la conductancia al sodio, y una fase de meseta prolongada (fase 2) que producen principalmente corrientes de entrada de calcio por canales del calcio de tipo L; el incremento de la conductancia al potasio repolariza a las células durante la fase 3.

- Los potenciales de acción del marcapaso (es decir, los que se producen en las células del nodo SA) se despolarizan de modo espontáneo durante la fase 4, en parte como consecuencia de corrientes especiales del marcapaso ($I_f$). Al alcanzar el umbral para la generación de un potencial de acción se aumenta la conductancia al calcio a la vez que los canales del calcio de tipo L se activan, lo que produce despolarización (fase 0). Mientras los canales del calcio se cierran, la conductancia al potasio aumenta y la célula se repolariza (fase 3).

- En reposo, la actividad de marcapaso del nodo SA recibe influencia intensa de la actividad vagal (tono vagal), que reduce en forma significativa la frecuencia de disparo intrínseca del nodo SA. La actividad de marcapaso aumenta por la activación simpática y la inhibición vagal.

- La conducción de los potenciales de acción en el corazón se producen de célula a célula, si bien existen vías de conducción especializadas en el corazón que aseguran la distribución rápida de los potenciales de acción conducidos. La velocidad de conducción se aumenta por la activación de los nervios simpáticos y disminuye con la activación parasimpática.

- La velocidad de conducción baja en el nodo AV asegura que exista tiempo suficiente para que la contracción auricular contribuya al llenado ventricular.

- Las células ubicadas en el nodo AV y el sistema de conducción ventricular también pueden fungir como marcapaso si el nodo SA falla o se bloquea la conducción entre las aurículas y los ventrículos (bloqueo AV).

- El ECG evalúa el ritmo y la conducción al analizar el aspecto (amplitud, duración y configuración) de registros de onda específicos que representan la despolarización auricular (onda P), la despolarización ventricular (complejo QRS) y la repolarización ventricular (onda T).

- Las distintas derivaciones del ECG observan la actividad eléctrica del corazón desde distintos ángulos. Cada derivación de extremidades puede representarse con un eje eléctrico en un plano frontal a partir del cual es posible determinar la dirección de los vectores de despolarización y repolarización en el corazón mediante el uso de reglas de interpretación estandarizadas (p. ej., una onda de despolarización que viaja hacia un electrodo positivo produce un voltaje positivo en el ECG).

Las derivaciones torácicas ($V_1$ a $V_6$) cuantifican la actividad eléctrica en un plano horizontal perpendicular al plano frontal.

- La isquemia cardíaca altera los potenciales de acción de las células marcapaso o no marcapaso por cambios de gradientes iónicos, apertura y cierre de canales iónicos, y actividad de bombas iónicas. Estos cambios producen alteraciones de la frecuencia, el ritmo y la conducción en el corazón, que pueden evaluarse por medio del ECG.

## PREGUNTAS DE REVISIÓN

Para cada pregunta, elija la respuesta más apropiada:

1. ¿Cuál de los efectos electrofisiológicos siguientes produciría la inhibición de la $Na^+$/$K^+$-ATPasa del sarcolema en un miocito ventricular?
   a. Incremento de la salida de $Ca^{++}$ por medio del intercambiador $Na^+$/$Ca^{++}$.
   b. Despolarización del potencial en reposo de la membrana.
   c. Disminución de la concentración extracelular de potasio.
   d. Disminución de la pendiente de la fase 4.

2. En el tejido cardíaco que no pertenece al nodo, los canales rápidos del sodio se inactivan:
   a. Durante la fase 0.
   b. Cuando se abren los portales *h*.
   c. Por una despolarización lenta de la célula.
   d. Más lentamente que los canales del calcio de tipo L.

3. Se desarrolla un nuevo fármaco que genera una activación más temprana de los canales Kr y Ks. ¿Cuál de los cambios siguientes tendría más probabilidad de producirse en los potenciales de acción de las células de Purkinje?
   a. La pendiente de la fase 0 se reduciría.
   b. La duración de la fase 2 se acortaría.

   c. El inicio de la fase 3 se postergaría.
   d. El período refractario efectivo se prolongaría.

4. La frecuencia de disparo de potenciales de acción del nodo SA se aumenta durante el ejercicio. ¿Cuál de los mecanismos siguientes tiene más probabilidad de producir este incremento de la frecuencia?
   a. Activación de los receptores β-adrenérgicos, con incremento de las corrientes «peculiares» ($I_f$).
   b. Disminución de la pendiente de la fase 4 por activación vagal (parasimpática).
   c. Inactivación de los canales rápidos del sodio.
   d. Incremento de la conductancia al potasio durante la fase 4.

5. La secuencia normal de la conducción en el corazón es:
   a. Nodo SA → nodo AV → haz de His → ramas del haz de His → fibras de Purkinje.
   b. Nodo SA → haz de His → nodo AV → ramas del haz de His → fibras de Purkinje.
   c. Nodo AV → nodo SA → haz de His → ramas del haz de His → fibras de Purkinje.
   d. Nodo SA → nodo AV → haz de His → fibras de Purkinje → ramas del haz de His.

6. Se identifica que un paciente tiene un intervalo PR de 0.25 s. ¿Cuál de las intervenciones
   siguientes tendría más probabilidad de reducir el intervalo PR?
   a. Bloqueo de los receptores
      β-adrenérgicos.
   b. Bloqueo de los receptores muscarínicos
      ($M_2$).
   c. Bloqueo de los canales del calcio de
      tipo L.
   d. Incremento de la actividad del nervio
      vago.

7. El período desde la despolarización
   inicial del tabique hasta la repolarización
   completa de los ventrículos está representado
   por el siguiente componente del ECG:
   a. Duración del QRS.
   b. Segmento ST.
   c. Onda T.
   d. Intervalo QT.

8. Se identifica que un paciente tiene un QRS
   normal pero ondas T invertidas en las derivaciones II, III y $aV_F$. ¿Cuál de la siguiente
   sería la explicación más probable de estos
   hallazgos?
   a. La dirección de la repolarización
      ventricular está invertida respecto de lo
      normal.
   b. La polaridad de los electrodos de registro
      está invertida.

   c. La despolarización y la repolarización
      ventriculares están ocurriendo en
      direcciones opuestas.
   d. La despolarización ventricular es
      anómala.

9. Los resultados siguientes se obtienen en el
   ECG de un paciente: el QRS tiene equivalen-
   cia bifásica en la derivación II (sin deflexión
   neta) y el QRS tiene un voltaje positivo neto
   en la derivación $aV_L$. ¿Cuál es el eje eléctrico
   promedio aproximado?
   a. $-30°$.
   b. $0°$.
   c. $+60°$.
   d. $+120°$.

10. Una tira de ritmo de un ECG muestra una
    disociación completa entre las ondas P y los
    complejos QRS. La frecuencia auricular es de
    95 latidos/min y regular, y la frecuencia ven-
    tricular se aproxima a 60 latidos/min y
    es regular. Los complejos QRS tienen con-
    figuración y duración normales. El ECG
    representa:
    a. Bloqueo del nodo AV de primer
       grado.
    b. Bloqueo del nodo AV de segundo
       grado.
    c. Bloqueo del nodo AV de tercer
       grado.
    d. Complejos ventriculares
       <prematuros.

---

## RESPUESTA A LAS PREGUNTAS DE REVISIÓN

1. La respuesta correcta es la «b» porque la
   bomba $Na^+/K^+$-ATPasa sarcolémica es electrogénica que genera corrientes de hiperpolarización; la inhibición de esta bomba produce
   despolarización. Por otra parte, la inhibición
   de la bomba determina un incremento del
   sodio intracelular y una disminución del
   potasio intracelular, situaciones que causan
   despolarización. Opción «a» es incorrecta
   porque el incremento del sodio intracelular
   reduce el desplazamiento del calcio hacia el
   exterior por el NCX. La opción «c» es incorrecta porque la inhibición de la bomba
   $Na^+/K^+$-ATPasa reduce el desplazamiento del
   potasio hacia el interior, lo que determina
   un incremento del potasio extracelular. La

   opción «d» es incorrecta porque los miocitos
   ventriculares tienen un potencial de membrana en reposo verdadero; así, la pendiente
   de la fase 4 tiene un valor normal de cero.

2. La respuesta correcta es la «c», toda vez
   que la despolarización lenta determina el
   cierre de los portales $h$, lo que inactiva los canales rápidos del sodio. Opción «a» es incorrecta porque los portales $m$ se abren al inicio
   de la fase 0, lo que activa los canales rápidos
   del sodio. La opción «b» es incorrecta ya que
   es el cierre de los portales $h$ lo que inactiva
   al canal. La opción «d» es incorrecta debido
   a que los canales del calcio de tipo L (larga
   duración) tienen una fase prolongada de activación antes de inactivarse.

3. La respuesta correcta es la «b» debido a que la activación más temprana de los canales Kr y Ks incrementaría las corrientes de salida de potasio y tendría como consecuencia una repolarización de fase 3 más temprana (por ende, la opción «c» es incorrecta). Opción «a» es incorrecta porque la fase 0 está determinada sobre todo por la activación del canal rápido del sodio. La opción «d» es incorrecta porque el período refractario se acorta cuando la fase 3 inicia en forma más temprana y la duración del potencial de acción se reduce.

4. La respuesta correcta es la «a» ya que un efecto de la activación de los receptores β-adrenérgicos es incrementar la $I_f$, que favorece la frecuencia de despolarización espontánea. La opción «b» es incorrecta debido a que la estimulación vagal reduce la frecuencia de disparo del marcapaso, en parte al disminuir la pendiente de la fase 4. La opción «c» es incorrecta como consecuencia de que los canales rápidos del sodio no participan en los potenciales de acción del nodo SA; las corrientes de entrada del calcio son responsables de la fase 0. La opción «d» es incorrecta ya que el incremento de la conductancia al potasio durante la fase 4 hiperpolariza a la célula, de modo que toma más tiempo que se alcance el umbral.

5. La secuencia correcta de activación y conducción en el corazón es la opción «a».

6. La respuesta correcta es la «b», ya que la acetilcolina que se libera del nervio vago se une a los receptores $M_2$, lo que disminuye la velocidad de conducción en el nodo AV y aumenta el intervalo PR. La inhibición del tono vagal al utilizar un antagonista de receptores muscarínicos (p. ej., atropina) determina un incremento de la velocidad de conducción. Opción «a» es incorrecta debido a que el bloqueo de los receptores β-adrenérgicos disminuiría la influencia dromotrópica positiva de los nervios simpáticos sobre el nodo AV y generaría una disminución de la velocidad de conducción. La opción «c» es incorrecta porque los bloqueadores de los canales del calcio de tipo L reducen la velocidad de conducción al disminuir la velocidad de entrada del calcio a las células durante la despolarización, lo que disminuye la pendiente la fase 0 en las células del nodo AV y limita la velocidad de conducción. La opción «d» es incorrecta debido a que la in-

tensificación de la actividad vagal disminuye la velocidad de conducción en el nodo AV y prolonga el intervalo PR.

7. La respuesta correcta es la «d», puesto que la despolarización ventricular inicia a la par del QRS y la repolarización completa se alcanza al final de la onda T, lo que corresponde al intervalo QT. Opción «a» es incorrecta porque la duración del QRS representa tiempo que se requiere para la despolarización completa de los ventrículos. La opción «b» es incorrecta debido a que el segmento ST representa el período en que todo el ventrículo está despolarizado. La opción «c» es incorrecta porque la onda T representa el período en que en los ventrículos sufren repolarización.

8. La respuesta correcta es la «a» ya que la onda T generalmente es positiva cuando las últimas células que se despolarizan son las primeras en repolarizarse. Cuando la dirección de la repolarización se invierte, la onda T también lo hace. La opción «b» es incorrecta ya que la inversión accidental de la polaridad de los electrodos generaría un QRS invertido y una onda T invertida. La opción «c» es incorrecta debido a que la despolarización y la repolarización se producen en direcciones opuestas (lo cual es normal) y tanto el QRS como la onda T son positivas. La opción «d» es incorrecta ya que el QRS, que representa la despolarización ventricular, es normal.

9. La respuesta correcta es la «a» debido a que cuando el trazo es bifásico en la derivación II, el eje eléctrico promedio debe ser perpendicular a esa derivación y, por ende, puede tener un valor de $-30°$ o de $+150°$. Ya que es positivo en $aV_L$, el eje eléctrico promedio debe ser de 30° puesto que ese es el eje de $aV_L$. Todas las otras opciones son, por ende, incorrectas.

10. La respuesta correcta es la «c» porque la disociación completa entre las ondas P y los complejos QRS revela un bloqueo completo (de tercer grado) del nodo AV. Por otra parte, la frecuencia de las despolarizaciones ventriculares, y la configuración y duración normales de los complejos QRS sugieren que el marcapaso que conduce la despolarización ventricular se ubica en el nodo AV o en el haz de His, de tal modo que la conducción sigue vías ventriculares normales. Opción «a» es incorrecta puesto que un bloqueo de primer grado del nodo AV solo aumenta el intervalo

PR. La opción «b» es incorrecta porque en un bloqueo de segundo grado todos los complejos QRS estarían precedidos por una onda P. La opción «d» es incorrecta ya que los complejos ventriculares prematuros normalmente tienen un ritmo de descarga irregular y su QRS muestra configuración anómala al igual que una duración mayor que la normal.

## RESPUESTA A LOS PROBLEMAS Y CASOS

### PROBLEMA 3-1

Mediante el uso de la Ec. 3-1, el potencial de membrana (de hecho, el potencial de equilibrio del potasio) con 4 mM de potasio en el exterior sería de – 96 mV. La solución de la ecuación para 40 mM de potasio en el exterior da como resultado un potencial de membrana de – 35 mV. Este es el potencial de membrana que predice la ecuación de Nernst si se asume que no existen otros iones que contribuyan al potencial de membrana (v. la Ec. 3-3).

Este cálculo también descarta cualquier contribución de bombas electrogénicas al potencial de membrana. Sin embargo, una concentración elevada de potasio en el exterior genera una gran despolarización, como lo predice la ecuación de Nernst.

### PROBLEMA 3-2

Debido a que la fase 0 los potenciales de acción del miocito se genera a partir de la activación de canales rápidos del sodio, la inactivación parcial de estos canales disminuiría la velocidad de la pendiente de la fase 0 (disminución de la pendiente de la fase 0). La inactivación parcial también disminuiría la magnitud de la despolarización.

Estos cambios en la fase 0 reducirían la velocidad de conducción en el ventrículo. El bloqueo de los canales rápidos del sodio es el mecanismo primordial de los fármacos antiarrítmicos de clase I, como la quinidina y la lidocaína.

### CASO 3-1

Para la reentrada se requiere que las células puedan reexcitarse en forma prematura por medio de potenciales de acción que emergen de vías de conducción adyacentes. Al incrementar el PRE de estas células, el potencial de acción que emerge de vías adyacentes puede encontrar tejido que sigue siendo refractario y es por ello inexcitable, lo que evita o abole la reentrada.

### CASO 3-2

La actividad de los nervios simpáticos aumenta la velocidad de conducción en el nodo AV (efecto dromotrópico positivo). Este efecto sobre el nodo AV está mediado por la unión de la noradrenalina a los receptores β-adrenérgicos en el tejido nodal.

Un β-bloqueador eliminaría esta influencia simpática y reduciría la velocidad de conducción en el nodo AV, para prolongar así el intervalo PR. De este modo, la eliminación del β-bloqueador pudiera mejorar la conducción en el nodo AV y reducir el intervalo PR hasta un valor normal (0.12 s a 0.20 s).

### CASO 3-3

El complejo QRS no tiene voltaje neto en la derivación I (es decir, sus voltajes positivos y negativos son iguales), lo que indica que el eje eléctrico promedio es perpendicular (90°) a la derivación I (v. regla 3); de este modo, puede ubicarse ya sea a – 90° o + 90°, debido a que el eje de la derivación I es de 0°.

Puesto que el QRS es positivo en las derivaciones II y III, el eje eléctrico promedio debe orientarse hacia el electrodo positivo de la pierna izquierda, que se utiliza para las derivaciones II y III. Así, el eje eléctrico promedio no puede ser de – 90°, sino de + 90°.

Tanto la derivación $aV_L$ como la $aV_R$ tendrían un voltaje del QRS negativo neto ya que la dirección del eje eléctrico promedio se aleja de estas dos derivaciones, que están orientadas a – 30° y – 150°, respectivamente (v. fig. 3-20). Por otra parte, las deflexiones negativas netas de estas dos derivaciones aumentadas tendrían la misma magnitud de bido a que el eje de cada derivación está a la misma distancia en grados del eje eléctrico promedio.

### LECTURAS RECOMENDADAS

Bartos DC, Grandi E, Ripplinger CM. Ion channels in the heart. Compr Physiol 2015;5:1423–1464.

Despa S, Bers DM. Na⁺ transport in the normal and failing heart—remember the balance. J Mol Cell Cardiol 2013;61:2–10.

Dubin D. Rapid Interpretation of EKGs. 6th ed. Tampa: Cover Publishing, 2000.

Jeevaratnam K, Chadda KR, Huang CL-H, et al. Cardíac potassium channels: physiological insights for targeted therapy. J Cardiovasc Pharmacol Therap 2018;23:119–129.

Katz AM. Physiology of the Heart. 5th Ed. Philadelphia: Lippincott Williams & Wilkins, 2011.

Klabunde RE. Cardíac electrophysiology: normal and ischemic ionic currents and the ECG. Adv Physiol Educ 2017;41:29-37.

Lilly LS. Pathophysiology of Heart Disease. 6th Ed. Philadelphia: Wolters Kluwer, 2016.

# FUNCIÓN CARDÍACA

CAPÍTULO

**4**

---

## OBJETIVOS DE APRENDIZAJE

**Comprender los conceptos presentados en este capítulo permitirá al estudiante:**

1. Describir la anatomía básica del corazón, incluidos los nombres de los vasos que llegan y salen del corazón, las cavidades cardíacas y las válvulas cardíacas; describir el flujo de sangre por el corazón.

2. Describir los cambios de las presiones y los volúmenes cardíacos, así como los acontecimientos eléctricos y los ruidos cardíacos asociados, a lo largo del ciclo cardíaco.

3. Dibujar e identificar los elementos de las asas presión-volumen integradas a partir de los cambios de presión y volumen en los ventrículos durante el ciclo cardíaco.

4. Calcular el volumen latido, el gasto cardíaco y la fracción de eyección a partir de los volúmenes diastólico final y sistólico final, y la frecuencia cardíaca.

5. Describir los factores que determinan o modifican la precarga y la poscarga de los ventrículos, y el inotropismo.

6. Describir el modo en que los cambios de la precarga, la poscarga y el inotropismo alteran las relaciones longitud-tensión y fuerza-velocidad del músculo cardíaco.

7. Mostrar el modo en que los cambios de la precarga, la poscarga y el inotropismo afectan los volúmenes diastólico final y sistólico final del ventrículo, así como el volumen latido, mediante la aplicación de las curvas de Frank-Starling y las asas presión-volumen ventriculares.

8. Calcular el consumo miocárdico de oxígeno cuando se indican el flujo sanguíneo coronario y los contenidos arterial y venoso de oxígeno en las arterias coronarias.

9. Explicar el modo en que los cambios del volumen latido, el trabajo latido, la poscarga, la frecuencia cardíaca y el inotropismo afectan el consumo miocárdico de oxígeno.

## INTRODUCCIÓN

El corazón es un órgano muscular especializado que se contrae rítmicamente y bombea la sangre a partir del lado venoso de baja presión del aparato circulatorio hacia su lado arterial de alta presión. El bombeo eficiente es posible gracias a la secuencia ordenada de contracción de las diferentes cavidades cardíacas y la presencia de válvulas en el corazón, que aseguran un flujo sanguíneo unidireccional. Este capítulo describe la anatomía básica del corazón (sus cavidades, sus válvulas y los vasos que entran y salen de él) y la secuencia de acontecimientos eléctricos y mecánicos que se producen durante un ciclo de contracción y relajación. Describe a continuación los mecanismos que regulan el gasto cardíaco, en particular los que influyen sobre la cantidad de sangre que se expulsa hacia la aorta con cada contracción del ventrículo izquierdo. La última sección de este capítulo analiza la relación entre el consumo miocárdico de oxígeno y la actividad mecánica del corazón.

## ANATOMÍA CARDÍACA

### Anatomía funcional del corazón

El corazón cuenta con cuatro cavidades: aurícula (atrio) derecha, ventrículo derecho, aurícula (atrio) izquierda y ventrículo izquierdo (fig. 4-1). La **aurícula derecha** recibe la sangre de las **venas cavas superior e inferior**, que conducen la sangre que regresa de la circulación sistémica.

La aurícula derecha es una cavidad muy distensible y fácilmente expansible que aloja el retorno venoso a una baja presión (0 a 4 mm Hg). La sangre fluye de la aurícula derecha por la **válvula tricúspide** (válvula auriculoventricular [AV] derecha) hacia el **ventrículo derecho**. La pared libre del ventrículo derecho envuelve en parte el ventrículo izquierdo, que es más grande y grueso. La vía de salida del ventrículo derecho es la **arteria pulmonar**, que está separada del ventrículo por la **válvula semilunar pulmonar**. La sangre regresa al corazón a partir de los pulmones por cuatro **venas pulmonares** que entran en la **aurícula izquierda**; de esa cavidad pasa por la **válvula mitral** (válvula AV izquierda) hacia el **ventrículo izquierdo**. El ventrículo izquierdo tiene una pared muscular gruesa

que le permite generar presiones altas durante la contracción. El ventrículo izquierdo expulsa la sangre por la **válvula aórtica** hacia la arteria **aorta**.

Las válvulas tricúspide y mitral tienen bandas fibrosas (**cuerdas tendinosas**) en sus valvas, que se insertan en los **músculos papilares** ubicados en las paredes del ventrículo correspondiente. Los músculos papilares se contraen cuando los ventrículos lo hacen. Esto genera tensión sobre las valvas valvulares por medio de las cuerdas tendinosas, lo que impide que aquellas protruyan en dirección retrógrada y la sangre se fugue hacia las aurículas (**es decir**, impiden el flujo retrógrado) a la vez que los ventrículos desarrollan presión. Las válvulas semilunares (pulmonar y aórtica) carecen de inserciones análogas.

## Inervación autónoma

La inervación autónoma del corazón desempeña un papel importante en la regulación de la función car-

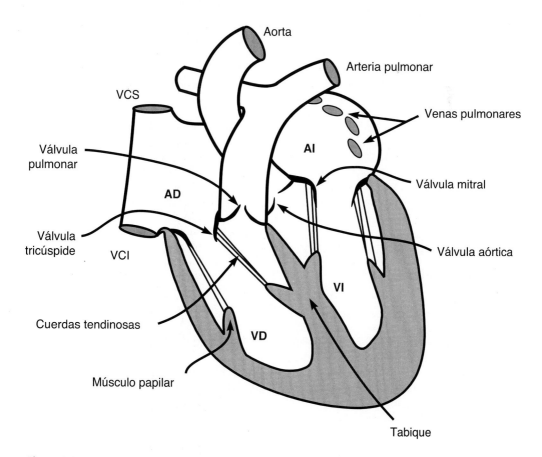

■ **Figura 4-1.** Anatomía del corazón. *AD*, aurícula derecha; *AI*, aurícula izquierda; *VCI*, vena cava inferior; *VCS*, vena cava superior; *VD*, ventrículo derecho; *VI*, ventrículo izquierdo.

díaca. El corazón está inervado por fibras eferentes parasimpáticas (vagales) y simpáticas (véanse en el capítulo 6 los detalles sobre el origen de estos nervios autónomos). El nervio vago derecho inerva de manera preferencial el nodo sinoauricular (SA), mientras que el nervio vago izquierdo inerva al nodo AV; sin embargo, puede existir una superposición significativa en la distribución anatómica. El músculo auricular también está inervado por eferentes vagales; el miocardio ventricular recibe solo inervación escasa de las eferentes vagales. Los nervios eferentes simpáticos se distribuyen por todas las aurículas (en particular en el nodo SA) y los ventrículos, así como en el sistema de conducción del cardíaco.

La activación vagal del corazón disminuye la frecuencia cardíaca (**cronotropismo** negativo), reduce la velocidad de conducción (**dromotropismo** negativo) en el nodo AV y disminuye la contractilidad (**inotropismo** negativo) de ese órgano. Los impulsos inotrópicos de mediación vagal son moderados en las aurículas y más bien débiles en los ventrículos. La activación de los nervios simpáticos del corazón aumenta la frecuencia cardíaca, la velocidad de conducción y el inotropismo. Los impulsos simpáticos son pronunciados tanto en las aurículas como en los ventrículos.

Como se describe con más detalle en el capítulo 6, el corazón también contiene fibras nerviosas aferentes vagales y simpáticas que reenvían la información a partir de los receptores de estiramiento y dolor. Los receptores de estiramiento participan en la regulación por retroalimentación del volumen sanguíneo y la presión arterial, mientras que los receptores de dolor generan angina cuando se activan durante la isquemia miocárdica.

## CICLO CARDÍACO

### Diagrama del ciclo cardíaco

Para comprender el modo en que se regula la función cardíaca es necesario conocer la secuencia de acontecimientos mecánicos durante todo el ciclo cardíaco y el modo en que se relacionan con la actividad eléctrica del corazón. El diagrama del ciclo cardíaco que aparece en la figura 4-2 (en ocasiones denominado diagrama de Wiggers) representa los cambios en el lado izquierdo del corazón (presión y volumen en el ventrículo izquierdo, presión auricular izquierda y presión aórtica) en función del tiempo. Si bien en esta figura no se muestra, los cambios de la presión y el volumen en el lado derecho del corazón (aurícula y ventrículo derechos, así

como arteria pulmonar) guardan similitud cualitativa a las del lado izquierdo. Por otra parte, la temporalidad de los acontecimientos mecánicos en el lado derecho del corazón es muy similar a aquella del lado izquierdo. La diferencia principal es que las presiones en el lado derecho del corazón son, con diferencia, inferiores a las que se encuentran en el lado izquierdo. Por ejemplo, la presión ventricular derecha de manera característica varía entre 0 mm Hg y 4 mm Hg durante el llenado, hasta un máximo de 25 mm Hg a 30 mm Hg durante la contracción.

Es posible colocar un catéter en la aorta ascendente y el ventrículo izquierdo para obtener la información sobre la presión y el volumen que se muestra en el diagrama del ciclo cardíaco, y para cuantificar los cambios simultáneos de la presión aórtica y la intraventricular a la vez que el corazón late. Este catéter también puede utilizarse para inyectar un medio de contraste radiopaco dentro de la cavidad del ventrículo izquierdo. Esto permite obtener imágenes por fluoroscopia (ventriculografía con contraste) de la cavidad ventricular, a partir de las cuales pueden hacerse cálculos del volumen ventricular. Sin embargo, la ecocardiografía en tiempo real y la imagenología nuclear del corazón se utilizan con más frecuencia para la valoración clínica del volumen y la función.

En el análisis que se presenta a continuación se define un ciclo cardíaco completo como los acontecimientos cardíacos que se producen entre dos ondas P del electrocardiograma (ECG). El ciclo cardíaco se divide en dos períodos generales: sístole y diástole. La **sístole** se refiere a los acontecimientos asociados con la contracción ventricular y la eyección sanguínea. La **diástole** se refiere al reposo en el ciclo cardíaco, lo que incluye la relajación y el llenado de los ventrículos. El ciclo cardíaco se divide además en siete fases, que inician cuando la onda P aparece. Estas fases son sístole auricular, contracción isovolumétrica, eyección rápida, eyección lenta, relajación isovolumétrica, llenado rápido y llenado lento. Los acontecimientos asociados con cada una de estas fases se describen en las secciones siguientes.

### Fase 1. Sístole auricular: válvulas AV abiertas; válvulas aórtica y pulmonar cerradas

La onda P del ECG representa la despolarización eléctrica de las aurículas, que inicia la contracción de la musculatura auricular. A la vez que las aurículas se contraen, las presiones en las cavidades

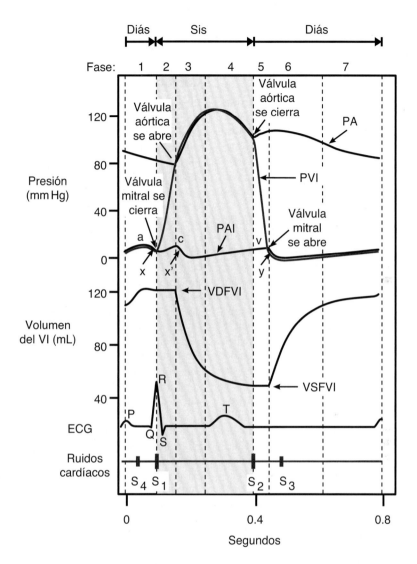

■ **Figura 4-2.** Ciclo cardíaco. Las siete fases del ciclo cardíaco son (1) sístole auricular, (2) contracción isovolumé-trica, (3) eyección rápida, (4) eyección lenta, (5) relajación isovolumétrica, (6) llenado rápido, y (7) llenado lento. *Sis*, sístole; *Diás*, diástole; *PA*, presión aórtica; *PVI*, presión ventricular izquierda; *PAI*, presión auricular izquierda; a, onda *a*; c, onda *c*; v, onda *v*; x, descenso *x*; x', descenso *x'*; y, descenso *y*; *VI*, ventrículo izquierdo; *ECG*, electro-cardiograma; *VDFVI*, volumen diastólico final ventricular izquierdo; *VSFVI*, volumen sistólico final del ventrículo izquierdo; $S_1$ a $S_4$, los cuatro ruidos cardíacos.

auriculares aumentan; esto impulsa la sangre de las aurículas hacia los ventrículos, tras pasar por las válvulas AV abiertas. El efecto de inercia del retorno venoso y la onda de contracción por las aurículas, que tiene un «efecto de ordeña», impiden el flujo auricular retrógrado hacia la vena cava y las venas pulmonares. La contracción auricular produce un incremento transitorio discreto de la presión en las aurículas izquierda y derecha que se denomina «**onda *a***». La onda *a* también se transmite en direc-

ción proximal hacia los vasos venosos (es decir, venas pulmonares y vena cava). En el lado derecho del corazón esto genera la «**onda *a***» del pulso yugu-lar. Esto puede observarse cuando una persona se coloca en decúbito y la vena yugular se llena de san-gre, lo que permite ver las pulsaciones.

La contracción auricular usualmente genera solo alrededor de 10% el llenado del ventrículo izquierdo cuando una persona se encuentra en reposo y la frecuencia cardíaca es baja, dado que la mayor parte del llenado ventricular se produce antes de que las aurículas se contraigan. De este modo, el llenado ventricular es pasivo en su mayor parte y depende del retorno venoso. Sin embargo, con frecuencias cardíacas altas (p. ej., durante el ejercicio), el período de llenado diastólico se acorta en grado considerable (debido a que la duración total del ciclo disminuye) y la cantidad de sangre que entra en ventrículo por llenado pasivo se reduce. En estas condiciones, la contribución relativa de la contracción auricular al llenado ventricular aumenta en gran medida y puede generar hasta un 40 % del llenado ventricular.

Además, la contribución auricular al llenado ventricular se ve favorecido por el incremento de la fuerza de la contracción auricular que induce la activación de los nervios simpáticos. El mayor llenado ventricular generado por la contracción auricular intensificada en ocasiones se denomina «patada auricular». Durante la fibrilación auricular (v. cap. 3), la contribución de la contracción auricular al llenado ventricular se pierde. Esto determina un llenado ventricular inadecuado, en particular cuando las frecuencias ventriculares aumentan durante la actividad física.

Una vez que se completa la contracción auricular, la presión en esa cavidad comienza a disminuir, lo que causa una ligera inversión del gradiente de presión en las válvulas AV. Esta pequeña disminución de la presión auricular tras el pico máximo de la onda *a* se denomina «**descenso *x***». A la vez que las presiones en las aurículas caen, las válvulas AV flotan en dirección cefálica (preposición) antes del cierre.

Al final de esta fase, que representa el final de la diástole, los ventrículos se llenan hasta su **volumen diastólico final (VDF)**. El VDF del ventrículo izquierdo (de manera característica cercano a 120 mL) se asocia con presiones diastólicas finales cercanas a 8 mm Hg. La presión diastólica final del ventrículo derecho de manera característica se aproxima a 4 mm Hg.

En ocasiones se ausculta un ruido cardíaco durante la contracción auricular (**cuarto ruido cardíaco, S₄**). El sonido deriva de la vibración de la pared del ventrículo a la vez que la sangre entra rápidamente a esa cavidad durante la contracción auricular. Este sonido suele identificarse cuando el ventrículo muestra disminución de la distensibilidad (es decir, está «rígido»), como sucede en la hipertrofia ventricular (que se describe más adelante en este capítulo). Es común la presencia de este sonido en adultos mayores, como consecuencia de los cambios de la distensibilidad ventricular.

## Fase 2. Contracción isovolumétrica: todas las válvulas cerradas

Esta fase del ciclo cardíaco, que es el inicio de la sístole, comienza con el complejo QRS del ECG, que representa la despolarización ventricular. Al mismo tiempo que los ventrículos se despolarizan, la contracción de los miocitos determina un incremento rápido de la presión intraventricular. El aumento abrupto de la presión hace que las válvulas AV se cierren a la vez que la presión intraventricular excede la auricular.

La contracción de los músculos papilares con sus cuerdas tendinosas impide que las valvas de las válvulas AV protruyan en dirección cefálica o prolapsen hacia las aurículas y desarrollan incompetencia (es decir, permitir la «fuga»). El cierre de las válvulas AV da origen al **primer ruido cardíaco (S₁)**. Este ruido cardíaco se produce cuando el cierre súbito de las válvulas AV induce oscilación de la sangre, que causa vibraciones (es decir, ondas sonoras) que pueden auscultarse con un estetoscopio colocado sobre el corazón. El primer ruido cardíaco generalmente muestra desdoblamiento (~0.04 s) debido a que el cierre de la válvula mitral precede al de la tricúspide; sin embargo, puesto que este intervalo es muy breve en condiciones normales, no puede percibirse con el estetoscopio y solo se escucha un solo ruido.

Durante el tiempo que transcurre entre el cierre de las válvulas AV y la apertura de las válvulas semilunares aórtica y pulmonar, las presiones ventriculares se elevan rápidamente sin que se modifiquen los volúmenes ventriculares (es decir, que no se produce expulsión de la sangre hacia la aorta o la arteria pulmonar). De este modo, se dice que la contracción ventricular es «isovolumétrica» durante esta fase. En este período, algunas fibras que se contraen se acortan, otras generan fuerza sin acortarse y otras pueden sufrir estiramiento mecánico por la acción de las células adyacentes que se están contrayendo. La geometría de la cavidad ventricular se modifica en grado considerable a la vez que el corazón adquiere una configuración más esférica, si bien su volumen no se modifica.

En un período temprano de esta fase la velocidad de desarrollo de la presión alcanza su máximo. La velocidad máxima de desarrollo de presión, que se representa como «dP/dt máx», corresponde a la pendiente máxima del trazo de presión ventricular durante la contracción isovolumétrica, al graficarla contra el tiempo.

Las presiones auriculares aumentan de manera transitoria durante esta fase por el retorno venoso persistente y quizá por el abombamiento de las válvulas AV hacia las cavidades auriculares, lo que genera una «onda *c*» en las aurículas y las venas proximales (es decir, la vena yugular).

## Fase 3. Eyección rápida: válvulas aórtica y pulmonar abiertas; válvulas AV permanecen cerradas

Cuando las presiones intraventriculares exceden las de la aorta y la arteria pulmonar, las válvulas aórtica y pulmonar se abren y la sangre se expulsa de los ventrículos. La eyección se produce debido a que la energía total de la sangre en el ventrículo excede la energía total de la sangre en la aorta. La energía total de la sangre es la sumatoria de la energía por presión y la energía cinética; esta última se relaciona con el cuadrado de la velocidad del flujo sanguíneo (*v.* cap. 5).

En otras palabras, la eyección se produce porque existe un gradiente de energía (en gran medida por la energía de presión) que impulsa a la sangre hacia la aorta y la arteria pulmonar. Durante esta fase la presión ventricular generalmente excede la presión en la vía de salida tan solo por algunos milímetros de mercurio (mm Hg). Si bien el flujo sanguíneo por las válvulas es abundante, para una apertura valvular más bien amplia (es decir, que permite una resistencia baja) solo se requiere un gradiente de presión de unos cuantos milímetros de mercurio para impulsar el flujo por la válvula. La velocidad máxima de flujo de salida se alcanza en un momento temprano de la fase de eyección, para alcanzar las presiones arteriales máximas (sistólicas) en la aorta y la pulmonar, que de manera característica son de alrededor de 120 mm Hg y 25 mm Hg, respectivamente.

A la vez que la sangre se expulsa y los volúmenes ventriculares disminuyen, las aurículas siguen llenándose con la sangre proveniente de sus vías venosas de entrada respectivos. Si bien los volúmenes auriculares van en aumento, las presiones auriculares disminuyen al inicio (**descenso** $x'$), a la vez que hay una tracción caudal sobre la base de las aurículas, con lo que las cavidades auriculares se expanden.

Por lo general, durante la eyección no se auscultan ruidos cardíacos. *La apertura de las válvulas sanas es silenciosa.* La presencia de un sonido durante la eyección (es decir, soplos de eyección) revela enfermedad valvular o cortocircuitos intracardíacos (*v.* cap. 9).

## Fase 4. Eyección lenta: válvulas aórtica y pulmonar abiertas; válvulas AV permanecen cerradas

Alrededor de 150 ms a 200 ms después del QRS, tiene lugar la repolarización ventricular (onda T). Esto hace que la tensión activa del ventrículo disminuya (es decir, que se produce la relajación muscular) y que la velocidad de eyección caiga (vaciamiento ventricular). La presión ventricular se vuelve un poco menor que la presión en la vía de salida; sin embargo, el flujo de salida persiste como consecuencia de la energía cinética (o inercial) de la sangre, que ayuda a impulsarla hacia la aorta y la arteria pulmonar. Las presiones auriculares muestran elevación gradual durante esta fase por la persistencia del retorno venoso hacia las cavidades auriculares. Con esta fase concluye la sístole.

## Fase 5. Relajación isovolumétrica: todas las válvulas cerradas

A la vez que los ventrículos siguen relajándose y las presiones ventriculares caen, se alcanza un punto en el que la energía total de la sangre en los ventrículos es inferior a la energía de la sangre en las vías de salida. Cuando este gradiente de energía total sufre una inversión, las válvulas aórtica y pulmonar sufren un cierre abrupto. En este momento, termina la sístole y comienza la diástole. El cierre valvular genera el **segundo ruido cardíaco (S$_2$)**, que muestra desdoblamiento fisiológico y audible, puesto que la válvula aórtica se cierra antes que la pulmonar. En general, existe un flujo escaso o nulo de sangre en sentido retrógrado hacia los ventrículos a la vez que las válvulas se cierran.

El cierre valvular se asocia con una elevación característica (**incisura**) en los trazos de presión en las arterias aorta y pulmonar. A diferencia de lo que se produce en los ventrículos, en que la presión cae rápidamente, la bajada de las presiones en las arterias aorta y pulmonar no es abrupta, por efecto de la energía potencial almacenada en sus paredes elásticas y porque las resistencias vasculares sistémica y pulmonar impiden el flujo de la sangre hacia las arterias de distribución de las circulaciones sistémica y pulmonar.

Los volúmenes ventriculares en este período permanecen constantes (fase isovolumétrica), debido a que todas las válvulas están cerradas. El volumen residual de sangre que permanece en el ventrículo tras la eyección se denomina **volumen sistólico final (VSF)**. Para el ventrículo izquierdo esto corresponde a cerca de 50 mL de sangre. La diferencia entre el VDF (120 mL) y el VSF (50 mL) representa el volumen latido (VL) del ventrículo, que se aproxima a 70 mL. En un ventrículo normal, cerca de 60 % o más del VDF se expulsa. El VL (VDF - VSF) dividido por el VDF se denomina fracción de eyección (FE) ventricular, que generalmente es >0.55 (o 55 %). Si bien el volumen ventricular no se modifica durante la relajación isovolumétrica, los volúmenes y las presiones en las aurículas siguen elevándose como consecuencia del retorno venoso.

## Fase 6. Llenado rápido: válvulas AV abiertas; válvulas aórtica y pulmonar cerradas

Cuando las presiones ventriculares caen por debajo de las auriculares, las válvulas AV se abren y comienza el llenado ventricular. Al inicio los ventrículos se siguen relajando, lo que determina que las presiones intraventriculares sigan cayendo a pesar del llenado ventricular persistente. La velocidad de llenado inicial aumenta por el hecho de que los volúmenes auriculares son máximos justo antes de la apertura de las válvulas AV. Una vez que las válvulas se abren, las presiones auriculares altas, aunadas a las presiones ventriculares en caída rápida («succión» diastólica ventricular) y la resistencia baja de las válvulas AV abiertas, generan un llenado pasivo rápido de los ventrículos. Una vez que los ventrículos se relajan por completo, su presión comienza a elevarse a la vez que se llenan.

La apertura de las válvulas AV produce una caída rápida de las presiones auriculares a la vez que la sangre sale de las aurículas. El pico máximo de presión auricular justo antes de la apertura valvular corresponde a «onda v». Este pico máximo va seguido del «descenso y» a la vez que la sangre sale de las aurículas. La onda v y el descenso y se transmiten en dirección proximal a las venas, como la yugular en el lado derecho del corazón y las venas pulmonares en el lado izquierdo.

Desde la perspectiva clínica, los cambios en las presiones auriculares y los pulsos yugulares son útiles para el diagnóstico de las anomalías de la función cardíaca (v. cap. 9).

Si las válvulas AV funcionan con normalidad, no se auscultan ruidos prominentes durante el llenado. Cuando se ausculta un **tercer ruido cardíaco** ($S_3$) durante el llenado ventricular, puede derivar de la tensión de las cuerdas tendinosas y el anillo AV, que es el soporte de tejido conectivo de las valvas valvulares. Este ruido cardíaco $S_3$ es normal en la infancia, pero se considera patológico en adultos, ya que a menudo se asocia con dilatación ventricular.

## Fase 7. Llenado lento: válvulas AV abiertas; válvulas aórtica y pulmonar cerradas

No existe un límite claro entre las fases de llenado ventricular rápido y lento. La fase de llenado lento es el período durante la sístole en que el llenado ventricular pasivo casi se completa. En ocasiones, esto se denomina período de **diástasis ventricular**.

A medida que los ventrículos se siguen llenando con sangre y se expanden, pierden distensibilidad (es decir, que se vuelven más «rígidos»). Esto hace que las presiones intraventriculares se eleven, como se describe más adelante en este capítulo. El incremento de la presión intraventricular reduce el gradiente de presión en la válvula AV (el gradiente de presión es la diferencia entre la presión auricular y la ventricular), de modo tal que la velocidad de llenado declina incluso si las presiones auriculares siguen aumentando en forma discreta a la vez que la sangre venosa continúa fluyendo hacia el interior de las aurículas. La presión aórtica y la presión arterial pulmonar siguen cayendo durante este período a la vez que la sangre fluye hacia las circulaciones sistémica y pulmonar.

Es importante señalar que la figura 4-2 representa el ciclo cardíaco a una frecuencia cardíaca más bien baja (75 latidos/min). Con frecuencias cardíacas bajas, el tiempo disponible para la diástole es más bien largo, lo que prolonga la duración de la fase de llenado lento. Las frecuencias cardíacas altas disminuyen la duración general del ciclo y se asocian con reducciones de la duración tanto de la sístole como de la diástole; no obstante, esta última se acorta en mucho mayor medida que la sístole. Si no existieran mecanismos compensatorios, la reducción de este ciclo generaría un llenado ventricular menor (es decir, la disminución del VDF). Los mecanismos compensatorios son importantes para mantener un llenado ventricular adecuado durante el ejercicio de (v. cap. 9).

## Resumen de las presiones intracardíacas

Es importante conocer los valores normales de las presiones intracardíacas, así como las presiones en las venas y las arterias que entran y salen del corazón, puesto que las presiones anómalas pueden utilizarse para diagnosticar ciertos tipos de enfermedad y disfunción cardíaca. La figura 4-3 resume las presiones normales típicas en un corazón adulto. Obsérvese que las presiones en el lado derecho

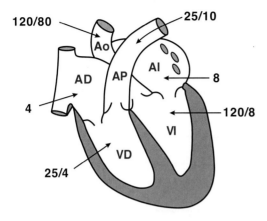

■ **Figura 4-3.** Resumen de las presiones normales en las cavidades cardíacas y los grandes vasos. El más alto de los dos valores (expresado en milímetros de mercurio) en el ventrículo derecho (*VD*), el ventrículo izquierdo (*VI*), la arteria pulmonar (*AP*) y la aorta (*Ao*) representan las presiones máximas normales durante la eyección (presión sistólica), mientras que los valores de presión más bajos representan las presiones diastólicas finales normales (ventrículos) o la presión más baja (presión diastólica) que se identifica en la AP y la Ao. Las presiones en la aurícula derecha (*AD*) y la aurícula izquierda (*AI*) representan los valores al final del llenado ventricular.

del corazón son considerablemente menores que las que existen en el lado izquierdo, y que la circulación pulmonar tiene presiones bajas en comparación con el sistema arterial sistémico. Las presiones que se muestran para las aurículas derecha e izquierda corresponden a un promedio durante el ciclo cardíaco (las presiones auriculares se modifican varios milímetros de mercurio a la vez que se llenan y se contraen estas estructuras).

## Relación presión-volumen ventricular

Si bien la medición de las presiones y los volúmenes a lo largo del tiempo pueden aportar datos importantes en cuanto a la función ventricular, las asas presión-volumen constituyen otro instrumento poderoso para analizar el ciclo cardíaco, en particular la función ventricular.

Las asas presión-volumen (fig. 4-4, recuadro inferior) se generan al graficar la presión del ventrículo izquierdo contra el volumen ventricular izquierdo en muchos puntos del tiempo a lo largo de todo un ciclo cardíaco (fig, 4-4, recuadro superior). En la figura 4-4 las letras representan los períodos de llenado ventricular (a), contracción isovolumétrica (b), eyección ventricular (c) y relajación iso-

volumétrica (d). El VDF es el volumen máximo que se alcanza al final del llenado, y el VSF es el volumen mínimo (es decir, volumen residual) en el ventrículo al final de la eyección. El ancho del asa representa de este modo la diferencia entre el VDF y el VSF, que corresponde al VL. El área dentro del asa presión-volumen es el **trabajo latido ventricular**.

La fase de llenado se desplaza a lo largo de la **relación presión-volumen diastólica final (RPVDF)** o curva de llenado pasivo del ventrículo. La pendiente de la RPVDF en cualquier punto a lo largo de la curva es la recíproca de la distensibilidad ventricular, como se describe más adelante en este capítulo.

La presión máxima que puede desarrollar el ventrículo para cualquier volumen ventricular izquierdo se describe mediante la **relación presión-volumen sistólica final (RPVSF)**. El asa presión-volumen no puede así cruzar sobre la RPVSF, dado que esta última define la presión máxima que puede generarse con cualquier volumen en un estado inotrópico dado, como se describe más adelante en este capítulo.

Los cambios en las presiones y los volúmenes que se describen en el diagrama del ciclo cardíaco y con el asa presión-volumen corresponden a corazones adultos normales con frecuencias cardíacas en reposo. Las asas presión-volumen tienen un aspecto muy distinto en presencia de valvulopatía e insuficiencia cardíaca, como se describe en el capítulo 9.

## GASTO CARDÍACO

La función principal del corazón es impartir energía a la sangre para generar y sostener una presión arterial suficiente para lograr una perfusión adecuada en los órganos. El corazón logra esto al contraer sus paredes musculares en torno a una cavidad cerrada para generar una presión suficiente que impulse la sangre a partir del ventrículo izquierdo, por la válvula aórtica y hacia la aorta. Cada vez que el ventrículo izquierdo se contrae, se expulsa un volumen de sangre hacia la aorta. Este VL, multiplicado por el número de latidos por minuto (frecuencia cardíaca, FC), equivale al gasto cardíaco (GC; ec. 4-1).

**Ec. 4-1**    $CO = SV \cdot HR$

De este modo, los cambios del VL o la frecuencia cardíaca alteran el gasto cardíaco.

Las unidades que se utilizan para expresar el gasto cardíaco son mililitros por minuto (mL/min) o litros por minuto (L/min). Las unidades para el VL son mililitros por latido (mL/latido) y las unidades para la frecuencia cardíaca son latidos por minuto

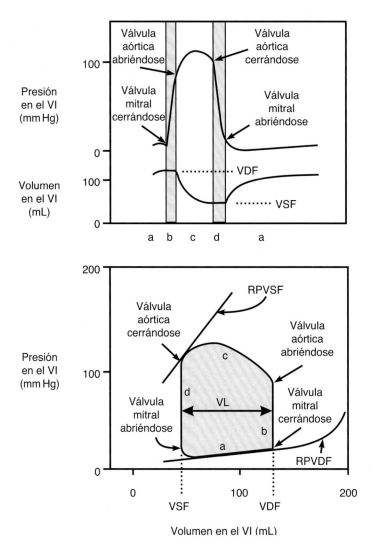

■ **Figura 4-4.** Asas presión-volumen ventriculares. El asa presión volumen del ventrículo izquierdo (**recuadro inferior**) se genera al graficar la presión ventricular contra el volumen ventricular en muchos puntos del tiempo correspondientes distintos a lo largo de un solo ciclo cardíaco (**recuadro superior**). *a*, llenado ventricular; *b*, contracción isovolumétrica; *c*, eyección ventricular; *d*, relajación isovolumétrica; *VDF*, volumen diastólico final del ventrículo izquierdo; *VSF*, volumen sistólico final del ventrículo izquierdo; *RPVDF*, relación presión-volumen diastólica final; *RPVSF*, relación presión-volumen sistólica final; *VL*, volumen latido (VDF-VSF).

(latido/min). En un adulto en reposo el gasto cardíaco generalmente varía entre 5 y 6 L/min. En ocasiones el gasto cardíaco se expresa como **índice cardíaco**, que es el gasto cardíaco dividido por el área de superficie corporal calculada (ASC) en metros cuadrados (m²). Pueden usarse varias fórmulas distintas para calcular el ASC. Una fórmula indica que el ASC equivale a la raíz cuadrada de la talla (en centímetros) multiplicada por el peso (en kilogramos), lo que se divide por 3 600: ASC = (cm × kg/3 600)$^{1/2}$. El cálculo del índice cardíaco normaliza

el gasto cardíaco para individuos de distinta talla. El intervalo normal del índice cardíaco es de 2.6-4.2 L/min/m².

---

### PROBLEMA 4-1

Calcule el VL del ventrículo izquierdo en mililitros/latido cuando el gasto cardíaco es de 8.8 L/min y la frecuencia cardíaca de 110 latidos/min.

## Cuantificación del gasto cardíaco

Existen muchas técnicas distintas para determinar el gasto cardíaco. Algunas son bastante invasivas y, por ello, solo aptas para estudios experimentales. Otras técnicas no son invasivas o son más bien no invasivas, y por ello son seguras en pacientes, si bien en muchas de ellas son menos precisas que las estrategias invasivas directas. En el ámbito experimental, el gasto cardíaco puede cuantificarse por medios invasivos con flujómetros electromagnéticos o Doppler colocados en torno a la arteria pulmonar. Es evidente que esta estrategia no puede aplicarse en seres humanos; por ello, se utilizan técnicas indirectas.

Una de ellas es la técnica de termodilución, que recurre a un catéter multiluz especial con un termistor en su punta (catéter de Swan-Ganz), que se inserta en la arteria pulmonar a través de una vena periférica.

Desde un puerto proximal del catéter, en la aurícula derecha se inyecta una solución salina fría con temperatura y volumen conocidos. La solución fría se mezcla con la sangre y la enfría; luego, esta pasa por el ventrículo derecho y llega a la arteria pulmonar. El termistor en la punta del catéter mide la temperatura de la sangre y se recurre a una computadora de gasto cardíaco para calcular el flujo (gasto cardíaco).

También puede recurrirse a la ecocardiografía Doppler para calcular cambios en tiempo real del flujo en el corazón, la arteria pulmonar o la aorta ascendente. También pueden utilizarse la ecocardiografía y varias técnicas con radionúclidos para cuantificar los cambios de las dimensiones ventriculares durante ciclo cardíaco con el objetivo de calcular el VL que, al multiplicarse por la frecuencia cardíaca, revela el gasto cardíaco.

Puede aplicarse una técnica no invasiva que recurre a la cuantificación de la bioimpedancia eléctrica torácica para estimar el gasto cardíaco, si bien es menos precisa que las técnicas de termodilución o ecocardiografía Doppler. Aunque se utiliza con menos frecuencia, el método de Fick permite hacer cálculos de gasto cardíaco promedio por tiempo (mL/min) a partir de mediciones del contenido de oxígeno en la sangre arterial y la venosa (CaO$_2$ y CvO$_2$, respectivamente; mL O$_2$/mL de sangre) y de consumo de oxígeno corporal total ($\dot{V}O_2$; mL de O$_2$/min). Este método se basa en la relación siguiente (**principio de Fick**):

$$CO = \frac{\dot{V}O_2}{(CaO_2 - CvO_2)}$$

## Influencia de la frecuencia cardíaca y el volumen latido sobre el gasto cardíaco

El gasto cardíaco se calcula a partir de la frecuencia cardíaca y el VL. Sin embargo, los cambios de la frecuencia cardíaca suelen tener una mayor importancia cuantitativa sobre los cambios del gasto cardíaco. Por ejemplo, la frecuencia cardíaca puede elevarse entre un 100 % y un 200 % durante el ejercicio, mientras que el VL suele aumentar un < 50 %. Estos cambios de la frecuencia cardíaca son generados sobre todo por cambios de la actividad de los nervios simpáticos y parasimpáticos en el nodo SA (v. cap. 3).

Un cambio de la frecuencia cardíaca no necesariamente genera un cambio proporcional del gasto cardíaco. La razón es que los cambios de la frecuencia cardíaca pueden afectar en sentido inverso el VL. Por ejemplo, duplicar la frecuencia cardíaca de 70 a 140 latidos/min mediante una estimulación aislada con marcapaso no duplica el gasto cardíaco debido a que el VL cae cuando la frecuencia cardíaca se eleva.

Esto se produce porque el período de llenado ventricular se reduce a la vez que la diástole se acorta, lo que permite un menor llenado ventricular. Sin embargo, cuando los mecanismos fisiológicos normales durante el ejercicio hacen que la frecuencia cardíaca se duplique, el gasto cardíaco aumenta más del doble porque el VL de hecho aumenta. Este aumento del VL, a pesar de la elevación de la frecuencia cardíaca, se genera por varios mecanismos que actúan sobre el corazón y la circulación sistémica (v. cap. 9). Cuando estos mecanismos fallan el VL no puede mantenerse a frecuencias cardíacas altas.

Así, es importante entender los mecanismos que regulan el VL, ya que las anomalías de su regulación puede conducir a un estado de insuficiencia cardíaca y capacidad limitada para la ejercitación (v. cap. 9).

## EFECTOS DE LA PRECARGA SOBRE EL VOLUMEN LATIDO

La **precarga** *es el estiramiento inicial que tienen los cardiomiocitos antes de la contracción; así, se relaciona con la longitud de la sarcómera al final de la diástole.* La longitud de la sarcómera no puede determinarse en el corazón intacto, de tal modo que debe recurrirse a índices indirectos de precarga, como el VDF o la presión en el ventrículo. Estas medidas de precarga no son idóneas debido a que pudieran no siempre reflejar la longitud de la sarcómera por la existencia de cambios de la estructura y las propiedades mecánicas del corazón. A pesar de estas limitaciones, los cambios agudos de la presión y el volumen diastólicos finales son índices útiles para analizar los efectos de los cambios agudos de la precarga sobre el VL.

## Efectos de la distensibilidad ventricular sobre la precarga

A la vez que el ventrículo se llena de sangre, la presión que se genera a un volumen determinado se **calcula** a partir de la distensibilidad del ventrículo, que se define como *la proporción entre un cambio del volumen dividido por un cambio de la presión*. En general las curvas de distensibilidad se grafican con el volumen en el eje Y y la presión en el eje X, de tal modo que la distensibilidad corresponde a la pendiente de la línea para cualquier valor de presión (es decir, la pendiente de la tangente en un punto particular de la línea). Sin embargo, para el ventrículo es común graficar la presión contra el volumen (fig. 4-5) y hacer referencia a esta relación presión-volumen como curva de llenado ventricular (la RPVDF descrita en la figura 4-4). Al graficarse de este modo la pendiente de la tangente en un punto determinado de la curva es la recíproca de la distensibilidad. Así, a mayor pendiente de la relación presión-volumen, menor la distensibilidad. Esto implica que el ventrículo se «rigidiza» cuando la pendiente de la curva de llenado pasivo es mayor; así, la distensibilidad y la rigidez guardan una relación recíproca.

La relación entre la presión y el volumen no es lineal en el ventrículo (como en la mayor parte de los tejidos biológicos); de este modo, la distensibilidad disminuye al aumentar la presión o el volumen. Cuando la presión y volumen se grafican como en la figura 4-5, se encuentra que la pendiente de la curva de llenado (RPVDF) se pronuncia a volúmenes más altos; es decir, el ventrículo pierde distensibilidad o se «rigidiza» a volúmenes mayores.

La distensibilidad ventricular se determina a partir de las propiedades físicas de los tejidos que constituyen la pared ventricular y del estado de relajación ventricular. Por ejemplo, en la hipertrofia ventricular el incremento del grosor del músculo disminuye la distensibilidad del ventrículo; por ello, la presión diastólica final en el ventrículo es mayor para cualquier VDF. Esto se muestra en la

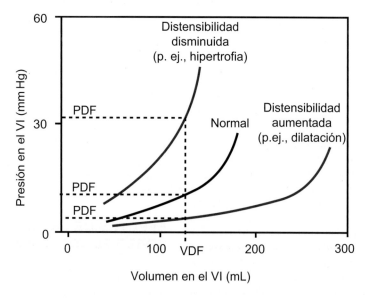

■ **Figura 4-5.** Curvas de distensibilidad (o llenado) del ventrículo izquierdo. La pendiente de la tangente de la curva presión-volumen pasiva a un volumen determinado representa la recíproca de la distensibilidad ventricular. La pendiente de la curva de distensibilidad normal aumenta por una disminución de la distensibilidad ventricular (p. ej., hipertrofia ventricular), mientras que la pendiente de la curva de distensibilidad se reduce por el incremento de la distensibilidad ventricular (p. ej., dilatación ventricular). La disminución de la distensibilidad aumenta la presión diastólica final (*PDF*) a un volumen diastólico final (*VDF*) dado, mientras que el incremento de la distensibilidad disminuye la PDF a un VDF dado. *VI*, ventrículo izquierdo.

figura 4-5, en que la curva de llenado del ventrículo hipertrófico se desplaza hacia arriba y a la izquierda.

Desde una perspectiva distinta, para una presión diastólica final determinada, un ventrículo con menor distensibilidad tendrá un VDF menor (es decir, el llenado se reducirá). Si la relajación ventricular (lusitropismo) se altera, como se produce en ciertas variantes de insuficiencia ventricular diastólica (v. cap. 9), la distensibilidad ventricular funcional se reducirá.

Esto complicará el llenado ventricular y aumentará la presión diastólica final. Si el ventrículo muestra dilatación crónica, como se produce en otras variantes de insuficiencia cardíaca, la curva de llenado se desplaza hacia abajo y a la derecha. Esto permite a un corazón dilatado albergar un VDF mayor sin causar un incremento intenso de la presión diastólica final.

El análisis previo describe las características de distensibilidad del ventrículo izquierdo. En contraste, la distensibilidad del ventrículo derecho es casi dos veces mayor que la del izquierdo. Es decir, que la pared ventricular derecha es bastante más delgada que la pared ventricular izquierda. La consecuencia de esta diferencia de distensibilidad es que la presión diastólica final en el ventrículo derecho es cercana a la mitad de la presión diastólica final del ventrículo izquierdo a un VDF normal (v. fig. 4-3).

La longitud de una sarcómera antes de la contracción, que representa su precarga, depende del VDF ventricular. Esto, a su vez, depende de la presión diastólica final ventricular y la distensibilidad. Si bien la presión diastólica final y el VDF en ocasiones se utilizan como índices de la precarga, debe interpretarse con cautela la relevancia de estos valores desde la perspectiva del modo en que se relacionan con la precarga de cada sarcómera. Una presión diastólica final alta puede asociarse con longitudes sarcoméricas aumentadas, disminuidas o conservadas, lo que depende del volumen y la distensibilidad del ventrículo a ese volumen.

Por ejemplo, un ventrículo hipertrófico rígido puede mostrar una presión diastólica final alta con un VDF reducido como consecuencia de su menor distensibilidad. Puesto que el VDF disminuye, la longitud de las sarcómeras se reducirá a pesar del incremento de la presión diastólica final. Como ejemplo adicional, un VDF superior al normal pudiera no asociarse con un incremento de la longitud sarcomérica si el ventrículo muestra dilatación crónica y sufre remodelamiento estructural, de modo tal que se añaden sarcómeras nuevas en serie y que cada sarcómera mantenga una longitud normal.

## Efectos de la precarga sobre el desarrollo de tensión (relación longitud-tensión)

Se ha visto el modo en que el VDF ventricular, que se determina a partir de la presión diastólica final del ventrículo y la distensibilidad de esa estructura, puede alterar la precarga sobre las sarcómeras en las células del músculo cardíaco. Este cambio de la precarga altera la capacidad del miocito para generar fuerza cuando se contrae. La **relación longitud-tensión** examina el modo en que los cambios de la longitud inicial de un músculo (es decir, precarga) afecta su capacidad para desarrollar fuerza (tensión).

Para ilustrar esta relación, se aísla un trozo de músculo cardíaco (p. ej., músculo papilar) y se coloca en un baño *in vitro* que contiene una solución fisiológica oxigenada. Uno de los extremos del músculo se fija a un transductor de fuerza para cuantificar la tensión, mientras que el otro extremo se fija a una varilla de soporte fija (fig. 4-6, recuadro izquierdo).

El extremo unido al transductor de fuerza puede desplazarse, de tal modo que la longitud inicial (precarga) del músculo puede fijarse a una longitud deseada. Se aplica entonces un estímulo eléctrico para que el músculo se contraiga; sin embargo, no se permite que la longitud se modifique y, de este modo, la contracción es isométrica.

Si el músculo recibe estimulación para contraerse mientras que su longitud inicial es más bien escasa (precarga baja) se produce un incremento característico de la tensión (que se denomina tensión «activa»), que dura alrededor de 200 ms (fig. 4-6, recuadro derecho, curva *a*). Al estirar el músculo a una mayor longitud inicial, la tensión pasiva aumenta antes de la estimulación. El grado de tensión pasiva depende del coeficiente de elasticidad (*modulus* elástico; «rigidez») del músculo. El coeficiente de elasticidad de un tejido se relaciona con su capacidad para resistirse a la deformación; así, a mayor coeficiente de elasticidad, mayor «rigidez» del tejido. Cuando el músculo se estimula con una mayor precarga existirá un mayor aumento de la tensión activa (curva *b*) que el ocurrido con una precarga más baja. Si la precarga aumenta de nuevo existe un incremento adicional de la tensión activa (curva *c*). Así, los *incrementos de la precarga determinan un aumento de la tensión activa*. No solo aumenta la magnitud de la tensión activa, sino también la velocidad de desarrollo de esa tensión activa (es decir, la inclinación máxima respecto del tiempo de la curva de tensión durante la contracción). A pesar

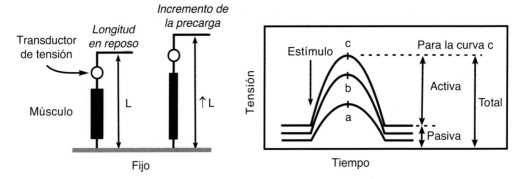

**Figura 4-6.** Efectos del incremento de la precarga sobre el desarrollo de tensión en una tira aislada de músculo cardíaco. En el **lado izquierdo** se muestra el modo en que la longitud y la tensión del músculo se miden *in vitro*. La parte inferior de la tira de músculo se fija a una varilla fija, mientras que la parte superior se conecta a un transductor de tensión y a una barra desplazable que puede utilizarse para ajustar la longitud (L) inicial del músculo. En el **lado derecho** se muestra el modo en que el incremento de la precarga (longitud inicial) aumenta tanto la tensión pasiva como la total. A mayor la precarga (*a* a *c*), mayor la tensión activa (tensión total menos pasiva) que genera el músculo.

de esto, la duración de la contracción y el tiempo hasta alcanzar la tensión máxima no se modifican.

Si los resultados que se muestran en la figura 4-6 se grafican como tensión contra longitud inicial (precarga), se genera un diagrama de longitud-tensión (fig. 4-7). En la figura 4-7, la curva de tensión pasiva corresponde a la tensión que se genera a la vez que el músculo se estira antes de la contracción. Los puntos *a*, *b* y *c* en la curva pasiva de la figura 4-7 corresponden a las tensiones pasivas y a las longitudes de precarga iniciales para las curvas *a*, *b* y *c* de la figura 4-6 antes de la contracción. La curva de tensión total representa la tensión máxima que se desarrolla durante la contracción con distintas precargas iniciales. La curva de tensión total en la sumatoria de la tensión pasiva y la tensión adicional generada durante la contracción (tensión activa). Así, la tensión activa es la diferencia entre las curvas de tensión total y pasiva. La relación longitud-tensión demuestra que, a la vez que la precarga aumenta, existe un aumento de la tensión activa hasta alcanzar un límite máximo. La tensión activa máxima en el músculo cardíaco corresponde a una longitud sarcomérica cercana a 2.2 µm. Como consecuencia de las propiedades mecánicas pasivas de los cardiomiocitos, su longitud rara vez excede 2.2 µm a los VDF ventriculares máximos.

La relación longitud-tensión, si bien suele utilizarse para describir la contracción de músculos aislados, puede aplicarse a todo el corazón. Al sustituir el volumen ventricular por la longitud, y la presión ventricular por la tensión, la relación longitud-tensión se convierte en una relación presión-volumen para el ventrículo. Es posible porque hay una rela-

ción cuantitativa entre la tensión y la presión, y entre la longitud y el volumen, que se determina a partir de la geometría del ventrículo. La figura 4-8 muestra que, a la vez que el VDF ventricular se eleva, se presenta un aumento en el desarrollo de la presión ventricular isovolumétrica durante la contracción ventricular, que es análogo a lo que se observa con un solo músculo papilar (v. fig. 4-7). Esto puede observarse por medios experimentales

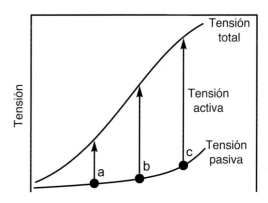

**Figura 4-7.** Relación longitud-tensión del músculo cardiaco que realiza una contracción isométrica. El incremento de la longitud de precarga de los puntos *a* a *c* aumenta la tensión pasiva. Por otra parte, el incremento de la precarga aumenta la tensión total durante la contracción, como lo muestran las *flechas a, b* y *c*, que corresponden a los cambios de tensión activa representados por las curvas *a, b* y *c* de la figura 4-6. La longitud de la *flecha* corresponde a la tensión activa, que es la diferencia entre las tensiones total y pasiva. Así, la tensión activa aumenta hasta un valor máximo a la vez que la precarga aumenta.

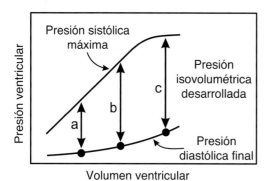

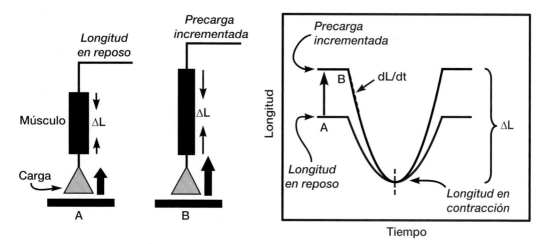

■ **Figura 4-8.** Efectos del incremento del volumen ventricular (precarga) sobre el desarrollo de presión ventricular. Al aumentar el volumen ventricular de *a* a *c* y luego estimular al ventrículo para que realice una contracción isovolumétrica (aorta pinzada) aumentó la presión desarrollada y la presión sistólica máxima.

en el ventrículo al ocluir la aorta durante la contracción ventricular a volúmenes ventriculares distintos y cuantificar la presión sistólica máxima generada por esa cavidad bajo esta condición isovolumétrica. La curva de presión sistólica máxima es análoga a la RPVSF que se muestra la figura 4-4 debido a que se trata de la presión máxima que puede generar el ventrículo a un volumen ventricular dado.

La discusión previa describe el modo en que los cambios de la precarga afectan la fuerza que generan las fibras de músculo cardíaco durante la contracción isovolumétrica (es decir, sin cambio de la longitud). Sin embargo, las fibras de músculo cardíaco generalmente se acortan cuando se contraen (es decir, realizan contracciones isotónicas). Si se coloca *in vitro* una tira de músculo cardíaco a una longitud de precarga determinada y se le estimula para contraerse, comenzará a desarrollar tensión, y una vez que esa tensión excede la carga sobre el músculo, este se acorta y luego recupera su longitud de precarga en reposo al momento de relajarse (fig. 4-9; ejemplo A). Si la precarga inicial aumenta (ejemplo B) con la misma carga y se vuelve a estimular el músculo, en general se acortará hasta la misma longitud mínima en el mismo tiempo, si bien con una velocidad máxima de acortamiento más alta (dL/dt mayor). Así, el incremento de la precarga aumenta la magnitud de acortamiento hasta una longitud mínima idéntica y aumenta la velocidad de acortamiento.

¿Qué mecanismos son responsables del incremento de la generación de fuerza al aumentar la precarga en el corazón? En el pasado se creía que los cambios de la tensión activa producidos por la modificación de la precarga podían explicarse por la superposición de la actina y la miosina y, por ende, por un cambio del número de puentes cruzados de actina y miosina que se formaban (v. cap. 2). Sin embargo, a diferencia del músculo esquelético, que es capaz de operar bajo una amplia variedad de longitudes sarcoméricas (1.3 µm a 3.5 µm), el corazón íntegro opera en condiciones fisiológi-

■ **Figura 4-9.** Efectos del incremento de la longitud inicial del músculo (incremento de la precarga) sobre el acortamiento muscular (contracciones isotónicas). El **recuadro izquierdo** muestra un músculo que levanta una misma carga (poscarga) con dos longitudes de precarga distintas (A y B). El **recuadro derecho** muestra el modo en que el incremento de la precarga determina un mayor acortamiento (ΔL) y un aumento de la velocidad de acortamiento (dL/dt; cambio de la longitud respecto del tiempo). El músculo se acorta hasta la misma longitud mínima cuando la precarga se incrementa.

cas dentro de un intervalo muy estrecho de longitudes sarcoméricas (1.6 μm a 2.2 μm). Estas y otras observaciones condujeron al concepto de **activación dependiente de la longitud**. Evidencia experimental respalda tres explicaciones posibles. En primer lugar, en los estudios se ha constatado que el incremento de la longitud de la sarcómera sensibiliza a la proteína reguladora troponina C al calcio sin necesariamente aumentar la liberación intracelular de calcio.

Esto aumenta la unión del calcio a la troponina C, lo que determina un aumento de la generación de fuerza, como se describe en el capítulo 2. Una segunda explicación es que el estiramiento de las fibras altera la homeostasis del calcio en la célula, de tal modo que se dispone de más calcio para unirse a la troponina C. Una tercera explicación es que, a la vez que el miocito (y la sarcómera) se alarga, el diámetro debe disminuir debido a que el volumen tiene que permanecer constante. Se ha propuesto que esto aproximaría las moléculas de actina y miosina entre sí (disminución de la distancia lateral), lo que facilitaría sus interacciones.

## Efectos del retorno venoso sobre el volumen latido (mecanismo de Frank-Starling)

La modificación de la precarga es un mecanismo importante por el cual el ventrículo cambia su fuerza de contracción y, por ello, su VL. Cuando el retorno venoso al corazón aumenta, el llenado ventricular también lo hace y, de este modo, su precarga. Este estiramiento de los miocitos produce un aumento de la generación de fuerza, que permite al corazón expulsar el retorno venoso adicional y de este modo aumenta el VL. Esto se denomina **mecanismo de Frank-Starling**, en honor a las contribuciones científicas de Otto Frank (al final del siglo XIX) y de Ernest Starling (al inicio del siglo XX). Otro concepto con el que se hace referencia a este mecanismo es «ley de Starling del corazón». En resumen, el *mecanismo de Frank-Starling indica que el incremento del retorno venoso y de la precarga ventricular conduce al aumento del VL.* La figura 4-10 muestra la relación de Frank-Starling para el ventrículo izquierdo. Asúmase que el ventrículo izquierdo opera de manera normal con una presión diastólica final de 8 mm Hg y expulsa un VL de 70 mL (punto A). Si el retorno venoso al corazón aumenta y la presión diastólica final también lo hace, esto generará una elevación del VL (punto B). Una disminución del retorno venoso (punto C) determina un menor llenado ventricular, lo que conduce a una presión diastólica final más baja y a un VL reducido

a lo largo de la misma curva de Frank-Starling. Los efectos del retorno venoso sobre el VL representados en la figura 4-10 tendrían cualidades similares si la precarga se expresara como volumen diastólico final del ventrículo izquierdo (VDFVI) y no como presión diastólica final en el ventrículo izquierdo (PDFVI), dado que el primero guarda relación directa con la segunda y la distensibilidad ventricular.

El mecanismo de Frank-Starling desempeña un papel importante en el equilibrado del gasto de los dos ventrículos. Por ejemplo, cuando el retorno venoso al lado derecho del corazón aumenta durante la actividad física, el mecanismo de Frank-Starling permite que el VL del ventrículo derecho se incremente, de modo que su gasto corresponda al mayor retorno venoso. Este gasto elevado del ventrículo derecho aumenta el retorno venoso hacia el lado izquierdo del corazón, y el mecanismo de Frank-Starling opera para elevar el gasto del ventrículo izquierdo. Este mecanismo asegura que los gastos de los dos ventrículos corresponden a lo largo del tiempo; de otro modo, se produciría un desplazamiento del volumen sanguíneo entre la circulación pulmonar y la sistémica.

Este análisis en que se aplican curvas de Frank-Starling demuestra el modo en que los cambios del retorno venoso y la precarga ventricular determinan cambios sobre el VL. Sin embargo, estas curvas no muestran el modo en que los cambios del retorno venoso afectan los volúmenes diastólico

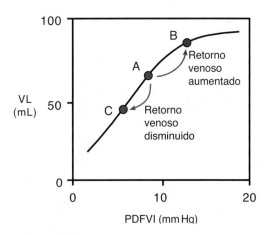

■ **Figura 4-10.** Mecanismo de Frank-Starling. El incremento del retorno venoso al ventrículo izquierdo aumenta la presión diastólica final en el ventrículo izquierdo (*PDFVI*) al aumentar el volumen ventricular; esta precarga incrementada aumenta el volumen latido (*VL*) del punto A (punto de operación normal) al B. La disminución del retorno venoso reduce la precarga y el volumen latido (punto C).

final y sistólico final. Estos cambios de los volúmenes ventriculares se ilustran mejor con diagramas presión-volumen.

Cuando el retorno venoso aumenta, se produce un mayor llenado del ventrículo siguiendo su curva de llenado pasivo (RPVDF; fig. 4-11). Esto conduce al aumento del VDF. Si el ventrículo se contrae en ese momento con una precarga mayor mientras que la poscarga se mantenga constante, el ventrículo se vacía hasta el mismo VSF y, por ello, el VL aumenta.

Esto se observa como un aumento del ancho del asa presión volumen. El ventrículo expulsa hasta alcanzar el mismo VSF debido a que, como se muestra en la figura 4-9, el incremento aislado de la precarga determina un acortamiento más rápido de las fibras y estas alcanzan la misma longitud mínima al final de la contracción. El aumento del área dentro del asa presión-volumen, que representa el trabajo latido ventricular, también se incrementa. Así, el ventrículo normal es capaz de aumentar su VL para hacerlo corresponder al incremento del retorno venoso.

En contraste, una disminución del retorno venoso genera una reducción del VDF y también del ancho y el área del asa presión-volumen. Es importante señalar, como se analiza más adelante en este capítulo, que las condiciones que alteran la precarga suelen asociarse con cambios de la poscarga, el inotropismo y la frecuencia cardíaca, que modifican la respuesta ante un cambio del retorno venoso y la precarga. El efecto neto, a pesar de estos otros cambios, es que un incremento del retorno venoso aumenta el VDF y el VL, lo cual es congruente con el mecanismo de Frank-Starling.

Un cambio aislado en la precarga produce una modificación discreta de la fracción de eyección (FE) como consecuencia del modo en que esta última se calcula. Recuérdese que FE = VL/VDF. Al comparar un asa presión-volumen normal con una con aumento de la precarga en la figura 4-11, el VDF aumenta de 120 mL a 140 mL, y el VL aumenta de 70 mL a 90 mL. De este modo, la FE en el asa control es de 0.58, mientras que en el asa con aumento de la precarga es de 0.64. Si bien la FE se utiliza en

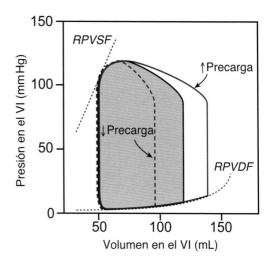

■ **Figura 4-11.** Efectos independientes del incremento del retorno venoso sobre las asas presión-volumen del ventrículo izquierdo (*VI*). Este diagrama muestra la respuesta aguda a un incremento y una reducción del retorno venoso. Asume que no existe alguna compensación cardíaca o sistémica, y que la presión aórtica permanece sin cambios. El retorno venoso aumentado incrementa el volumen diastólico final (*VDF*), pero en condiciones normales solo produce un cambio discreto del volumen sistólico final; por ende, el volumen latido se incrementa. Lo opuesto se produce con una disminución del retorno venoso. *RPVSF*, relación presión-volumen sistólica final; *RPVDF*, relación presión-volumen diastólica final.

la clínica para evaluar el inotropismo ventricular, es importante señalar que no es independiente de la precarga.

## Resumen de los efectos del incremento de la precarga sobre la mecánica del músculo cardíaco y la función ventricular

La tabla 4-1 resume el modo en que un incremento de la precarga altera la contracción de las células musculares y la función ventricular. Los cambios opuestos se observan cuando existe una disminución de la precarga.

### Factores que determinan la precarga ventricular

Varios factores modifican el llenado ventricular y, por ende, la precarga del ventrículo derecho (fig. 4-12).

1. **Presión venosa.** Un incremento de la presión sanguínea venosa fuera de la aurícula derecha eleva la precarga del ventrículo derecho. Esta

---

**PROBLEMA 4-2**

Si el gasto del ventrículo izquierdo es de 60 mL/latido y el VL del ventrículo derecho es tan solo de 0.1 % mayor, ¿cuánto aumentaría el volumen sanguíneo pulmonar en el transcurso de 1 h si la frecuencia cardíaca fuera de 75 latidos/min?

**TABLA 4-1 EFECTOS DEL INCREMENTO DE LA PRECARGA SOBRE EL MÚSCULO CARDÍACO Y LA FUNCIÓN VENTRICULAR**

| MÚSCULO CARDÍACO AISLADO | FUNCIÓN VENTRICULAR |
|---|---|
| ↑ Tensión activa isométrica | ↑ Velocidad de desarrollo de presión (dP/dt) |
| ↑ Velocidad de desarrollo de tensión activa | ↑ Velocidad de eyección |
| ↑ Velocidad de acortamiento | ↑ Volumen latido |
| ↑ Magnitud del acortamiento | ↑ Fracción de eyección |

presión venosa está determinada por el volumen sanguíneo y la distensibilidad de las venas (v. cap. 5). Por ejemplo, la disminución de la distensibilidad venosa derivada de la contracción del músculo liso venoso eleva la presión venosa. El volumen sanguíneo venoso, en particular en el compartimiento torácico (central), recibe influencia del volumen sanguíneo total (que regulan los riñones) y la velocidad del retorno venoso hacia ese compartimiento.

2. **Distensibilidad ventricular.** La distensibilidad del ventrículo determina el VDF para cualquier presión intraventricular de llenado. De este modo, a mayor distensibilidad, mayor el lle-

nado ventricular para una presión de llenado determinada.

3. **Frecuencia cardíaca.** Por su influencia sobre el tiempo de llenado, la frecuencia cardíaca y el llenado ventricular guardan una relación inversa.

4. **Contracción auricular.** Con frecuencias cardíacas de reposo, la contracción auricular generalmente solo tiene influencia discreta sobre la precarga ventricular debido a que la mayor parte del llenado del ventrículo es pasiva. Un aumento de la fuerza de la contracción auricular producida por la activación simpática, por ejemplo, puede fomentar de forma significativa el llenado ventricular. Es decir, especialmente

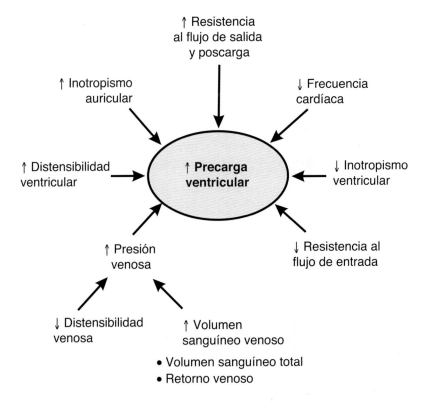

■ **Figura 4-12.** Factores que aumentan la precarga ventricular.

importante para mantener la precarga a frecuencias cardíacas altas, situación en que hay menos tiempo para el llenado diastólico del ventrículo derecho.

5. **Resistencia al flujo de entrada.** La resistencia elevada al flujo de entrada (p. ej., estenosis de la válvula tricúspide; v. cap. 9) reduce la velocidad de llenado ventricular y reduce, así, la precarga del ventrículo.

6. **Resistencia al flujo de salida.** Un aumento de la resistencia al flujo de salida, como la que se produce en la estenosis valvular pulmonar (v. cap. 9) o una presión alta en la arteria pulmonar (hipertensión pulmonar), compromete la capacidad del ventrículo derecho para vaciarse y conduce a un incremento de la precarga.

7. **Inotropismo ventricular.** En la insuficiencia sistólica del ventrículo (v. cap. 9), cuando el inotropismo ventricular disminuye, la precarga de esa cavidad aumenta ante su incapacidad para expulsar volúmenes sanguíneos normales. Esto hace que la sangre se acumule en el ventrículo y la circulación venosa proximal.

La precarga del ventrículo izquierdo está determinada por los mismos factores que la del ventrículo derecho, excepto porque la presión venosa corresponde a la presión venosa pulmonar y no a la central (o torácica), la resistencia al flujo de entrada deriva de la válvula mitral, y la resistencia al flujo de salida depende de la válvula aórtica y la presión aórtica.

---

**CASO 4-1**

La ecocardiografía revela que el ventrículo izquierdo en un paciente con hipertensión crónica muestra hipertrofia relevante. Mediante el uso de asas presión-volumen para el ventrículo izquierdo, describa el modo en que la presión y el volumen diastólicos finales y el VL se alteran por la hipertrofia. Asúmase que la frecuencia cardíaca, el inotropismo y la presión media en la aorta son normales.

---

## EFECTOS DE LA POSCARGA SOBRE EL VOLUMEN LATIDO

La **poscarga** *es la «carga» contra la cual el corazón debe contraerse para expulsar la sangre.* Un componente importante de la poscarga del ventrículo

izquierdo es la presión aórtica, es decir, la presión que el ventrículo debe superar para expulsar la sangre. A mayor la presión aórtica, mayor la poscarga del ventrículo izquierdo. Para el ventrículo derecho, la presión en la arteria pulmonar representa el componente principal de la poscarga.

A pesar de esto, la poscarga ventricular implica factores distintos a la presión que el ventrículo debe desarrollar para expulsar la sangre. Un modo de estimar la poscarga sobre cada fibra cardíaca en el ventrículo es analizar el **estrés de la pared ventricular** ($\sigma$), que es proporcional al producto de la presión intraventricular (P) y el radio del ventrículo (r), divididos por el grosor de la pared (h; ec. 4-2). Esta relación con el estrés de la pared asume que el ventrículo es una esfera. La determinación del estrés real de la pared es compleja y debe tomar en cuenta no solo la geometría ventricular (que se modifica durante la contracción), sino también la orientación de las fibras musculares. A pesar de esto, la ecuación 4-2 ayuda a ilustrar los factores principales que contribuyen al estrés de la pared y, por ende, a la poscarga sobre las fibras musculares.

**Ec. 4-2** $$s = \frac{P \cdot r}{h}$$

Es posible pensar en el estrés de la pared como la tensión promedio que cada fibra muscular de la pared ventricular debe generar para acortarse contra la presión intraventricular desarrollada. A una presión intraventricular dada, el estrés de la pared se intensifica por un aumento del radio (dilatación ventricular).

Así, la poscarga aumenta cada vez que las presiones intraventriculares suben durante la sístole y por la dilatación ventricular. Por otra parte, un ventrículo hipertrófico engrosado genera un menor estrés de pared y poscarga sobre cada fibra, dado que existen más fibras paralelas que comparten el esfuerzo. La hipertrofia de la pared ventricular puede contemplarse como un mecanismo adaptativo por el cual el ventrículo es capaz de compensar al incremento del estrés de la pared que acompaña al aumento de las presiones sistólicas ventriculareso la dilatación ventricular.

## Efectos de la poscarga sobre la velocidad de acortamiento de las fibras (relación fuerza-velocidad)

La poscarga influye en el acortamiento de las fibras de músculo cardíaco a la vez que se contraen. El aumento de la poscarga reduce la velocidad de acortamiento de las fibras, mientras que la disminución de la poscarga la aumenta. Para ilustrar esto, se coloca un músculo papilar en un baño *in vitro* a una longitud inicial (precarga) y tensión en relajación pasiva fijas, y se le coloca una carga al extremo libre (fig. 4-13, recuadro derecho). Cuando se estimula al músculo para que se contraiga, la fibra genera en primer lugar una tensión activa isométrica, es decir, una tensión activa que se desarrolla sin modificar la longitud (recuadro izquierdo, *a* a *b*). Una vez que la tensión desarrollada excede la carga impuesta al músculo, la fibra muscular comienza a acortarse y la tensión permanece constante e idéntica a la carga que se está levantando (*b* a *c*). La velocidad de acortamiento máxima (dL/dt) se registra poco después de que el músculo comienza a acortarse. El músculo sigue acortándose hasta que comienza la relajación. Cuando la tensión activa cae por debajo de la carga (punto *c*), el músculo recupera su longitud en reposo (punto *c*). La tensión activa sigue cayendo en forma isométrica (*c* a *d*) hasta que solo permanece la tensión pasiva (punto *d*).

Si este experimento con el músculo papilar se repitiera con una carga mayor, se observaría una disminución tanto de la velocidad máxima de acortamiento como del grado de acortamiento, como se aprecia en la figura 4-3 (líneas discontinuas). Al graficar la velocidad máxima de acortamiento con-

tra cargas múltiples contra las cuales la fibra muscular debe acortarse se genera una relación inversa entre la velocidad de acortamiento y la poscarga (**relación fuerza-velocidad**; fig. 4-14). En esta figura, la curva de acortamiento *a* (véase el recuadro) representa una poscarga más bien baja, mientras que las curvas *b* y *c* representan una poscarga creciente, y muestran por ello reducción del acortamiento y de la velocidad de acortamiento. Las velocidades de acortamiento máximas ($V_{máx}$) para estas tres distintas condiciones de poscarga, al graficarse como velocidad contra poscarga, describen la relación fuerza-velocidad para una precarga y un estado inotrópico específicos. La $F_{máx}$ es la fuerza isométrica máxima que se genera cuando la carga rebasa la capacidad del músculo para acortarse. La $V_{máx}$ es un valor extrapolado que describe la velocidad de acortamiento máxima que se alcanzaría con una poscarga de cero.

El valor se extrapola debido a que no puede cuantificarse por medios experimentales. La $V_{máx}$ representa la capacidad intrínseca de la fibra muscular para generar fuerza independiente de la carga y, de este modo, los cambios de la $V_{máx}$ cuando se altera el inotropismo, como se analiza más adelante en este capítulo. Para resumir la relación fuerza-velocidad, *a mayor poscarga, menor la velocidad de acortamiento.*

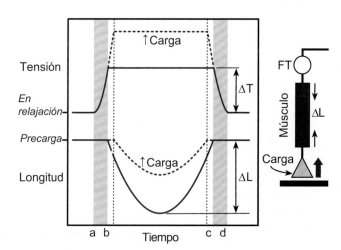

■ **Figura 4-13.** Contracciones isotónicas del músculo cardíaco con una poscarga creciente. El **recuadro derecho** muestra el modo en que la longitud y la tensión del músculo se cuantifican *in vitro*. El extremo inferior del músculo está unido a un peso (carga) que se levanta desde una plataforma fija a la vez que el músculo desarrolla tensión y se acorta (ΔL). Una barra unida a la parte superior del músculo puede desplazarse para ajustar la longitud inicial del músculo (precarga). El **recuadro izquierdo** muestra los cambios de la tensión y la longitud durante la contracción. Los períodos de *a* a *b* y de *c* a *d* representan los de contracción isométrica y relajación, respectivamente. El acortamiento muscular (ΔL) se presenta entre *b* y *c*, y se produce cuando la tensión desarrollada (ΔT) excede la carga. Las *líneas rojas discontinuas* muestran las respuestas de tensión y longitud a un incremento de la poscarga, pero con la misma precarga. Así, la poscarga aumentada disminuye la magnitud del acortamiento y la velocidad máxima de acortamiento.

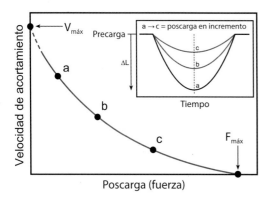

■ **Figura 4-14.** Relación fuerza-velocidad. La poscarga aumentada (*recuadro*: curvas *a* a *c*) disminuye el grado de acortamiento muscular y la velocidad máxima de acortamiento para una precarga específica. Al graficar las velocidades de acortamiento máximas para *a, b* y *c* contra la poscarga se obtiene una relación fuerza-velocidad en la que el incremento de la poscarga (que obliga a un incremento de la generación de fuerza) reduce la velocidad de acortamiento de la fibra muscular. La intersección en X representa la fuerza isométrica máxima ($F_{máx}$) que se alcanza cuando la carga excede la capacidad de generación de fuerza del músculo, con lo que impide su acortamiento; la intersección en Y representa la velocidad máxima de acortamiento ($V_{máx}$) extrapolada a una carga de cero.

Para ilustrar con más detalle la relación fuerza-velocidad, considérese el ejemplo siguiente. Si una persona sostiene una mancuerna de 1 kg a uno de sus lados mientras se mantiene de pie y luego contrae el bíceps con un esfuerzo máximo, el peso se levantará con una velocidad más bien alta a la vez que el músculo se acorta. Si el peso se incrementa a 10 kg y una vez más se levanta con un esfuerzo máximo, la velocidad será menor. Pesos más altos reducen en mayor grado la velocidad, hasta que ya no es posible levantarlos y la contracción del bíceps se vuelve isométrica (la intersección x o $F_{máx}$ en la figura 4-14).

Es importante señalar que una fibra de músculo cardíaco no opera sobre una sola curva fuerza-velocidad (fig. 4-15). Como ya se analizó, los cambios de la precarga también afectan la velocidad de acortamiento de la fibra (v. fig. 4-8). Si la precarga aumenta, una fibra de músculo cardíaco tendrá una mayor velocidad de acortamiento para una poscarga determinada, como se ilustra por medio de la línea punteada vertical que pasa por el punto *a* en la figura.

Esto se produce debido a que la relación longitud-tensión requiere que, a la vez que aumenta la precarga, exista un aumento del desarrollo de tensión activa. Una vez que la fibra comienza a acortarse, una precarga aumentada con un incremento de la capacidad para generar tensión produce una mayor velocidad de acortamiento. En otras palabras, aumentar la precarga permite al músculo contraerse con más rapidez contra una poscarga específica; esto desplaza la relación fuerza-velocidad hacia la derecha (v. fig. 4-15). Obsérvese que al incrementarse la precarga aumentan la fuerza isométrica máxima (intersección x) y también la velocidad de acortamiento para una poscarga dada, pero no se modifica la $V_{máx}$.

Los cambios de la precarga permiten al músculo cardíaco compensar las modificaciones de la poscarga. Por ejemplo, si la poscarga sobre una fibra muscular aumenta, entonces la velocidad de acortamiento se reducirá (v. fig. 4-15, cambio de *a* a *b*). En respuesta a este cambio, si existe un incremento compensatorio de la precarga (*b* a *c*), la velocidad de acortamiento se recuperará.

De este modo, *un aumento de la precarga sobre un cardiomiocito puede ayudar a resolver la reducción de la velocidad de acortamiento que se produce cuando la poscarga aumenta.* Este es un mecanismo importante por el que el corazón puede adaptarse a los cambios de la poscarga.

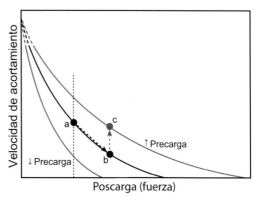

■ **Figura 4-15.** Efectos de los cambios de la precarga sobre la relación fuerza-velocidad. A una poscarga determinada (*línea discontinua vertical que pasa por el punto a*), el aumento de la precarga aumenta la velocidad de acortamiento, mientras que la disminución de la precarga reduce la velocidad. Por otra parte, el incremento de la precarga desplaza la intersección en X a la derecha, que representa un aumento de la generación de fuerza isométrica ($F_{máx}$). Obsérvese que la intersección en Y, que es la velocidad máxima de acortamiento ($V_{máx}$) extrapolada a la carga de cero, no se modifica cuando la precarga cambia. La disminución de la velocidad de acortamiento que se produce en respuesta al incremento de la poscarga (*a* a *b*) puede contrarrestarse con un incremento de la precarga (*b* a *c*).

## Efectos de la poscarga sobre las curvas de Frank-Starling

En las secciones anteriores analiza el modo en que un aumento de la poscarga con una precarga determinada disminuye la velocidad y el grado de acortamiento de la fibra. Si este es el caso, se esperaría que el VL ventricular se redujera, puesto que la disminución del acortamiento de la fibra y de la velocidad de acortamiento tendría que originar una disminución de la velocidad de eyección del ventrículo. Eso, a la par de un tiempo finito para la eyección, disminuiría la cantidad de sangre expulsada durante la sístole (disminución del VL). De hecho, es decir, lo que sucede, como se muestra en la figura 4-16. Una elevación de la poscarga desplaza la curva de Frank-Starling hacia abajo y a la derecha. Así, con una precarga determinada (PDFVI en la figura 4-16), un aumento de la poscarga reduce el VL. Por el contrario, la disminución de la poscarga desplaza las curvas hacia arriba y a la izquierda, con lo que aumenta el VL para una precarga determinada. Como se menciona en el capítulo 9, la disminución de la poscarga ventricular en pacientes con insuficiencia cardíaca es una estrategia terapéutica importante para mejorar el VL.

## Efectos de la poscarga sobre las asas presión-volumen

Los efectos de la poscarga sobre la función ventricular pueden representarse mediante el uso de asas presión-volumen ventriculares, como se muestra en la figura 4-17. El aumento de la poscarga mediante el incremento de la presión aórtica a una precarga constante (VDF) produce una reducción del VL (ancho del asa) y un aumento del VSF. El ventrículo genera una presión mayor para superar la presión aórtica alta, pero a expensas de una disminución del VL. Una disminución de la poscarga tiene los efectos opuestos (incremento del VL y disminución del VSF).

Debido al modo en que la poscarga afecta al VL en comparación con el VDF, el incremento de la poscarga disminuye la FE, mientras que la disminución de la poscarga eleva la FE. Como se describe más adelante en este capítulo, los cambios de la poscarga en un corazón normal saludable no afectan al VL en un grado tan dramático como el que se muestra en la figura 4-17 gracias a los cambios compensatorios de la precarga (VDF).

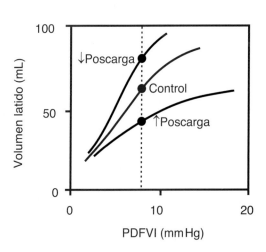

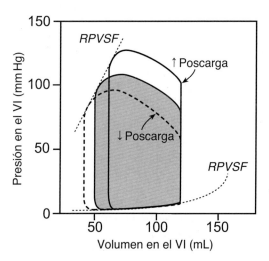

■ **Figura 4-16.** Efectos de la poscarga sobre las curvas de Frank-Starling. Un incremento de la poscarga desplaza la curva de Frank-Starling hacia abajo, mientras que una disminución de la poscarga desplaza la curva hacia arriba. Así, a una precarga dada (*línea vertical discontinua*), la poscarga aumentada reduce el volumen latido y la poscarga disminuida lo incrementa. PDFVI, presión diastólica final en el ventrículo izquierdo.

■ **Figura 4-17.** Efectos independientes de los cambios de la poscarga (presión aórtica) sobre las asas presión-volumen del ventrículo izquierdo (VI) en estado estable. El incremento de la presión aórtica (↑ poscarga; *asa roja continua*) disminuye el volumen latido (ancho del asa) y aumenta el volumen sistólico final (*VSF*), mientras que la disminución de la presión aórtica (↓ poscarga; *asa roja discontinua*) aumenta el volumen latido y disminuye el volumen sistólico final. La precarga y el inotropismo se mantienen constantes en esta ilustración.

| TABLA 4-2 | EFECTOS DEL INCREMENTO DE LA POSCARGA SOBRE EL MÚSCULO CARDÍACO Y LA FUNCIÓN VENTRICULAR | |
|---|---|---|
| **MÚSCULO CARDÍACO AISLADO** | **FUNCIÓN VENTRICULAR** | |
| ↑ Tensión activa isométrica | ↓ Velocidad de eyección | |
| ↓ Velocidad de acortamiento | ↓ Volumen latido | |
| ↓ Magnitud del acortamiento | ↓ Fracción de eyección | |

## Resumen de los efectos del aumento de la poscarga sobre la mecánica del músculo cardíaco y la función ventricular

La tabla 4-2 resume el modo en que un aumento de la poscarga altera la contracción de las células musculares y la función ventricular. Los cambios opuestos suceden cuando existe una disminución de la poscarga.

## EFECTOS DEL INOTROPISMO SOBRE EL VOLUMEN LATIDO

### Efectos del inotropismo sobre la relación longitud-tensión

El VL ventricular se altera no solo por los cambios de la precarga y la poscarga, sino también por alte-

raciones del **inotropismo** ventricular (en ocasiones denominado contractilidad). *Los cambios del inotropismo derivan de mecanismos celulares que regulan la interacción entre la actina y la miosina, de manera independiente a las modificaciones de la longitud de la sarcómera* (v. cap. 2). Así, un aumento del inotropismo incrementa la fuerza de la contracción del miocito de manera independiente a los cambios ya sea de la precarga o la poscarga, si bien las modificaciones del inotropismo pudieran originar cambios secundarios sobre la precarga y la poscarga. Por ejemplo, si se expone al músculo cardíaco aislado a la norepinefrina, se incrementa el desarrollo de tensión activa isométrica para cualquier longitud de precarga inicial, como lo revela la relación longitud-tensión (fig. 4-18). Esto se produce porque la norepinefrina se une a los receptores $\beta_1$-adrenérgicos y aumenta la entrada de sodio a la célula y la liberación de calcio del retículo sarcoplásmico durante la contracción (v. cap. 2). Puesto que existe

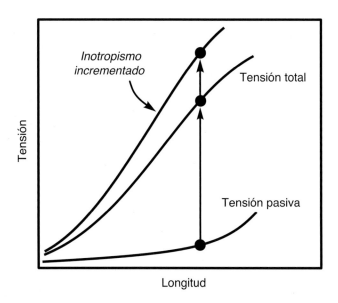

■ **Figura 4-18.** Efectos del incremento del inotropismo sobre la relación longitud-tensión para el músculo cardíaco. El aumento del inotropismo (p. ej., mediante la estimulación del músculo cardíaco con norepinefrina) desplaza la curva de tensión total hacia arriba, lo que aumenta el desarrollo de tensión activa (*flechas verticales*) para cualquier longitud de precarga.

un incremento de la tensión activa para una longitud de precarga dada, la respuesta inotrópica exhibe una **activación independiente de la longitud**.

## Efectos del inotropismo sobre la relación fuerza-velocidad

Los cambios del inotropismo también alteran la relación fuerza-velocidad. Si el estado inotrópico del miocito aumenta, la curva fuerza-velocidad exhibe un desplazamiento paralelo hacia arriba, lo que da origen a un incremento tanto de la $V_{máx}$ (intersección y) como de la fuerza isométrica máxima (intersección x; fig. 4-19). Para una poscarga determinada (línea vertical discontinua que pasa por el punto *a*), el incremento del inotropismo favorece la generación de fuerza por los filamentos de actina y miosina, y aumenta la velocidad de recambio de puentes cruzados, lo que determina una elevación de la velocidad de acortamiento. El aumento de la $V_{máx}$ representa una mayor capacidad intrínseca de la fibra muscular para generar fuerza de manera independiente a la carga. En contraste, los cambios de la precarga no alteran la $V_{máx}$ (v. fig. 4-15). De manera similar a los efectos de un aumento de la precarga (fig. 4-15), el incremento del inotropismo (fig. 4-19, *b* a *c*) puede contrarrestar los efectos del incremento de la poscarga (*a* a *b*) sobre la velocidad de acortamiento.

## Efectos del inotropismo sobre las curvas de Frank-Starling

El cambio de la velocidad de acortamiento del músculo que se asocia con un cambio del inotropismo genera un cambio del VL para cualquier precarga y poscarga y, por ello, hace que la curva de Frank-Starling se desplace hacia arriba o abajo (fig. 4-20). Si aumenta el inotropismo con una precarga específica, el VL aumenta. Por el contrario, una disminución del inotropismo para una precarga específica disminuye el VL.

## Efectos del inotropismo sobre las asas presión-volumen

El incremento de la velocidad de acortamiento de la fibra que se observa con un incremento del inotropismo causa un aumento de la velocidad de generación de presión en el ventrículo (dP/dt), que eleva la velocidad de eyección y el VL, y reduce el VSF (fig. 4-21). Cuando el inotropismo aumenta, la RPVSF se desplaza a la izquierda y se hace más empinada, porque el ventrículo puede generar una mayor presión para cualquier volumen. La RPVSF en ocasiones se utiliza con fines experimentales para definir el estado inotrópico del ventrículo. Es análoga al desplazamiento hacia arriba de la curva de tensión total en la relación longitud-tensión

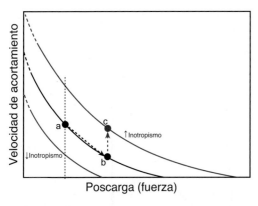

**Figura 4-19.** Efectos del inotropismo sobre la relación fuerza-velocidad. El incremento del inotropismo eleva la velocidad de acortamiento para una poscarga dada (*línea vertical discontinua que pasa por el punto a*) y aumenta la velocidad máxima ($V_{máx}$; intersección en Y) y la fuerza isométrica máxima (intersección en X). La disminución del inotropismo produce los cambios opuestos. La reducción de la velocidad de acortamiento que sucede en respuesta al incremento de la poscarga (*a* a *b*) puede contrarrestarse con un aumento del inotropismo (*b* a *c*).

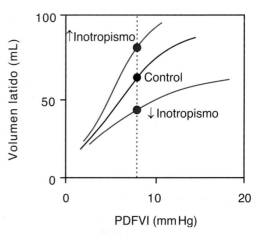

**Figura 4-20.** Efectos del inotropismo sobre las curvas de Frank-Starling. Un aumento del inotropismo desplaza la curva de Frank-Starling hacia arriba, mientras que una disminución del mismo la desplaza hacia abajo. Así, para una precarga determinada (*línea vertical discontinua*), el inotropismo incrementado aumenta el volumen latido mientras que el inotropismo disminuido lo reduce. PDFVI, presión diastólica final en el ventrículo izquierdo.

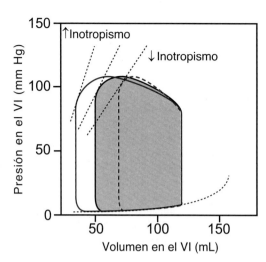

■ **Figura 4-21.** Efectos independientes de los cambios del inotropismo sobre las asas presión-volumen del ventrículo izquierdo en estado estable. El incremento del inotropismo (*asa roja continua*) desplaza la relación presión volumen sistólica final (RPVSF; *v.* fig. 4-4) hacia arriba y a la izquierda, con lo que aumenta el volumen latido y disminuye el volumen sistólico final (*VSF*). La disminución del inotropismo (*asa roja discontinua*) desplaza la RPVSF hacia abajo y a la derecha, con lo que disminuye el volumen latido y aumenta el volumen sistólico final. La precarga y la presión aórtica se mantienen constantes en esta ilustración. *VI*, ventrículo izquierdo.

(fig. 4-18) cuando el inotropismo aumenta. Por el contrario, una disminución del inotropismo (disminución de la pendiente de la RPVSF) disminuye la velocidad de expulsión y el VL, lo que determina un incremento del VSF.

Como se describe más adelante en este capítulo, los cambios del inotropismo en un corazón normal saludable también desencadenan cambios secundarios en la precarga y la poscarga que no se muestran en la figura 4-21.

Los cambios del inotropismo modifican la FE, que se define como el VL dividido por el VDF. En la figura 4-21 esto se representaría a partir de la proporción del ancho del asa presión volumen dividido por el VDF. Una FE normal es > 0.50 (o 50 %). La

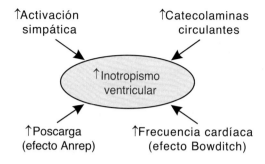

■ **Figura 4-22.** Factores que aumentan el inotropismo.

elevación del inotropismo aumenta la FE, mientras que su disminución la reduce. Por ende, la *FE a menudo se utiliza como índice clínico para evaluar el estado inotrópico del corazón.*

## Resumen de los efectos del incremento del inotropismo sobre la mecánica del músculo cardíaco y la función ventricular

La tabla 4-3 resume el modo en que un incremento del inotropismo altera la contracción de las células musculares y la función ventricular. Los cambios opuestos se observan cuando existe una disminución del inotropismo.

## Factores que influyen sobre el estado inotrópico

Varios factores influyen sobre el inotropismo ventricular (fig. 4-22). El más importante de ellos es la actividad de los nervios simpáticos. Los nervios simpáticos, al liberar noradrenalina que se une a los receptores $\beta_1$-adrenérgicos en los miocitos, desempeñan un papel prominente en la regulación inotrópica ventricular y auricular (*v.* cap. 2). Las concentraciones elevadas de catecolaminas circulantes (adrenalina y noradrenalina), que se unen a los receptores $\beta_1$-adrenérgicos, tienen efectos ino-

| TABLA 4-3 | EFECTOS DEL INCREMENTO DEL INOTROPISMO SOBRE EL MÚSCULO CARDÍACO Y LA FUNCIÓN VENTRICULAR | |
|---|---|
| **MÚSCULO CARDÍACO AISLADO** | **FUNCIÓN VENTRICULAR** |
| ↑ Tensión activa isométrica | ↑ Velocidad de eyección |
| ↑ Velocidad de acortamiento | ↑ Volumen latido |
| ↑ Magnitud del acortamiento | ↑ Fracción de eyección |

trópicos positivos similares a la activación simpática. En corazones humanos y de algunos otros mamíferos, un incremento agudo de la poscarga puede producir una elevación modesta del inotropismo (efecto **Anrep**). El aumento de la poscarga conduce al estiramiento del miocito (incremento de la precarga), que produce una respuesta de Frank-Starling rápida seguida de un aumento más lento del inotropismo, que se produce incluso si la precarga no aumenta más. Esto se observa en preparaciones cardíacas aisladas y, por ende, es intrínseco al corazón. Otro factor que influye sobre el inotropismo es la frecuencia cardíaca. Un aumento de la frecuencia cardíaca puede producir un efecto inotrópico positivo (también denominado **efecto Bowditch**, fenómeno de Treppe o activación dependiente de la frecuencia). Este último fenómeno quizá derive de una incapacidad de la bomba Na$^+$/K$^+$ ATPasa para responder al flujo de entrada de sodio a una frecuencia más alta de potenciales de acción a frecuencias cardíacas altas, lo que determina la acumulación de calcio intracelular mediada por el intercambiador sodio-calcio (v. cap. 3).

El incremento del inotropismo inducido por la activación simpática, y el aumento de la frecuencia cardíaca es en particular importante durante el ejercicio (v. cap. 9), ya que ayuda a mantener el VL con frecuencias cardíacas más altas. Recuérdese que el aumento aislado de la frecuencia cardíaca reduce el VL ya que el menor tiempo de llenado diastólico reduce el VDF. Cuando el estado inotrópico aumenta a la par, esto reduce el VSF para ayudar a mantener el VL a pesar de la disminución del VDF.

La insuficiencia sistólica que deriva de la miocardiopatía, la isquemia, la valvulopatía, las arritmias y otras afecciones, se caracteriza por una pérdida de inotropismo intrínseco (v. cap. 9). Por otra parte, existen muchos fármacos inotrópicos que se utilizan en la clínica para aumentar el inotropismo en la insuficiencia cardíaca aguda y la crónica. Entre ellos se encuentra la digoxina (inhibe a la Na$^+$/K$^+$ ATPasa del sarcolema), los agonistas de los receptores β-adrenérgicos (p. ej., dopamina, dobutamina, adrenalina, isoproterenol) y los inhibidores de la fosfodiesterasa dependientes de cAMP (p. ej., milrinona).

Si bien el análisis previo se concentra en la regulación del inotropismo ventricular, es importante señalar que muchos de estos mismos factores influyen sobre el inotropismo auricular. A diferencia de los ventrículos, las aurículas tienen nervios parasimpáticos (eferentes vagales) abundantes, que liberan acetilcolina. La activación de esta vía autónoma disminuye el inotropismo auricular por medio de receptores M$_2$ acoplados a proteínas Gi (v. cap. 2).

## Mecanismos celulares del inotropismo

Como se ha indicado anteriormente, el inotropismo puede considerarse una activación de las proteínas contráctiles, independiente de la longitud. Cualquier mecanismo celular que altera por último la actividad de la miosina ATPasa a una longitud sarcomérica específica afecta la generación de fuerza, por lo que puede considerarse un mecanismo inotrópico. La mayor parte de las vías de transducción de señales que regulan el inotropismo implican al calcio (Ca$^{++}$; véanse detalles en el capítulo 2). En resumen, los mecanismos intracelulares siguientes relacionados con el calcio desempeñan un papel importante en la regulación del inotropismo:

1. Incremento del flujo de entrada de Ca$^{++}$ por el sarcolema durante el potencial de acción.
2. Incremento de la liberación de Ca$^{++}$ a partir del retículo sarcoplásmico.
3. Sensibilización de la troponina C al Ca$^{++}$.

## INTERDEPENDENCIA DE LA PRECARGA, LA POSCARGA Y EL INOTROPISMO

El análisis previo se centra en los efectos independientes de la precarga, la poscarga y el inotropismo sobre la función ventricular. Sin embargo, es importante entender que estos determinantes de la función ventricular también son interdependientes. Por ejemplo, un cambio de la precarga determina cambios secundarios de la poscarga capaces de alterar la respuesta inicial a la modificación de la precarga. Por otra parte, un cambio de la poscarga determina cambios de la precarga, y uno del inotropismo puede alterar tanto la precarga como la poscarga.

Considérese en primer lugar el modo en que las respuestas ventriculares a un cambio de la precarga pueden ser modificados por cambios secundarios de la poscarga. Un incremento del retorno venoso aumenta el llenado ventricular (VDF; precarga; fig. 4-23, recuadro A, asa roja). El asa de estado estable nueva muestra que el VDF aumenta y existe a la par un aumento menor del VSF. Este último se produce debido a que la poscarga aumenta como consecuencia del incremento del estrés de la pared (v. ec. 4-2) producido por un incremento del radio ventricular (incremento del VDF) y de la presión sistólica ventricular por efecto de una elevación del VL y del gasto cardíaco. Sin embargo, la elevación del VDF es mayor que la del VSF; de este modo, a pesar de existir un incremento secundario de la poscarga, el VL (ancho del asa presión volumen) permanece elevado. Esto difiere de la figura 4-11, en que solo se muestra el efecto independiente de incremento de la precarga mientras que la poscarga se mantenga constante.

Como se ha analizado anteriormente, un incremento de la poscarga determina una disminución del VL y un aumento del VSF, como se muestra en la figura 4-23 (recuadro B, asa roja). Sin embargo, debido a que el VSF se incrementó, el aumento de poscarga determina una elevación discreta de la precarga. El VSF mayor en el ventrículo se agrega al retorno venoso, con lo que el VDF aumenta. Después de varios latidos se alcanza un estado estable en el cual el incremento del VSF es mayor que el incremento secundario del VDF, de tal modo que la diferencia entre ambos disminuye. Este incremento de la precarga, secundario al aumento de la poscarga, activa el mecanismo de Frank-Starling, que compensa en parte la reducción del VL producido por la elevación inicial de la poscarga (v. fig. 4-15). Los efectos independientes directos de un aumento del inotropismo son un incremento del VL y una disminución del VSF (fig. 4-23, recuadro C, asa roja). Sin embargo, el VL aumentado eleva el gasto cardíaco, la presión arterial y la presión sistólica ventricular, lo que incrementa la poscarga sobre el ventrículo. El incremento en la poscarga tiende a elevar el VSF, que en parte contrarresta los efectos del incremento del inotropismo sobre el VSF. Ante la disminución del VSF, un menor volumen de sangre permanece en el ventrículo y puede agregarse al retorno venoso, de tal modo que el VDF se vuelve menor, si bien esto se compensa en parte por la tendencia de la poscarga elevada a aumentar el VDF. Después de alcanzar un nuevo estado estable tras el incremento del inotropismo, el efecto neto de estos cambios es un aumento del VL, que va acompañado de una reducción del VSF y una disminución más discreta del VDF.

### CASO 4-2

Una paciente desarrolla taquicardia sinusal súbita, que reduce el tiempo de llenado ventricular. Esto también produce una caída de la presión arterial. Mediante el uso de asas presión-volumen del ventrículo izquierdo, describa el modo en que la taquicardia y la hipotensión tienen probabilidad de alterar la función ventricular. Asúmase que no existen cambios del inotropismo.

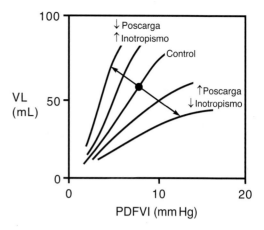

■ **Figura 4-24.** Curvas de Frank-Starling que muestran las interacciones entre la precarga, la poscarga y el inotropismo. El incremento de la poscarga o la disminución del inotropismo desplaza la curva de Frank-Starling hacia abajo y a la derecha, mientras que la disminución de la poscarga o el incremento del inotropismo la desplaza hacia arriba y a la izquierda. Las *flechas diagonales* muestran el modo en que los cambios de la poscarga y el inotropismo modifican tanto el volumen latido (VL) como la precarga (presión diastólica final en el ventrículo izquierdo, *PDFVI*).

Las interacciones entre la precarga, la poscarga y el inotropismo también pueden visualizarse mediante curvas de Frank-Starling (fig. 4-24). En esta figura, el ventrículo izquierdo bajo condiciones de control tiene un VL de 60 mL con una presión diastólica final (índice de precarga) cercano a 8 mm Hg. La disminución de la poscarga o el incremento del inotropismo genera un desplazamiento hacia arriba de la curva de Frank-Starling. El corazón responde al aumentar el VL mientras que, al mismo tiempo, disminuye la presión diastólica final (es decir, existe un desplazamiento diagonal del punto de operación entre las curvas). Con un incremento de la poscarga o una disminución del inotropismo, las curvas de Frank-Starling se desplazan hacia abajo, lo que determina una caída del VL y un incremento secundario del VDF. Estas interacciones de los cambios de la precarga, la poscarga y el inotropismo se analizan con más detalle en el capítulo 9 en el contexto de trastornos cardíacos como la insuficiencia cardíaca y la valvulopatía.

## CONSUMO MIOCÁRDICO DE OXÍGENO

Los cambios del VL, ya sean producidos por modificaciones de la precarga, la poscarga o el inotropismo, modifican el consumo de oxígeno del co-

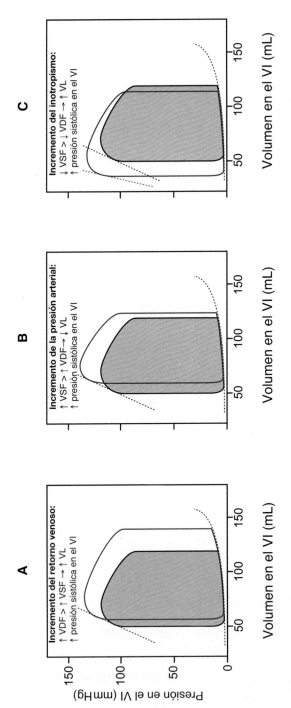

■ **Figura 4-23.** Efectos interdependientes de los cambios de la precarga, la poscarga y el inotropismo sobre las asas presión-volumen del ventrículo izquierdo. El **recuadro A** muestra los efectos del incremento del retorno venoso (precarga), que genera ↑↑ VDF, ↑ VSF, ↑ VL, ↑ presión sistólica y ↑ poscarga. El **recuadro B** muestra los efectos del incremento de la presión arterial (poscarga), que produce ↑↑ VSF, ↑ VDF y ↓VL. El **recuadro C** muestra los efectos del aumento del inotropismo, que produce ↓↑ VSF, ↑ VDF, ↑ VL, ↑ presión sistólica y ↑ poscarga. *VDF*, volumen diastólico final; *VSF*, volumen sistólico final; *VL*, volumen latido.

razón. Los cambios de la frecuencia cardíaca afectan de igual modo el consumo miocárdico de oxígeno. El corazón que se contrae consume una cantidad considerable de oxígeno como consecuencia de su necesidad de regenerar la gran cantidad de ATP que se hidroliza durante la contracción y la relajación. De este modo, cualquier cambio de la función miocárdica que afecte ya sea la generación de fuerza por los miocitos o su frecuencia de contracción altera el consumo de oxígeno. Además, incluso en las células que no se contraen el ATP se utiliza en las bombas iónicas, y otras funciones de transporte requieren oxígeno para resintetizar ATP.

## Cómo se determina el consumo de oxígeno del miocardio

El consumo de oxígeno se define como el volumen de oxígeno que se consume por minuto (es decir, mL $O_2$/min) y esto en ocasiones se expresa por 100 g de tejido (mL $O_2$/min por 100 g). El consumo miocárdico de oxígeno ( $M\dot{V}O_2$ ) puede calcularse si se conoce el flujo sanguíneo coronario (FSC) y los contenidos arterial y venoso de oxígeno ($CaO_2$ y $CvO_2$) de acuerdo con la ecuación siguiente al (ec. 4-3), que recurre al principio de Fick:

Ec. 4-3      $M\dot{V}O_2 = CBF \cdot (CaO_2 - CvO_2)$

El consumo miocárdico de oxígeno es así equivalente al FSC multiplicado por la cantidad de oxígeno que se extrae a partir de la sangre (la diferencia arteriovenosa de oxígeno). El contenido de oxígeno en la sangre suele expresarse en mL $O_2$/100 mL de sangre (o vol% $O_2$). El contenido de oxígeno de la sangre arterial generalmente se aproxima a 20 mL $O_2$/100 mL de sangre. Para calcular el consumo miocárdico de oxígeno en las unidades correctas, mL $O_2$/100 mL de sangre se convierte en mL $O_2$/mL de sangre; con esa conversión, el contenido arterial de oxígeno es de 0.2 mL $O_2$/mL de sangre. Por ejemplo, si el FSC es de 80 mL/min por 100 g, el $CaO_2$ es de 0.2 mL $O_2$/mL de sangre y el $CvO_2$ es de 0.1 mL $O_2$/mL de sangre, lo que equivale a una $M\dot{V}O_2$ de 8 mL $O_2$/min por 100 g. Este valor de consumo de oxígeno miocárdico es típico en cuanto a lo que se identifica en el corazón en contracción con frecuencias cardíacas de reposo y contra presiones aórticas normales. Durante el ejercicio intenso, el consumo miocárdico de oxígeno puede alcanzar 70 mL $O_2$/min por 100 g o más. Si las contracciones se detienen (p. ej., por despolarización del corazón con una concentración alta de cloruro de potasio), el consumo miocárdico de oxígeno disminuye hasta cerca de 2 mL $O_2$/min por 100 g. Este valor re-

| TABLA 4-4   FACTORES QUE AUMENTAN EL CONSUMO MIOCÁRDICO DE OXÍGENO |
| --- |
| ↑ Frecuencia cardíaca |
| ↑ Inotropismo |
| ↑ Poscarga |
| ↑ Precarga[1] |

[1]Los cambios de la precarga afectan el consumo de oxígeno en mucho menor grado que los cambios de los otros factores.

presenta los costos energéticos de las funciones celulares que no se asocian con la contracción. Así, el consumo de oxígeno del miocardio varía en grado considerable con base en su estado de actividad mecánica.

Si bien el consumo miocárdico de oxígeno puede calcularse como se describe antes, en general no es factible cuantificar el FSC y el contenido venoso de oxígeno coronario, excepto en estudios experimentales. El FSC puede cuantificarse al colocar sondas de flujo en las arterias coronarias o un catéter de termodilución en el seno coronario. El contenido arterial de oxígeno puede obtenerse a partir de una arteria periférica, pero el contenido venoso de oxígeno tiene que obtenerse a partir del seno coronario, tras insertar un catéter hasta la aurícula derecha y luego introducirlo al seno coronario.

Se desarrollaron índices indirectos de consumo miocárdico de oxígeno para calcularlo cuando su cuantificación no es factible. Si bien ningún índice ha probado ser satisfactorio en un gran número de condiciones fisiológicas, un índice simple que se utiliza en ocasiones en estudios clínicos es el **producto presión-frecuencia** (también llamado como el doble producto). Este índice puede calcularse por medios no invasivos al multiplicar la frecuencia cardíaca y la presión arterial sistólica (en ocasiones se utiliza la presión arterial media en vez de la sistólica). El producto presión-frecuencia asume

### PROBLEMA 4-3

En un estudio experimental, la administración de un fármaco inotrópico aumenta el FSC de 50 mL/min a 150 mL/min y aumenta la diferencia arteriovenosa de oxígeno ($CaO_2 - CvO_2$) de 10 a 14 mL $O_2$/100 mL de sangre. Calcúlese el incremento del consumo miocárdico de oxígeno ($M\dot{V}O_2$) que se produce por la infusión de este fármaco.

que la presión que genera el ventrículo no guarda una diferencia significativa respecto de la presión aórtica (es decir, que no existe una estenosis valvular aórtica). Los experimentos han constatado que existe una correlación razonable entre los cambios del producto presión-frecuencia y el consumo miocárdico de oxígeno. Por ejemplo, si la presión arterial, la frecuencia cardíaca o ambas se elevan, el consumo de oxígeno aumentará.

## Factores que influyen sobre el consumo miocárdico de oxígeno

Parte de la dificultad para hallar un índice apropiado de consumo de oxígeno es que varios factores determinan el consumo de oxígeno del miocito, entre ellos la frecuencia de contracción, el estado inotrópico, la poscarga y la precarga (tabla 4-4). Por ejemplo, la duplicación de la frecuencia cardíaca casi dobla el consumo de oxígeno, dado que los miocitos generan el doble de número de ciclos de tensión por minuto. El incremento del inotropismo aumenta el consumo de oxígeno debido a que tanto la frecuencia de desarrollo de tensión como la magnitud de la tensión se elevan, y ambas se asocian con un incremento de la hidrólisis de ATP y el consumo de oxígeno. Una elevación de la poscarga aumenta del mismo modo el consumo de oxígeno ya que aumenta la tensión que deben desarrollar los miocitos. El incremento del VL al elevar la precarga (VDF) también aumenta el consumo de oxígeno.

Desde la perspectiva cuantitativa, el incremento de la precarga tiene un impacto menor sobre el consumo de oxígeno que el aumento de la poscarga (p. ej., presión aórtica). Para comprender la razón es necesario analizar la relación entre el estrés de la pared, la presión y radio del ventrículo. Como se analiza antes (v. ec. 4-2), el estrés de la pared ventricular (σ) es proporcional a la presión intraventricular (P) multiplicada por el radio interno del ventrículo (r) y dividida por el grosor de la pared (h).

$$\sigma \propto \frac{P \cdot r}{h}$$

El estrés de la pared se relaciona con la tensión que cada miocito debe desarrollar durante la contracción para generar una presión ventricular específica. Dados un radio y un grosor de pared, un miocito debe generar un aumento de la fuerza contráctil (es decir, estrés de la pared) para desarrollar una presión más alta. La fuerza contráctil debe aumentarse incluso más para producir la misma presión elevada si se incrementa el radio del ventrículo. Por ejemplo, si el ventrículo necesita gene-

rar una presión de 50 % superior a la normal para expulsar la sangre por la presencia de una presión aórtica elevada, el estrés de la pared que cada uno de los miocitos debe generar aumentará alrededor de 50 %. Esto intensificará el consumo de oxígeno de estos miocitos cerca de un 50 %, debido a que los cambios del consumo de oxígeno guardan una relación íntima con los cambios del estrés de la pared. Como segundo ejemplo, si el radio del ventrículo aumenta un 50 %, el estrés de la pared que requieren los miocitos para expulsar la sangre a una presión normal se elevará alrededor de un 50 %. Por otra parte, si el VDF ventricular aumenta un 50 % y la presión y el espesor de la pared permanecen sin cambios, el estrés de la pared solo aumentará cerca del 14 %. Es decir, que un cambio importante del volumen ventricular (V) requiere solo un cambio discreto del radio (r). Si se asume que la configuración del ventrículo es una esfera, entonces:

$$V = \frac{4}{3}\pi \cdot r^3$$

Al despejar esta relación, se encuentra que:

$$r \propto \sqrt[3]{V}$$

Si esto se sustituye en la ecuación de estrés de la pared, se obtiene la ecuación 4-4:

**Ec. 4-4** $$\sigma \propto \frac{P \cdot \sqrt[3]{V}}{h}$$

Si bien no existe un modelo aceptable único para la configuración del ventrículo debido a que su forma cambia durante la contracción, una esfera sirve como un modelo conveniente para ilustrar la razón por la que los cambios de volumen tienen un efecto más bien escaso sobre el estrés de la pared y el consumo de oxígeno. Al utilizar este modelo, la ecuación 4-4 constata que, cuando el VDF aumenta un 50 % (por un factor de 1.5), se genera solo un incremento del 14 % (raíz cuadrada de 1.5) del estrés de la pared a una presión ventricular dada, mientras que un aumento del 50 % de la presión aumenta el estrés de la pared en un 50 %. Así, el incremento de la presión e cierto porcentaje aumenta el estrés de la pared entre tres y cuatro veces más que el mismo cambio relativo del volumen.

Relacionar la ecuación de estrés de la pared con el consumo de oxígeno permite explicar más fácilmente por qué la generación de presión tiene una influencia mucho mayor sobre el consumo de oxígeno que un porcentaje similar de aumento de la precarga ventricular. Sin embargo, es importante no utilizar la ecuación de estrés de la pared para el cálculo de las demandas de oxígeno de todo el corazón. Es decir, que el estrés de la pared estima la tensión que requiere cada miocito para generar presión a la vez que se contrae. Este estrés de la pared determina en gran medida el consumo de oxígeno de cada miocito, si bien el consumo de oxígeno de todo el corazón corresponde a la sumatoria del oxígeno consumido por cada uno de ellos. Un ventrículo hipertrófico con una pared más gruesa, que tiene un menor estrés de la pared, no tendrá una reducción del consumo general de oxígeno, como lo sugiere la ecuación 4-4. De hecho, por efecto de su mayor masa muscular, el consumo de oxígeno puede elevarse de forma significativa en un corazón hipertrófico, en particular si su eficiencia se encuentra comprometida por alguna enfermedad. Un corazón menos eficiente desempeña menos trabajo por unidad de oxígeno consumida (es decir, genera menos presión y VL).

Los conceptos recién descritos tienen implicaciones para el manejo de los pacientes con arteriopatía coronaria (AC). Por ejemplo, los medicamentos que disminuyen la poscarga, la frecuencia cardíaca y el inotropismo son en particular efectivos para limitar el consumo miocárdico de oxígeno y aliviar los síntomas de dolor precordial (es decir, angina de pecho), que deriva de una provisión insuficiente de oxígeno respecto de las demandas del miocardio. Los pacientes con AC reciben asesoramiento para evitar actividades como el levantamiento de objetos pesados, que genera incrementos intensos de la presión arterial. En contraste, a menudo se alienta a los pacientes con AC a participar en programas de ejercicio como la caminata, que recurre a cambios de la precarga y el VL para aumentar el gasto cardíaco por medio del mecanismo de Frank-Starling. Es importante minimizar las situaciones de estrés en estos pacientes puesto que la tensión genera activación simpática del corazón y la vasculatura, misma que aumenta la frecuencia cardíaca, el inotropismo y la poscarga, todos las cuales desencadenan aumentos significativos de la demanda de oxígeno cardíaca.

## RESUMEN DE CONCEPTOS IMPORTANTES

- El ciclo cardíaco se divide en dos fases generales: diástole y sístole. La diástole se refiere al período durante el cual los ventrículos se están relajando y se llenan con la sangre de las aurículas. El llenado ventricular es sobre todo pasivo, si bien la contracción auricular tiene un efecto variable sobre el llenado ventricular final (VDF). La sístole representa el período en que los ventrículos se están contrayendo y expulsan la sangre (VL). El volumen de sangre que permanece en el ventrículo al final de la eyección es el VSF.

- Los ruidos cardíacos normales ($S_1$ y $S_2$) se originan por el cierre abrupto de las válvulas cardíacas.

- El VL ventricular es la diferencia entre los volúmenes diastólico final y sistólico final. La fracción de eyección (FE) ventricular se calcula como el VL dividido por el VDF.

- En general, la influencia de los cambios de la frecuencia cardíaca sobre el gasto cardíaco es mayor que la de los del VL. Sin embargo, las anomalías de la regulación del VL pueden tener un efecto adverso relevante sobre el gasto cardíaco, como se produce en la insuficiencia cardíaca.

- La precarga ventricular se relaciona con el grado de llenado ventricular (VDF) y la longitud de la sarcómera. El incremento de la precarga aumenta la fuerza de contracción y el VL (mecanismo de Frank-Starling).

- La poscarga ventricular puede calcularse a partir del estrés de la pared del ventrículo, que es el producto de la presión ventricular y el radio del ventrículo, dividido por el espesor de la pared de esa cavidad. El incremento de la poscarga disminuye la velocidad de acortamiento de las fibras durante la contracción, lo que disminuye el VL.

- El inotropismo es la propiedad del cardiomiocito que le permite alterar su desarrollo de tensión de manera independiente a los cambios de su longitud en precarga. El incremento del inotropismo favorece el desarrollo de tensión activa en cada fibra muscular y aumenta el desarrollo de presión ventricular, la velocidad de eyección y el VL a una precarga y poscarga dadas.

- La precarga, la poscarga y el inotropismo son interdependientes, lo que implica que el cambio de uno suele determinar cambios secundarios en los otros.

- El consumo miocárdico de oxígeno puede calcularse mediante el principio de Fick, en que el consumo de oxígeno equivale al producto del FSC y la diferencia arteriovenosa de oxígeno. El consumo miocárdico de oxígeno recibe una fuerte influencia de los cambios de la presión arterial, la frecuencia cardíaca y el inotropismo; los cambios del VL tienen sobre él una influencia menor.

## PREGUNTAS DE REVISIÓN

Para cada pregunta, elija la respuesta más apropiada:

1. En un corazón normal, ¿cuál de las fases siguientes del ciclo cardíaco se produce durante el tiempo en que se encuentran cerradas la válvula mitral y la aórtica?

   a. Contracción auricular.
   b. Relajación isovolumétrica.
   c. Eyección ventricular rápida.
   d. Llenado ventricular rápido.

2. Un paciente con valvulopatía se somete a un cateterismo cardíaco para comparar las presiones vascular e intracardíaca contra los valores normales. ¿Cuál de los siguientes tiene más probabilidad de identificarse en un corazón con una función valvular normal?

   a. La presión diastólica aórtica es inferior a la presión sistólica en la arteria pulmonar.
   b. La presión diastólica final en el ventrículo izquierdo es inferior a la presión media en la aurícula derecha.
   c. La presión media en la aurícula izquierda generalmente es < 10 mm Hg superior a la presión media en la aurícula derecha.
   d. La presión diastólica en la arteria pulmonar es inferior a la presión media en la aurícula derecha.

3. ¿Cuál de las siguientes aumenta la precarga del ventrículo derecho?

   a. Disminución de la contractilidad auricular.
   b. Disminución del volumen sanguíneo.
   c. Disminución de la frecuencia cardíaca.
   d. Disminución de la distensibilidad ventricular.

4. ¿Cuál de las siguientes tiene más probabilidad de generar una presión diastólica final alta, en el ventrículo izquierdo?

   a. Disminución de la poscarga ventricular.
   b. Disminución del retorno venoso.
   c. Incremento del inotropismo.
   d. Hipertrofia ventricular.

5. Un paciente de 67 años de edad refiere disnea excesiva durante el ejercicio. El informe de un ecocardiograma de seguimiento indica que su volumen latido ventricular izquierdo es de 50 mL, con una fracción de eyección de un 25 %. ¿Cuál de los cambios siguientes en los parámetros del ventrículo izquierdo tiene más probabilidad de explicar estos hallazgos?

   a. Volumen diastólico final superior al normal.
   b. Volumen sistólico final inferior al normal.
   c. Incremento del inotropismo.
   d. Disminución de la precarga.

6. Un paciente tiene una crisis hipertensiva aguda. ¿Cuál de los efectos directos siguientes sobre el ventrículo izquierdo tendrá este gran incremento de la presión arterial?

   a. Disminución del volumen sistólico final.
   b. Disminución de la velocidad de acortamiento de las fibras musculares.
   c. Disminución de la precarga.
   d. Incremento del volumen latido.

7. Un paciente en insuficiencia cardíaca aguda recibe un fármaco que se une a los receptores β-adrenérgicos del corazón para aumentar el inotropismo. ¿Cuál de las respuestas del ventrículo izquierdo siguientes tiene más probabilidad de presentarse con el uso de este fármaco?

   a. Incremento del volumen sistólico final.
   b. Incremento del ancho del asa presión-volumen.
   c. Incremento del volumen diastólico final del ventrículo.

d. Desviación a la izquierda de la relación fuerza-velocidad.

8. En un estudio experimental, el flujo sanguíneo coronario promedio cuantificado a lo largo de varios latidos es de 100 mL/min por 100 g. Durante este mismo período los contenidos arterial y venoso de oxígeno son de 0.20 mL y 0.08 mL $O_2$/mL de sangre, respectivamente. ¿Cuál de los valores siguientes representa el consumo de oxígeno del corazón en mL $O_2$/min por 100 g?

a. 5.
b. 8.
c. 12.
d. 20.

9. Si cada uno de los factores siguientes se eleva 25 %, ¿cuál generaría el cambio *más leve* del consumo miocárdico de oxígeno?

a. Frecuencia cardíaca.
b. Volumen diastólico final del ventrículo.
c. Presión arterial media.
d. Radio del ventrículo.

---

## RESPUESTA A LAS PREGUNTAS DE REVISIÓN

1. La respuesta correcta es la «b» debido a que durante la relajación isovolumétrica la presión cae sin un cambio del volumen. Eso solo puede producirse cuando tanto las válvulas de entrada (mitral) y salida (aórtica) están cerradas. La opción «a» es incorrecta porque la contracción auricular se produce cuando la válvula mitral está abierta. La opción «c» es incorrecta porque la válvula aórtica está abierta durante la eyección ventricular. La opción «d» es incorrecta dado que la válvula mitral se encuentra abierta durante el llenado ventricular.

2. La respuesta correcta es la «c», dado que la presión auricular izquierda promedio es cercana a 8 mm Hg y la presión auricular derecha promedio se aproxima a 4 mm Hg. La opción «a» es incorrecta, ya que la presión diastólica aórtica es de alrededor de 80 mm Hg, en comparación con una presión sistólica en la arteria pulmonar de 25 mm Hg. La opción «b» es incorrecta puesto que las presiones diastólicas finales en la aurícula y el ventrículo izquierdos generalmente son superiores a las presiones correspondientes en el lado derecho del corazón. La opción «d» es incorrecta porque la presión diastólica en la arteria pulmonar se aproxima a 10 mm Hg, mientras que la presión auricular derecha es de alrededor de 4 mm Hg.

3. La respuesta correcta es la «c», puesto que se dispone de más tiempo para el llenado cuando existen frecuencias cardíacas más bajas (la diástole se prolonga). Así, la precarga aumenta con frecuencias cardíacas menores. Las opciones «a», «b» y «d» son incorrectas debido a que la disminución de la contrac-

tilidad auricular, el volumen sanguíneo y la distensibilidad ventricular determinan una disminución de llenado del ventrículo y, por ende, de la precarga.

4. La respuesta correcta es la «d» porque la hipertrofia ventricular disminuye la distensibilidad del ventrículo, lo que determina presiones diastólicas finales elevadas cuando el ventrículo se llena. La opción «a» es incorrecta puesto que la disminución de la poscarga determina una reducción del volumen sistólico final, que genera una caída secundaria del volumen diastólico final y la presión. La opción «b» es incorrecta porque la disminución del retorno venoso reduce el llenado ventricular, que disminuye el volumen diastólico final y la presión en el ventrículo. La opción «c» es incorrecta, ya que el aumento del inotropismo disminuye el volumen sistólico final, lo que origina una caída secundaria del volumen y la presión diastólicos finales.

5. La respuesta correcta es la «a» ya que una fracción de eyección (FE) de un 25 % y un volumen latido (VL) de 50 mL definen que este paciente tiene un volumen diastólico final (VDF) de 200 mL, que es mucho más alto del normal (por lo general < 150 mL). El cálculo se basa en la fórmula FE = (VL/VDF) × 100, de modo que VDF = (VL/FE) × 100 cuando la FE se expresa como porcentaje. Las opciones «b», «c» y «d» son incorrectas porque esta FE baja (normal > 55 %) indica insuficiencia ventricular (pérdida del inotropismo), lo que determina una disminución del VL y un aumento del volumen sistólico final. La precarga (volumen diastólico final)

es alta (según el cálculo de arriba) debido a que el volumen sistólico final elevado determina un aumento secundario de la precarga, y por otros mecanismos compensatorios que se analizan en el capítulo 9.

6. La respuesta correcta es la «b» debido a que un incremento de la presión arterial aumenta la poscarga del ventrículo izquierdo, que disminuye la velocidad del acortamiento de las fibras, como lo demuestra la relación fuerza-velocidad. Las opciones «a», «c» y «d» son incorrectas porque el incremento de la poscarga disminuye la velocidad de acortamiento de las fibras, lo que reduce el volumen latido. Esto conduce a un aumento del volumen sistólico final en el ventrículo izquierdo y una elevación secundaria de la precarga (volumen diastólico final).

7. La respuesta correcta es la «b», dado que un incremento del inotropismo aumenta el volumen latido, que está representado por el ancho del asa presión-volumen. Las opciones «a», «c» y «d» son incorrectas porque el incremento del inotropismo genera un desplazamiento paralelo hacia arriba de la relación fuerza-velocidad, que determina un aumento de la velocidad de acortamiento de las fibras y, por ende, una elevación del volumen latido para una poscarga dada. El aumento del volumen latido disminuye el volumen sistólico final y determina una disminución secundaria del volumen diastólico final del ventrículo izquierdo (precarga).

8. La única respuesta correcta es la «c», porque el consumo miocárdico de oxígeno se calcula mediante el principio del Fick, como el producto del flujo coronario (100 mL/min por 100 g) y la diferencia arteriovenosa de oxígeno (0.12 mL $O_2$/mL de sangre).

9. La respuesta correcta es la «b» debido a que un incremento del volumen diastólico final aumenta el volumen latido. Sin embargo, los cambios del volumen latido tienen una efectividad de solo una cuarta parte en cuanto a la modificación del consumo de oxígeno en comparación con las alteraciones de la frecuencia cardíaca, la presión arterial media o el radio del ventrículo, por efecto de las relaciones que existen entre el consumo de oxígeno, el estrés de la pared, la presión y el radio ventriculares. Por ello, las opciones «a», «c» y «d» son incorrectas.

## RESPUESTA A LOS PROBLEMAS Y CASOS

### PROBLEMA 4-1

El volumen latido equivale al gasto cardíaco dividido por la frecuencia cardíaca. Puesto que el volumen latido utiliza como unidades los mililitros (mL), el gasto cardíaco (8.8 L/min) debe expresarse en mililitros por minuto (8 800 mL/min). Este valor, dividido por la frecuencia cardíaca de 110 latidos/min determina un volumen latido de 80 mL/latido.

### PROBLEMA 4-2

En este problema el volumen latido ventricular derecho es 0.1 % mayor que el volumen latido del ventrículo izquierdo, de 60 mL/latido. El volumen latido del ventrículo derecho puede calcularse al multiplicar 1.001 por 60, que revela un volumen latido de 60.06 mL/latido. La diferencia del volumen latido entre los dos ventrículos es así de 0.06 mL/latido. Para obtener la diferencia del volumen latido total en 1 h cuando la frecuencia es de 75 latidos/min, se multiplica la frecuencia (75 latidos/min) por 60 min/h y por la diferencia del volumen latido (0.06 mL/latido). Este cálculo determina un valor de 270

mL, que representa el aumento del volumen sanguíneo pulmonar que se generaría tras solo 1 h si los gastos de los ventrículos derecho e izquierdo mostraran una diferencia de tan solo un 0.1 %. Este problema ilustra la razón por la que los gastos de los ventrículos izquierdo y derecho necesitan ser iguales.

### PROBLEMA 4-3

El consumo de oxígeno del miocardio puede calcularse a partir de la ecuación 4-3, de tal modo que:

$$M\dot{V}O_2 = CBF \cdot (CaO_2 - CvO_2)$$

El control del consumo de oxígeno es el FSC (50 mL/min) multiplicado por la diferencia arteriovenosa de oxígeno de 0.1 mL $O_2$/mL de sangre, que equivale a 5 mL $O_2$/min. Obsérvese que la diferencia arteriovenosa de oxígeno debe convertirse de mL $O_2$/100 mL de sangre a mL $O_2$/mL de sangre. El consumo de oxígeno en el experimento es de 150 mL/min multiplicado por 0.14 mL $O_2$/mL de sangre, que equivale a 21 mL $O_2$/min.

Así, el consumo de oxígeno aumenta 16 mL/min respecto del valor control de 5 mL/min, lo que representa un incremento superior al triple.

## CASO 4-1

Un ventrículo con hipertrofia tiene menor distensibilidad. Esto hace que la curva presión-volumen diastólica final se desplace hacia arriba y a la izquierda, como se muestra en la figura más adelante. El desplazamiento disminuye el volumen diastólico final y aumenta la presión diastólica final al concluir el llenado ventricular. Sin un cambio significativo del inotropismo o la presión aórtica (poscarga), el volumen sistólico final no se modifica en gran medida. El ancho del asa presión volumen es menor y, por ello, el volumen latido se reduce.

## CASO 4-2

La disminución del tiempo de llenado ventricular que causa la taquicardia determina una reducción del VDF y el VL. La adición de una caída de la presión arterial consecuencia de un gasto cardíaco reducido disminuye la poscarga del ventrículo, que aumenta de manera independiente el volumen latido y reduce el VSF. Esto puede determinar una disminución secundaria adicional del VDF. El efecto neto de estas dos condiciones es una reducción intensa del VDF acoplada a una reducción discreta del VSF, así como una caída importante del volumen latido. Por efecto de la hipotensión (tanto sistólica como diastólica), la fase de eyección del asa presión-volumen comienza a una presión más baja, y la presión sistólica ventricular máxima también disminuye.

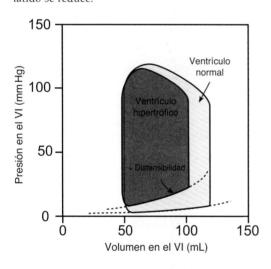

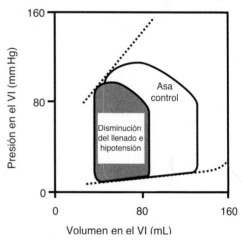

---

## LECTURAS RECOMENDADAS

Braunwald E, Ross J, Sonnenblick EH. Mechanisms of Contraction of the Normal and Failing Heart. 2nd Ed. Boston: Little, Brown & Co., 1976.

Covell JW, Ross J. Systolic and diastolic function (mechanics) of the intact heart. In: Page E, Fozzard HA, Solaro RJ, eds. Handbook of Physiology, vol 1. Bethesda: American Physiological Society, 2002; 741–785.

de Tombe PP, Ryan D, Mateja RD, et al. Myofilament length dependent activation. J Mol Cell Cardiol 2010;48:851–858.

Fuchs F, Smith SH. Calcium, cross-bridges, and the Frank-Starling relationship. News Physiol Sci 2001;16:5–10.

Han J-C, Pham T, Taberner AJ, et al. Solving a century-old conundrum underlying cardiac force-length relations. Am J Physiol Heart Circ Physiol 2019;316:H781–H793.

Katz AM. Physiology of the Heart. 5th Ed. Philadelphia: Lippincott Williams & Wilkins, 2011.

Lilly LS. Pathophysiology of Heart Disease. 6th Ed. Philadelphia: Wolters Kluwer, 2016.

Sagawa K, Maughan L, Suga H, et al. Cardiac Contraction and the Pressure-Volume Relationship. New York: Oxford University Press, 1988.

Sarnoff SJ, Mitchell JH, Gilmore JP, et al. Homeometric autoregulation in the heart. Circ Res 1960;8:1077–1091.

Sequeira V, van der Velden J. Historical perspective on heart function: the Frank–Starling Law. Biophys Rev 2015;7:421–447.

Solaro, RJ. Integration of myocyte response to $Ca^{2+}$ with cardiac pump regulation and pump dynamics. Am J Physiol 1999;277(6 Pt 2):S155–S163.

Sonnenblick EH. Force-velocity relations in mammalian heart muscle. Am J Physiol 1962;202: 931–939.

# FUNCIÓN VASCULAR

Comprender los conceptos presentados en este capítulo permitirá al estudiante:

1. Nombrar los distintos tipos de vasos sanguíneos que constituyen la red vascular del organismo y describir la función general de cada uno de ellos.

2. Describir el modo en que los cambios del gasto cardíaco, la resistencia vascular sistémica y la presión venosa central afectan la presión arterial media.

3. Describir los factores que determinan la presión de pulso.

4. Describir en términos cuantitativos el modo en que los cambios del radio y la longitud de los vasos, la viscosidad sanguínea y la presión de perfusión afectan el flujo sanguíneo.

5. Explicar el modo en que el flujo turbulento altera la relación entre la presión y el flujo.

6. Calcular la resistencia total a partir de redes de resistencia en serie o paralelo.

7. Explicar la razón por la que la caída de la presión en arterias pequeñas y arteriolas es mucho mayor que la que se observa en otros tipos de vasos sanguíneos.

8. Definir el tono vascular y enumerar los factores que lo alteran.

9. Explicar el modo en que los factores siguientes afectan la presión venosa central: volumen sanguíneo, distensibilidad venosa, gravedad, respiración y contracción muscular.

10. Mediante el uso de curvas de función cardíaca y sistémica, explicar el modo en que los cambios del volumen sanguíneo, la distensibilidad venosa, la resistencia vascular y el desempeño cardíaco influyen sobre el equilibrio entre la presión auricular derecha y el gasto cardíaco.

## INTRODUCCIÓN

El sistema vascular desempeña dos funciones básicas: distribución e intercambio. La distribución incluye el transporte de la sangre desde y hacia los órganos. El intercambio implica el movimiento de gases, nutrientes y líquido entre la sangre y los tejidos. Este capítulo se concentra en la anatomía vascular y los principios hemodinámicos generales que participan en la regulación de la presión sanguínea y la distribución del flujo sanguíneo en el organismo. Los capítulos 6 y 7 describen estos mecanismos fisiológicos de control con más detalle. La función de intercambio se describe en el capítulo 8.

## ANATOMÍA Y FUNCIÓN

### Red vascular

El ventrículo izquierdo expulsa la sangre hacia la aorta, que luego distribuye el flujo sanguíneo por todo el organismo mediante el uso de una red de vasos arteriales que se ramifican en estructuras cada vez más pequeñas hasta alcanzar la unidad vascular más pequeña, los capilares, en los órganos y los tejidos. Los capilares convergen entonces para formar vasos sanguíneos cada vez mayores (venas), por las que la sangre regresa al corazón. Estos vasos se ilustran en la figura 5-1. La tabla 5-1 resume las dimen-

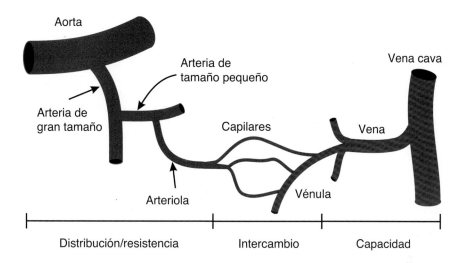

**Figura 5-1.** Tipos principales de vasos sanguíneos identificados en el sistema circulatorio.

siones relativas y las funciones de los distintos vasos sanguíneos. Los distintos tipos de vasos sanguíneos pueden agruparse con base en su función principal: distribución/resistencia (aorta, arterias de distribución de gran y tamaño pequeño), intercambio (capilares, vénulas de menor tamaño) y capacidad (vénulas de mayor tamaño, venas, venas cavas).

## VASOS DE DISTRIBUCIÓN/RESISTENCIA

La aorta, además de ser el vaso principal que distribuye la sangre desde el corazón hasta el sistema arterial, amortigua la presión pulsátil que deriva de la expulsión intermitente de la sangre a partir del ventrículo izquierdo (v. fig. 4-2). Este amortiguamiento es una función de la distensibilidad aórtica,

que se analiza con más detalle más adelante en este capítulo. Las **arterias principales** que se desprenden de la aorta (p. ej., arterias coronarias, carótidas, mesentéricas y renales) distribuyen el flujo sanguíneo hacia órganos o regiones específicos del organismo. Estas arterias principales, si bien son capaces de contraerse y dilatarse, desempeñan solo un papel menor en la regulación de la presión y el flujo sanguíneo en condiciones fisiológicas. Una vez que la arteria de distribución llega al órgano al que irriga, se ramifica en **arterias de menor tamaño**, que distribuyen el flujo sanguíneo dentro del órgano. Estas arterias de menor tamaño se siguen ramificando para dar origen a vasos cada vez menores. Una vez que alcanzan diámetros <200 µm se denominan arteriolas. No existe un límite bien definido

| TABLA 5-1 | TAMAÑO Y FUNCIÓN DE LOS DISTINTOS TIPOS DE VASOS SANGUÍNEOS EN LA CIRCULACIÓN SISTÉMICA | |
|---|---|---|
| **TIPO DE VASO** | **DIÁMETRO (MM)** | **FUNCIÓN** |
| Aorta | 25 | Amortiguamiento del pulso y distribución |
| Arterias de gran tamaño | 1.0 a 10.0 | Distribución |
| Arterias de tamaño pequeño | 0.2 a 1.0 | Distribución y resistencia |
| Arteriolas | 0.01 a 0.20 | Resistencia (regulación de presión/flujo) |
| Capilares | 0.006 a 0.010 | Intercambio |
| Vénulas | 0.01 a 0.20 | Intercambio, recolección y capacidad |
| Venas | 0.2 a 10.0 | Función de capacidad (volumen sanguíneo) |
| Vena cava | 35 | Obtención |

entre las arterias de tamaño pequeño y las arteriolas; de este modo, no existe consenso en cuanto al punto en el cual una arteria de tamaño pequeño se convierte en una arteriola. Muchos investigadores hablan de distintos órdenes de ramificación de los vasos arteriales en un tejido u órgano. La mayoría estaría de acuerdo en que las arteriolas solo cuentan con unas cuantas capas de músculo liso vascular y, en general, tienen un diámetro < 200 μm.

En conjunto, las arterias de tamaño pequeño y las arteriolas representan los **vasos de resistencia** principales, que regulan la presión arterial y el flujo sanguíneo en los órganos, y generan de un 60 % a un 70 % de la **resistencia vascular sistémica**, que se define como la resistencia total de todos los vasos sanguíneos, excepto los propios de la circulación pulmonar. Los vasos de resistencia tienen una inervación autónoma rica (en particular nervios simpáticos adrenérgicos), y se contraen o dilatan en respuesta a los cambios de la actividad nerviosa. Los vasos de resistencia cuentan con gran cantidad de receptores para hormonas circulantes (p. ej., catecolaminas, angiotensina II), que pueden modificar el diámetro vascular (v. caps. 2 y 6). También responden a distintas sustancias (p. ej., adenosina, ión potasio y óxido nítrico) producidas por el tejido que circunda al vaso o por el endotelio vascular.

### VASOS DE INTERCAMBIO

A la vez que las arteriolas se ramifican para dar origen a vasos cada vez más pequeños, de manera eventual pierden su músculo liso cuando alcanzan un diámetro < 10 μm. Los vasos que carecen de músculo liso y están integrados tan solo por células endoteliales y una membrana basal se denominan capilares. Una sola arteriola puede dar origen a varios capilares, que generan alrededor de un 20 % de la resistencia vascular sistémica (RVS). Si bien son los vasos más pequeños en la circulación, tienen la mayor área transversal debido a que son muy numerosos. Puesto que el flujo sanguíneo total en todos los capilares del organismo es igual al que sale del corazón hacia la aorta, y puesto que el área transversal de los capilares es de alrededor de 1 000 veces el de la aorta, la velocidad promedio de la sangre que fluye por los capilares (~0.05 cm/s) es casi 1 000 veces menor que la que existe en la aorta (~ 50 cm/s). Es decir, que el flujo (F) es el producto de la velocidad promedio (V) multiplicado por el área transversal (A; $F = V \times A$). Cuando esta expresión se despeja, encontramos que la velocidad promedio es inversamente proporcional al área transversal ($V = F/A$). La baja velocidad relativa del flujo en los capilares facilita su función de intercambio.

Los capilares, por efecto de su pequeño diámetro y gran área transversal total, cuentan con la superficie más amplia para el intercambio. Oxígeno, bióxido de carbono, agua, electrólitos, proteínas, sustratos y productos colaterales del metabolismo, a la vez que hormonas circulantes, se intercambian a través del endotelio capilar, entre el plasma y el intersticio tisular circundante (v. cap. 8). Por ende, los capilares son los vasos de intercambio principales del organismo.

Cuando los capilares se fusionan forman **vénulas poscapilares** de tamaño pequeño, que también carecen de músculo liso. Al igual que los capilares, fungen como vasos de intercambio para el líquido y las macromoléculas, gracias a su gran permeabilidad.

### VASOS DE CAPACIDAD

A la vez que las vénulas poscapilares de tamaño pequeño convergen y forman vénulas de mayor tamaño, reaparece el músculo liso. Estos vasos, al igual que los de resistencia, pueden dilatarse y contraerse, y contribuyen a cerca de 15 % de la RVS. Los cambios del diámetro venular regulan la presión capilar y el volumen sanguíneo venoso. Las vénulas convergen para constituir venas de mayor tamaño. En conjunto, vénulas y venas son los vasos de capacidad principales del organismo, es decir, son el sitio en que se aloja la mayor parte del volumen sanguíneo y donde se regula el volumen sanguíneo regional. La contracción de las venas disminuye el volumen sanguíneo venoso y aumenta la presión venosa, que puede modificar el gasto cardíaco mediante la modificación de la presión auricular derecha y la precarga ventricular, como se describe más adelante en este capítulo. Los vasos venosos finales son las venas cavas inferior y superior, que llevan la sangre de vuelta a la aurícula (atrio) derecha del corazón.

## Distribución de presiones y volúmenes

La presión arterial media alcanza su máximo en la aorta (alrededor de 95 mm Hg en un adulto normal) y disminuye en forma progresiva a la vez que la sangre fluye alejándose cada vez más del corazón (fig. 5-2). La razón por la que la presión cae a la vez que la sangre avanza por los vasos es que pierde energía en forma de calor, por efecto de la fricción en la sangre en movimiento (lo que se relaciona con la viscosidad sanguínea), y entre la sangre y la pared vascular. Entre dos puntos se produce a lo largo de una arteria, por ejemplo, la caída de la presión ($\Delta P$)

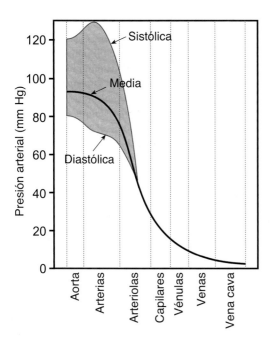

**■ Figura 5-2.** Distribución de la presión en la circulación sistémica. La curva roja representa la media, mientras que la banda gris muestra la presión sistólica y diastólica en los vasos arteriales. La mayor caída de la presión media se produce en las arterias de tamaño pequeño y las arteriolas.

se relaciona con el flujo (F) y la resistencia al flujo (R), como se muestra en la ecuación 5-1.

**Ec. 5-1** $\quad \Delta P = F \cdot R$

La ecuación 5-1 es una adecuación hidrodinámica de la ley de Ohm ($\Delta V = I \times R$), donde la diferencia de voltaje ($\Delta V$, análoga a $\Delta P$) es igual a la corriente (I, análoga a F) multiplicada por la resistencia (R). Esta ecuación aplica en general el organismo cuando hay un flujo sanguíneo continuo, con condiciones laminares y no turbulentas. Cuando existe un flujo pulsátil y turbulencia, la relación entre $\Delta P$ y F no es lineal, como se describe más adelante en este capítulo.

La presión arterial media no cae en el mismo grado a la vez que la sangre fluye por la aorta y las arterias de distribución de gran tamaño, debido a que estos vasos tienen una resistencia baja respecto de su flujo y, por ello, existe una pérdida escasa de energía de presión ($\Delta P$) a lo largo de los mismos. En contraste, cuando la sangre fluye por las arterias de tamaño pequeño y las arteriolas (los vasos de resistencia principales), existe una gran caída de la presión arterial media (v. fig. 5-2). La razón es que estos vasos, como grupo, tienen una resisten-

cia alta en proporción a su flujo y, por ende, la $\Delta P$ en ellos es grande. De hecho, alrededor del 60 % o el 70 % de la caída de presión en la vasculatura se produce en los vasos de resistencia. Cuando la sangre llega a los capilares, la presión arterial media puede ser cercana a 30 mm Hg, lo que depende del órgano. Es importante el que la presión capilar sea más bien baja; de lo contrario, grandes cantidades de fluido escaparían a través de los capilares (y las vénulas poscapilares), lo que generaría edema tisular (v. cap. 8). La presión cae aún más a la vez que la sangre viaja por las venas de regreso al corazón; sin embargo, la caída de presión es escasa al compararla con la que tiene lugar en las arterias de tamaño pequeño y las arteriolas, dado que la resistencia de las venas es muy baja en comparación con la resistencia en los vasos arteriales (la resistencia poscapilar de manera característica es cercana a un 20 % de la resistencia precapilar). La presión en el segmento torácico de la vena cava cerca de la aurícula derecha es muy cercana a cero milímetros de mercurio (mm Hg), si bien fluctúa algunos milímetros de mercurio a lo largo del ciclo cardíaco, como consecuencia de la actividad respiratoria.

El mayor volumen de sangre en la circulación (60 % a 80 %) está contenido en la vasculatura venosa. Esta es la razón por la que las venas se conocen como vasos de capacidad. El volumen relativo de la sangre entre los lados arterial y venoso de la circulación puede variar en grado considerable de acuerdo con el volumen sanguíneo total, las presiones intravasculares y la distensibilidad vascular, como se describe más adelante en este capítulo. La variación de la distensibilidad vascular depende del estado de contracción del músculo liso venoso, al que regulan sobre todo los nervios simpáticos que regulan las venas.

## PRESIÓN ARTERIAL DE LA SANGRE

La eyección de la sangre hacia la aorta a partir del ventrículo izquierdo determina una presión de pulso aórtica característica (fig. 5-3). La presión máxima del pulso aórtico se denomina **presión sistólica**. Poco después de que se alcanza la presión sistólica máxima se forma una muesca (incisura dícrota o dicrótica) seguida de la aparición de un incremento discreto de la presión (onda dicrótica) antes de que la presión caiga hasta alcanzar su valor mínimo, la **presión diastólica**. La diferencia entre las presiones sistólica y diastólica es la **presión de pulso aórtica**. Si, por ejemplo, la presión sistólica es de 130 mm Hg y la presión diastólica de

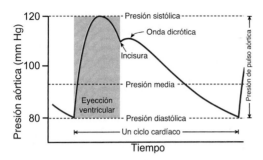

**Figura 5-3.** Presión de pulso en la aorta. La presión de pulso es la diferencia entre la presión máxima (sistólica) y la presión mínima (diastólica). La presión media es casi igual a la presión diastólica más un tercio de la presión de pulso.

85 mm Hg, entonces la presión de pulso es de 45 mm Hg. De este modo, cualquier factor que afecte ya sea la presión sistólica o la diastólica modifica la presión de pulso. Las presiones sistólica y diastólica son las que se cuantifican con un manguito de presión (esfigmomanómetro) en el brazo. Si bien estos valores son muy importantes en la clínica, ninguno corresponde a la presión principal que conduce el flujo de la sangre en los órganos. Esa presión es la **presión arterial media**, que es la presión promedio a lo largo del tiempo. Esta presión necesita determinarse cuando se requiere información hemodinámica para valorar la función vascular.

## Presión arterial media

Por efecto de la configuración de la presión de pulso aórtica, el valor de la presión media es inferior al promedio aritmético de las presiones sistólica y diastólica, como se observa en la figura 5-3. Con frecuencias cardíacas en reposo normales, la presión aórtica (o arterial) media (PAM) puede *estimarse* a partir de las presiones arteriales diastólica (PAD) y la sistólica (PAS) mediante la ecuación 5-2:

**Ec. 5-2**    $PAM \cong PAD + \frac{1}{3}(PAS - PAD)$

Por ejemplo, si la presión sistólica tiene un valor de 120 mm Hg y la presión diastólica es de 80 mm Hg, la presión arterial media será de alrededor de 93 mm Hg. Sin embargo, con frecuencias cardíacas altas la presión arterial media puede calcularse de manera más aproximada a partir del promedio aritmético de las presiones sistólica y diastólica debido a que la configuración de la presión de pulso arterial se modifica (se hace más angosta) a la vez que la diástole se acorta en mayor medida que la sístole. De este modo, para determinar con precisión la presión arterial media se recurre a un cir-

cuito electrónico analógico o técnicas digitales, por lo general junto con un catéter arterial a permanencia. Estas técnicas determinan la presión media en el transcurso del tiempo, ya sea para uno o varios latidos cardíacos.

No existe un solo valor normal de la presión arterial media. En neonatos y lactantes, la presión arterial media puede ser de tan solo 70 mm Hg, mientras que en adultos mayores la presión arterial media puede ser de 100 mm Hg. Al aumentar la edad, la presión sistólica suele elevarse en mayor medida que la diastólica; así, la presión de pulso aumenta con la edad. Existen diferencias discretas entre hombres y mujeres, y las segundas tienen presiones un poco menores a edades equivalentes. En adultos, la presión arterial se considera normal cuando la presión sistólica es <120 mm Hg (pero >90 mm Hg) y la diastólica es <80 mm Hg (sin embargo, >60 mm Hg), lo que representa una presión media normal <95 mm Hg. Las presiones arteriales bajas y altas anormales se analizan en el capítulo 9.

¿Qué factores determinan la presión arterial media? A la vez que la sangre se bombea hacia la red de resistencia de la circulación sistémica, se genera presión dentro de la vasculatura arterial. La PAM depende del gasto cardíaco (GC), la RVS y la presión venosa central (PVC), como se muestra en la ecuación 5-3.

**Ec. 5-3**    $PAM = (GC \cdot RVS) + PVC$

Esta ecuación se basa en la ecuación 5-1, en que $\Delta P = F \times R$. La $\Delta P$ en la ecuación 5-3 representa la caída de presión en toda la circulación sistémica, que corresponde a la PAM menos la PVC; el GC y la RVS corresponden a F y R, respectivamente, en la ecuación 5-1.

De este modo, a partir de la ecuación 5-3, los cambios del gasto cardíaco, al RVS o la PVC afectan la presión arterial media. Si el gasto cardíaco y la RVS cambian en sentido recíproco y proporcional, la PAM no se modifica. Por ejemplo, si el gasto cardíaco se reduce a la mitad y la RVS se duplica, la presión arterial media permanece sin cambios.

La figura 5-4, que se basa en la ecuación 5-3, muestra que, a la vez que el gasto cardíaco aumenta, se produce un aumento lineal de la presión arterial (si se asume que la resistencia no cambia y la presión venosa es de cero). Un incremento de la RVS (aumento de la pendiente de la línea) genera una presión arterial más alta para cualquier gasto cardíaco. Por el contrario, una disminución de la resistencia determina una presión arterial menor para cualquier gasto cardíaco.

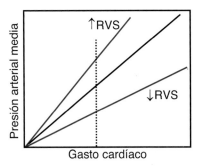

■ **Figura 5-4.** Relación entre el gasto cardíaco (*GC*), la resistencia vascular sistémica (*RVS*) y la presión arterial media (*PAM*). El incremento de la RVS aumenta la PAM para cualquier gasto cardíaco (línea punteada), mientras que la disminución de la RVS reduce la PAM para cualquier gasto cardíaco. Esta figura se basa en la ecuación 5-3, en que PAM = (GC × RVS) + PVC, y asume que la PVC (presión venosa central) es de 0 mm Hg.

El gasto cardíaco, la RVS y la presión venosa se modifican de manera constante y son interdependientes (es decir, cambiar una variable puede modificar cada una de las otras variables). Por ejemplo, el incremento de la RVS eleva la poscarga cardíaca, lo que reduce el gasto cardíaco y altera la PVC, como se describe con más detalle más adelante en este capítulo.

Por otra parte, mecanismos de control extrínsecos que actúan sobre el corazón y la circulación pueden afectar estas variables. Si, por ejemplo, el gasto cardíaco cae de pronto un 20 % (como puede producirse al ponerse de pie), la presión arterial media no se reduce un 20 % debido a que el organismo compensa al aumentar la RVS mediante mecanismos barorreceptores, con el objetivo de mantener una presión constante (v. cap. 6).

## Presión de pulso aórtica

A la vez que la sangre fluye por la aorta y entra en las arterias de distribución, se producen cambios característicos de la configuración de la onda de presión. Al tiempo que el pulso de presión se aleja del corazón, la presión sistólica aumenta y la diastólica cae (v. fig. 5-2). El cambio de la configuración del pulso de presión se relaciona con distintos factores, entre otros (1) la disminución de la distensibilidad de las arterias distales y (2) las ondas de rebote, en particular a partir de los puntos de ramificación arterial, que se suman a la onda de pulso que viaja en sentido distal por la aorta y las arterias. Además, la presión arterial media disminuye a la vez que el pulso de presión se aleja por las arterias de distribución, por efecto de la resistencia arterial. Sin embargo, la reducción de la presión media es

ligera (tan solo unos milímetros de mercurio) porque las arterias de distribución tienen una resistencia más bien baja. Es así que los valores de presión arterial cuantificados difieren con base en el sitio de la medición. Cuando la presión arterial se mide con un esfigmomanómetro (es decir, manguito de presión arterial) en el brazo, la medición de presión representa la existente en la arteria braquial. No obstante, las presiones cuantificadas no son idénticas a las presiones sistólica y diastólica en la aorta o las registradas en otras arterias de distribución. Por ejemplo, la presión sistólica en el brazo en la arteria braquial es alrededor de un 10 % menor que la correspondiente en el tobillo. Como se describe en el capítulo 9, una reducción de esta proporción entre las presiones sistólicas en el tobillo y el brazo permite identificar la presencia de enfermedad arterial en la pierna.

La distensibilidad de la aorta y el volumen latido ventricular determinan la presión de pulso. La **distensibilidad** se define a partir de la relación entre el volumen y la presión, en que la distensibilidad (C) equivale a la pendiente de esa relación, o el cambio del volumen (ΔV) dividido por el cambio de la presión (ΔP) a una presión específica:

**Ec. 5-4** $$C = \frac{\Delta V}{\Delta P} \text{ o, } \Delta V = C \cdot P$$

De este modo, un vaso con gran distensibilidad mostrará un incremento más bien escaso de la presión para un incremento dado del volumen. Por el contrario, un vaso con menor distensibilidad (es decir, un vaso más «rígido») mostrará un gran incremento relativo de la presión para un aumento dado de volumen.

La distensibilidad de un vaso sanguíneo depende en gran medida de la proporción relativa entre las fibras de elastina, comparada con la de músculo liso y colágeno en la pared vascular (v. fig. 2-7). Las fibras de elastina ofrecen la menor resistencia al estiramiento, mientras que el colágeno presenta la mayor resistencia. Un vaso como la aorta, tiene una mayor proporción de fibras de elastina que de músculo liso y colágeno, tiene una resistencia más bien baja al estiramiento, por lo que tiene una distensibilidad mayor a la identificada en una arteria muscular que contiene más músculo liso y menos elastina.

La gran distensibilidad relativa de la aorta amortigua el gasto pulsátil del ventrículo izquierdo, con lo que reduce la presión de pulso. Si la aorta fuera un tubo rígido, la presión de pulso tras cada eyección ventricular sería muy alta. Sin embargo, a la vez que la sangre se expulsa hacia la aorta, sus paredes se expanden para alojar el mayor volumen sanguíneo, dado que este vaso es distensible. A la vez que la aorta se expande, el incremento de la presión depende del cambio del volumen aórtico, dividido por la distensibilidad del vaso para ese intervalo específico de volúmenes (fig. 5-5, recuadro A). Mientras menos distensibilidad tenga la aorta, mayor será el cambio de presión (es decir, la presión de pulso) para cualquier cambio del volumen aórtico (fig. 5-5, recuadro B).

La edad y la enfermedad arteriosclerótica disminuyen la distensibilidad de la aorta, lo que aumenta la presión de pulso aórtica. No es raro que los adultos mayores tengan presiones de pulso aórticas de 60 mm Hg o más, mientras que los jóvenes adultos tienen presiones de pulso aórticas aproximadas de 40 mm Hg a 45 mm Hg con frecuencias cardíacas en reposo.

Un cambio de la distensibilidad solo afecta la presión de pulso y no la presión media, que se mantiene sin cambios mientras que el gasto cardíaco y la RVS no se modifiquen. En contraste, un cambio del volumen latido generalmente eleva la PAM y también la presión de pulso, por efecto de los cambios del gasto cardíaco. Por ejemplo, si el volumen latido y el gasto cardíaco aumentan por un incremento del inotropismo, tanto la presión de pulso como la presión arterial media se elevan. Sin embargo, si el gasto cardíaco no se modifica cuando el volumen latido cambia (p. ej., si el incremento del volumen latido va acompañado de una reducción de la frecuencia cardíaca), solo se modifica la presión de pulso (la PAM no se altera; fig. 5-5, recuadro C).

No existe un valor único para la distensibilidad aórtica como consecuencia de que la relación entre el volumen y la presión (curva de distensibilidad; línea roja en la figura 5-5) no es lineal. Ante presiones y volúmenes más altos en la aorta, la pendiente de la relación se disminuye y también lo hace la distensibilidad (v. fig. 5-5, recuadro D). Así, con presiones arteriales medias elevadas, la menor distensibilidad genera un incremento de la presión de pulso para un volumen latido determinado.

En resumen, la presión de pulso aórtica se determina a partir del volumen latido ventricular y la distensibilidad aórtica (fig. 5-6). Cualquier factor que modifique el volumen latido (p. ej., precarga y poscarga del ventrículo, e inotropismo; frecuencia cardíaca) o la distensibilidad aórtica (p. ej., edad, arterioesclerosis, hipertensión) altera la presión de pulso aórtica. Los cambios de la presión de pulso entre un latido y otro derivan de los cambios del volumen latido. En contraste, los incrementos a largo plazo de la presión de pulso a menudo se deben a una menor distensibilidad aórtica.

## HEMODINÁMICA (PRESIÓN, FLUJO Y RESISTENCIA)

El término hemodinámica describe los factores físicos que rigen el flujo sanguíneo en el sistema circu-

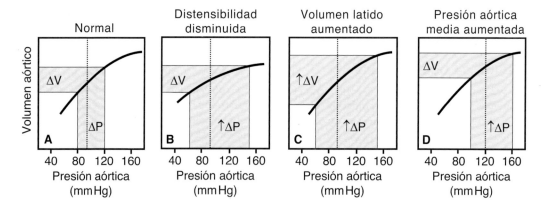

■ **Figura 5-5.** Efectos del volumen latido, la distensibilidad y la presión aórticas media sobre la presión de pulso aórtica. **Recuadro A.** Para un volumen latido determinado (ΔV), la presión de pulso (ΔP) está determinada por la distensibilidad aórtica (*curva roja*). **Recuadro B.** La disminución de la distensibilidad aórtica (pendiente de la *curva roja*) aumenta la presión de pulso a un volumen latido dado. **Recuadro C.** El incremento del volumen latido que entra en la aorta eleva la presión de pulso. **Recuadro D.** A presiones aórticas medias más altas (*línea punteada*), un volumen latido determinado produce una mayor presión de pulso debido a que la distensibilidad aórtica es menor a presiones y volúmenes mayores. Los **recuadros A a C** asumen una presión aórtica media constante (*línea punteada*).

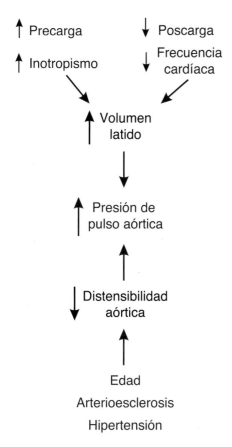

↑ Precarga ↓ Poscarga

↑ Inotropismo ↓ Frecuencia cardíaca

↑ Volumen latido

↑ Presión de pulso aórtica

↓ Distensibilidad aórtica

Edad

Arterioesclerosis

Hipertensión

■ **Figura 5-6.** Factores que afectan la presión de pulso aórtica. La presión de pulso aumenta por los factores que elevan el volumen latido o disminuyen la distensibilidad aórtica.

latorio. El flujo de la sangre por un órgano se determina a partir de la presión de perfusión (ΔP) que conduce el flujo, dividida por la resistencia (R) al mismo (ecuación 5-5), que se obtiene a partir de la ecuación 5-1.

La presión de perfusión que impulsa el flujo por un órgano equivale a la presión arterial menos la venosa. Para un vaso sanguíneo específico, la presión de perfusión es la diferencia de presión entre dos puntos definidos a lo largo de su estructura, lo que corresponde al gradiente de presión a lo largo de ese segmento.

**Ec. 5-5** $\quad F = \dfrac{\Delta P}{R}$

El flujo sanguíneo por los órganos está determinado en gran medida por los cambios de la resistencia, dado que las presiones arterial y venosa en condiciones normales se mantienen dentro de un intervalo estrecho mediante distintos mecanismos

de retroalimentación. Es decir, que es importante entender lo que determina la resistencia en cada vaso sanguíneo y en las redes vasculares.

## Efectos de la longitud y el radio del vaso, y de la viscosidad de la sangre sobre la resistencia al flujo sanguíneo

Tres factores determinan la resistencia (R) al flujo sanguíneo dentro de un vaso: longitud del vaso (L), viscosidad de la sangre (η) y diámetro (o radio, r) vascular. Se describen en la ecuación 5-6 de la manera siguiente:

**Ec. 5-6** $\quad R \propto \dfrac{\eta \cdot L}{r^4}$

La resistencia guarda proporción directa con la longitud del vaso. De este modo, un vaso que tiene el doble de la longitud de otro y el mismo radio, tendrá el doble de resistencia al flujo. En el organismo, la longitud de cada vaso no se modifica en grado apreciable; es así que los cambios de la longitud de un vaso solo tienen un efecto mínimo sobre la resistencia.

La resistencia al flujo tiene relación directa con la viscosidad de la sangre. La viscosidad se relaciona con la fricción que generan las interacciones entre las moléculas del fluido en el plasma y las sustancias formes suspendidas (p. ej., eritrocitos) a la vez que la sangre avanza. La viscosidad también se relaciona con la fricción que se produce entre la sangre que fluye y el recubrimiento vascular. Así, puede considerarse que la viscosidad es una fuerza que se opone al flujo sanguíneo. Si la viscosidad aumenta dos veces, la resistencia al flujo también lo hace, de modo que el flujo disminuye a la mitad si la ΔP se mantiene constante. A la temperatura corporal normal, la viscosidad del plasma es cercana a 1.8 veces la del agua. La viscosidad de la sangre entera es cerca de tres o cuatro veces la del agua debido a la presencia de eritrocitos y proteínas. La viscosidad de la sangre generalmente no se modifica en gran medida; sin embargo, puede alterarse de forma significativa por los cambios del hematocrito y la temperatura, y por los estados de flujo bajo. El hematocrito es el volumen de eritrocitos que se expresa como porcentaje de un volumen determinado de sangre entera. Si el hematocrito aumenta a partir de un valor normal de 40% hasta un valor alto de 60% (a esto se le denomina policitemia), la viscosidad de la sangre casi se duplica. La disminución de la temperatura de la sangre aumenta la viscosidad alrededor del 2% por cada grado centígrados. La velocidad de flujo de la sangre también afecta la viscosidad. En estados de flujo muy bajo en la microcirculación (como se observa en el choque circulatorio), la viscosidad de la sangre puede aumentar varias veces. Esto se produce porque, en los estados con flujo bajo, aumentan las interacciones de adherencia entre las células y de las proteínas con las células, lo que puede hacer que los eritrocitos se adhieran entre sí y se incremente la viscosidad de la sangre.

Desde la perspectiva cuantitativa, de las tres variables independientes de la ecuación 5-6 el radio del vaso es la más importante para determinar la resistencia al flujo. Puesto que el radio y la resistencia guardan una relación inversa, el incremento del radio reduce la resistencia. Por otro lado, *una modificación del radio genera una resistencia inversamente proporcional al radio elevado a la cuarta potencia*. Por ejemplo, ¡un incremento al doble del radio disminuye 16 veces la resistencia! De esta manera, la resistencia vascular es en extremo sensible a los cambios del radio. Ya que los cambios del radio y el diámetro son directamente proporcionales, el diámetro puede sustituirse por el radio en la ecuación 5-6.

Si la expresión para la resistencia (ecuación 5-6) se combina con la ecuación que describe la relación entre el flujo, la presión y la resistencia (F = ΔP/R; ec. 5-5), se obtiene la relación siguiente (ecuación 5-7):

Ec. 5-7 $\quad F \propto \dfrac{\Delta P \cdot r^4}{\eta \cdot L}$

El médico francés Poiseuille describió por primera vez esta relación (**Ecuación de Poiseuille**, 1846). La ecuación completa incluye a $\pi$ en el numerador, y al número 8 en el denominador (una constante de integración).

La ecuación 5-7 describe el modo en que el flujo se relaciona con la presión de perfusión, el radio, la longitud y la viscosidad. A pesar de esto, en el organismo el flujo no se ajusta con precisión a esta relación porque la ecuación asume lo siguiente: (1) los vasos sanguíneos son tubos rígidos, rectos y largos; (2) la sangre se comporta como un fluido newtoniano en que la viscosidad es constante e interdependiente del flujo; y (3) la sangre se desplaza en condiciones de flujo laminar constante (no turbulento).

No obstante, estas presunciones, que sin duda no siempre existen *in vivo*, la relación es importante porque describe la influencia predominante del radio del vaso sobre la resistencia y el flujo, por lo que aporta un marco de referencia conceptual para comprender el modo en que los cambios fisiológi-cos y patológicos de los vasos sanguíneos y la viscosidad de la sangre afectan la presión y el flujo.

La relación entre el flujo y el radio (ecuación 5-7) para un solo vaso se representa de forma gráfica en la figura 5-7. En este análisis se asumen condiciones de flujo laminar, y la presión de perfusión, la viscosidad y la longitud del vaso se mantienen constantes. A la vez que el radio vascular disminuye a partir de un valor relativo de 1.0, se produce una caída dramática del flujo debido a que este guarda relación directa con el radio elevado a la cuarta potencia. Por ejemplo, cuando el radio es de la mitad del normal (radio relativo de 0.5), el flujo disminuye 16 veces.

De este modo, el flujo nuevo solo es de alrededor de 6% del original. Esta cifra ilustra de manera dramática el modo en que cambios muy discretos del radio vascular pueden tener efectos profundos sobre el flujo (y sobre la presión de perfusión si se tratara de la variable dependiente y el flujo se mantuviera constante).

**PROBLEMA 5-1**

Una arteria aislada y canulada se irriga con una solución salina fisiológica oxigenada a un flujo constante, y el gradiente de presión entre los dos extremos de la arteriola es al inicio de 2 mm Hg. Si la aplicación de un medicamento genera una vasoconstricción que reduce un 50% el diámetro vascular, ¿cuál será el nuevo gradiente de presión en la arteriola?

A la vez que la sangre fluye por un vaso, ejerce presión lateral contra sus paredes; esta presión representa la energía de presión (EP) lateral generada por la resistencia al flujo. Debido a que la sangre que fluye tiene masa y velocidad, también tiene energía cinética (EC), misma que es proporcional a la velocidad promedio elevada al cuadrado ($V^2$; a partir de EC = ½ $mV^2$). La energía total (E) de la sangre que fluye por el vaso es la sumatoria de las energías cinética y de presión (si se asume que no existen efectos gravitacionales), como se muestra a continuación:

Ec. 5-8 $\quad$ E = EC + EP (donde EC $\propto V^2$)
$\qquad\qquad$ Por lo que E $\propto V^2$ + EP

Dos conceptos importantes surgen a partir de esta relación:

1. *El flujo sanguíneo es conducido por la diferencia de la energía total entre dos puntos.* Si bien generalmente se considera que la fuerza con-

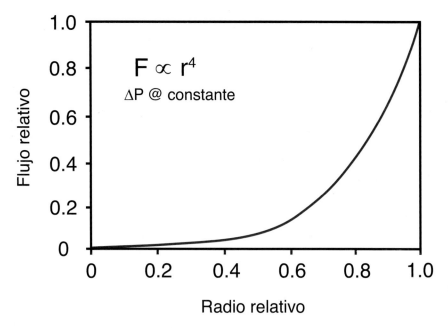

**■ Figura 5-7.** Efectos de los cambios del radio vascular sobre el flujo por un vaso único. Esta relación cuantitativa deriva de la ecuación de Poiseuille (ecuación 5-7). La disminución del radio vascular (*r*) aumenta de forma dramática la resistencia y disminuye el flujo (*F*) con una presión de perfusión constante (ΔP), debido a que el flujo es proporcional al radio elevado a la cuarta potencia.

ductora para el flujo sanguíneo es una diferencia de presión, en realidad es la diferencia de la energía total la que impulsa el flujo entre dos puntos (p. ej., en sentido longitudinal por un vaso sanguíneo o de un lado a otro de una válvula cardíaca). En la mayor parte del sistema cardiovascular, la EC es más bien baja, de tal modo que para fines prácticos puede afirmarse que las diferencias de la EP conducen el flujo. No obstante, cuando la EC es alta, la adición de la EC a la EP aumenta de forma significativa la energía total, E. Para ilustrar esto, considérese el flujo por la válvula aórtica durante la eyección cardíaca. Como se describe en el capítulo 4, durante la fase de eyección lenta de la sístole la presión intraventricular (EP) cae un poco por debajo de la presión aórtica (EP); sin embargo, la eyección hacia la aorta continúa. Es decir que la EC de la sangre a la vez que pasa por una válvula a gran velocidad asegura que la energía total (E) en la sangre que pasa por la válvula es mayor a la energía total de la sangre situada en un punto distal en la aorta.

2. *La energía cinética y la energía de presión pueden interconvertirse, de tal modo que la energía total permanece sin cambios.* Esta es la base del **principio de Bernoulli.** Este principio puede

ilustrarse con un vaso sanguíneo que sufre estrechamiento súbito y luego recupera su diámetro normal (v. fig. 5-8). En la región estrecha (estenosis), la velocidad aumenta a la vez que el diámetro (D) disminuye. Desde la perspectiva cuantitativa, $V \propto 1/D^2$ debido a que el flujo (F) es el producto de la velocidad promedio (V) y el área transversal del vaso (A; $F = V \times A$), y A guarda relación directa con el diámetro (D; o el radio, r) elevado al cuadrado (a partir de $A = \pi \times r^2$). Si el diámetro se reduce a la mitad en la región de la estenosis, la velocidad aumenta cuatro veces. Debido a que $EC \propto V^2$, la EC aumenta 16 veces. Si se asume que la energía total se conserva en la estenosis (la E de hecho disminuye por efecto de la resistencia friccional, como se muestra en la figura), entonces un incremento de 16 veces de la EC debe generar una disminución recíproca de la magnitud de la EP. Por ejemplo, si la E es de 100, la EC de 1 y la EP de 99 en el segmento proximal a la estenosis, entonces en la región de la estenosis la EC es de 16 y la EP de 84 (si se asume que E se mantiene en 100). Tras pasar el segmento estrecho, la EC recupera su valor proximal a la estenosis debido a que el diámetro distal a la estenosis es el mismo que el proximal a ella, y

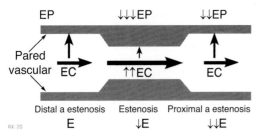

**■ Figura 5-8.** Principio de Bernoulli: interconversión de presión y energía cinética. La energía cinética (EC) generalmente es mucho menor que la energía por presión (EP). En una región estenótica del vaso, la EC aumenta debido a que la velocidad (V) aumenta (EC $\propto$ $V^2$) y la EP disminuye.

el flujo se conserva. Por efecto de la resistencia de la estenosis y la probabilidad de turbulencia en el segmento distal a la misma (véase la sección siguiente), la EP y la E postestenóticas serán inferiores a las del segmento proximal a la estenosis.

3. Para resumir este concepto, *la sangre que fluye a velocidades más altas tiene una proporción más alta entre energía cinética y energía por presión.*

## Comparación de flujo laminar y turbulento

La ecuación de Poiseuille (ecuación 5-7) y las ecuaciones simplificadas para la relación entre la presión, el flujo de la resistencia (ecuaciones 5-3 y 5-5) asumen condiciones de flujo laminar no turbulento. El flujo laminar es la condición normal del flujo sanguíneo en la mayor parte de los vasos. Se caracteriza por láminas concéntricas de sangre que se desplazan a lo largo de un vaso sanguíneo (v. fig. 5-9, recuadro superior). El movimiento ordenado de las láminas adyacentes de sangre que avanzan por un vaso, ayuda a minimizar las pérdidas de energía en la sangre que fluye y derivan de las interacciones viscosas entre las láminas adyacentes y la pared del vaso sanguíneo. Se presenta turbulencia cuando el flujo laminar se altera (v. fig. 5-9, recuadro inferior). La turbulencia se identifica en un sitio distal a las válvulas cardíacas o los vasos sanguíneos estenóticos (estrechos), en los puntos de ramificación de las grandes arterias y en la aorta ascendente de existir velocidades de eyección cardíacas altas (p. ej., durante el ejercicio). La turbulencia en los grandes vasos da origen a ruidos característicos (p. ej., soplos carotídeos) que pueden auscultarse con el estetoscopio. Debido a que las velocidades más altas aumentan la turbulencia, los soplos

que derivan de ella se hacen más intensos cuando aumenta el flujo sanguíneo por las válvulas o los vasos sanguíneos estenóticos.

La turbulencia produce un incremento de la pérdida de energía y una mayor caída de presión a lo largo del vaso que lo que predice la relación de Poiseuille (ecuación 5-7). Por ejemplo, como se ilustra en la figura 5-10, si el flujo sanguíneo se duplica por un segmento arterial con estenosis en el que ya existe turbulencia leve, la caída de presión en la estenosis puede aumentar tres o cuatro veces e intensificarse la turbulencia. La relación de Poiseuille predice un incremento al doble de la caída de presión distal a una lesión debido a que es proporcional al flujo bajo condiciones laminares (fig. 5-11). Sin embargo, la turbulencia altera la relación entre el flujo y la presión de perfusión, de tal modo que la relación deja de ser lineal y proporcional, como lo describe la relación de Poiseuille. En vez de esto, se requiere una presión de perfusión mayor para impulsar la sangre a un flujo determinado cuando existe turbulencia. De manera alternativa, un flujo dado genera una mayor caída de presión al pasar por una resistencia que la que predicen tan solo el radio y la longitud del elemento de resistencia, dado que las pérdidas de energía rela-

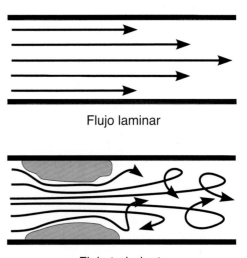

**■ Figura 5-9.** Comparación del flujo laminar y el turbulento. En el flujo laminar la sangre fluye con suavidad en láminas concéntricas paralelas al eje del vaso sanguíneo, y alcanza la mayor velocidad en el centro del vaso y la menor velocidad cerca de la capa endotelial de la estructura. Cuando el flujo laminar se interrumpe (p. ej., por una placa ateroesclerótica), desarrolla turbulencia; la sangre ya no fluye en láminas paralelas concéntricas sino más bien lo hace por distintas vías, y a menudo forma remolinos.

## Flujo normal

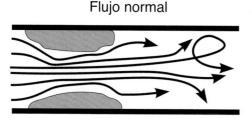

$$\Delta P = 10 \ mm \ Hg$$

## Duplicación del flujo normal

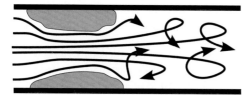

$$\Delta P = 35 \ mm \ Hg$$

■ **Figura 5-10.** Efectos del flujo sobre la turbulencia. La duplicación del flujo que pasa por una lesión estenótica genera un aumento desproporcionado de la caída de la presión (ΔP) en una lesión, como consecuencia del aumento de la turbulencia. En esta ilustración ΔP puede aumentar de tres a cuatro veces, y no dos veces como lo predice la relación de Poiseuille para la duplicación del flujo.

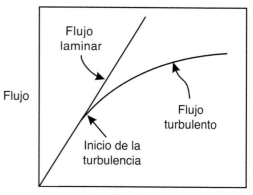

■ **Figura 5-11.** Efectos de la turbulencia sobre la relación presión-flujo. La presencia de turbulencia disminuye el flujo con cualquier presión de perfusión o hace necesaria una presión de perfusión mayor para conducir un flujo determinado.

cionadas con la turbulencia son mayores. Como el flujo y, por ende, la velocidad de la sangre en movimiento aumenta, la relación entre el flujo y la presión de perfusión es lineal hasta que se alcanza un punto de inflexión con el inicio de la turbulencia (v. fig. 5-11). El punto en que se produce turbulencia puede predecirse bajo condiciones ideales mediante el uso del número de Reynolds (Re; ecuación 5-9):

**Ec. 5-9** $\quad Re \propto \dfrac{(\overline{v} \cdot D \cdot \rho)}{\eta}$

donde $\overline{v}$ es la velocidad promedio, D es el diámetro del vaso, ρ es la densidad de la sangre y η es la viscosidad de la sangre.

El número de Reynolds aumenta a la vez que lo hace la velocidad, y disminuye cuando la viscosidad aumenta. La turbulencia se presenta a un valor crítico del Re. Así, las velocidades altas y la baja viscosidad de la sangre (como se observa en la anemia, por disminución del hematocrito) tienen más probabilidad de exceder el Re crítico y gene-

rar turbulencia. Un incremento del diámetro sin un cambio de la velocidad también aumenta el Re y la probabilidad de turbulencia; sin embargo, la velocidad en los vasos sanguíneos generalmente disminuye fuera de proporción a la vez que el diámetro aumenta. Es decir, que el flujo (F) es igual al producto de la velocidad promedio (v̄) multiplicada por el área transversal (A), y esta es proporcional al radio al cuadrado; así, la velocidad a un flujo constante guarda relación inversa con el radio (o el diámetro) al cuadrado. Por ejemplo, si el radio (o el diámetro) se duplica, la velocidad disminuye a una cuarta parte de su valor normal, y el Re disminuye a la mitad.

## Disposición de la vasculatura en serie y en paralelo

Resulta crucial que la ecuación de Poiseuille se aplique solo a vasos aislados. Si, por ejemplo, una sola arteriola en el riñón se contrajera un 50%, la resistencia en ese vaso aumentaría 16 veces, pero la resistencia vascular de toda la circulación renal no aumentaría en el mismo grado. El cambio de la resistencia renal general sería tan escaso que no podría cuantificarse. Esto se debe a que la arteriola específica es una entre muchos vasos de resistencia en una red vascular compleja, y por ello contribuye solo a una fracción pequeña de la resistencia en todo el órgano. Para ayudar a comprender esta disposición compleja de la arquitectura vascular, es necesario examinar los componentes vasculares desde la perspectiva de los elementos en serie y en paralelo.

La disposición en paralelo de los órganos y sus circulaciones (v. fig. 1-2) es relevante porque *los vasos en paralelo disminuyen la resistencia vascular total*. Cuando existe una disposición de resistencias en paralelo, la recíproca de la resistencia total es igual a la suma de las recíprocas de cada resistencia. Por ejemplo, la resistencia total ($R_T$) de tres resistencias en paralelo ($R_1$, $R_2$ y $R_3$) sería:

$$\frac{1}{R_T} = \frac{1}{R_1} + \frac{1}{R_2} + \frac{1}{R_3}$$

*o*, si se despeja $R_T$:

**Ec. 5-10**
$$R_T = \frac{1}{\dfrac{1}{R_1} + \dfrac{1}{R_2} + \dfrac{1}{R_3}}$$

A partir de la ecuación 5-10 surgen dos principios importantes. *El primero es que la resistencia total de una red de resistencias en paralelo es inferior a la resistencia independiente más baja*; así, los vasos en paralelo reducen en gran medida la resistencia. Por ejemplo, asúmase que $R_1$ es 5, $R_2$ es 10 y $R_3$ es 20. Cuando la ecuación se resuelve, la $R_T$ es de 2.86, un valor inferior a la resistencia independiente más baja.

El cálculo de la resistencia para las redes en paralelo explica la razón por la que los capilares generan una fracción más bien baja de la resistencia vascular total en un órgano o la red microvascular. Si bien los capilares tienen la resistencia más alta entre los vasos, por su diámetro más pequeño, también constituyen una red amplia de vasos en paralelo.

Esto reduce su resistencia como grupo vascular. El segundo principio es que *cuando existen muchos vasos en paralelo, la modificación de la resistencia de un número bajo de estos vasos tendrá un efecto escaso sobre la resistencia total*.

En un órgano, la disposición vascular es una combinación de elementos en serie y en paralelo. En la figura 5-12, la arteria, arteriolas, capilares, vénulas y la vena vistas como grupos vasculares están conectadas en serie entre sí. Toda la sangre que fluye por la arteria de igual modo pasa por cada uno de los otros segmentos vasculares. En cada uno de los elementos en serie, pueden existir muchos componentes en paralelo (p. ej., pueden originarse varios capilares en paralelo a partir de una misma arteriola).

Cada elemento vascular (p. ej., las arteriolas) tendrá un valor de resistencia que depende de la longitud del vaso, su radio y el número de vasos en paralelo.

Para una red de resistencia en serie, la resistencia total ($R_T$) equivale a la sumatoria de las resistencias segmentarias independientes. La resistencia total para el modelo que se representa en la figura 5-12 es de:

**Ec. 5-11**    $R_T = R_A + R_a + R_c + R_v + R_V$

(A, arteria; a, arteriolas; c, capilar; v, vénulas; V, vena.)

La resistencia de cada segmento respecto de la resistencia total de todos los segmentos determina el modo en que el cambio de la resistencia de un segmento afecta la resistencia total. Para ilustrar este principio, se asigna un valor de resistencia relativa a cada uno de los cinco segmentos de resistencia en este modelo. Las resistencias relativas son similares a lo que pudiera observarse en un lecho vascular.

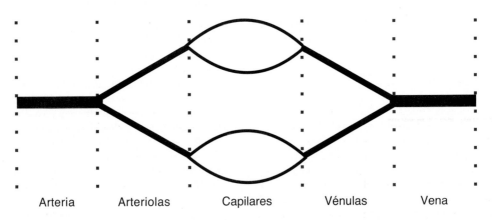

Arteria    Arteriolas    Capilares    Vénulas    Vena

■ **Figura 5-12.** Modelo de la circulación en un órgano, en que se muestra la disposición en serie de varios segmentos de vasos en paralelo.

Asúmase que $R_A = 1$, $R_a = 70$, $R_c = 20$, $R_v = 8$, $R_V = 1$;

En este caso, $R_T = 1 + 70 + 20 + 8 + 1 = 100$. Si la $R_A$ aumentara dos veces (hasta un valor de 4), la $R_T$ aumentaría a 103, una elevación de 3 %. En contraste, si $R_a$ aumentara cuatro veces (hasta un valor de 280), la $R_T$ se elevaría a 310, una elevación de 210 %. En este modelo, $R_A$ representa una arteria de gran tamaño que distribuye el flujo sanguíneo hacia un órgano (p. ej., la arteria renal) y $R_a$ representa a las arterias de tamaño pequeño y las arteriolas en el órgano, que son el sitio principal de resistencia vascular.

De este modo, este ejemplo empírico demuestra que *los cambios de la resistencia en una arteria de gran tamaño tienen un efecto más bien escaso sobre la resistencia total*, en comparación con los cambios de las resistencias en las arterias de tamaño pequeño y las arteriolas, que tienen un efecto intenso sobre la resistencia total. Esta es la razón por la cual las arterias de tamaño pequeño y las arteriolas son los vasos principales en la regulación del flujo sanguíneo a los órganos y la RVS.

El análisis previo explica la razón por la que el radio de una arteria de distribución de gran tamaño necesita disminuir más de un 60 % o un 70 % para tener un efecto significativo sobre el flujo sanguíneo a los órganos. Esto se denomina **estenosis crítica**. El concepto de estenosis crítica puede resultar confuso debido a que la ecuación de Poiseuille indica que la resistencia al flujo guarda una relación inversa con el radio elevado a la cuarta potencia. Así, una reducción de 50 % del radio tendría que aumentar 16 veces la resistencia (un aumento de 1 500 %).

De hecho, en ese segmento vascular específico la resistencia aumentará 16 veces; sin embargo, la resistencia total solo aumentará alrededor de un 15 % si la resistencia en la arteria de gran tamaño en condiciones normales genera un 1 % de la resistencia total.

**PROBLEMA 5-2**

Una arteriola primaria se ramifica para formar dos arteriolas de menor tamaño. En términos relativos, la resistencia de la arteriola primaria es de 1, y la de cada una de las arteriolas secundarias es de 4. ¿Cuál es la resistencia combinada del vaso principal y sus ramas?

**CASO 5-1**

Se identifica en un paciente depresión del segmento ST en el electrocardiograma durante una prueba de esfuerzo, lo que sugiere la presencia de arteriopatía coronaria. Un angiograma coronario para seguimiento revela que el diámetro del tronco coronario izquierdo (*v.* cap. 7, fig. 7-6) muestra reducción de un 50 %. Si este vaso suele determinar un 1 % de la resistencia vascular coronaria en condiciones de flujo en reposo, ¿cuánto aumentará esta reducción del diámetro la resistencia total en la vasculatura coronaria? Asúmase que no existe cambio en la resistencia de los vasos distales a la arteria coronaria estenótica. Exprese la respuesta como incremento porcentual.

## REGULACIÓN DE LA RESISTENCIA VASCULAR SISTÉMICA

La RVS, que en ocasiones se denomina resistencia periférica total, la resistencia al flujo sanguíneo que ofrece toda la vasculatura sistémica, excepto la pulmonar. La RVS depende sobre todo de los cambios de los diámetros vasculares, si bien la modificación de la viscosidad de la sangre también la afecta. Los mecanismos que producen vasoconstricción generalizada aumentan la RVS, y aquellos que causan vasodilatación la reducen. El aumento de la RVS en respuesta a la estimulación simpática, por ejemplo, depende del grado de activación simpática, la capacidad de respuesta de la vasculatura y el número de lechos vasculares implicados.

### Cálculo de la resistencia vascular sistémica

La RVS puede calcularse si se conocen el gasto cardíaco (GC), PAM y la PVC. Este cálculo se realiza al despejar la ecuación 5-3 como sigue:

Ec. 5-12 $$RVS = \frac{(PAM - PVC)}{GC}$$

Si bien el valor numérico de la RVS puede calcularse a partir de las presiones arterial y venos sistémicas y el gasto cardíaco, estas variables no determinan su valor (aunque su valor cambie con base en la presión; véase más adelante). *La resistencia vascular sistémica depende de los diámetros y las longitudes vasculares, la disposición anatómica de los vasos y la viscosidad sanguínea.* Puesto que los vasos tienen distensibilidad, el incremento de la presión intravascular les genera una expansión pasiva, situación que causa una reducción discreta de la resistencia. A pesar de esto, la disminución de la RVS que se observa cuando la presión aumenta no es consecuencia directa de la presión, sino más bien depende de los incrementos pasivos del diámetro vascular. En términos matemáticos, la RVS en la variable dependiente (calculada) en la ecuación 5-12; sin embargo, desde la perspectiva fisiológica, la RVS y el gasto cardíaco normalmente son las variables independientes y la presión arterial media es la variable dependiente; es decir, la presión arterial media se modifica en respuesta a los cambios del gasto cardíaco y la RVS.

Al calcular la RVS es costumbre utilizar como unidades $mm\,Hg/mL \cdot min^{-1}$ (unidades de resistencia periférica, URP) o $dinas.segundo/cm^5$ (caso en que la presión se expresa en $dinas/cm^2$ en vez de $mm\,Hg$; $1\ mm\,Hg = 1330\ dinas/cm^2$) y el flujo se expresa en $cm^3/s$. Cuando se calcula la resistencia en URP, la presión tiene como unidades $mm\,Hg$ y el gasto cardíaco se expresa en mL/min.

---

**PROBLEMA 5-3**

Se descubre que la infusión de un fármaco aumenta un 30 % del gasto cardíaco y reduce un 10 % la presión arterial media. ¿Cuál es el cambio porcentual que genera este fármaco sobre la resistencia vascular sistémica? ¿Se trata de un fármaco vasodilatador o vasoconstrictor? Asúmase que la PVC es de 0 mm Hg y no se modifica.

---

## Tono vascular

En condiciones fisiológicas, los cambios del diámetro de los vasos de resistencia precapilares (arterias de tamaño pequeño y arteriolas) representa el mecanismo más importante para la regulación de la RVS. En general, los vasos de resistencia están en un estado de contracción parcial que se denomina tono vascular. Este tono se genera a partir de la contracción del músculo liso ubicado en la pared del vaso sanguíneo. A partir de este estado de constricción parcial, un vaso puede contraerse en mayor medida y aumentar así la resistencia, o puede dilatarse por

la relajación del músculo liso y disminuirla. Los vasos venosos poseen de igual modo cierto nivel del tono vascular, que determina su distensibilidad.

Mecanismos extrínsecos e intrínsecos regulan el grado de activación del músculo liso y, de este modo, el tono vascular (fig. 5-13). Los mecanismos extrínsecos, como los nervios simpáticos y las hormonas circulantes, tienen origen fuera del órgano o el tejido. Los mecanismos intrínsecos se generan a partir del vaso sanguíneo o el tejido que lo circunda. Ejemplos de mecanismos intrínsecos incluyen factores derivados del endotelio, el tono miogénico del músculo liso, las hormonas de producción local y los metabolitos tisulares. Algunos de estos factores extrínsecos e intrínsecos favorecen la vasoconstricción (p. ej., nervios simpáticos, angiotensina II y endotelina-1), mientras otros promueven la relajación del músculo liso y la dilatación vascular (p. ej., óxido nítrico derivado del endotelio y metabolitos tisulares, como la adenosina y el ión hidrogeno). Así, en cualquier momento dado, los estímulos vasoconstrictores y vasodilatadores compiten para determinar el tono vascular. Los mecanismos y extrínsecos e intrínsecos que regulan el tono vascular se describen con más detalle en los capítulos 6 y 7.

En general, los mecanismos vasoconstrictores son importantes para mantener la RVS y la presión arterial, mientras que los mecanismos vasodilatadores regulan el flujo sanguíneo en los órganos. Por ejem-

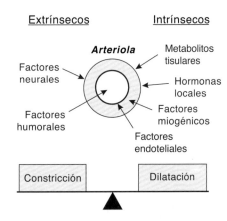

**■ Figura 5-13.** Tono vascular. El estado del tono del vaso está determinado por el equilibrio entre los estímulos vasoconstrictores y vasodilatadores. Los factores extrínsecos suelen generar vasoconstricción y se originan fuera del tejido. En contraste, la mayor parte de los factores intrínsecos producen vasodilatación, y se originan a partir del vaso o el tejido circundante. El equilibrio entre los factores vasoconstrictores y vasodilatadores determina el tono vascular.

plo, si el organismo necesita mantener la presión arterial cuando la persona se pone de pie, se activan mecanismos vasoconstrictores (sobre todo, simpáticos adrenérgicos) para contraer los vasos de resistencia y aumentar la RVS. Si un órgano requiere un flujo sanguíneo y una provisión de oxígeno mayores (p. ej., músculo en ejercitación), los mecanismos vasodilatadores predominarán y dominarán sobre las influencias vasoconstrictoras. De este modo, la competencia entre los mecanismos vasoconstrictores y los vasodilatadores puede considerarse una competencia entre el mantenimiento la presión arterial y la perfusión de los órganos.

## PRESIÓN VENOSA SANGUÍNEA

Presión venosa es un concepto general que representa la presión promedio de la sangre dentro de un compartimiento vascular venoso. Un concepto más específico, la PVC, describe la presión de la sangre en el segmento torácico de la vena cava, cerca de la aurícula derecha. Esta presión es importante debido a que determina la presión de llenado del ventrículo derecho y, en consecuencia, el volumen latido ventricular, por medio del mecanismo de Frank-Starling, como se analiza en el capítulo 4.

### Volumen sanguíneo venoso y distensibilidad

Varios factores influyen sobre la PVC: gasto cardíaco, actividad respiratoria, contracción de los músculos esqueléticos (en particular de la pierna y el abdomen), tono vasoconstrictor simpático y fuerzas gravitacionales. Todos estos factores modifican por último la PVC ($\Delta P_V$) mediante la modificación ya sea el volumen de la sangre venosa ($\Delta V_V$) o la distensibilidad venosa ($C_V$), como lo describe la ecuación 5-13.

**Ec. 5-13**    $\Delta P_V \propto \dfrac{\Delta V_V}{C_V}$

La ecuación 5-13 deriva del despeje de la utilizada para definir la distensibilidad (ecuación 5-4), en la que esta última (en este caso, la distensibilidad venosa) equivale a un cambio del volumen venoso dividido por un cambio de la presión venosa. Así, un aumento del volumen venoso eleva la presión venosa en un grado que depende de la distensibilidad de las venas. Por otra parte, una disminución de la distensibilidad venosa, como la que se observa con la activación simpática de las venas, eleva la presión venosa.

La relación que describe la ecuación 5-3 puede representarse por medios gráficos como se muestra en la figura 5-14, en que el volumen sanguíneo venoso se gráfica contra la presión sanguínea en las venas. Las diferentes curvas representan distintos estados de tono venoso, y la pendiente de una línea tangente en cualquier punto de la curva representa la distensibilidad. Si se observa una sola curva resulta evidente que el incremento del volumen venoso elevará la presión venosa (punto A a B). El grado al cual aumenta la presión para un cambio de volumen determinado depende de la pendiente de la relación entre el volumen y la presión (es decir, la distensibilidad). Al igual que con los vasos arteriales (v. fig. 5-5), la relación entre el volumen y la presión en las venas no es lineal (v. fig. 5-14). La pendiente de la curva de distensibilidad ($\Delta V/\Delta P$) es mayor a presiones y volúmenes más bajos que a presiones y volúmenes mayores. Es decir, con presiones muy bajas, una vena de gran tamaño se colapsa. A la vez que la presión aumenta, la vena colapsada asume una configuración más cilíndrica, con un área de corte circular. Mientras que no se alcanza la configuración cilíndrica las paredes de la vena no muestran distensión apreciable. De este modo, los cambios leves de la presión pueden generar un

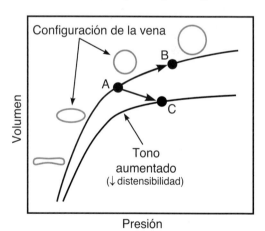

■ **Figura 5-14.** Curvas de distensibilidad para una vena. La distensibilidad venosa (la pendiente de la línea tangente de un punto de la curva) es muy alta a presiones bajas debido a que las venas se colapsan. A la vez que la presión aumenta, las venas asumen un área transversal más circular y sus paredes se estiran; esto reduce la distensibilidad (disminuye la pendiente). El punto *A* señala la presión y el volumen de control. El punto *B* muestra el modo en que la presión aumenta a lo largo de las curvas de distensibilidad a la vez que el volumen aumenta. El punto *C* muestra la forma en que la presión aumenta al tiempo que el volumen disminuye cuando el tono venoso aumenta (disminución de la distensibilidad) por la estimulación simpática de las venas.

gran cambio del volumen por la modificación de la geometría del vaso más que por el estiramiento de la pared vascular. A presiones más altas, cuando la vena tiene configuración cilíndrica, un aumento de la presión puede aumentar el volumen solo si se estira la pared vascular, a lo que se resisten la estructura y la composición de la pared (en particular, los componentes de colágeno, músculo liso y elastina). Así, a mayores volúmenes y presiones el cambio del volumen para uno de presión (es decir, la distensibilidad) es menor.

El músculo liso en las venas generalmente mantiene cierto grado de contracción tónica. Al igual que las arterias y las arteriolas, un factor importante que determina la contracción del músculo liso venoso es la estimulación simpática adrenérgica que existe en condiciones basales. Los cambios de la actividad simpática pueden aumentar o disminuir la contracción del músculo liso vascular venoso, lo que modifica el tono venoso. Cuando esto se produce se presenta un cambio de la relación volumen-presión (o curva de distensibilidad), como se muestra en la figura 5-14. Por ejemplo, el incremento de la estimulación simpática desplaza la curva de distensibilidad hacia abajo y a la derecha, lo que disminuye su pendiente (distensibilidad) para cualquier volumen (del punto A al C en la figura 5-14). Este desplazamiento diagonal a la derecha de la curva de distensibilidad venosa determina una reducción del volumen venoso y un aumento de la presión venosa. Los medicamentos que disminuyen el tono venoso (p. ej., nitrodilatadores) disminuyen la presión venosa al mismo tiempo que aumentan el volumen venoso al desplazar la curva de distensibilidad a la izquierda.

## Factores mecánicos que afectan la presión venosa central y el retorno venoso

Varios factores que afectan la PVC pueden clasificarse como mecánicos (o físicos). Incluyen los efectos de la gravedad, la actividad respiratoria y la contracción del músculo esquelético. La gravedad modifica por medios pasivos la PVC y volumen, mientras que la actividad respiratoria y la contracción muscular favorecen o impiden de manera activa el retorno de la sangre hacia el compartimiento venoso central, con lo que alteran la PVC y el volumen.

### GRAVEDAD

La gravedad ejerce un efecto significativo sobre la PVC y retorno venoso. Cuando una persona está acostada (posición supina), los vasos sanguíneos sistémicos están en una posición cercana al nivel hidrostático del corazón, lo que genera una distribución uniforme del volumen sanguíneo entre la cabeza, el tórax, el abdomen y las piernas. En la posición supina, la PVC es en promedio de 2 mm Hg y la presión venosa ($P_V$) en las piernas es tan solo algunos milímetros de mercurio superior a la PVC.

Cuando una persona pasa de la posición supina a la pedestación, la gravedad actúa sobre el volumen vascular y hace que la sangre se acumule en las extremidades inferiores, en particular en las venas, que tienen una distensibilidad mucho mayor que las arterias (fig. 5-15).

El incremento del volumen en la extremidad inferior genera una disminución del volumen torácico y la PVC. Las presiones venosas en los pies cuando una persona se encuentra de pie aún pueden alcanzar 80 mm Hg como consecuencia de la mayor presión hidrostática que deriva de la influencia de la gravedad. La disminución del volumen venoso torácico y la PVC reducen la presión de llenado ventricular derecho (precarga) y el volumen latido mediante el mecanismo de Frank-Starling.

De manera posterior, el volumen latido ventricular izquierdo cae por la disminución del retorno pulmonar hacia el ventrículo izquierdo; la disminución del volumen latido genera una reducción del gasto cardíaco y la presión arterial. Si la presión arterial sistémica cae más de 20 mm Hg cuando la persona se pone de pie, el fenómeno se denomina **hipotensión ortostática o postural**. Cuando esto se produce, la perfusión cerebral puede caer de forma suficiente para que una persona se sienta «inestable» y experimente una pérdida transitoria del estado de conciencia (síncope). En condiciones normales los reflejos barorreceptores (v. cap. 6) se activan para restablecer la presión arterial, al generar vasoconstricción periférica y estimulación cardíaca (incremento de la frecuencia cardíaca y el inotropismo).

Por otra parte, como puede verse en la sección siguiente, el movimiento de las extremidades (p. ej., caminar) en la posición erecta facilita el retorno venoso, con lo que se reducen las presiones y los volúmenes en las venas de la pierna y hay una recuperación parcial de la PVC.

La influencia de la gravedad sobre el volumen venoso puede observarse en las venas del dorso de la mano, cuando se le coloca por debajo del nivel del corazón y luego se le eleva por encima de la cabeza. Al hacer esto las venas, se colapsan debido a que están por arriba del nivel del corazón y la presión hidrostática negativa que genera la gravedad

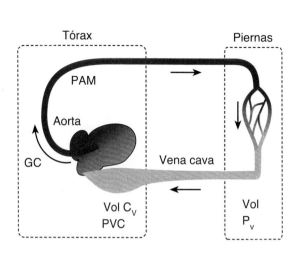

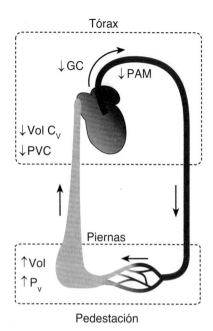

**■ Figura 5-15.** Efectos de la gravedad sobre la presión venosa central (*PVC*) y la presión venosa (P$_v$) en la pierna. Cuando la persona está en posición horizontal (recostada), el volumen sanguíneo torácico (volumen venoso central, Vol C$_v$) y la PVC son más bien altos, y la P$_v$ es solo algunos milímetros de mercurio superior a la PVC. En la pedestación, la fuerza de la gravedad genera un gran incremento de la presión venosa en las piernas, lo que expande las venas distensibles y aumenta su volumen (*Vol*). Esta redistribución del volumen sanguíneo hacia las venas de las piernas disminuye el volumen torácico y PVC, lo que genera una caída del gasto cardíaco (*GC*) y de la presión arterial media (*PAM*), si bien esta última generalmente se recupera mediante mecanismos compensatorios.

al actuar sobre la columna de sangre disminuye la presión en las venas. Si la mano se baja de manera súbita por abajo del nivel del corazón, las venas vuelven a llenarse de sangre a la vez que la presión hidrostática positiva aumenta la presión venosa y distiende las venas.

## BOMBEO DEL MÚSCULO ESQUELÉTICO

Las venas, en particular en las extremidades, contienen válvulas unidireccionales que permiten el flujo sanguíneo hacia el corazón e impiden el de tipo retrógrado. Las venas profundas en las extremidades inferiores están rodeadas por grupos musculares grandes que las comprimen a la vez de contraerse. Esta compresión aumenta la presión en las venas, lo que cierra las válvulas proximales y abre las distales, de modo que actúa como un mecanismo de bomba (fig. 5-16).

Este mecanismo de bombeo desempeña un papel importante en la facilitación del retorno venoso durante el ejercicio. La contracción rítmica de los músculos de la pierna también ayuda a contra-

rrestar las fuerzas gravitacionales cuando una persona se pone de pie, al facilitar el retorno venoso y disminuir las presiones venosas y capilares en los pies y las extremidades inferiores en general. Por ejemplo, los estudios en humanos han constatado que cuando una persona se mantiene quieta en pedestación, la presión venosa que se cuantifica en los pies puede llegar a 80 mm Hg. Cuando la persona comienza a caminar, la presión venosa en los pies puede caer hasta 25 mm Hg después de varios pasos.

Cuando las válvulas venosas desarrollan incompetencia, como cuando se dilatan (venas varicosas), el bombeo muscular se vuelve ineficaz. Esto puede limitar la importancia del papel que desempeña la bomba muscular en la facilitación del retorno venoso hacia el corazón durante el ejercicio. Por otra parte, la pérdida de la capacidad del sistema de bombeo muscular para reducir las presiones venosas en la extremidad inferior cuando una persona se mantiene de pie genera presiones venosas y capilares altas, lo que puede conducir al desarrollo de edema en la extremidad inferior (*v.* cap. 8).

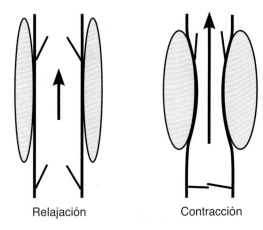

Relajación          Contracción

■ **Figura 5-16.** La contracción rítmica del músculo esquelético comprime las venas, en particular en las extremidades, e impulsa la sangre de vuelta al corazón por un sistema con válvulas unidireccionales.

## ACTIVIDAD RESPIRATORIA (BOMBEO ABDOMINOTORÁCICO O RESPIRATORIO)

El retorno venoso hacia la aurícula derecha desde el segmento abdominal de la vena cava está determinado por la diferencia de presión entre el segmento abdominal de ese vaso y la presión auricular derecha, así como por la resistencia al flujo, que sobre todo depende del diámetro del segmento torácico de la vena cava. Así, el incremento de la presión auricular derecha dificulta el retorno venoso, mientras que la disminución de la presión auricular dere-

cha lo facilita. Estos cambios del retorno venoso influyen de forma significativa sobre el volumen latido por medio del mecanismo de Frank-Starling.

Las presiones y los volúmenes en la aurícula derecha y el segmento torácico de la vena cava dependen de la **presión intrapleural** circundante. Esta presión se cuantifica en el espacio existente entre la pared torácica y los pulmones, y suele ser negativa (subatmosférica). Durante la inspiración la pared torácica se expande y el diafragma desciende (flechas rojas en la pared torácica y el diafragma en la figura 5-17). Esto hace que la presión intrapleural ($P_{pl}$) se vuelva más negativa, lo que induce la expansión de los pulmones, las cavidades auricular y ventricular, y la vena cava (flechas rojas de menor tamaño). Esta expansión disminuye las presiones en los vasos y las cavidades cardíacas. A la vez que la presión auricular derecha cae durante la inspiración, aumenta el gradiente de presión para el retorno venoso hacia el corazón desde el segmento abdominal de la vena cava. Durante la espiración se produce lo opuesto, si bien el efecto neto de la respiración es que el incremento de su frecuencia y profundidad favorece el retorno venoso y el volumen latido ventricular.

Si bien puede parecer paradójico, la caída de la presión auricular derecha durante la inspiración se asocia con un *aumento* de las precargas auricular y ventricular derecha, y el volumen latido del ventrículo derecho. Esto se debe a que la caída de la presión intrapleural hace que la presión transmural de las cavidades cardíacas aumente. La **presión transmural** es la diferencia de la presión en la

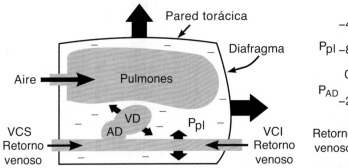

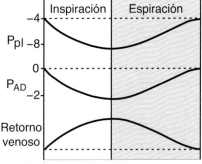

■ **Figura 5-17.** Efectos de la respiración sobre el retorno venoso. **Recuadro izquierdo**. Durante la inspiración, la presión intrapleural ($P_{pl}$) disminuye a la vez que la pared torácica se expande y el diafragma desciende (*flechas rojas grandes*). Esto aumenta la presión transmural en las venas cavas superior e inferior (*VCS* y *VCI*), la aurícula derecha (*AD*) y el ventrículo derecho (*VD*), lo que les hace expandirse (*flechas rojas pequeñas*). Esto facilita el retorno venoso y determina un incremento del llenado auricular y el ventricular, y por ende, la precarga. **Recuadro derecho**. Durante la inspiración, la $P_{pl}$ y la presión en la aurícula derecha ($P_{AD}$) se hacen más negativas, lo que aumenta el retorno venoso. Durante la espiración, la $P_{pl}$ y la $P_{AD}$ se hacen menos negativas y el retorno venoso cae. Los valores numéricos para la $P_{pl}$ y la $P_{AD}$ se expresan en milímetros de mercurio.

cavidad y aquella fuera de la misma ($P_{pl}$), y es la que distiende la cavidad. Cuando la presión transmural aumenta durante la inspiración, el volumen de la cavidad también lo hace, lo que elonga la sarcómera y aumenta la precarga de los miocitos. Por ejemplo, si la presión intrapleural es de –4 mm Hg al final de la espiración y la presión auricular derecha es de 0 mm Hg, la presión transmural (presión que distiende la cavidad auricular) es de 4 mm Hg (v. fig. 5-17, recuadro derecho). Durante la inspiración, si la presión intrapleural disminuye hasta –8 mm Hg y la presión auricular hasta –2 mm Hg, la presión transmural en la cavidad auricular se eleva de 4 mm Hg a 6 mm Hg, de modo que la cavidad se expande. Al mismo tiempo, puesto que la presión de la sangre dentro de la aurícula disminuye, se genera un aumento del retorno venoso hacia la aurícula derecha a partir del segmento abdominal de la vena cava. Durante la inspiración se observan incrementos similares de la presión transmural y la precarga en el ventrículo derecho. El aumento de la longitud de la sarcómera durante la inspiración eleva el volumen latido del ventrículo derecho por el mecanismo de Frank-Starling. Además, los cambios de la presión intrapleural durante la inspiración influyen sobre la aurícula y ventrículo izquierdos; sin embargo, los pulmones y la vasculatura pulmonar en expansión actúan como un reservorio de capacidad (el volumen sanguíneo pulmonar aumenta), de tal modo que el llenado del ventrículo izquierdo no se intensifica durante la inspiración. Sin embargo, durante la espiración la sangre se ve obligada a fluir desde la vasculatura pulmonar hasta la aurícula y ventrículo izquierdos, de modo que se aumentan el llenado del ventrículo izquierdo y el volumen latido.

*El efecto neto de la respiración es que el aumento de su frecuencia y profundidad incrementa el retorno venoso y el gasto cardíaco.* Si una persona exhala con fuerza contra la glotis cerrada (**maniobra de Valsalva**), la presión intrapleural se vuelve muy positiva, lo que hace que la presión transmural se vuelva negativa y se colapse así el segmento torácico de la vena cava. Esto aumenta de manera radical la resistencia al retorno venoso y lo reduce. Por efecto de la disminución concomitante de la presión transmural en la cavidad ventricular, el volumen del ventrículo disminuye (en particular el del ventrículo derecho, que tiene mayor distensibilidad) no obstante el gran incremento de la presión dentro de la cavidad. La disminución del volumen cavitario (es decir, disminución de la precarga) conduce a una caída del volumen latido ventricular por el mecanismo de Frank-Starling. Cambios similares pueden presen-tarse cuando una persona hace esfuerzo al evacuar, o bien si levanta un gran peso mientras mantiene la respiración.

## Resumen de factores que afectan la presión venosa central

Como ya se analizó, la PVC desempeña un papel muy importante en el llenado cardíaco y el volumen latido ventricular (por el mecanismo de Frank-Starling). Las condiciones que elevan la PVC y aumentan el llenado ventricular (precarga) incrementan el gasto cardíaco, mientras que las que reducen la PVC y el llenado ventricular disminuyen el gasto cardíaco. Por otra parte, como se describe en el capítulo 8, la elevación de la PVC puede desencadenar edema periférico.

Así, es importante comprender el modo en que las distintas condiciones siguientes influyen sobre la PVC (v. fig. 5-18):

1. Un incremento del volumen total de la sangre (hipervolemia), como el que se observa en la insuficiencia renal o por la activación del sistema renina-angiotensina-aldosterona (v. cap. 6), aumenta el volumen sanguíneo torácico y, por ende, la PVC.
2. Una disminución del gasto cardíaco secundaria a la disminución de la frecuencia cardíaca (p. ej., bradicardía) o el volumen latido (p. ej., insuficiencia ventricular) hace que la sangre se acumule en la circulación venosa (incremento del volumen venoso) al bombearse menos sangre hacia la circulación arterial. El incremento resultante del volumen sanguíneo torácico eleva la PVC.
3. Una disminución de la RVS por una dilatación arterial selectiva aumenta el flujo sanguíneo del compartimiento arterial al venoso, lo que aumenta el volumen venoso y la PVC, y al mismo tiempo disminuye el volumen y la presión arteriales (lo que se analiza más adelante en este capítulo).
4. La contracción de las venas periféricas (disminución de la distensibilidad venosa) inducida por activación simpática o por sustancias vaso-constrictoras circulantes (p. ej., catecolaminas, angiotensina II) hace que el volumen sanguíneo se desplace de las venas periféricas al compartimiento torácico, con lo que la PVC aumenta.
5. Los cambios posturales, como acostarse o acuclillarse tras estar de pie, disminuye la acumulación venosa en las piernas que genera la gravedad, lo que aumenta el volumen torácico y la PVC.

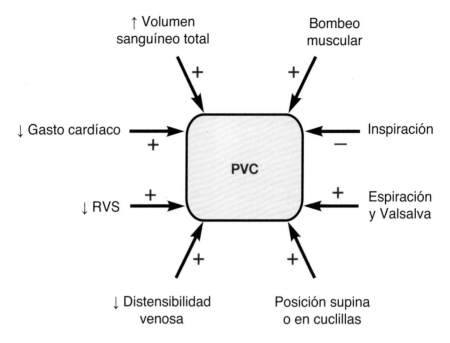

■ **Figura 5-18.** Resumen de las condiciones que alteran la presión venosa central (*PVC*). +, incremento de la PVC; −, disminución de la PVC. RVS, resistencia vascular sistémica.

6. La espiración normal disminuye la presión transmural en la vena cava y con ello su volumen, a la vez que aumenta su presión intravascular (PVC); una exhalación forzada contra una gran resistencia (maniobra de Valsalva) genera compresión externa del segmento torácico de la vena cava, lo que aumenta la PVC.
7. La inspiración normal aumenta la presión transmural y el volumen en la vena cava, si bien la presión intravascular (PVC) se reduce.
8. La contracción muscular rítmica, también llamada bombeo «muscular», en particular de las extremidades durante el ejercicio, comprime las venas y facilita el retorno venoso hacia el compartimiento torácico, lo que aumenta la PVC.

## RETORNO VENOSO Y GASTO CARDÍACO

### Equilibrio entre el retorno venoso y el gasto cardíaco

El retorno venoso es el flujo de sangre que regresa al corazón. Se describió como el retorno venoso hacia la aurícula derecha desde el segmento abdominal de la vena cava está determinado por el gradiente de presión, que existe entre este segmento y la aurícula derecha, dividida por la resistencia de la vena cava. Sin embargo, ese análisis solo contempla un segmento corto del sistema venoso y no muestra los factores que determinan el retorno venoso en otros segmentos vasculares. El retorno venoso a partir de los capilares está determinado por la diferencia entre las presiones medias en los capilares y aurícula derecha dividida por la resistencia de todos los vasos poscapilares. Si se considera al retorno venoso como todo el flujo sistémico que regresa al corazón, se determina a partir de la diferencia entre las presiones medias en la aorta y aurícula derecha, dividida por la RVS. De este modo, las presiones y las resistencias que se utilizan como variables hemodinámicas para determinar el retorno venoso dependen de si este se define a partir de un sitio específico de la vasculatura sistémica o si se le contempla como el flujo de sangre procedente de toda la circulación a la vez que viaja de vuelta al corazón.

Un concepto importante por señalar es el siguiente: *en condiciones de estado estable, el retorno venoso equivale al gasto cardíaco cuando se le promedia en el tiempo*. Es decir, que el sistema cardiovascular es en esencia un sistema cerrado. Si se habla en forma estricta, el sistema cardiovascular no es un sistema cerrado porque se pierde líquido por los riñones y mediante evaporación por la piel, y entra líquido en la circulación por la vía gastrointestinal. Sin embargo, se mantiene un equilibrio entre el líquido que entra y sale de la circulación cuando hay condiciones de estado estable. Así, resulta apropiado ver el sistema como cerrado, y contemplar el gasto cardíaco y el retorno venoso como equivalentes. Pueden presentarse desequilibrios transitorios, como cuando una persona de pronto comienza a correr y el retorno venoso aumenta por el bombeo muscular y abdominotorácico; no obstante, esta elevación determina un incremento del gasto cardíaco por el mecanismo de Frank-Starling y la estimulación cardíaca, de modo que poco después de comenzar a correr el gasto cardíaco vuelve a igualarse al retorno venoso, si bien en un nivel mayor de gasto cardíaco.

## Curvas de función vascular sistémica

El flujo sanguíneo por toda la circulación sistémica, ya sea como el flujo que sale del corazón (gasto cardíaco) o como el que retorna al mismo (retorno venoso), depende tanto de la función cardíaca como de la vascular sistémica. Como se describe con más detalle más adelante, el gasto cardíaco en condiciones fisiológicas depende de la función vascular sistémica. El gasto cardíaco está limitado en gran medida por el estado de función vascular sistémica prevalente. Por ello es importante comprender el modo en que los cambios de la función vascular sistémica afectan el gasto cardíaco y el retorno venoso (o flujo sanguíneo sistémico total, debido a que el gasto cardíaco y el retorno venoso son iguales en condiciones de estado estable).

La mejor manera para mostrar el modo en que la función vascular sistémica afecta el flujo sanguíneo sistémico es mediante el uso de curvas de función vascular sistémica y cardíaca. El crédito de la comprensión conceptual de la relación entre el gasto cardíaco y la función vascular sistémica es de Arthur Guyton y sus colaboradores, que condujeron experimentos amplios en las décadas de 1950 y 1960. Si bien algunos aspectos de la interpretación de Guyton en cuanto a su investigación se han debatido con vigor, el modelo general sigue aportando una visión útil en cuanto al acoplamiento de las funciones cardíaca y vascular sistémica.

Para desarrollar el concepto de curvas de función vascular sistémica, debe entenderse la relación que existe entre el gasto cardíaco, la PAM y la presión auricular derecha (o PVC). Para ayudar a visualizar esta relación, considérese un modelo del corazón y la circulación como un sistema cerrado (v. fig. 5-19, recuadro izquierdo). Generalmente, el gasto cardíaco y el retorno venoso son iguales, y

el volumen de sangre en las arterias de gran tamaño, a la par de la distensibilidad arterial, determina la presión arterial. En condiciones estables el volumen y la presión en las arterias están determinados por la RVS y el GC.

Obsérvese que son los vasos de resistencia en los órganos (arterias de tamaño pequeño y arteriolas) los que determinan principalmente la RVS. En condiciones de estado estable el flujo hacia el sistema arterial (GC) equivale al flujo de sangre desde las arterias de gran tamaño hasta la vasculatura de los órganos (flujo sistémico). Por otra parte, el flujo sistémico equivale al flujo de sangre que regresa al corazón (retorno venoso; RV). Así, GC = flujo sistémico = RV en condiciones estables. Si el GC de pronto disminuye sin que la RVS se modifique, entonces el GC hacia las grandes arterias será menor que el flujo sistémico de manera transitoria. Esto hará que el volumen sanguíneo arterial ($V_A$) y la PAM disminuyan. A la vez que la presión arterial cae, el flujo sistémico disminuye por efecto de la disminución de la presión de perfusión, hasta que se alcanza un nuevo estado estable en que, una vez más, GC = flujo sistémico (es decir, gasto cardíaco y flujo sistémico disminuyen en igual medida). Puesto que se trata de un sistema cerrado, el RV disminuye para corresponder con el GC y el flujo sistémico, y la disminución del volumen sanguíneo arterial determina un aumento del volumen sanguíneo venoso ($V_V$), por lo que la PVC aumenta.

La figura 5-19 (recuadro derecho) muestra los cambios cuantitativos que sufren la PAM y PVC cuando el GC se modifica en ausencia de cambios reflejos del tono vascular. En esta figura, para un gasto cardíaco de 5 L/min, la PVC se aproxima a cero y la PAM es de alrededor de 95 mmHg. Cuando el gasto cardíaco se reduce en condiciones de experimentación, la PVC aumenta y la PAM disminuye. Una caída de la PAM refleja la relación normal que existe entre ella, el GC y la RVS (v. ecuación 5-3). A la vez que el gasto cardíaco se reduce hasta cero, la PVC sigue elevándose y PAM sigue cayendo, hasta que las dos presiones se vuelven equivalentes, lo que se produce cuando el flujo sanguíneo sistémico cesa. Cuando todo el flujo se detiene, las presiones en toda la circulación sistémica se igualan. La presión en condiciones de flujo sistémico nulo, lo que se denomina presión media de llenado circulatorio, se aproxima a 7 mmHg y es una función del volumen total de la sangre y la distensibilidad vascular. Este valor se encuentra en condiciones experimentales cuando se bloquean los reflejos barorreceptores; de otro modo, el valor de la presión media de llenado circulatorio es más alto por la contracción del músculo liso vascular y la disminu-

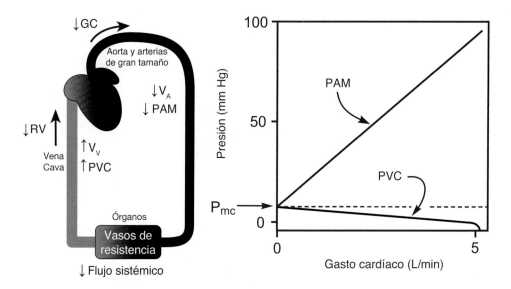

■ **Figura 5-19.** Efectos del gasto cardíaco (*GC*) sobre la presión aórtica media (*PAM*) y la presión venosa central (*PVC*). **Recuadro izquierdo.** Desde la perspectiva cualitativa, una disminución del GC reduce el volumen arterial ($V_A$) y la PAM, disminuye el flujo sistémico y el retorno venoso (*RV*), y aumenta el volumen venoso central ($V_V$) y la PVC. **Recuadro derecho.** Relación cuantitativa entre los cambios de la PAM y la PVC con los cambios del GC. La disminución del gasto cardíaco determina una elevación de la PVC y una caída de la PAM, si bien el cambio de la PAM es mucho mayor que el de la PVC. Cuando el gasto cardíaco es de cero, todas las presiones se equilibran a la presión media de llenado circulatorio ($P_{mc}$).

ción de la distensibilidad de los vasos secundaria a la activación simpática.

Es importante señalar en cuanto a la figura 5-19 que si se trata de aumentar el gasto cardíaco por encima de 5 L/min mediante un aumento de la frecuencia cardíaca, por ejemplo, el gasto cardíaco no se eleva en gran medida por arriba de 5 L/min. La razón es que la PVC cae por debajo de cero, lo que colapsa la vena cava en el nivel del diafragma, donde entra al tórax a partir del abdomen. Esto aumenta la resistencia en la vena cava y restringe así el retorno venoso al tórax, lo que limita el gasto cardíaco.

La magnitud de los cambios relativos de las presiones en la aorta y la aurícula derecha de un gasto cardíaco normal a uno nulo se determina a partir de la proporción entre la distensibilidad venosa y la arterial. Si la distensibilidad venosa ($C_V$) equivale al cambio del volumen venoso ($\Delta V_V$) dividido por el cambio de la presión venosa ($\Delta P_V$), y distensibilidad arterial ($C_A$) equivale al cambio del volumen arterial ($\Delta V_A$) dividido por el cambio de la presión arterial ($\Delta P_A$), la proporción entre la distensibilidad venosa y la arterial ($C_V/C_A$) puede expresarse a partir de la ecuación siguiente (ecuación 5-14):

**Ec. 5-14**    $$\frac{C_V}{C_A} = \frac{\Delta V_V / \Delta P_V}{\Delta V_A / \Delta P_A}$$

Cuando el corazón se detiene, la disminución del volumen sanguíneo arterial ($\Delta V_A$) se iguala al aumento del volumen sanguíneo venoso ($\Delta V_V$). Debido a que $\Delta V_A$ es igual a $\Delta V_V$, la ecuación 5-14 puede simplificarse a la relación siguiente:

**Ec. 5-15**    $$\frac{C_V}{C_A} \propto \frac{\Delta P_A}{\Delta P_V}$$

La ecuación 5-15 muestra que la proporción entre la distensibilidad venosa y la arterial es proporcional a aquélla de los cambios en la presión arterial y la venosa cuando el corazón se detiene. Esta proporción suele encontrarse en el intervalo de 10 a 20. Si, por ejemplo, la proporción entre la distensibilidad venosa y la arterial es de 15, existe un incremento de 1 mm Hg de la PVC (o presión auricular derecha) por cada 15 mm Hg que disminuya la PAM.

Si la curva de PVC de la figura 5-19 se grafica como gasto cardíaco contra la presión auricular derecha (es decir, se invierte el eje), se observa la relación que se muestra en la figura 5-20 (curva negra en los dos recuadros). Esta curva se denomina curva de función vascular sistémica. Esta relación puede contemplarse ya sea como el efecto del gasto cardíaco sobre la presión auricular derecha (en que el gasto cardíaco es la variable independiente) o como el efecto de la presión auricular derecha sobre el retorno venoso (siendo la presión auricular derecha la variable independiente). Cuando se contemplan desde esta última perspectiva, las curvas de función vascular sistémicas en ocasiones se denominan curvas de retorno venoso.

El valor de la intersección en X en la figura 5-20 es la presión de llenado circulatorio promedio, que es la presión que existe en todo el sistema vascular cuando no existe flujo sanguíneo. Este valor depende de la distensibilidad vascular y el volumen sanguíneo (fig. 5-20, recuadro A). El aumento del volumen sanguíneo o la disminución de la distensibilidad venosa causan un desplazamiento paralelo de la curva de función vascular hacia la derecha, lo que aumenta la presión media de llenado circulatorio. La disminución del volumen sanguíneo o el aumento de la distensibilidad venosa producen un desplazamiento paralelo a la izquierda y una disminución de la presión media de llenado circulatorio. Así, para un gasto cardíaco determinado, un aumento del volumen sanguíneo total (o disminución de la distensibilidad venosa) se asocia con un aumento de la presión auricular derecha.

La disminución de la RVS aumenta la pendiente sin modificar en grado apreciable la presión media de llenado circulatorio (fig. 5-20, recuadro B). El incremento de la RVS disminuye la pendiente a la vez que mantiene la misma presión media de llenado circulatorio. Así, a un gasto cardíaco dado una disminución de la RVS aumenta la presión auricular derecha, mientras que un incremento de la RVS reduce la presión auricular derecha. Puede ser difícil conceptualizar estos cambios, pero la explicación siguiente pudiera ayudar a aclararlos. Cuando los vasos precapilares de resistencia de tamaño pequeño (los vasos principales para la regulación de la RVS) se dilatan y existe un gasto cardíaco constante, la velocidad del flujo sanguíneo de las arterias a los capilares y las venas, aumenta. Esto produce un desequilibrio transitorio entre la velocidad de flujo de entrada al sistema arterial (gasto cardíaco) y la velocidad de flujo de salida del sistema arterial (sale más sangre de la que entra al sistema arterial por unidad de tiempo), lo que desplaza el volumen sanguíneo de los vasos arteriales a los venosos. El incremento del volumen venoso hace que la presión venosa y la presión en la aurícula derecha aumenten. Por otra parte, la presión arterial cae ante la reducción del volumen arterial. El nuevo estado estable se caracterizará por un volumen y una presión mayores en el lado venoso, un incremento del volumen y la presión arterial, y un retorno a GC = flujo sistémico = RV. Si el corazón se detuviera de pronto, la presión media de llenado circulatorio no diferiría en grado apreciable de la existente antes de que se redujera la RVS, puesto que el incremento del diámetro arterial (que aumenta la

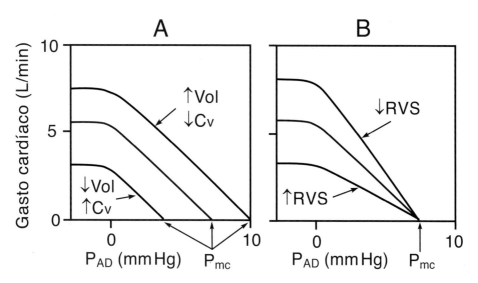

■ **Figura 5-20.** Curvas de función sistémica. El **recuadro A** muestra los efectos de los cambios del gasto cardíaco sobre la presión auricular derecha ($P_{AD}$) y la presión media de llenado circulatorio ($P_{mc}$). Los cambios del volumen sanguíneo (*Vol*) y la distensibilidad venosa ($C_V$) causan desplazamientos en paralelo de las curvas y cambian la $P_{mc}$. El **recuadro B** muestra el modo en que los cambios de la resistencia vascular sistémica (*RVS*) alteran la pendiente de las curvas de función sistémica sin modificar la $P_{mc}$.

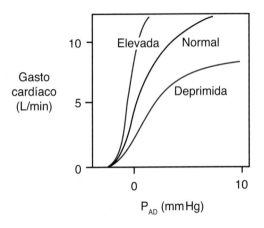

■ **Figura 5-21.** Curvas de función cardíaca. El gasto cardíaco se grafica como una función de la presión auricular derecha ($P_{AD}$); se muestran la curva normal (*negro*), elevada (*rojo*) y deprimida (*rojo*). El desempeño cardíaco, que se mide como gasto cardíaco, se potencia (las curvas se desplazan hacia arriba y a la izquierda) por un aumento de la frecuencia cardíaca y el inotropismo y una disminución de la poscarga.

distensibilidad arterial) tiene un efecto escaso sobre la distensibilidad vascular general, que está determinada sobre todo por la distensibilidad venosa.

## Curvas de función cardíaca

De acuerdo con la relación de Frank-Starling, un incremento de la presión auricular derecha aumenta el gasto cardíaco. Esta relación puede representarse al utilizar el mismo eje que el que se usa en las curvas de función sistémica y en que el gasto cardíaco (variable dependiente) se grafica contra la presión auricular derecha (variable independiente; fig. 5-21). Estas curvas tienen una cualidad similar a las de Frank-Starling que se muestran en la figura 4-20, si bien es el gasto cardíaco (no el volumen latido) el que se grafica contra la presión auricular derecha en vez de la presión diastólica final del ventrículo izquierdo. No existe una curva de función cardíaca única, sino más bien una familia de curvas que dependen del estado inotrópico y la poscarga (v. cap. 4). Los cambios de la frecuencia cardíaca también desplazan la curva de función cardíaca debido a que el gasto cardíaco, no el volumen latido como en la figura 4-20, es la variable dependiente. En una curva de función «normal», el gasto cardíaco se aproxima a 5 L/min a una presión auricular derecha cercana a 0 mm Hg. Si el desempeño cardíaco mejora mediante un incremento de la frecuencia o el inotropismo del corazón, o al reducir la poscarga, desplaza la curva de función cardíaca

hacia arriba y a la izquierda. Con la misma presión auricular derecha de 0 mm Hg, el gasto cardíaco se elevará. Por el contrario, una curva de función cardíaca deprimida, como se observa con la reducción de la frecuencia cardíaca o el inotropismo o por aumento de la poscarga, disminuirá el gasto cardíaco a cualquier presión auricular derecha. Sin embargo, *la magnitud en la que el gasto cardíaco se modifica cuando el desempeño cardíaco se altera está determinada en gran medida por el estado de la función vascular sistémica*. De este modo, es necesario analizar al mismo tiempo tanto la función cardíaca como la vascular sistémica.

## Interacciones entre las curvas de función cardíaca y vascular sistémica

Por sí mismas, las curvas de las funciones vascular sistémica y la cardíaca aportan una imagen incompleta de la dinámica cardiovascular general; sin embargo, cuando se utilizan juntas estas curvas pueden ofrecer una comprensión nueva en torno al modo en que las funciones cardíaca y vascular se acoplan.

Cuando las curvas de las funciones cardíaca y vascular se superponen (fig. 5-22), existe una intersección única entre una curva de función cardíaca dada y una de función vascular dada (punto A). Esta intersección es el punto de equilibrio que define la relación de estado estable entre la función cardíaca y la vascular en condiciones de reposo. El corazón trabaja en este equilibrio hasta que una o ambas curvas se desplazan. Por ejemplo, si los nervios simpáticos del corazón reciben un estímulo para aumentar la frecuencia cardíaca y el inotropismo, solo se produce un incremento leve del gasto cardíaco, acompañado de un aumento discreto de la presión auricular derecha (punto B). Como ya se analizó, la estimulación cardíaca aislada no aumenta el gasto cardíaco en grado apreciable si la presión auricular derecha se vuelve negativa. No obstante, si al mismo tiempo la distensibilidad venosa disminuye por la activación simpática de la vasculatura venosa, el gasto cardíaco aumentará en gran medida (punto C). Si la disminución de la distensibilidad venosa va acompañada de una reducción de la RVS, el gasto cardíaco se elevaría aún más (punto D). Estos cambios de la distensibilidad venosa y la RVS, que se producen durante el ejercicio, permiten que el gasto cardíaco aumente. Este ejemplo muestra que para que el gasto cardíaco aumente de forma significativa durante la estimulación cardíaca debe existir algún cambio de la función vascular, de tal modo que el retorno venoso se incremente y la presión auricular derecha (llenado ventricular) se mantenga. Así, en el corazón normal el gasto cardíaco está limitado por factores que determinan la función vascular.

En resumen, el flujo total de sangre por el sistema circulatorio depende tanto de la función cardíaca como la vascular sistémica. La estimulación cardíaca en el corazón normal solo tiene un efecto modesto sobre el gasto cardíaco; sin embargo, si la función sistémica se modifica de manera adicional al reducir la distensibilidad venosa y la RVS, el gasto cardíaco puede aumentar. Si no existen cambios de la función sistémica, el gasto cardíaco queda limitado por el retorno sanguíneo al corazón y el llenado ventricular.

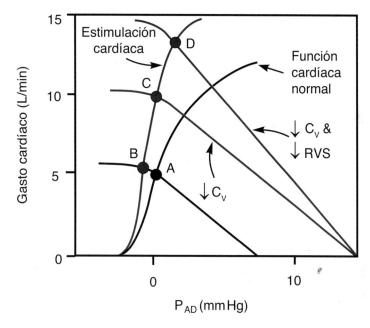

■ **Figura 5-22.** Curvas combinadas de la función cardíaca y la sistémica: efectos del ejercicio. El gasto cardíaco se grafica contra la presión auricular derecha ($P_{AD}$) para mostrar los efectos de la modificación tanto de la función cardíaca como de la sistémica. El punto A representa el nivel de operación normal que se describe a partir de la intersección entre las curvas normales de función cardíaca y sistémica. La estimulación cardíaca aislada desplaza la intersección del punto A al B. La estimulación cardíaca acoplada a una disminución de la distensibilidad venosa ($C_V$) desplaza la intersección operativa al punto C. Si también disminuye la resistencia vascular sistémica (RVS), situación similar a lo que se produce durante el ejercicio, la nueva intersección se desplaza al punto D.

## RESUMEN DE CONCEPTOS IMPORTANTES

- La regulación de la presión arterial y el flujo sanguíneo a los órganos es sobre todo la función de los vasos de resistencia de tamaño pequeño (arterias y arteriolas). Los capilares son el sitio principal para el intercambio, y la mayor parte del volumen sanguíneo se ubica en los vasos de capacidad venosos.

- La presión arterial media se determina a partir del producto del gasto cardíaco y la resistencia vascular sistémica, más la PVC.

- La presión de pulso aórtica está determinada sobre todo por el volumen latido ventricular y la distensibilidad de la aorta.

- La resistencia vascular guarda relación inversa con el radio del vaso elevado a la cuarta potencia, y tiene una relación directa con la longitud del vaso y la viscosidad sanguínea. El radio del vaso es el factor más importante en la regulación de la resistencia.

- La disposición en paralelo de los lechos vasculares en el organismo reduce la resistencia general. Por otro lado, por efecto de esta disposición, un cambio de la resistencia en un lecho vascular tiene una influencia mínima sobre la presión y el flujo en otros lechos vasculares.

- Los cambios de la resistencia en las grandes arterias tienen un efecto escaso sobre la resistencia total del lecho vascular debido a que estos vasos solo generan un porcentaje bajo de la resistencia total de un lecho vascular. En contraste, los cambios de las resistencias de las arterias de tamaño pequeño y las arteriolas afectan en gran medida la resistencia total.

- En condiciones normales, las arterias y las venas están en un estado de contracción parcial (es decir, poseen un tono vascular), que depende del efecto neto de los estímulos vasoconstrictores y vasodilatadores que actúan sobre el vaso.

- La PVC se modifica por los cambios del volumen sanguíneo torácico y la distensibilidad venosa. La gravedad, la actividad respiratoria y acción de bombeo del músculo esquelético que se contrae en forma rítmica ejercen una influencia importante sobre la PVC.

- El gasto cardíaco recibe gran influencia de los cambios de la función vascular sistémica, como lo describen las curvas de función cardíaca y vascular sistémica. En el corazón normal, el gasto cardíaco está limitado por factores que determinan la función vascular.

## PREGUNTAS DE REVISIÓN

Para cada pregunta, elija la respuesta más apropiada:

1. Se descubre que la administración de un fármaco aumenta la presión arterial media sin modificar el gasto cardíaco. La explicación más probable para el incremento de la presión es:

   a. La vasoconstricción capilar aumenta la resistencia vascular sistémica.
   b. La contracción de venas musculares de tamaño pequeño aumenta la presión venosa central.
   c. La contracción de las arterias de tamaño pequeño y las arteriolas aumenta la resistencia vascular sistémica.
   d. La disminución del tono vascular en los vasos de resistencia precapilares.

2. Se detecta que un paciente de sexo masculino de 17 años de edad, que corre en el equipo de campo traviesa de la secundaria, tiene una presión arterial de 115/60 mm Hg y una frecuencia cardíaca en reposo de 50 latidos/min.

   La explicación más probable para su presión de pulso arterial elevada es:

   a. Una disminución de la presión arterial media.
   b. Un volumen latido ventricular alto.
   c. Un incremento de la distensibilidad aórtica.
   d. Una reducción de la resistencia vascular sistémica.

3. Un paciente con arteriopatía coronaria recibe tratamiento con un fármaco que reduce 10 % la frecuencia cardíaca sin modificar el volumen latido. Por otro lado, se identifica que el medicamento reduce un 10 % la presión arterial media. Asúmase que la presión venosa central se mantiene en 0 mm Hg. Este fármaco:

   a. Disminuye un 10 % la resistencia vascular sistémica.
   b. No modifica el gasto cardíaco.
   c. No altera la resistencia vascular sistémica.
   d. Reduce la presión al dilatar la vasculatura sistémica.

4. ¿Cuál de las siguientes aumentará el flujo sanguíneo en mayor medida en un vaso sanguíneo único aislado que recibe perfusión sanguínea a presión constante *in vitro*?

   a. Disminuir 10 °C la temperatura de la sangre.
   b. Duplicar el radio del vaso.
   c. Aumentar un 50 % del diámetro del vaso.
   d. Aumentar un 100 % la viscosidad de la sangre.

5. Si el gasto cardíaco es de 4 500 mL/min, la presión arterial media es de 94 mm Hg y la presión auricular derecha es de 4 mm Hg, la resistencia vascular sistémica (en unidades de resistencia periférica, URP, mm Hg/mL·min$^{-1}$) es de:

   a. 0.02.
   b. 20.
   c. 50.
   d. $4.05 \times 10^5$.

6. Se detecta que un paciente con diagnóstico reciente de hipertensión presenta estenosis (estrechamiento) de la arteria renal derecha. Su diámetro interno muestra reducción de un 50 %. Si se asume que la resistencia arterial renal determina un 1 % de la resistencia renal total y que la resistencia vascular en el riñón irrigado por la arteria renal no se modifica, ¿en qué grado se reducirá el flujo sanguíneo al riñón derecho?

   a. 50 %.
   b. < 20 %.
   c. 8 veces.
   d. 16 veces.

7. Un paciente que se encuentra en el servicio de urgencias por lesiones traumáticas sufridas en un accidente automovilístico desarrolla de pronto una caída de la presión arterial acompañada de un aumento de la presión venosa central. Estos cambios hemodinámicos pudieran explicarse por:

   a. Una caída súbita del gasto cardíaco.
   b. Un incremento de la distensibilidad venosa sistémica.
   c. La pérdida de volumen sanguíneo.
   d. Activación simpática.

8. El retorno venoso hacia la aurícula derecha:

   a. Disminuye a la vez que aumenta el gasto cardíaco.
   b. Disminuye con la activación simpática de las venas.
   c. Se incrementa durante la exhalación forzada contra la glotis cerrada.
   d. Aumenta durante la inspiración.

9. La presión media de llenado circulatorio aumenta por:

   a. La disminución de la distensibilidad venosa.
   b. El incremento de la resistencia vascular sistémica.
   c. La disminución del volumen sanguíneo.
   d. El incremento del gasto cardíaco.

10. En un corazón normal, el gasto cardíaco y la presión auricular derecha aumentan por:

    a. La disminución del volumen sanguíneo.
    b. La disminución de la resistencia vascular sistémica.
    c. El incremento de la frecuencia cardíaca.
    d. El incremento de la distensibilidad venosa.

## RESPUESTA A LAS PREGUNTAS DE REVISIÓN

1. La respuesta correcta es la «c» debido a que las arterias de tamaño pequeño y las arteriolas son las responsables principales de modificar la resistencia vascular sistémica. La opción «a» es incorrecta porque los capilares carecen de músculo liso y, por ende, no se contraen como los vasos precapilares. La opción «b» es incorrecta, ya que, si bien las venas musculares de tamaño pequeño pueden contraerse, contribuyen más bien poco a la regulación de la resistencia vascular sistémica. Su contracción aumentaría la precarga ventricular y el gasto cardíaco; sin embargo, el gasto cardíaco no se modifica en este caso. La opción «d» es incorrecta puesto que la disminución del tono vascular de los vasos de resistencia precapilares reduciría la resistencia vascular sistémica y la presión arterial.

2. Una disminución patológica de la distensibilidad aórtica, que aumentaría la presión de

pulso, es muy poco probable en este adulto joven saludable. Así, la respuesta correcta tiene más probabilidad de implicar un incremento del volumen latido; por esta razón, la opción «b» es la correcta. El volumen latido se elevaría como consecuencia de la frecuencia cardíaca baja en reposo y quizá contracciones ventriculares más fuertes por el acondicionamiento físico. La opción «a» es incorrecta debido a que la distensibilidad aórtica aumenta a presiones y volúmenes aórticos más bajos; de este modo, esto reduciría la presión de pulso. La opción «c» es incorrecta, ya que el incremento de la distensibilidad aórtica reduce la presión de pulso. La opción «d» es incorrecta porque la disminución de la resistencia vascular sistémica carece de efecto sobre la presión de pulso, excepto si se reduce la presión arterial media, que entonces disminuiría la presión de pulso.

3. La respuesta correcta es la «c». Las opciones «a» y «b» son incorrectas porque una reducción de un 10% de la frecuencia cardíaca sin cambios del volumen latido reduciría un 10% el gasto cardíaco. Puesto que la presión arterial media también disminuye un 10% y esta equivale al gasto cardíaco multiplicado por la resistencia vascular sistémica (cuando la presión venosa central es de cero), la presión vascular sistémica no se modifica. La opción «d» es incorrecta ya que la resistencia vascular sistémica se modifica si la vasculatura sistémica se dilata.

4. La respuesta correcta es la «b» porque al duplicarse el radio se aumenta 16 veces el flujo si la presión de perfusión se mantiene constante, dado que el flujo es proporcional al radio (o el diámetro) elevado a la cuarta potencia en un segmento vascular único. Puesto que el radio es proporcional al diámetro, un incremento del 50% de este último (opción «d») aumentará el flujo cerca de cinco veces. La opción «a» es incorrecta porque al disminuir la temperatura se aumenta la viscosidad de la sangre, lo que reduce el flujo. La opción «d» es incorrecta, ya que el flujo guarda relación inversa con la viscosidad de la sangre.

5. La respuesta correcta es la «a», ya que la resistencia vascular sistémica equivale a la presión arterial menos la venosa (mm Hg) dividida por el gasto cardíaco (mL/min).

6. La respuesta correcta es la «b» porque la arteria renal es la arteria de distribución para el riñón y, por ende, tiene una conexión en serie con ese órgano. Si bien una disminución del 50% del diámetro de la arteria renal aumenta la resistencia 16 veces, la resistencia renal total solo aumenta alrededor de un 15% porque la resistencia en la arteria renal es cercana al 1% de la resistencia renal total. Así, el flujo disminuirá (si se asume que no hay cambio de la presión de perfusión) cerca del 13%, porque $F = \Delta P/R$, y R se aumenta por un factor de 1.15. Con el aumento de la presión de perfusión por la presencia de hipertensión, la reducción del flujo sería < 13%.

7. La respuesta correcta es la «a», puesto que una caída del gasto cardíaco genera una disminución de la presión arterial y una acumulación de la sangre en la circulación venosa, lo que eleva la presión venosa central. Las opciones «b» y «c» son incorrectas porque el aumento de la distensibilidad venosa sistémica y la disminución del volumen sanguíneo reducen la presión venosa central, el gasto cardíaco y la presión arterial. La opción «d» es incorrecta, ya que la activación simpática generalizada elevaría la presión arterial al aumentar la resistencia vascular sistémica y el gasto cardíaco.

8. La opción «d» es la correcta porque la inspiración reduce la presión intrapleural, que expande la aurícula derecha, reduce su presión y favorece con ello el retorno venoso. La opción «a» es incorrecta debido a que un aumento del gasto cardíaco debe incrementar el retorno venoso, dado que el sistema circulatorio es cerrado. La opción "b" es incorrecta porque la disminución de la activación simpática de las venas les permite relajarse, lo que eleva su distensibilidad. Esto reduce la precarga del corazón y determina una reducción del gasto cardíaco y el retorno venoso. La opción «c» es incorrecta porque una maniobra de Valsalva aumenta la presión intrapleural, comprime la vena cava y disminuye el retorno venoso.

9. La opción «a» es la correcta debido a que la disminución de la distensibilidad venosa desplaza la curva de función sistémica a la derecha, lo que aumenta la presión media de llenado circulatorio (valor de la intersección en X). La opción «b» es incorrecta, ya que los cambios en la resistencia vascular sistémica alteran la pendiente de la curva de función sistémica pero no su intersección en X. La opción «c» es incorrecta puesto que una

reducción del volumen sanguíneo genera un desplazamiento paralelo de la curva de función sistémica hacia la izquierda, lo que reduce la presión media de llenado circulatorio. La opción «d» es incorrecta porque, por definición, la presión media de llenado circulatorio corresponde a la presión intravascular cuando el gasto cardíaco es de cero y, por ende, es independiente del gasto cardíaco.

10. La respuesta correcta es la «b », ya que una reducción de la resistencia vascular sistémica aumenta la pendiente de la curva de función sistémica, que eleva el gasto cardíaco y la presión auricular derecha. Las opciones «a» y «d» son incorrectas porque la disminución del volumen sanguíneo y el aumento de la distensibilidad venosa reducen la presión auricular derecha y el gasto cardíaco al generar un desplazamiento paralelo a la izquierda de la curva de función sistémica. La opción «c» es incorrecta debido a que la frecuencia cardíaca elevada aumenta ligeramente el gasto cardíaco y reduce la presión auricular derecha.

## RESPUESTA A LOS PROBLEMAS Y CASOS

### PROBLEMA 5-1

En condiciones de flujo constante, $\Delta P \propto \Delta R$ (a partir de la ecuación 5-1). Por otro lado, $R \propto 1/r^4$ (a partir de la ecuación 5-6). De este modo, $\Delta P \propto 1/r^4$. Si se utiliza esta relación se encuentra que la disminución de un 50 % (o ½ de su radio original) del diámetro (o el radio, que es proporcional al diámetro) aumenta la $\Delta P$ por un factor de 16 (recíproca de ½ elevado a la cuarta potencia). Así, el nuevo gradiente de presión a lo largo del vaso será de 32 mm Hg (2 mm Hg × 16).

### PROBLEMA 5-2

En este problema, las dos arteriolas de menor tamaño producto de la división ($R_D$) son paralelas entre sí y están conectadas en serie con la arteriola primaria ($R_P$). Así, la resistencia total ($R_T$) puede encontrarse con la ecuación siguiente:

$$R_T = R_P + \cfrac{1}{\cfrac{1}{R_D} + \cfrac{1}{R_D}}$$

Con la sustitución de las resistencias relativas que se indican en este problema se obtendría:

$$R_T = 1 + \cfrac{1}{\cfrac{1}{4} + \cfrac{1}{4}} = 3$$

### PROBLEMA 5-3

A partir de la ecuación 5-10 se sabe que:

$$RVS = \frac{(PAM - PVC)}{GC}$$

Puesto que la PVC es de cero, esta ecuación se simplifica como:

$$RVS = \frac{PAM}{GC}$$

En este caso, el GC muestra incremento de 30 % y la PAM tiene reducción de 10 %:

$$RVS = \frac{0.9\ PAM}{1.3\ GC} = 0.69$$

Así, la RVS muestra reducción de un 31 % (0.69 RVS es equivalente a una disminución de 31 %) y el fármaco es un vasodilatador. Nota: para resolver este problema, la PAM y el GC no pueden multiplicarse por su porcentaje de cambio.

### CASO 5-1

La resistencia coronaria total ($R_T$) equivale a la suma de los elementos de resistencia conectados en serie.

Así, la resistencia en el tronco coronario izquierdo ($R_{CI}$) estaría conectada en serie con el resto de los elementos de resistencia ($R_X$), de tal modo que $R_T = R_{CI} + R_X$. Generalmente, $R_{CI} = 0.01$ ($R_T$) y $R_X = 0.99$ ($R_T$) porque la $R_{CI}$ equivale a 1 % de la $R_T$, y de este modo, $R_T = 0.01$ ($R_T$) + 0.99 ($R_T$) = 1 ($R_T$).

La disminución de 50 % del diámetro vascular aumenta la $R_{CI}$ por un factor de 16 veces su valor normal, porque $R \propto 1/r^4$.

Así, el vaso estenótico tendrá una resistencia de 16 veces la normal, de modo que $R_{CI} = 16$ (0.01) $R_T$, o $R_{CI} = 0.16$ ($R_T$). Es ahora posible decir que $R_T = 0.16$ ($R_T$) + 0.99 ($R_T$).

Por esto, $R_T = 1.15$ ($R_T$), lo que significa que la resistencia coronaria total se aumenta solo 15 % [(1.15 – 1.00) × 100] cuando la resistencia del tronco coronario izquierdo aumenta 1500 % (aumento de 16 veces).

## LECTURAS RECOMENDADAS
Badeer HS. Elementary hemodynamic principles based on modified Bernoulli's equation. Physiologist 1985;28:41–46.

Badeer HS. Hemodynamics for medical students. Adv Physiol Educ 2001;25:44–52.

Belloni FL. Teaching the principles of hemodynamics. Am J Physiol 1999;277(6 Pt 2):S187–S202.

Boulpaep EL. Arteries and veins. In: Boron WF, Boulpaep EL, eds. Medical Physiology. 3rd Ed. Philadelphia: Elsevier, 2017; 447–460.

Burton AC. Physiology and Biophysics of the Circulation. 2nd Ed. Chicago: Year Book Medical Publishers, 1972.

Fink GD. Sympathetic activity, vascular capacitance, and long-term regulation of arterial pressure. Hypertension 2009;53(part 2):307–312.

Gelman S. Venous function and central venous pressure. Anesthesiology 2008;108:735–738.

Guyton AC, Jones CE, Coleman TG. Circulatory Physiology: Cardíac Output and its Regulation. 2nd Ed. Philadelphia: W.B. Saunders, 1973.

# CONTROL NEUROHUMORAL DEL CORAZÓN Y LA CIRCULACIÓN

## OBJETIVOS DE APRENDIZAJE

Comprender los conceptos presentados en este capítulo permitirá al estudiante:

1. Describir el origen y la distribución de los nervios simpáticos y parasimpáticos del corazón y el sistema circulatorio.

2. Conocer la ubicación y la función de los receptores adrenérgicos α y β, y de los receptores muscarínicos, en el corazón y los vasos sanguíneos.

3. Describir la ubicación y las conexiones aferentes que se dirigen al bulbo raquídeo (médula oblongada) desde el seno carotídeo, el arco aórtico y los barorreceptores cardiopulmonares.

4. Describir el modo en que los barorreceptores del seno carotídeo responden a los cambios de la presión arterial (presión media y presión de pulso) y explicar el modo en que los cambios de la actividad de los barorreceptores afectan la actividad simpática y parasimpática en el corazón y el sistema circulatorio.

5. Describir (1) la ubicación de los quimiorreceptores periféricos y centrales; (2) la forma en que responden a la hipoxemia, la hipercapnia y la acidosis; y (3) los efectos de su estimulación sobre el control autónomo del corazón y el sistema circulatorio.

6. Enumerar los factores que estimulan la liberación de catecolaminas, renina, aldosterona, péptido natriurético auricular y vasopresina.

7. Describir el modo en que los nervios simpáticos, las catecolaminas circulantes, la angiotensina II, la aldosterona, el péptido natriurético auricular y la vasopresina interactúan para regular la presión arterial.

## INTRODUCCIÓN

Los nervios autónomos y las hormonas circulantes fungen como mecanismos importantes para la regulación de la función cardíaca y la vascular. Estos mecanismos están controlados por sensores que vigilan la presión arterial (barorreceptores), el volumen sanguíneo (receptores de volumen), la química hemática (quimiorreceptores) y la osmolaridad del plasma (osmorreceptores).

Sensores periféricos como los barorreceptores se ubican en la aorta y las arterias de gran tamaño del cuello, los sitios de unión entre las aurículas y las venas, y las cavidades cardíacas. Tienen fibras nerviosas aferentes que distribuyen hacia el sistema nervioso central, donde se vigila su actividad y se

le compara contra un «valor de referencia» para la presión arterial. Las desviaciones a partir del valor de referencia determinan la activación o la desactivación selectiva de sistemas de control neurohumorales eferentes. Los sensores ubicados en el sistema nervioso central, por ejemplo, quimiorreceptores y osmorreceptores centrales, también interactúan con regiones del encéfalo que controlan la condición neurohumoral. Los sensores actúan junto con los mecanismos neurohumorales para asegurar que la presión arterial sea adecuada para la perfusión de los órganos. Si bien las secciones siguientes describen varios mecanismos neurohumorales independientes, debe observarse que estos mecanismos actúan en conjunto para asegurar la homeostasia cardiovascular.

# CONTROL NERVIOSO AUTÓNOMO

## Inervación autónoma del corazón y la vasculatura

La regulación autónoma de la función cardiovascular depende del sistema nervioso central. El bulbo raquídeo (médula oblongada) del tronco del encéfalo, el hipotálamo y las regiones corticales actúan en conjunto para regular la función autónoma (fig. 6-1). Los cuerpos celulares de los nervios eferentes parasimpáticos (vagales) y simpáticos que controlan al corazón y la vasculatura se ubican en ciertas regiones del **bulbo raquídeo**. El **hipotálamo** (en particular el núcleo paraventricular y el núcleo dorsal medial) desempeña un papel de integración al modular la actividad neuronal en el bulbo, como durante el ejercicio o cuando el organismo necesita ajustar el flujo sanguíneo en la piel para regular la temperatura corporal. Los centros superiores, entre ellos la corteza y las estructuras límbicas y mesencefálicas, se conectan con el hipotálamo y el bulbo raquídeo. Los centros superiores pueden modificar la función cardiovascular durante los período de estrés emocional (p. ej., el causado por el temor y la ansiedad).

El sistema nervioso central recibe impulsos sensoriales (aferentes) a partir de sensores periféricos y otros ubicados en el cerebro. Las fibras aferentes derivadas de los barorreceptores y los quimio-

rreceptores periféricos, así como de los receptores de estiramiento del sistema respiratorio, entran en el bulbo raquídeo en el **núcleo de la vía solitaria** (NTS; v. fig. 6-2). Las interneuronas excitadoras derivadas del NTS se proyectan a la **región caudal ventrolateral del bulbo raquídeo** (RCVLB), desde la que surgen fibras inhibidoras dirigidas a los cuerpos celulares de los nervios simpáticos localizados en la **región rostral ventrolateral del bulbo raquídeo** (RRVLB). Además, las interneuronas excitadoras del NTS se proyectan al **núcleo ambiguo** (NA), que contiene los cuerpos celulares de los nervios parasimpáticos (vagales). Así, el incremento de la actividad del NTS fomenta la actividad de los nervios eferentes vagales e inhibe la actividad eferente de los nervios simpáticos. El NTS también envía fibras al hipotálamo y recibe impulsos procedentes del mismo. Los sensores del hipotálamo que vigilan la temperatura de la sangre (termorreceptores) envían fibras hacia regiones del bulbo para modular los impulsos simpáticos eferentes para la circulación cutánea.

### INERVACIÓN PARASIMPÁTICA

Las fibras parasimpáticas vagales que inervan al corazón se originan a partir de los cuerpos celulares ubicados en el NA, como se describe antes. El incremento de la actividad de las neuronas reduce la activación del nodo sinoauricular (SA; cronotropismo negativo) y disminuye la velocidad de conducción en el nodo auriculoventricular (AV; dromotropismo negativo).

Es importante señalar que en condiciones normales de reposo estas neuronas tienen actividad tónica, con lo que producen lo que se denomina «**tono vagal**» del corazón, que da origen a frecuencias cardíacas en reposo significativamente inferiores a la velocidad de activación intrínseca del marcapaso del nodo SA. Los nervios aferentes, en particular los que entran en el bulbo por el NTS procedentes de los barorreceptores periféricos, modulan la actividad de estas neuronas vagales. Las interneuronas excitadoras que derivan del NTS, normalmente se excitan por la actividad tónica de los barorreceptores, estimulan la actividad vagal.

Las fibras vagales eferentes (también denominadas **fibras preganglionares**) salen del bulbo raquídeo y forman el décimo nervio craneal (v. fig. 6-3), y se distribuyen al corazón en los nervios vagos izquierdo y derecho. Los ramos de estos nervios inervan regiones específicas del corazón, como el nodo SA y el AV, las vías de conducción, los miocitos auriculares y la vasculatura coronaria. Las

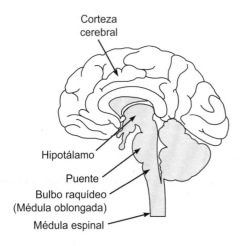

Corteza
cerebral

Hipotálamo

Puente

Bulbo raquídeo
(Médula oblongada)

Médula espinal

■ **Figura 6-1.** Regiones del sistema nervioso central implicadas en la regulación cardiovascular. El sitio principal de regulación cardiovascular reside en el bulbo raquídeo; el hipotálamo funge como región integradora para coordinar las respuestas cardiovasculares. Los centros superiores, como la corteza, tienen influencia sobre la función cardiovascular.

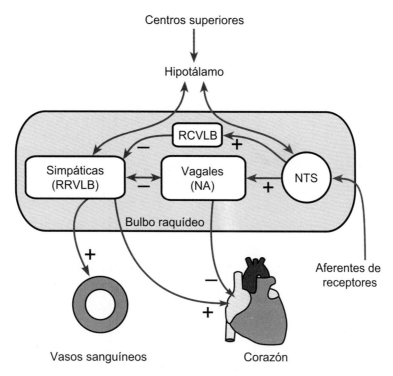

■ **Figura 6-2.** Representación esquemática de las interconexiones autónomas simpáticas y vagales con el sistema nervioso central. Fibras nerviosas aferentes de los receptores (p. ej., de los barorreceptores) entran en el bulbo raquídeo en el tracto del núcleo solitario (*NTS*), que proyecta (por la región caudal ventrolateral del bulbo raquídeo, *RCVLB*) interneuronas inhibidoras hacia las neuronas simpáticas en la región rostral ventrolateral del bulbo (*RRVLB*) y fibras excitadoras hacia las neuronas vagales en el núcleo ambiguo (*NA*). El bulbo raquídeo recibe impulsos del hipotálamo y los centros cerebrales superiores. La activación simpática (+) de los vasos sanguíneos y el corazón induce la contracción del músculo liso (vasoconstricción), incremento de la frecuencia cardíaca (cronotropismo positivo), aumento de la velocidad de conducción cardíaca (dromotropismo positivo) y aumento de la contractilidad (inotropismo positivo). La activación vagal del corazón disminuye (−) el cronotropismo, el dromotropismo y el inotropismo.

fibras eferentes preganglionares hacen sinapsis en o cerca del tejido blanco y forman ganglios pequeños, a partir de los cuales **fibras posganglionares** cortas inervan regiones tisulares específicas. El nervio vago derecho suele ser el ramo principal del vago que inerva el nodo SA, mientras que el vago izquierdo inerva sobre todo el nodo AV. Esto puede demostrarse en condiciones experimentales al aplicar estimulación eléctrica al nervio vago derecho, lo que produce bradicardia (o paro del nodo SA) y un cambio escaso de la conducción por el nodo AV, lo que se evidencia por una prolongación más bien discreta del intervalo PR del electrocardiograma. La estimulación del vago izquierdo, en contraste, suele generar un bloqueo pronunciado del nodo AV (v. cap. 3), con una disminución más bien leve de la frecuencia cardíaca. Sin embargo, estas respuestas a la estimulación vagal pueden ser muy distintas entre una persona y otra como consecuencia del

entrecruzamiento de las fibras eferentes de los nervios vagos izquierdo y derecho.

Algunas fibras eferentes parasimpáticas inervan los vasos sanguíneos en órganos específicos en los que causan vasodilatación por vía directa o indirecta. La vasodilatación directa por activación parasimpática en algunos tejidos (p. ej., tejido eréctil de los genitales) se produce por la liberación de acetilcolina (ACh), que se une a receptores muscarínicos ($M_3$) en el endotelio vascular y produce vasodilatación mediante la síntesis posterior de óxido nítrico (v. cap. 2). La estimulación parasimpática causa vasodilatación indirecta en ciertos órganos (p. ej., circulación gastrointestinal) al estimular en el tejido no vascular la producción de sustancias vasodilatadoras como la bradicinina, que se une luego a los receptores vasculares para causar vasodilatación. Obsérvese que, cuando existen, *los nervios parasimpáticos que inervan la vasculatura sirven sobre todo para*

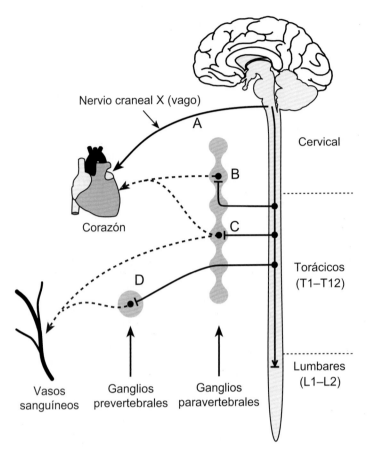

**■ Figura 6-3.** Organización de la inervación simpática y vagal del corazón y el sistema circulatorio. El nervio craneal X (vago; parasimpático) se origina a partir del tronco del encéfalo. Las fibras preganglionares (*línea roja continua, A*) viajan al corazón, donde establecen sinapsis con los cuerpos celulares de las fibras posganglionares cortas que inervan ese órgano. Los nervios simpáticos preganglionares (*líneas negras continuas*) se originan a partir de los segmentos torácicos (T1 a T12) y lumbares (L1 y L2) de la médula espinal. Algunas de estas fibras (*B*) entran en los ganglios paravertebrales (cadena simpática) a ambos lados de la médula espinal, y viajan por dentro de los ganglios para establecer sinapsis por arriba (*B*) o por debajo de su nivel de entrada, o bien en su nivel de entrada (*C*). Las fibras posganglionares (*líneas negras punteadas*) procedentes de los ganglios cervicales inervan sobre todo al corazón, mientras que las derivadas de los ganglios torácicos viajan hacia los vasos sanguíneos y el corazón. Las fibras preganglionares de los segmentos torácicos inferiores y lumbares superiores suelen establecer sinapsis en los ganglios prevertebrales (*D*), a partir de los cuales fibras posganglionares viajan hacia los vasos sanguíneos.

*regular el flujo sanguíneo en órganos específicos, y no desempeñan ningún papel relevante en la regulación de la resistencia vascular sistémica y la presión arterial.*

### INERVACIÓN SIMPÁTICA

El control simpático adrenérgico del corazón y la vasculatura deriva de neuronas bulbares ubicadas en la RRVLB (v. fig. 6-2). El incremento de la actividad de estas neuronas induce estimulación cardíaca y vasoconstricción sistémica. Las neuronas simpáticas de la RRVLB tienen actividad de potencial de acción espontánea, lo que determina la estimulación tónica del corazón y la vasculatura. Así, la des-

nervación simpática aguda del corazón y los vasos sanguíneos sistémicos, suelen inducir disminución de la frecuencia cardíaca y vasodilatación sistémica. Los efectos de la desnervación simpática sobre las frecuencias cardíacas de reposo bajas son más bien escasos, dado que el corazón está bajo la influencia de un nivel alto de tono vagal y un tono simpático débil en comparación.

En contraste, el tono vascular simpático es más bien alto en casi todas las circulaciones de los órganos. De este modo, la eliminación súbita del tono simpático induce vasodilatación e hipotensión importantes.

Los axones de las neuronas simpáticas salen del bulbo raquídeo, bajan por la médula espinal y establecen sinapsis con la columna de células intermediolaterales de la médula espinal, para luego salir en niveles toracolumbares específicos (T1 a L2; fig. 6-3). Estas fibras preganglionares (cortas en comparación con las fibras parasimpáticas preganglionares) hacen luego sinapsis con los ganglios simpáticos paravertebrales (cervical, estrellado y cadena simpática toracolumbar) que se ubican a ambos lados de la médula espinal, o bien con los ganglios prevertebrales localizados en el abdomen (ganglios celiaco, mesentérico superior y mesentérico inferior; fig. 6-3). Algunas fibras también se dirigen a las glándulas suprarrenales y ahí establecen sinapsis. Las fibras simpáticas posganglionares (largas en comparación con las fibras parasimpáticas posganglionares) viajan a órganos blancos, donde inervan arterias y venas; los capilares carecen de inervación. Se identifican ramos pequeños de estos nervios eferentes en la adventicia (capa externa) de los vasos sanguíneos. Existen varicosidades, regiones abultadas pequeñas a lo largo de las fibras nerviosas simpáticas, que son el sitio en que son liberados neurotransmisores.

La activación de las fibras simpáticas posganglionares del nodo SA, el sistema de conducción AV y los cardiomiocitos aumentan el cronotropismo, el dromotropismo y el inotropismo (v. tabla 6-1). En los vasos sanguíneos la activación simpática genera constricción directa de los vasos de resistencia y capacidad, de modo que aumenta la resistencia vascular sistémica (y la presión arterial), a la vez que disminuye la capacidad venosa (que aumenta la presión venosa; v. tabla 6-1). Como se describe en el capítulo 7, la activación simpática del corazón desencadena una vasodilatación coronaria paradójica debido a que el incremento de la actividad cardíaca produce una vasodilatación coronaria de tipo metabólico que supera los efectos vasoconstrictores simpáticos directos en los vasos coronarios.

La activación simpática de los vasos de resistencia contribuye de forma significativa al tono vascular en muchos órganos. Esto puede constatarse al eliminar de forma abrupta la influencia simpática (p. ej., al bloquear los receptores α-adrenérgicos con fármacos). Cuando se hace esto, el flujo sanguíneo aumenta, y el grado de este fenómeno depende de la intensidad del tono simpático y de los mecanismos autorreguladores locales que tratan de mantener un flujo sanguíneo constante (v. cap. 7). Por ejemplo, si se bloquea por medios farmacológicos a los receptores α-adrenérgicos de la circulación del antebrazo, el flujo sanguíneo aumenta dos o tres veces. Sin embargo, con el paso del tiempo los mecanismos autorreguladores intrínsecos restablecen el tono y el flujo sanguíneo normales.

Como se describe con más detalle en el capítulo 7, la respuesta vascular a la activación simpática difiere entre un órgano y otro. Aún así, la activación simpática generalizada del sistema circulatorio aumenta la presión arterial y disminuye la perfusión a los órganos de todo el organismo, excepto el corazón y el cerebro.

## ACTIVIDAD SIMPÁTICA Y VAGAL RECÍPROCA

En general, existe una activación recíproca de los impulsos eferentes simpáticos y vagales del bulbo raquídeo (v. fig. 6-2). Un ejemplo de esta reciprocidad se observa cuando una persona se pone de

| TABLA 6-1  EFECTOS DE LAS ESTIMULACIONES SIMPÁTICA Y PARASIMPÁTICA SOBRE LAS FUNCIONES CARDÍACA Y VASCULAR | | |
|---|---|---|
| | **SIMPÁTICA** | **PARASIMPÁTICA** |
| Corazón | | |
| Cronotropismo (frecuencia) | + + + | – – – |
| Inotropismo (contractilidad) | + + + | –[1] |
| Dromotropismo (velocidad de conducción) | + + | – – – |
| Vasos sanguíneos (vasoconstricción) | | |
| Resistencia (arterias, arteriolas) | + + + | –[2] |
| Capacidad (venas, vénulas) | + + + | 0 |

La magnitud relativa de las respuestas se indica con el número de signos + o – (+, incremento; –, descenso; 0, sin respuesta).
[1]Más pronunciado en las aurículas que los ventrículos.
[2]Efectos vasodilatadores solo en órganos específicos, como los genitales.

pie y la presión arterial desciende. Los reflejos barorreceptores (que se analizan más adelante en este capítulo) activan los impulsos eferentes simpáticos procedentes de la RRVLB para estimular al corazón (incremento de la frecuencia cardíaca y el inotropismo) y para contraer la vasculatura sistémica. Estas respuestas cardíaca y vascular ayudan a restablecer la presión arterial normal. A la par que se activan las neuronas simpáticas en la RRVLB, la actividad parasimpática vagal que deriva del NA muestra una reducción recíproca. Esto es importante porque, sin la eliminación de las influencias vagales sobre el corazón, se compromete la capacidad de la actividad simpática intensificada para aumentar la frecuencia cardíaca. La razón de esto, es que *en el corazón las influencias vagales dominan sobre las simpáticas.*

Regiones del hipotálamo pueden integrar y coordinar las respuestas cardiovasculares al proveer información a los centros bulbares. Los estudios han constatado que la estimulación eléctrica de la región dorsomedial del hipotálamo induce respuestas autónomas que imitan las que se observan durante el ejercicio o en la respuesta de fuga o lucha. Estas respuestas coordinadas incluyen a la taquicardia de mediación simpática, el incremento del inotropismo, la liberación de catecolaminas y la vasoconstricción sistémica. Se generan por la activación hipotalámica de neuronas simpáticas ubicadas en la RRVLB y la inhibición de los núcleos vagales.

Los impulsos procedentes de regiones corticales superiores pueden alterar también la función autónoma. Por ejemplo, el temor o la emoción súbitos pueden, en ocasiones, inducir activación vagal que desencadene bradicardia, eliminación del tono vascular simpático y desmayo (síncope vasovagal). El temor y la ansiedad pueden desencadenar activación simpática, que cause taquicardia, incremento del inotropismo e hipertensión. La activación simpática crónica secundaria al estrés emocional persistente puede generar hipertensión sostenida, hipertrofia cardíaca y arritmias.

## RECEPTORES AUTÓNOMOS CARDÍACOS Y VASCULARES

La activación de los nervios eferentes simpáticos del corazón libera el neurotransmisor noradrenalina, que se une sobre todo a los receptores $\beta_1$-adrenérgicos ubicados en el tejido nodal, los tejidos de conducción y el miocardio (v. fig. 6-4). También existen receptores $\beta_2$-adrenérgicos postsinápticos de la unión neuromuscular en el corazón; sin embargo, normalmente son menos importantes que los receptores $\beta_1$-adrenérgicos. Los receptores $\beta$-adrenérgicos están acoplados a una vía de transducción de señales vinculada con proteínas Gs/cAMP, como se describe en el capítulo 2. También existen receptores $\alpha_1$-adrenérgicos postsinápticos de la unión en el tejido cardíaco que se unen a la noradrenalina, que activa la vía de proteínas Gq/IP$_3$ para estimular al corazón (v. cap. 2).

La noradrenalina que se libera también puede unirse a los receptores $\alpha_2$-adrenérgicos presinápticos ubicados en la terminal nerviosa simpática. Estos receptores inhiben la liberación de noradrenalina a través de un mecanismo de retroalimentación negativa.

La activación de las fibras vagales posganglionares induce la liberación del neurotransmisor ACh. En el corazón, este neurotransmisor se une a receptores muscarínicos ($M_2$), sobre todo en el tejido nodal y en el miocardio auricular (fig. 6-4). Estos receptores se acoplan a la vía de transducción de señales de proteínas Gi/cAMP (v. cap. 2), que disminuye el cronotropismo, el dromotropismo y el inotropismo (en mayor medida en las aurículas que en los ventrículos). La ACh liberada también puede unirse a receptores muscarínicos $M_2$ presinápticos que se ubican en terminales nerviosas simpáticas adrenérgicas cercanas, lo que inhibe la liberación de

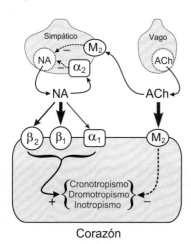

Corazón

■ **Figura 6-4.** Receptores adrenérgicos y muscarínicos del corazón. La noradrenalina (*NA*) liberada de las terminales nerviosas simpáticas se une a los receptores adrenérgicos postsinápticos de la unión (orden de relevancia funcional: $\beta_1$ > $\beta_2$ > $\alpha_1$) para aumentar (+) el inotropismo, el cronotropismo y el dromotropismo. Los receptores $\alpha_2$-adrenérgicos presinápticos sirven como mecanismo de retroalimentación para inhibir la liberación de NA. Los nervios parasimpáticos (vagales) liberan acetilcolina (*ACh*), se unen a los receptores postsinápticos de la unión tipo $M_2$ para disminuir (−) el inotropismo, el cronotropismo y el dromotropismo. La ACh se une a los receptores muscarínicos presinápticos ($M_2$) de las terminales nerviosas simpáticas para inhibir la liberación de NA.

noradrenalina y explica, en parte, la razón por la que la actividad vagal suprime la influencia simpática sobre el corazón.

En los vasos sanguíneos arteriales y venosos, la noradrenalina liberada por los nervios simpáticos adrenérgicos se une principalmente a receptores $\alpha_1$-adrenérgicos postsinápticos de la unión para inducir la contracción del músculo liso y vasoconstricción (v. fig. 6-5). Respuestas similares se observan cuando la noradrenalina se une a receptores $\alpha_2$-adrenérgicos postsinápticos de la unión ubicados particularmente en arterias de tamaño pequeño y arteriolas, si bien los receptores $\alpha_1$-adrenérgicos postsinápticos de la unión suele ser el subtipo de receptores $\alpha$-adrenérgicos más importante en la mayor parte de los vasos. A pesar de esto, es importante señalar que, al parecer, existen diferencias regionales en la distribución y las respuestas vasculares de estos dos tipos de receptores $\alpha$-adrenérgicos. Los receptores $\alpha$-adrenérgicos se acoplan a vías de transducción de señales de proteínas Gq y Gi, como se describe en el capítulo 2. Además, la noradrenalina puede unirse a los receptores $\alpha_2$-adrenérgicos presinápticos, que actúan como un mecanismo de retroalimentación negativa para modular la liberación de noradrenalina.

Los vasos sanguíneos poseen, además de receptores $\alpha$-adrenérgicos, receptores $\beta_2$-adrenérgicos postsinápticos de la unión. La activación de los receptores $\beta_2$-adrenérgicos postsinápticos de la unión por la noradrenalina (y, más importante aún, por la adrenalina circulante) produce vasodilatación de no existir una vasoconstricción mediada por receptores $\alpha$-adrenérgicos que se oponga. Para observar esta vasodilatación inducida por receptores $\beta_2$-adrenérgicos en el medio experimental, puede estimularse a los nervios simpáticos vasculares bloqueando por completo los receptores $\alpha$-adrenérgicos. En general, este ligero efecto vasodilatador de la noradrenalina, mediado por receptores $\beta_2$, es superado del todo por

la activación simultánea de los receptores $\alpha$-adrenérgicos, que generan vasoconstricción. Si bien en la mayor parte de los vasos sanguíneos del organismo hay una inervación parasimpática más bien escasa o nula, los receptores muscarínicos $M_3$ en las arterias coronarias pueden responder a la activación vagal del corazón mediante dilatación, y receptores similares en el tejido eréctil genital responden al dilatarse tras la liberación de ACh de los nervios parasimpáticos (fig. 6-5).

## Regulación de la presión arterial por retroalimentación de los barorreceptores

### BARORRECEPTORES ARTERIALES

Como se ha descrito anteriormente, los nervios simpáticos desempeñan un papel importante en la regulación de la resistencia vascular sistémica y la función cardíaca y, de este modo, de la presión arterial. Sin embargo, ¿cómo controla el organismo la resistencia vascular sistémica y el gasto cardíaco para establecer y mantener la presión arterial y asegurar una profusión orgánica adecuada?

La presión arterial se regula por medio de sistemas de retroalimentación negativa que incorporan sensores de presión (es decir, barorreceptores) ubicados en puntos estratégicos del sistema cardiovascular. Los **barorreceptores arteriales** se alojan en el seno coronario (en la bifurcación del tronco carotídeo en las carótidas externa e interna) y en el cayado aórtico (fig. 6-6). El **nervio del seno** (**nervio de Hering**), un ramo del **nervio glosofaríngeo** (**nervio craneal IX**) inerva el seno carotídeo. Las fibras aferentes del seno carotídeo viajan en el nervio glosofaríngeo hacia el tronco del encéfalo, donde establecen sinapsis en el NTS. Como ya se describió, el NTS modula la actividad de las neuronas simpáticas en la RRVLB y los núcleos vagales bulbares. Los **barorreceptores del arco aórtico** reciben iner-

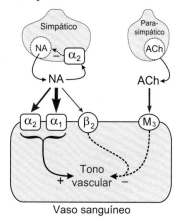

■ **Figura 6-5.** Receptores adrenérgicos y muscarínicos de los vasos sanguíneos. La noradrenalina (*NA*) liberada a partir de las terminales nerviosas simpáticas se une a los receptores adrenérgicos postsinápticos de la unión (orden de relevancia funcional: $\alpha_1 > \alpha_2 > \beta_2$). La NA que se une a los receptores $\alpha$-adrenérgicos postsinápticos de la unión produce incremento (+) del tono vascular (vasoconstricción), mientras que su unión a los receptores $\beta_2$-adrenérgicos produce disminución (−) del tono vascular (vasodilatación). En pocos órganos específicos (p. ej., genitales), la ACh que liberan los nervios parasimpáticos se une a receptores vasculares $M_3$ para producir vasodilatación dependiente del endotelio, mediada por óxido nítrico.

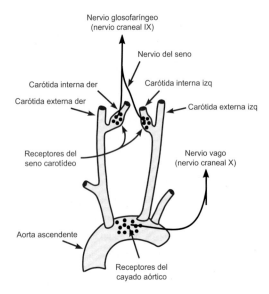

■ **Figura 6-6.** Localización e inervación de los barorreceptores arteriales. Los receptores del seno carotídeo se ubican en la arteria carótida interna, justo por encima de su sitio de unión con la arteria carótida externa. Estos receptores reciben inervación del nervio del seno de Hering, que se une al nervio glosofaríngeo (nervio craneal IX) antes de dirigirse hacia el bulbo raquídeo. Los nervios aferentes de los receptores del arco aórtico se unen al nervio vago (nervio craneal X), que luego viajan hacia el bulbo raquídeo. *der*, derecha; *izq*, izquierda.

vación del nervio aórtico, que luego se une al **nervio vago (nervio craneal X)** antes de viajar al NTS.

Los barorreceptores arteriales responden al estiramiento de las paredes vasculares, que derivan de los incrementos de la presión arterial. El aumento de la presión arterial despolariza estos mecanorreceptores y aumenta su frecuencia de activación, con lo que eleva la actividad de los nervios aferentes. Cada receptor tiene su propio umbral y sensibilidad a los cambios de presión; de este modo, se reclutan receptores adicionales a la vez que la presión aumenta. Los barorreceptores son sensibles a la velocidad de cambio de la presión, al igual que a una presión constante. El índice de activación de los receptores aumenta con la elevación sistólica de la presión arterial y declina con su caída diastólica (fig. 6-7, recuadro derecho). La suma de la respuesta de activación en un ciclo de presión es mayor cuando la presión media es alta. Mediante el registro de la actividad del nervio del seno a distintas presiones arteriales se genera una curva sigmoidea que representa la frecuencia de activación de los barorreceptores (fig. 6-7, recuadro izquierdo, curva roja continua) como una función de la presión arterial media para una presión de pulso determinada. En general, los receptores del seno carotídeo responden a las presiones que van de 60 mmHg a 180 mmHg. Así, si la presión arterial disminuye respecto de su valor normal, se reduce el índice de activación de los barorreceptores del seno carotídeo. Por el contrario, el incremento de la presión arterial aumenta la activación de los receptores. Con presiones de pulso disminuidas, la curva se desplaza hacia abajo y a la derecha (curva roja punteada), con lo que disminuye la activación de los receptores para una presión arterial media determinada. Esto es importante en condiciones como el choque hemorrágico, en donde disminuyen tanto la presión

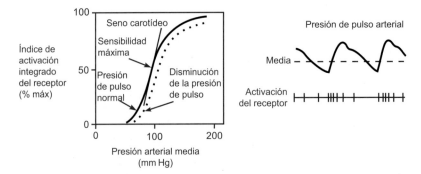

■ **Figura 6-7.** Efectos de la presión arterial sobre el índice de activación integrada del seno carotídeo. **Recuadro izquierdo.** El umbral para la activación de los receptores corresponde a presiones arteriales medias cercanas a 60 mmHg; la activación máxima se produce cerca de los 180 mmHg. La sensibilidad máxima de los receptores se observa con presiones arteriales medias normales. La curva de respuesta de activación del receptor se desplaza a la derecha al disminuir las presiones de pulso; así, una disminución de la presión de pulso con una presión media dada disminuye la activación. **Recuadro derecho.** Activación de receptores independientes en respuesta a la presión pulsátil. Los receptores se activan con más frecuencia cuando la presión arterial se eleva rápidamente durante la sístole cardíaca.

media como la presión de pulso. Así, la *disminución de la presión de pulso refuerza el reflejo barorreceptor cuando la presión arterial media desciende.*

La sensibilidad máxima del seno carotídeo (el punto con mayor pendiente de la curva de respuesta, figura 6-7) se identifica cerca del «valor de referencia» de las presiones arteriales medias normales (~95 mm Hg en adultos). De este modo, desviaciones ligeras de este valor de referencia inducen cambios importantes de la frecuencia de activación de los barorreceptores.

La curva de respuesta de activación de los barorreceptores puede desplazarse hacia la izquierda o la derecha al existir disminuciones o incrementos sostenidos de la presión, respectivamente. Este reinicio de la curva de respuesta altera la activación para cualquier presión arterial y sirve para mantener el punto de sensibilidad máxima cerca del nuevo valor de presión arterial. Este tipo de reinicio se denomina reinicio periférico del reflejo barorreceptor, dado que se produce en los receptores de estiramiento. Es importante señalar que el reinicio solo es parcial, de tal modo que incluso ante elevaciones crónicas de la presión existe cierto grado de incremento de la activación de los barorreceptores. En respuesta a un aumento agudo de la presión se produce un cierto grado de reinicio en varios minutos. Sin embargo, el proceso de reinicio puede persistir varias horas y días. El reinicio también puede presentarse por cambios de las propiedades mecánicas de la pared arterial. En una enfermedad crónica como la arterioesclerosis, las arterias carotídeas en la región del seno carotídeo pierden distensibilidad y por ello se estiran menos en respuesta a los cambios de la presión arterial.

Los receptores ubicados en el cayado aórtico actúan de manera similar a los receptores del seno carotídeo. Estudios más antiguos en animales sugerían que el reflejo barorreceptor del seno carotídeo era más sensible que el propio del seno aórtico. Sin embargo, estudios más recientes en humanos sugieren que las respuestas barorreflejas son similares. Así, tanto los barorreceptores del seno carotídeo como del arco aórtico parecen desempeñar un papel importante en el control por retroalimentación de la presión arterial.

Para comprender el modo en que opera el reflejo barorreceptor, considérense los acontecimientos que se producen en respuesta a una disminución de la presión arterial cuando una persona se pone de pie repentinamente (fig. 6-8). Cuando se asume la postura erecta de forma súbita tras permanecer en una posición supina, la gravedad hace que la sangre venosa se acumule por debajo del nivel del corazón, en particular en las piernas (v. cap. 5). Esto disminuye el retorno venoso, la presión venosa central y la precarga ventricular, y determina un descenso del gasto cardíaco y de la presión arterial. La disminución del estiramiento de los barorreceptores arteriales establece una disminución de la activación de estas estructuras y una reducción de la actividad del NTS.

Los núcleos en la RRVLB responden mediante un incremento de la generación de impulsos simpáticos, lo que aumenta la resistencia vascular sistémica (vasoconstricción) y el gasto cardíaco (aumento de la frecuencia cardíaca y el inotropismo). La disminución de los impulsos vagales a partir del bulbo raquídeo contribuye al aumento de la frecuencia cardíaca. Estos ajustes cardíacos y vasculares restablecen la presión arterial. De hecho, la presión arterial media a menudo es mayor en posición erguida que en posición supina. Esto se debe a que otros barorreceptores (p. ej., barorreceptores cardiopulmonares de baja presión, que se describen más adelante), así como otros mecanismos neurohumorales, contribuyen a la respuesta.

Obsérvese que, *en condiciones normales, la activación de los barorreceptores ejerce una influencia inhibidora tónica sobre los impulsos simpáticos procedentes del bulbo raquídeo.* De este modo, la hipotensión y la disminución de la activación de los barorreceptores desinhibe los impulsos eferentes simpáticos bulbares (es decir, aumenta la actividad simpática). Sus efectos combinados sobre la resistencia vascular sistémica y el gasto cardíaco aumentan la presión arterial para que vuelva a coincidir con el valor de referencia.

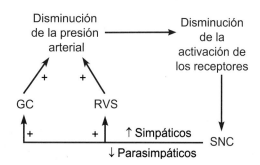

■ **Figura 6-8.** Asa de retroalimentación de los barorreceptores. Una disminución de la presión arterial, como cuando una persona se pone súbitamente de pie tras estar en posición supina, disminuye la activación de los barorreceptores, lo que conduce a la activación de los nervios eferentes simpáticos y la inhibición de los nervios eferentes parasimpáticos (vagales). Este cambio del equilibrio autónomo aumenta (+) el gasto cardíaco (*GC*) y la resistencia vascular sistémica (*RVS*), lo que ayuda a restablecer la presión arterial normal. *SNC*, sistema nervioso central.

El reflejo barorreceptor puede estudiarse midiendo la actividad nerviosa simpática eferente (p. ej., la actividad de los nervios simpáticos de los riñones o los músculos) a la vez que se modifica la presión arterial. Puede generarse una curva de respuesta funcional del reflejo barorreceptor en estado de reposo al graficar la actividad nerviosa simpática contra la presión en el seno carotídeo, como se muestra en la figura 6-9 (línea negra continua). Obsérvese que la sensibilidad máxima (pendiente de la línea, o ganancia) de la respuesta se produce en torno a presiones arteriales normales (punto A). Si la presión media en el seno carotídeo aumentará 20 mm Hg de forma súbita (de 95 a 115 mm Hg), esto aumentaría la actividad del nervio del seno (v. fig. 6-7) y el reflejo barorreceptor resultante disminuiría la actividad nerviosa simpática eferente (fig. 6-9; puntos A a B) y provocaría depresión cardíaca y vasodilatación sistémica. A pesar de esto, un incremento de 20 mm Hg de la presión en el seno carotídeo durante el ejercicio no determina una disminución de la actividad simpática.

Durante el ejercicio, la curva de respuesta barorrefleja se desplaza hacia arriba y a la derecha (v. fig. 6-9, línea roja continua, punto C). Debido a este desplazamiento, el incremento de la presión arterial durante el ejercicio se asocia con un aumento

de la actividad nerviosa simpática eferente. Por otra parte, este desplazamiento de la curva ajusta el punto de máxima ganancia de respuesta hasta un sitio cercano a la nueva presión arterial elevada (punto C).

El desplazamiento de la curva de respuesta se debe al **reinicio central**, que deriva de interacciones entre distintas regiones del bulbo raquídeo, los impulsos hipotalámicos y de centros cerebrales superiores que llegan al bulbo, y de la actividad nerviosa aferente que se origina a partir de mecanorreceptores y quimiorreceptores del músculo esquelético activo.

El reinicio central de la curva de respuesta barorrefleja también se produce en la hipertensión crónica y el estrés. De este modo, el reinicio de la respuesta barorrefleja general puede presentarse en el nivel de los barorreceptores (reinicio periférico), como ya se describió, y en el nivel del sistema nervioso central (reinicio central).

El reflejo del seno carotídeo puede activarse al aplicar masaje en la región del cuello ubicada sobre el seno carotídeo (es decir, **masaje del seno carotídeo**). Esta estimulación mecánica de los receptores aumenta su activación, lo que determina una disminución de los impulsos eferentes simpáticos y un aumento de los eferentes parasimpáticos del bulbo. Esta maniobra se usa en ocasiones para detener ciertos tipos de arritmias por medio de la activación de las eferentes vagales dirigidas al corazón.

Otro ejemplo de la operación del reflejo barorreceptor corresponde a la **maniobra de Valsalva**, que en ocasiones se utiliza para valorar el control reflejo autónomo de la función cardiovascular. Se realiza solicitando a la persona que realice una espiración forzada máxima contra la glotis cerrada y que mantenga el esfuerzo durante al menos 10 s. La contracción de la caja torácica comprime los pulmones y causa un gran incremento de la presión intrapleural (la presión que se cuantifica entre la capa que cubre al tórax y los pulmones; v. fig. 5-17), que comprime los vasos en el tórax. La compresión aórtica determina un aumento transitorio de la presión aórtica (fase I de la figura 6-10). Esto trae consigo una bradicardia refleja producida por la activación de los barorreceptores. Puesto que el segmento torácico de la vena cava también se comprime, se compromete el retorno venoso al corazón, y esto causa una caída del gasto cardíaco y de la presión aórtica (fase II). A la vez que la presión aórtica desciende, el reflejo barorreceptor aumenta la frecuencia cardíaca. Una disminución del volumen latido explica la caída de la presión de pulso. Tras varios segundos la presión arterial se reduce (tanto la media como la presión de pulso) y la frecuencia cardíaca aumenta.

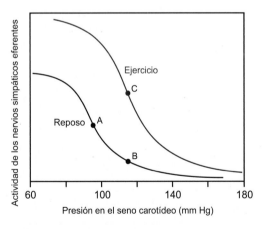

■ **Figura 6-9.** Relación entre la actividad nerviosa eferente simpática y la presión media en el seno carotídeo en reposo y durante el ejercicio. Con una presión de reposo de 95 mm Hg (*curva negra; punto A*), la curva de actividad simpática opera cerca de su punto de sensibilidad máxima (pendiente máxima). Un incremento de 20 mm Hg de la presión en reposo en el seno carotídeo disminuye la actividad nerviosa simpática eferente (*A a B*). Durante el ejercicio (*curva roja*), la curva de la actividad nerviosa simpática se desplaza hacia arriba y a la derecha, con lo que aumenta la actividad simpática a pesar de que la presión en el seno carotídeo aumenta 20 mm Hg (punto *C*).

Cuando el sujeto comienza a respirar de nuevo, la pérdida súbita de la compresión aórtica genera un leve descenso transitorio de la presión arterial y un incremento reflejo adicional de la frecuencia cardíaca (fase III).

Cuando finaliza la compresión de la vena cava, el retorno venoso aumenta de golpe y se produce un rápido incremento del gasto cardíaco varios segundos después, lo que conduce a un aumento transitorio de la presión arterial (fase IV). La presión arterial se dispara en la fase IV debido a que la resistencia vascular sistémica está aumentada por la activación simpática ocurrida durante la fase II por el reflejo barorreceptor. La frecuencia cardíaca disminuye de manera refleja en la fase IV en respuesta a la elevación transitoria de la presión arterial.

## BARORRECEPTORES CARDIOPULMONARES

Aunque no están tan bien identificados o estudiados como los barorreceptores arteriales sistémicos, los receptores de estiramiento que están en el músculo auricular, en particular en el sitio de unión de las venas que entran en las aurículas (uniones venoauriculares) y los ventrículos, pueden influir sobre el control autónomo del sistema cardiovascular. La mayor parte de los **receptores cardiopulmonares** recibe inervación de fibras aferentes vagales que transmiten potenciales de acción al NTS y regiones hipotalámicas específicas.

Los receptores ubicados en las aurículas y las uniones venoauriculares responden a cambios del volumen y la presión de la sangre, y algunos de los auriculares responden durante la contracción de las aurículas (onda *a*; receptor tipo A) y el llenado auricular (onda *v*; receptor tipo B). Por efecto de su ubicación, en ocasiones se les denomina barorreceptores de baja presión o receptores de volumen. Como se describe más adelante en este capítulo, los receptores auriculares tipo A son importantes para regular la liberación de vasopresina (hormona antidiurética).

No se genera ningún patrón constante en relación con las interacciones de los receptores auriculares y venoauriculares y el control autónomo del corazón y la circulación. Con base en el tipo y la ubicación del receptor, la activación por estiramiento puede inhibir o estimular su actividad simpática eferente.

Por ejemplo, una caída del volumen sanguíneo torácico y de la presión venosa central tras la posición erguida (o durante una hemorragia) disminuye la activación de algunos tipos de receptores cardiopulmonares, lo que determina una activación simpática muy similar a la reducción de la activación de los barorreceptores arteriales. De este modo, la pérdida de la carga en los receptores cardiopulmonares por una caída del volumen y la presión en las venas centrales refuerza el reflejo barorreceptor arterial desencadenado por la hipotensión sistémica.

Sin embargo, existen algunos casos en que la respuesta de estos mismos receptores cardiopulmonares se opone a las respuestas barorreceptoras arteriales. Esto se produce en la insuficiencia cardíaca aguda cuando la presión arterial se reduce en un

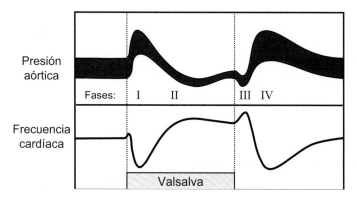

■ **Figura 6-10.** Respuestas barorreceptoras durante la maniobra de Valsalva. Durante la fase I, que se produce al inicio de la espiración forzada, la presión aórtica aumenta (por la compresión aórtica) y la frecuencia cardíaca disminuye de forma refleja. La presión aórtica cae durante la fase II debido a que la compresión de las venas del tórax reduce el retorno venoso y el gasto cardíaco; se desarrolla taquicardia refleja. La fase III comienza cuando se reinicia la respiración normal, y se caracteriza por una caída transitoria leve de la presión aórtica (por la eliminación de la compresión de ese vaso) y un aumento discreto de la frecuencia cardíaca. La presión aórtica aumenta (y la frecuencia cardíaca muestra una disminución refleja) durante la fase IV debido a que se restablece el gasto cardíaco normal mientras la resistencia vascular sistémica se mantiene elevada por la activación simpática ocurrida durante la fase II.

momento en que el volumen sanguíneo y la presión en las venas son elevados.

Los receptores de estiramiento auricular tipo B se estimulan por el incremento del retorno venoso, lo que puede aumentar la frecuencia cardíaca por la activación bulbar de la actividad simpática eferente y la inhibición de la actividad vagal eferente en el nodo SA.

Esta respuesta, que se denomina **reflejo de Bainbridge**, aumenta la frecuencia cardíaca si es baja al inicio. Si bien este reflejo se ha constatado en humanos, es mucho menos prominente que en otras especies, como los perros.

Se han identificado barorreceptores en las arterias pulmonares y las coronarias. La estimulación de los **barorreceptores arteriales pulmonares** por el incremento de la presión arterial pulmonar genera la activación de nervios simpáticos que se dirigen a la circulación sistémica, lo opuesto a lo que pasa en el seno carotídeo. La relevancia fisiológica de estos receptores no se comprende del todo, si bien algunos sugieren que el aumento de la presión en la arteria pulmonar durante el ejercicio pudiera activarlos y contribuir así al desplazamiento a la derecha de la curva de respuesta funcional barorrefleja (v. fig. 6-9).

Los **barorreceptores arteriales coronarios**, ubicados en el segmento proximal de los troncos coronarios, alteran la resistencia vascular sistémica en gran medida como los barorreceptores carotídeos y aórticos. Por ejemplo, una disminución de la presión arterial coronaria reduce la activación de los receptores de estiramiento coronarios, lo que determina una activación simpática eferente y una vasoconstricción sistémica similares a la respuesta que generan los barorreceptores arteriales ante la hipotensión.

En contraste con los barorreceptores aórticos y carotídeos, los barorreceptores coronarios funcionan en intervalos de presión < 120 mm Hg; así, los barorreceptores coronarios responden sobre todo a las disminuciones de la presión.

---

**PROBLEMA 6-1**

¿Cómo responden los barorreceptores del seno carotídeo a la oclusión simultánea de los dos troncos carotídeos? ¿Cuáles son las respuestas cardiovasculares a la oclusión carotídea bilateral? ¿Cómo se alterarían estas respuestas por una vagotomía bilateral? ¿Cómo se alterarían estas respuestas con el bloqueo farmacológico de los receptores β-adrenérgicos?

---

## Quimiorreceptores

Los quimiorreceptores son células especializadas ubicadas en las arterias (quimiorreceptores periféricos) y en el bulbo raquídeo (quimiorreceptores centrales) que vigilan la presión parcial de oxígeno ($PO_2$), la presión parcial de dióxido de carbono ($PCO_2$) o la concentración logarítmica de hidrogeniones ($H^+$; pH) de la sangre. Su función principal es regular la actividad respiratoria para mantener la $PO_2$, la $PCO_2$ y el pH de la sangre arterial dentro de un intervalo fisiológico limitado. Sin embargo, la actividad de los quimiorreceptores afecta la función cardiovascular ya sea de manera directa, al influir sobre los centros cardiovasculares bulbares, o indirecta, por la modificación de la actividad de los receptores de estiramiento pulmonares. Las anomalías del intercambio respiratorio de gases, los ambientes hipóxicos, la isquemia cerebral y el choque circulatorio, por ejemplo, intensifican la actividad de los quimiorreceptores, lo que conduce a un aumento de la actividad simpática en el corazón y la vasculatura, por la activación de neuronas en la RRVLB.

Los **quimiorreceptores periféricos** se ubican en dos sitios principales. **Cuerpos carotídeos** pequeños se asocian con las arterias carótidas externas cerca de su sitio de origen. Las fibras nerviosas aferentes derivadas de los receptores del cuerpo carotídeo se unen al nervio del seno antes de entrar en el nervio glosofaríngeo para establecer sinapsis en el NTS del bulbo raquídeo. Los cuerpos carotídeos responden sobre todo a la hipoxemia arterial. El umbral de $PO_2$ para la activación se aproxima a 80 mm Hg (el $PO_2$ arterial normal es cercano a 95 mm Hg). Las células del glomus en los cuerpos carotídeos responden a la hipoxia mediante el cierre de los canales del potasio ($K^+$), lo que determina la despolarización y un incremento de la generación de potenciales de acción en las terminales nerviosas aferentes asociadas. Una elevación de la $PCO_2$ sobre su valor normal de 40 mm Hg o una disminución del pH por debajo de 7.4 en la sangre arterial también aumenta la activación de los receptores. Además, la activación de los cuerpos carotídeos puede estimularse al disminuir su perfusión, como se produce durante la hipotensión vinculada con el choque circulatorio. Esta respuesta a la disminución de la perfusión puede observarse sin que existan cambios en la $PO_2$, la $PCO_2$ y el pH de la sangre arterial. El mecanismo pudiera implicar la hipoxia celular por una provisión de oxígeno insuficiente a los cuerpos carotídeos (p. ej., «hipoxia por estancamiento»).

Otra serie de quimiorreceptores periféricos, los cuerpos aórticos, se ubican en el cayado aórtico, y actúan de manera similar a los cuerpos carotídeos. Sus conexiones aferentes al NTS viajan junto con las fibras aferentes del vago. Los **quimiorreceptores centrales** se localizan enregiones medulares asociadas con el control de la actividad cardiovascular y la respiratoria. Estos receptores aumentan su activación en respuesta a la hipercapnia y la acidosis, pero no como respuesta directa a la hipoxia. El bióxido de carbono que difunde a partir de la sangre al líquido cefalorraquídeo forma iones de hidrógeno por medio del sistema amortiguador del bicarbonato, y es este ion, más que el bióxido de carbono, el que estimula la activación de los receptores.

Si una persona respira una mezcla de gases que contiene un 10 % y no un 21 % de oxígeno, la activación de los quimiorreceptores (sobre todo periféricos) aumenta la actividad respiratoria y estimula la actividad simpática en el corazón y la vasculatura sistémica, lo que hace que la presión arterial se eleve.

A pesar de esto, si la frecuencia y la profundidad de la respiración no pueden modificarse, la respuesta hipertensora de mediación simpática va acompañada de bradicardia, como consecuencia de la activación vagal del corazón. Esto demuestra que la taquicardia que normalmente se identifica en la hipoxemia, es secundaria a la estimulación respiratoria y a la activación de receptores de estiramiento pulmonar. Las respuestas cardiovasculares a la hipercapnia y la acidosis también están moduladas por respuestas respiratorias.

## Otros reflejos autónomos que afectan el corazón y la circulación

Además de los reflejos barorreceptores y quimiorreceptores ya descritos, varios reflejos adicionales afectan la función cardiovascular.

1. **Reflejos cerebrales isquémicos.** El flujo sanguíneo insuficiente en el encéfalo (isquemia cerebral), que se produce en la hipotensión intensa (presión arterial media < 60 mm Hg) o cuando existe una oclusión vascular cerebral, genera una activación simpática intensa y vasoconstricción sistémica. La presión arterial media puede subir muy por encima de 200 mm Hg durante la isquemia cerebral grave. Esto puede considerarse un esfuerzo final del organismo para restablecer la perfusión del encéfalo. Un incremento de la presión intracraneal, que puede pasar tras un accidente vascular cerebral hemorrágico o un traumatismo cerebral, puede producir isquemia en el tronco del encéfalo. Esto desencadena una respuesta hipertensora intensa de mediación simpática (**reflejo de Cushing**), que a menudo se acompaña de bradicardia mediada por barorreceptores.

2. **Reflejos de dolor.** El dolor precordial (angina) que se asocia con la isquemia miocárdica (flujo sanguíneo coronario insuficiente) o el infarto del miocardio puede causar activación simpática generalizada que desencadena elevación de la presión arterial, taquicardia y aumento de la sudoración (diaforesis). Si el gasto cardíaco disminuye de forma significativa por la lesión isquémica, la presión arterial puede caer a pesar de la intensificación de la actividad simpática. El dolor profundo que producen el traumatismo o la distensión visceral puede generar hipotensión (p. ej., choque circulatorio) secundaria a un aumento de la actividad parasimpática y disminución de la simpática. Otro ejemplo de un **reflejo álgico** corresponde a la **respuesta hipertensora al frío**. Si se sumerge la mano o el pie de una persona en agua helada, la presión arterial aumenta como consecuencia de la activación simpática. En ocasiones, esta prueba se utiliza en la clínica para evaluar la función autónoma y la reactividad vascular en los pacientes.

3. **Reflejo de Bezold-Jarisch.** Este reflejo se desencadena por la estimulación de tipos específicos de quimiorreceptores alojados en el miocardio y las arterias coronarias, y produce bradicardia e hipotensión mediadas por aferentes y eferentes del nervio vago, así como por inhibición de las eferentes simpáticas. En ocasiones, este reflejo se desencadena cuando se inyectan medios de contraste o agentes químicos en las arterias coronarias durante la arteriografía coronaria. La isquemia ventricular, en particular secundaria a la oclusión de la arteria coronaria derecha, también puede desencadenar este reflejo.

4. **Receptores de estiramiento musculares y pulmonares.** La insuflación pulmonar activa receptores de estiramiento ubicados en las vías aéreas y los músculos respiratorios, que inhiben los centros simpáticos bulbares y hacen que la presión arterial caiga; la frecuencia cardíaca aumenta de forma refleja. Estos receptores contribuyen a los cambios cíclicos normales de la frecuencia cardíaca y la presión arterial asociados con la actividad respiratoria. Los músculos y los tendones de las extremidades también poseen receptores que detectan los cambios de tensión y longitud. El movimiento pasivo o activo de las articulaciones puede simular la actividad simpática en el corazón y la circulación para ayudar a reforzar las respuestas car-

diovasculares al ejercicio. La contracción de los músculos del antebrazo desencadena una activación simpática adrenérgica (**respuesta de empuñamiento**), que aumenta la presión arterial (tanto la sistólica como la diastólica) y la frecuencia cardíaca.

5. **Reflejo vasovagal y síncope.** Por mecanismos que no se comprenden del todo, factores tales como donar sangre o la tensión emocional, pueden desencadenar activación vagal y disminución de la actividad simpática, y, con ello, la reducción de la frecuencia cardíaca y la presión arterial. Si la caída de presión es suficiente, el flujo sanguíneo cerebral disminuye y la persona sufre síncope.

6. **Reflejos térmicos.** Los cambios de la temperatura ambiental detectados por los termorreceptores de frío y calor en la piel pueden desencadenar cambios reflejos del flujo sanguíneo cutáneo y la sudoración. De manera similar, los cambios de la temperatura central, detectados por los termorreceptores del hipotálamo, producen cambios de la actividad simpática en la circulación cutánea. Por ejemplo, una reducción de la temperatura de la superficie de la piel o de la sangre hipotalámica desencadena vasoconstricción cutánea.

## CONTROL HUMORAL

Además de los nervios autónomos, muchos factores circulantes (sustancias humorales) afectan las funciones cardíaca y vascular. Algunos de estos factores humorales ejercen una influencia directa sobre el corazón y los vasos sanguíneos, mientras que otros alteran por vía indirecta la función cardiovascular mediante cambios del volumen sanguíneo. Entre los factores humorales principales están las catecolaminas circulantes, el sistema renina-angiotensina-aldosterona, el péptido natriurético auricular y la hormona antidiurética (vasopresina). Si bien no se revisan en este capítulo, debe señalarse que existen muchas otras hormonas y sustancias circulantes (p. ej., tiroxina, estrógenos, insulina y hormona del crecimiento) que tienen efectos cardiovasculares directos o indirectos.

### Catecolaminas circulantes

Las catecolaminas circulantes se originan a partir de dos fuentes. La médula suprarrenal libera catecolaminas (80 % de adrenalina y 20 % de noradrenalina) cuando se activan los nervios simpáticos preganglionares que inervan este tejido. Esto se produce durante el período de estrés (p. ej., ejercicio, insuficiencia cardíaca, pérdida hemática, tensión emocional, excitación o dolor). Los nervios simpáticos que inervan los vasos sanguíneos son otra fuente de catecolaminas circulantes, en particular noradrenalina. En condiciones normales la mayor parte de la noradrenalina que liberan los nervios simpáticos es recapturada y metabolizada por los nervios (cierta cantidad es atrapada por tejidos extraneuronales). No obstante, una pequeña cantidad de la noradrenalina liberada se difunde a la sangre y circula por el organismo.

En los períodos en que se dan niveles altos de activación nerviosa simpática la cantidad de noradrenalina que se fuga hacia la sangre puede mostrar un incremento radical.

La **adrenalina** circulante tiene varias afecciones cardiovasculares directas, que dependen de la distribución relativa de los receptores adrenérgicos en distintos órganos y las afinidades relativas de los diferentes receptores por la adrenalina. La adrenalina se une a los receptores adrenérgicos $\beta_1$, $\beta_2$, $\alpha_1$ y $\alpha_2$; sin embargo, la afinidad de la adrenalina por los receptores $\beta$-adrenérgicos es mucho mayor que por los $\alpha$-adrenérgicos.

Las afinidades relativas de los receptores explican la razón por la que, en concentraciones plasmáticas bajas, la adrenalina se une de manera preferencial a los receptores $\beta$-adrenérgicos. Así, con niveles circulantes bajos o moderados de adrenalina, la frecuencia cardíaca, el inotropismo y el dromotropismo se estimulan (sobre todo por mediación de los receptores $\beta_1$-adrenérgicos), lo que aumenta el gasto cardíaco.

En concentraciones bajas, la adrenalina se une a los receptores $\beta_2$-adrenérgicos ubicados en las arterias de tamaño pequeño y las arteriolas (en especial en el músculo esquelético) y causa vasodilatación, lo que conduce a una reducción de la resistencia vascular sistémica.

Si se inyecta una dosis baja de epinefrina por vía intravenosa mientras se vigila la hemodinámica sistémica, se observará un incremento de la frecuencia cardíaca (y el gasto cardíaco) y una caída de la resistencia vascular sistémica, si bien el cambio de la presión arterial media puede ser muy escaso (fig. 6-11, recuadro izquierdo).

Con concentraciones plasmáticas elevadas, las acciones cardiovasculares de la adrenalina son distintas porque se une tanto a los receptores $\alpha$-adrenérgicos como a los $\beta$-adrenérgicos. El incremento de la concentración de la adrenalina determina una estimulación cardíaca adicional junto con una activación del músculo liso vascular mediada por receptores $\alpha$-adrenérgicos, lo que conduce a la vasoconstricción. Esto aumenta la presión arterial (respuesta hipertensora) como consecuencia de un incremento tanto del gasto cardíaco como de la resistencia vascular sistémica. Sin embargo, incluso con concentraciones circulantes de adrenalina muy altas, la resistencia vascular sistémica no aumenta demasiado por encima de lo normal, o puede mantenerse baja, debido a que las acciones vasoconstrictoras mediadas por los receptores $\alpha$-adrenérgicos de la adrenalina se ven atenuadas por la actividad de la sustancia aún unida a los receptores $\beta_2$-adrenérgicos.

Si los receptores $\beta_2$-adrenérgicos se bloquean por medios farmacológicos, las concentraciones altas de adrenalina generan grandes incrementos de la resistencia vascular sistémica como consecuencia de la eliminación del efecto vasodilatador de los receptores $\beta_2$-adrenérgicos.

La **noradrenalina** circulante afecta el corazón y la vasculatura sistémica al unirse a los receptores adrenérgicos $\beta_1$, $\beta_2$, $\alpha_1$ y $\alpha_2$; sin embargo, la afinidad de la noradrenalina por los receptores adrenérgicos $\beta_2$ y $\alpha_2$ es más bien débil. De este modo, predominan sus efectos mediados por receptores adrenérgicos $\beta_1$ y $\alpha_1$. Si se inyecta norepinefrina por vía intravenosa, produce un aumento de la presión arterial media (vasoconstricción sistémica) y la presión de pulso (por un incremento del volumen latido) dependiente de la dosis, así como una disminución paradójica de la frecuencia cardíaca tras un aumento inicial transitorio (fig. 6-11, recuadro derecho).

El aumento transitorio de la frecuencia cardíaca se debe a la unión de la noradrenalina a los receptores $\beta_1$-adrenérgicos del nodo SA, mientras que la reducción secundaria de la frecuencia cardíaca deriva de un reflejo barorreceptor (de mediación vagal) en respuesta al aumento de la presión arterial que estimula a los barorreceptores arteriales.

Las concentraciones altas de catecolaminas circulantes generadas por un tumor suprarrenal secretor de catecolaminas (**feocromocitoma**) causan taquicardia, arritmias e hipertensión grave (las presiones arteriales sistémicas pueden exceder los 200 mm Hg).

Otras acciones de las catecolaminas circulantes son (1) estimulación de la liberación de renina con elevación posterior de la angiotensina II (AII) y la aldosterona, y (2) hipertrofia y remodelamiento del corazón y el músculo liso vascular. Estas acciones de las catecolaminas, además de los efectos hemodinámicos y cardíacos ya descritos, las convierten con frecuencia en un blanco terapéutico para el tratamiento de la hipertensión, la insuficiencia cardíaca, la arteriopatía coronaria y las arritmias. Esto ha conducido al desarrollo y el uso de muchos tipos diferentes de antagonistas de los receptores adrenérgicos $\alpha$ y $\beta$ para modular los efectos de las catecolaminas circulantes y también de la noradrenalina liberada por los nervios simpáticos.

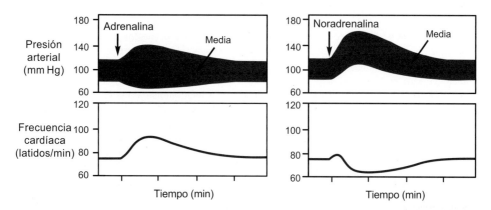

■ **Figura 6-11.** Efectos de la administración intravenosa de epinefrina y norepinefrina sobre la presión arterial y la frecuencia cardíaca. Una dosis baja de epinefrina (**recuadro izquierdo**) aumenta la frecuencia cardíaca y la presión de pulso arterial (eleva la presión sistólica y disminuye la diastólica) con un cambio escaso de la presión arterial media. Estos cambios se producen debido a que, en concentraciones bajas, la adrenalina se une principalmente a los receptores $\beta_1$-adrenérgicos cardíacos (produce estimulación cardíaca) y los receptores $\beta_2$-adrenérgicos vasculares (produce vasodilatación sistémica. La presión media no se modifica en gran medida debido a que el incremento del gasto cardíaco es neutralizado por la disminución de la resistencia vascular sistémica. La noradrenalina (**recuadro derecho**) aumenta la presión arterial media y la presión de pulso; la frecuencia cardíaca muestra un aumento transitorio (estimulación de los receptores $\beta_1$-adrenérgicos) y luego disminuye por la activación de las eferentes vagales cardíacas mediada por el reflejo barorreceptor. La presión arterial media se eleva porque la noradrenalina se une a los receptores $\alpha_1$-adrenérgicos vasculares, lo que aumenta la resistencia vascular sistémica.

---

**PROBLEMA 6-2**

¿En qué diferirían los cambios de la presión arterial y la frecuencia cardíaca que se muestran en la figura 6-11 si los receptores $\beta_1$-adrenérgicos se bloquearan antes de administrar dosis bajas de epinefrina?

---

**PROBLEMA 6-3**

¿En qué diferirían los cambios de la presión arterial y la frecuencia cardíaca inducidos por norepinefrina que se muestran en la figura 6-11 en presencia de una vagotomía cervical bilateral?

---

## Sistema renina-angiotensina-aldosterona (SRAA)

Este sistema desempeña un papel importante en la regulación del volumen sanguíneo, la función cardíaca y la vascular, y la presión arterial (fig. 6-12). Se han identificado vías para síntesis de renina y angiotensina en distintos tejidos, siendo el riñón el sitio más importante para la producción de renina y la formación posterior de angiotensina circulante. **Las células yuxtaglomerulares (YG)** asociadas a la arteriola aferente del glomérulo renal (véanse detalles en el capítulo 7) son el sitio principal de almacenamiento y liberación de renina. Estímulos para la liberación de renina son:

1. *Estimulación de los nervios simpáticos.* La noradrenalina que liberan los nervios simpáticos se une a los receptores $\beta_1$-adrenérgicos ubicados en las células YG.
2. *Disminución de la concentración de cloruro de sodio (NaCl) en el túbulo distal.* Las células especializadas (**mácula densa**) de los túbulos renales distales que se ubican en adyacencia a las células YG detectan la concentración de iones de sodio y cloro en el fluido tubular. Existe evidencia de que las prostaglandinas ($PGE_2$ y $PGI_2$) participan en la estimulación de la liberación de renina en respuesta a la disminución del transporte de NaCl en la mácula densa.
3. *Disminución de la presión en la arteriola aferente.* Esto disminuye la filtración glomerular y la concentración de NaCl en el túbulo distal, y funge como un mecanismo importante que contribuye a la liberación de renina cuando existe hipotensión sistémica o estrechamiento (estenosis) de la arteria renal.

La renina es una enzima que actúa sobre el **angiotensinógeno**, un sustrato circulante que sintetiza y libera el hígado, que sufre una escisión proteolítica para formar el decapéptido angiotensina I. El endotelio vascular, en particular en los pulmones, cuenta con una enzima, la enzima **convertidora de angiotensina (ECA)**, que elimina de la molécula dos aminoácidos para obtener el octapéptido **angiotensina II**.

La angiotensina II tiene varias funciones importantes mediadas por los receptores específicos para la **angiotensina II ($AT_1$**; v. fig. 6-12). La angiotensina II:

1. Genera contracción de los vasos de resistencia, con lo que aumenta la resistencia vascular sistémica y la presión arterial.
2. Promueve la actividad simpática adrenérgica al facilitar la liberación de noradrenalina a partir de las terminales nerviosas simpáticas, inhibir la recaptura de noradrenalina en las terminales nerviosas simpáticas y unirse a los receptores $AT_1$ en la RRVLB, lo que aumenta la actividad simpática eferente.
3. Actúa sobre la corteza suprarrenal para liberar aldosterona, que a su vez actúa sobre los riñones para aumentar la retención de sodio y líquido e incrementar así el volumen sanguíneo.
4. Estimula la reabsorción de sodio mediante acción directa sobre los túbulos renales.
5. Estimula la liberación de vasopresina (ADH) a partir de la hipófisis posterior, que actua en los riñones para aumentar la retención de líquido y, así, el volumen sanguíneo.
6. Estimula los centros de la sed en el encéfalo, lo que puede conducir a un incremento del volumen sanguíneo.
7. Estimula la hipertrofia cardíaca y la vascular.

La angiotensina II se sintetiza de forma continua en condiciones basales, y esta producción puede cambiar bajo diferentes condiciones fisiológicas. Por ejemplo, cuando una persona se ejercita, los niveles circulantes de angiotensina II aumentan. La estimulación simpática de los riñones genera un aumento de la liberación de renina durante el ejercicio. Los cambios de la postura alteran de igual modo las concentraciones circulantes de AII, que aumentan cuando la persona pasa a la posición erguida. Al igual que con el ejercicio, esto deriva de la activación simpática. La deshidratación y la pérdida del volumen hemático (hipovolemia) estimulan la liberación de renina y la síntesis de angiotensina II en respuesta a la hipotensión en la arteria renal, la disminución de la tasa de filtración glomerular y la activación simpática.

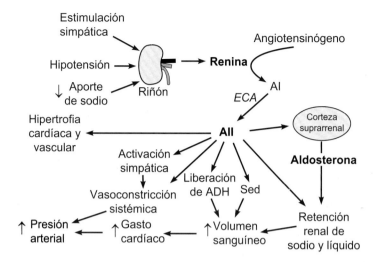

■ **Figura 6-12.** Síntesis de angiotensina II y sus efectos sobre la función renal, la vascular y la cardíaca. La renina se libera a partir de los riñones en respuesta a la estimulación simpática, la hipotensión y la disminución de la llegada de sodio a los túbulos distales. La renina actúa sobre el angiotensinógeno para formar angiotensina I (*AI*), que se convierte en angiotensina II (*AII*) por la acción de la enzima convertidora de angiotensina (*ECA*). La AII tiene varias acciones importantes: estimula la liberación de aldosterona, que aumenta la reabsorción renal de sodio; genera estimulación directa de la reabsorción renal de sodio; estimula la sed; estimula la liberación de hormona antidiurética (*ADH; vasopresina*); produce vasoconstricción sistémica; activa al sistema nervioso simpático; y causa hipertrofia cardíaca y del músculo liso vascular. El efecto sistémico general del incremento de la AII es la elevación del volumen sanguíneo, la presión venosa y la presión arterial.

Varias afecciones cardiovasculares se asocian con cambios de las concentraciones circulantes de angiotensina II y aldosterona. Por ejemplo, la hipertensión secundaria a la estenosis de la arteria renal se asocia con aumento de la liberación de renina y de la angiotensina II circulante.

El **hiperaldosteronismo primario**, que se debe a un tumor suprarrenal que secreta grandes cantidades de aldosterona, aumenta la presión arterial por sus efectos sobre la retención renal de sodio. Esto aumenta el volumen sanguíneo, el gasto cardíaco y la presión arterial. En este trastorno, la liberación de renina y las concentraciones circulantes de angiotensina II suelen estar deprimidas por efecto de la hipertensión. En la insuficiencia cardíaca, la angiotensina II circulante aumenta en respuesta a la activación simpática y a la disminución de la perfusión renal.

La manipulación terapéutica del sistema renina-angiotensina-aldosterona se ha vuelto importante en el manejo de la hipertensión y la insuficiencia cardíaca. Los inhibidores de la ECA y los bloqueadores del receptor AT$_1$ disminuyen la presión arterial, la poscarga ventricular, el volumen sanguíneo y, por ende, la precarga ventricular, e inhiben y revierten el remodelamiento cardíaco y vascular que se observa en la hipertensión crónica y la insuficiencia cardíaca.

Obsérvese que la angiotensina de producción tisular local puede desempeñar un papel importante en la fisiopatología cardiovascular. Muchos tejidos y órganos, entre los cuales el corazón y los vasos sanguíneos, pueden producir renina y angiotensina II, que tienen acciones directas sobre el tejido. Esto puede explicar la razón por la que los inhibidores de la ECA pueden disminuir la presión arterial y revertir el remodelamiento cardíaco y vascular (es decir, disminuir la hipertrofia) incluso en personas que no tienen concentraciones circulantes altas de angiotensina II. En la hipertensión y la insuficiencia cardíaca, por ejemplo, la actividad tisular de la ECA es a menudo alta, y esto puede constituir un blanco importante para las acciones farmacológicas de los inhibidores de esa enzima.

**CASO 6-1**

Se observa que una paciente de 56 años tiene una presión arterial de 190/115 mm Hg. Dos años antes era normotensa. Las pruebas diagnósticas revelan estenosis bilateral de la arteria renal. Describa los mecanismos por los que este trastorno aumenta la presión arterial.

## Péptidos natriuréticos

Los péptidos natriuréticos son hormonas que sintetizan el corazón, el encéfalo y otros órganos. En el corazón, la distensión auricular y la ventricular, al igual que estímulos neurohumorales, estimulan la liberación de estos péptidos. Es decir es particularmente importante en respuesta a la insuficiencia cardíaca. La acción fisiológica principal de los péptidos natriuréticos es disminuir la presión arterial al reducir el volumen sanguíneo y la resistencia vascular sistémica.

El **péptido natriurético atrial (PNA)** es un péptido formado por 28 aminoácidos que se sintetiza, almacena y libera a partir de los miocitos auriculares en respuesta a la distensión atrial, y la estimulación por angiotensina II, endotelina y de tipo simpático (mediada por receptores β-adrenérgicos). Así, se identifican niveles altos del péptido natriurético atrial en condiciones como la hipervolemia y la insuficiencia cardíaca congestiva, mismas que causan distensión auricular.

El PNA participa en la regulación a largo plazo del equilibrio del sodio y el agua, el volumen sanguíneo y la presión arterial (fig. 6-13). La mayor parte de sus acciones son contrarias a las de la angiotensina II y, por ende, *el PNA es un sistema contrarregulador del sistema renina-angiotensina-aldosterona.* El PNA disminuye la liberación de renina, con lo que limita la síntesis de angiotensina II; reduce la liberación de aldosterona a partir de la corteza suprarrenal; aumenta la tasa de filtración glomerular; induce natriuresis (incremento de la excreción de sodio) y diuresis (ahorro de potasio).

Estas acciones contraen el volumen sanguíneo, lo que determina una caída de la presión venosa central, el gasto cardíaco y la presión arterial. El aumento del PNA en la insuficiencia cardíaca no impide las respuestas cardiorrenales al SRAA y la activación simpática; sin embargo, el PNA modula esas respuestas.

El mecanismo de vasodilatación implica elevaciones del monofosfato de guanilato cíclico (cGMP) en el músculo liso vascular mediadas por el receptor del péptido natriurético a partir de la activación de la guanilato ciclasa unida a membrana. El PNA también atenúa el tono vascular simpático. Este último mecanismo puede implicar la acción del PNA en sitios del sistema nervioso central y también por inhibición de la liberación de noradrenalina a partir de las terminales nerviosas simpáticas.

Una clase de fármacos inhibidores de la neprilisina (NEP) son útiles para tratar la insuficiencia cardíaca aguda. Al inhibir a la NEP, la enzima responsable de la degradación del PNA, estos medicamentos elevan las concentraciones plasmáticas de PNA. La inhibición de la NEP es en particular efectiva en ciertas formas de insuficiencia cardíaca cuando se agrega un inhibidor de la ECA. La razón de esto, es que la inhibición de la NEP, al elevar el PNA, refuerza los efectos de la inhibición de la ECA.

El **péptido natriurético cerebral (PNB)**, una hormona peptídica de 32 aminoácidos relacionada con el PNA, se sintetiza y libera en los ventrículos en respuesta a la sobrecarga de presión y volumen, en particular durante la insuficiencia cardíaca. El PNB parece tener acciones similares a las del PNA. Tanto el PNB como su precursor, el NT-pro-PNB, son marcadores diagnósticos sensibles de la insuficiencia cardíaca.

## Vasopresina (hormona antidiurética)

La **vasopresina** (arginina-vasopresina, AVP; hormona antidiurética [ADH, *antidiuretic hormone*]) es una hormona de nueve aminoácidos que se libera a partir de la hipófisis posterior (fig. 6-14). La AVP tiene dos sitios de acción principales: los riñones y los vasos sanguíneos.

La acción fisiológica más importante de la AVP es incrementar la reabsorción de agua en los riñones al aumentar la permeabilidad a la misma en el conducto colector, con lo que permite la formación de orina concentrada. Esta propiedad antidiurética de la AVP, que se logra por su acción sobre los receptores renales $V_2$, aumenta el volumen sanguíneo y la presión arterial. Esta hormona también contrae los vasos sanguíneos arteriales al actuar sobre receptores vasculares $V_1$; sin embargo, las concentraciones fisiológicas de AVP están por debajo de su intervalo vasoactivo.

A pesar de esto, en diversos estudios se ha constatado que, en el choque hipovolémico grave, cuando la AVP circulante se eleva, contribuye al incremento compensatorio de la resistencia vascular sistémica. Esta propiedad vasoconstrictora de la AVP se aprovecha en ocasiones en el tratamiento del choque circulatorio; se administra AVP para aumentar la resistencia vascular sistémica y, de este modo, la presión arterial.

Varios mecanismos regulan la liberación de AVP:

1. *Receptores de estiramiento auricular.* El hipotálamo sintetiza la AVP, que se transporta por medio de axones desde el hipotálamo hasta la hipófisis posterior, a partir de la cual se libera a la circulación. La activación de los receptores auricularestipoAysusaferentesvagalesgeneralmente inhibe la síntesis y la liberación de AVP en

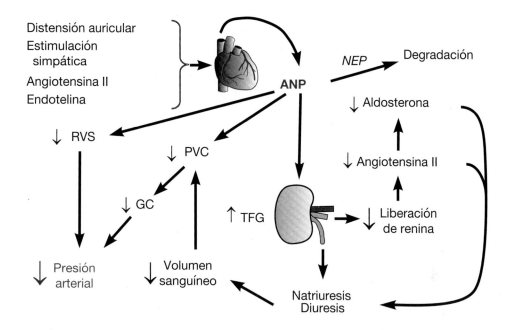

■ **Figura 6-13.** Síntesis y acciones cardiovasculares y renales del péptido natriurético auricular (*PNA*). El PNA, que se libera a partir del tejido auricular en respuesta a la distensión atrial, la estimulación simpática, el incremento de la angiotensina II y la endotelina, actúa como mecanismo contrarregulador del sistema renina-angiotensina-aldosterona. El PNA disminuye la liberación de renina, la síntesis de angiotensina II y aldosterona, el volumen sanguíneo, la presión venosa central y la presión arterial, y aumenta la excreción de sodio (natriuresis) y líquido (diuresis) por los riñones. *NEP*, neprilisina; *TFG*, tasa de filtración glomerular; *PVC*, presión venosa central; *GC*, gasto cardíaco; *RVS*, resistencia vascular sistémica.

el hipotálamo. Las aferentes de los receptores auriculares hacen sinapsis en el NTS del bulbo raquídeo, que envía impulsos al hipotálamo para bloquear la síntesis de AVP. Ante la hipovolemia y la disminución de la presión venosa central, la disminución de la activación de los receptores de estiramiento auricular determina un incremento de la liberación de AVP, que causa retención hídrica (efecto antidiurético) en los riñones e incremento de la vasoconstricción sistémica.

2. *Osmorreceptores hipotalámicos.* Un mecanismo importante que regula la liberación de AVP implica a los osmorreceptores hipotalámicos, que detectan la osmolaridad extracelular. Cuando la osmolaridad aumenta, como en la deshidratación, se estimula la liberación de AVP, que aumenta la retención renal de agua.

3. *Activación simpática adrenérgica.* La liberación de AVP también se estimula con el incremento de la actividad simpática que acompaña a la disminución de la actividad de los barorreceptores arteriales en la hipotensión.

4. *Angiotensina II circulante.* Los receptores de angiotensina II ($AT_1$) ubicados en el hipotálamo

regulan la liberación de AVP; un aumento de la angiotensina II estimula la liberación de AVP.

La insuficiencia cardíaca produce un incremento paradójico de la AVP. El aumento del volumen sanguíneo y la presión auricular asociados con la insuficiencia cardíaca sugieren que la secreción de AVP debiera inhibirse, pero esto no es así. Puede suceder que la activación de los sistemas simpático y renina-angiotensina en la insuficiencia cardíaca domine sobre los receptores de volumen y cardiovasculares de baja presión (así como la osmorregulación de la AVP) y se genere un aumento de la secreción de AVP. Este aumento de la AVP en la insuficiencia cardíaca pudiera contribuir a retención renal de líquido y al aumento de la resistencia vascular sistémica.

En resumen, la importancia de la AVP en la regulación cardiovascular deriva sobre todo de sus efectos sobre la regulación del volumen, que a su vez afecta la precarga ventricular y el gasto cardíaco debido a la relación de Frank-Starling.

El incremento de la AVP determina el volumen sanguíneo, que aumenta el gasto cardíaco y la presión arterial. Los efectos vasoconstrictores de

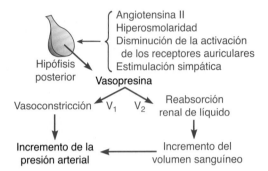

■ **Figura 6-14.** Efectos cardiovasculares y renales de la arginina-vasopresina (AVP; ADH). La liberación de AVP a partir de la hipófisis posterior es estimulada por la angiotensina II, la hiperosmolaridad, la disminución de la activación de los receptores auriculares (por lo general, en respuesta a la hipovolemia) y la activación simpática. La acción principal de la AVP se produce en el riñón, por mediación de receptores $V_2$, para aumentar la reabsorción de agua (efecto antidiurético), lo que aumenta el volumen sanguíneo. La AVP también tiene acciones vasoconstrictoras directas en concentraciones altas, al unirse a los receptores vasculares $V_1$. El incremento de la presión arterial es el efecto general del aumento de la AVP.

la AVP quizá sean importantes solo cuando sus niveles son muy altos, como en el caso de la hipovolemia grave.

## INTEGRACIÓN DE MECANISMOS NEUROHUMORALES

Las influencias autónomas y humorales son necesarios para mantener una presión arterial normal en las distintas condiciones en que funciona el organismo humano. Los mecanismos neurohumorales permiten al cuerpo ajustarse a los cambios derivados de la postura, la actividad física o las condiciones ambientales.

Los mecanismos neurohumorales actúan por modificaciones de la resistencia vascular sistémica, la distensibilidad venosa, el volumen sanguíneo y la función cardíaca, y mediante estas acciones pueden regular de manera efectiva la presión arterial (tabla 6-2).

Si bien cada mecanismo tiene acciones cardiovasculares muy independientes, es importante comprender que cada uno de ellos tiene interacciones complejas con otros mecanismos de control, que sirven para reforzar o inhibir las acciones de estos últimos.

Por ejemplo, la activación de los nervios simpáticos puede aumentar por vía directa o indirecta los niveles circulantes de angiotensina II, aldosterona, catecolaminas suprarrenales y arginina-vasopresina, que actúan en conjunto para aumentar el volumen sanguíneo, el gasto cardíaco y la presión arterial.

Estos cambios humorales van acompañados de un aumento del PNA, que actúa como sistema contrarregulador para limitar los efectos de los otros mecanismos neurohumorales.

Por último, es importante señalar que algunos efectos neurohumorales son rápidos (p. ej., acciones de los nervios autónomos y las catecolaminas sobre el gasto cardíaco y la presión arterial), mientras que otros pueden requerir horas o días puesto que deben pasar cambios del volumen sanguíneo antes de que las alteraciones del gasto cardíaco y la presión arterial alcancen una expresión plena.

| TABLA 6-2 EFECTOS DE LA ACTIVACIÓN NEUROHUMORAL SOBRE EL VOLUMEN SANGUÍNEO, EL GASTO CARDÍACO Y LA PRESIÓN ARTERIAL | | | |
|---|---|---|---|
| **FACTOR QUE AUMENTA** | **VOLUMEN SANGUÍNEO** | **GASTO CARDÍACO** | **PRESIÓN ARTERIAL** |
| Actividad simpática | ↑ | ↑ | ↑ |
| Actividad vagal | —[1] | ↓ | ↓ |
| Adrenalina circulante | ↑ | ↑ | ↑↓[2] |
| Angiotensina II | ↑ | ↑ | ↑ |
| Aldosterona | ↑ | ↑ | ↑ |
| Péptido natriurético auricular | ↓ | ↓ | ↓ |
| Arginina-vasopresina | ↑ | ↑ | ↑ |

[1]La hipotensión que deriva de la activación vagal prolongada (inusual) puede inducir un incremento secundario del volumen sanguíneo.
[2]Depende de la concentración plasmática de adrenalina.
↑, incremento; ↓, descenso.

## RESUMEN DE CONCEPTOS IMPORTANTES

- La regulación autónoma del corazón y la vasculatura está sobre todo bajo el control de regiones especializadas del bulbo raquídeo en el tronco del encéfalo, que contienen los cuerpos celulares de los nervios eferentes simpáticos y parasimpáticos (vagales).

- El hipotálamo desempeña un papel integrador al modular la actividad neuronal en el bulbo raquídeo (p. ej., durante el ejercicio).

- Los nervios sensoriales procedentes de los barorreceptores periféricos (p. ej., barorreceptores del seno carotídeo) establecen sinapsis en el NTS del bulbo raquídeo, que modula la actividad de las neuronas simpáticas y vagales.

- Los nervios eferentes parasimpáticos preganglionares salen de la médula en el nervio craneal X y se dirigen al corazón en los nervios vagos izquierdo y derecho, para establecer sinapsis en los ganglios ubicados en el corazón; fibras posganglionares cortas inervan el tejido miocárdico.

- Los nervios eferentes simpáticos preganglionares salen de la médula espinal y establecen sinapsis en los ganglios paravertebrales o prevertebrales antes de enviar fibras posganglionares a los tejidos blanco en el corazón y los vasos sanguíneos.

- La activación simpática aumenta la frecuencia cardíaca, el inotropismo y el dromotropismo mediante la liberación de noradrenalina, que se une sobre todo a los receptores $\beta_1$-adrenérgicos cardíacos postsinápticos de la unión. La noradrenalina que liberan los nervios simpáticos genera vasoconstricción al unirse sobre todo a los receptores $\alpha_1$-adrenérgicos postsinápticos de la unión.

- La activación parasimpática disminuye la frecuencia cardíaca, el inotropismo y el dromotropismo mediante el enlace de la ACh a los receptores muscarínicos ($M_2$), y produce vasodilatación en órganos específicos mediante la liberación de esa sustancia, que se une a los receptores postsinápticos de la unión tipo $M_3$.

- Los barorreceptores responden al estiramiento inducido por el aumento de la presión o el volumen. La actividad de los barorreceptores arteriales (p. ej., receptores del seno carotídeo y el cayado aórtico) generan una inhibición tónica de los impulsos simpáticos dirigidos al corazón y los vasos sanguíneos, y también una estimulación tónica de los estímulos vagales en el corazón. La disminución de la presión arterial disminuye de este modo la activación de los barorreceptores arteriales, lo que determina una activación refleja de los mecanismos simpáticos que actúan sobre el corazón y los vasos sanguíneos, y la eliminación de la actividad vagal en el corazón.

- Los barorreceptores cardiopulmonares, en particular en las uniones venoauriculares, responden a la presión baja y a los cambios de volumen; algunos de estos receptores producen respuestas similares a los barorreceptores arteriales, mientras que otros participan en la regulación de la síntesis y liberación de vasopresina (ADH) en el hipotálamo, o aumentan la frecuencia cardíaca en respuesta al aumento del retorno venoso (reflejo de Bainbridge).

- Los quimiorreceptores periféricos (p. ej., los cuerpos carotídeos) y los centrales (p. ej., quimiorreceptores del bulbo raquídeo) responden a la disminución de la $PO_2$ y el pH, o al aumento de la $PCO_2$ en la sangre. Su función principal es regular la actividad respiratoria, si bien la activación de los quimiorreceptores suele determinar la activación del sistema nervioso simpático de la vasculatura, que aumenta la presión arterial.

- Los reflejos que desencadenan los cambios del volumen sanguíneo, la isquemia cerebral y miocárdica, el dolor, la actividad pulmonar, el movimiento muscular y articular, y la temperatura, alteran la función cardíaca y la vascular.

- La activación simpática de la médula suprarrenal estimula la liberación de catecolaminas, principalmente adrenalina. Esta hormona produce estimulación cardíaca (mediada por receptores $\beta_1$-adrenérgicos), y puede disminuir (por medio de receptores $\beta_2$-adrenérgicos vasculares) o aumentar (por medio de receptores adrenérgicos $\alpha_1$ y $\alpha_2$) la resistencia vascular sistémica, lo que depende de su concentración plasmática.

- El sistema renina-angiotensina-aldosterona desempeña un papel importante en la regulación de la excreción renal del sodio y el agua. El efecto sistémico general del aumento de la angiotensina II es el incremento del volumen sanguíneo, la presión venosa y la presión arterial.

- El péptido natriurético auricular (PNA), que liberan los atrios en particular en

respuesta a su estiramiento, actúa como un mecanismo contrarregulador del sistema renina-angiotensina-aldosterona. De este modo, el incremento del PNA disminuye el volumen sanguíneo, la presión venosa y la presión arterial.

- La arginina-vasopresina (AVP; hormona antidiurética), que libera la hipófisis posterior cuando el organismo necesita reducir la pérdida renal de agua, aumenta el volumen sanguíneo y las presiones arterial y venosa. En concentraciones plasmáticas altas, la AVP induce la contracción de los vasos de resistencia.

## PREGUNTAS DE REVISIÓN

Para cada pregunta, elija la respuesta más apropiada:

1. ¿En qué región del encéfalo se ubican los cuerpos celulares de las eferentes vagales preganglionares que inervan al corazón?
   a. Hipotálamo anterior.
   b. Núcleo ambiguo.
   c. Núcleo del tracto solitario.
   d. Región rostral ventral lateral del bulbo raquídeo.

2. La noradrenalina que liberan los nervios simpáticos:
   a. Se une principalmente a los receptores $\beta_2$-adrenérgicos de los cardiomiocitos.
   b. Genera contracción de los vasos sanguíneos al unirse a receptores $\alpha_1$-adrenérgicos.
   c. Inhibe su propia liberación al unirse a receptores $\beta_2$-adrenérgicos presinápticos de la unión.
   d. Disminuye la liberación de renina en los riñones.

3. La estimulación de las fibras eferentes del nervio vago derecho que inervan al corazón:
   a. Disminuye la resistencia vascular sistémica.
   b. Aumenta el inotropismo auricular.
   c. Aumenta la frecuencia cardíaca.
   d. Libera acetilcolina, que se une a los receptores $M_2$.

4. Cuando una persona se pone rápidamente de pie tras estar sentada, su presión arterial cae al inicio alrededor de 10 mm Hg; sin embargo, tras 1 min, la presión se restablece. ¿Cuál de las siguientes contribuye al restablecimiento de la presión arterial tras la posición erguida?
   a. Incremento del índice de activación de los barorreceptores del seno carotídeo.
   b. Incremento de la actividad de los nervios eferentes simpáticos de la circulación sistémica.
   c. Incremento de la actividad eferente vagal en el corazón.
   d. Disminución de la frecuencia cardíaca.

5. En un centro de donación de sangre, una persona joven y sana se desmaya poco después de insertarle la aguja. El técnico revisa el pulso radial y detecta que la frecuencia cardíaca es de tan solo 45 latidos/min. Antes del procedimiento la presión arterial de la persona era de 115/75 mm Hg y su frecuencia cardíaca, de 74 latidos/min. ¿Cuál de las siguientes tiene más probabilidad de explicar la caída de la frecuencia cardíaca?
   a. Disminución de la presión de pulso arterial.
   b. Disminución de la $PO_2$ de la sangre.
   c. Disminución de la activación de los barorreceptores cardiopulmonares.
   d. Activación vagal del corazón.

6. La infusión de una dosis alta de epinefrina tras el bloqueo farmacológico de los receptores β-adrenérgicos:

   a. Disminuirá la presión arterial media.
   b. No generará efectos cardiovasculares relevantes.
   c. Aumentará la frecuencia cardíaca.
   d. Aumentará la resistencia vascular periférica.

7. En un protocolo experimental se observó que la infusión intravenosa de acetilcolina disminuía la presión arterial media y aumentaba la frecuencia cardíaca. Estos resultados pueden explicarse con más exactitud por:

   a. La acción directa de la acetilcolina sobre los receptores muscarínicos en el nodo sinoauricular.
   b. El incremento de la activación de los barorreceptores del seno carotídeo.
   c. La vasodilatación sistémica seguida de la activación refleja de los nervios simpáticos.
   d. La vasodilatación sistémica mediada por el reflejo barorreceptor.

8. En una paciente de 27 años con hipertensión grave se detecta estenosis bilateral de la arteria renal secundaria a una displasia fibromuscular de tales arterias, que determina concentraciones elevadas de renina circulante. Un mecanismo que contribuye a su hipertensión es:

   a. El incremento del volumen sanguíneo.
   b. El aumento del péptido natriurético auricular circulante, que produce vasoconstricción.
   c. El aumento de la pérdida de sodio por los riñones.

   d. La inhibición de la liberación de aldosterona a partir de la corteza suprarrenal.

9. Un paciente hospitalizado con insuficiencia cardíaca aguda descompensada recibe un medicamento (inhibidor de la neprilisina) que aumenta el péptido natriurético auricular circulante al inhibir su metabolismo. ¿Qué efectos beneficiosos tendría este tratamiento en este paciente?

   a. Disminución del volumen sanguíneo por la promoción de la pérdida de sodio por los riñones.
   b. Incremento de la presión arterial por la vasoconstricción arterial y venosa.
   c. Incremento del gasto cardíaco por aumento de la precarga.
   d. Estimulación de la liberación de aldosterona a partir de la corteza suprarrenal.

10. Tras un accidente automovilístico que le produjo una hemorragia importante, un paciente de 48 años ingresa al servicio de urgencias en condición crítica, con una presión arterial de 65/45 mm Hg y una frecuencia cardíaca de 140 latidos/min. La reanimación hídrica se potenció con la administración de arginina-vasopresina. El beneficio potencial por la adición de vasopresina durante la reanimación deriva de su capacidad para:

    a. Aumentar la actividad simpática.
    b. Aumentar la resistencia vascular sistémica.
    c. Inducir pérdida renal de líquidos (diuresis).
    d. Estimular la liberación de renina.

## RESPUESTA A LAS PREGUNTAS DE REVISIÓN

1. La respuesta correcta es la «b» porque el núcleo ambiguo del bulbo raquídeo contiene los cuerpos celulares de los nervios vagos. La opción «a» es incorrecta debido a que los nervios autónomos del corazón y la vasculatura tienen sus somitas en el bulbo raquídeo. La opción «c» es incorrecta, ya que el núcleo del tracto solitario se ubica en la región de la médula que recibe las fibras aferentes de los sensores periféricos (p. ej., barorreceptores),

   y envía fibras excitadoras o inhibidoras a las neuronas ubicadas en la región caudal ventrolateral del bulbo y a las neuronas parasimpáticas en el núcleo ambiguo. La opción «d» es incorrecta puesto que la región rostral ventrolateral del bulbo contiene los cuerpos celulares de los nervios simpáticos.

2. La respuesta correcta es la «b» debido a que la noradrenalina se une a los receptores $\alpha_1$-adrenérgicos ubicados en el músculo liso

vascular para estimular la vasoconstricción. La opción «a» es incorrecta porque la noradrenalina se une de preferencia a los receptores $\beta_1$-adrenérgicos en el corazón. La opción «c» es incorrecta dado que los receptores $\alpha_2$-adrenérgicos presinápticos inhiben su liberación. La opción «d» es incorrecta puesto que la noradrenalina estimula la liberación de renina por su acción en receptores $\beta_1$-adrenérgicos.

3. La respuesta correcta es la «d», ya que el nervio vago es parasimpático colinérgico y, por ende, libera acetilcolina. La opción «a» es incorrecta porque la estimulación eferente del nervio vago derecho afecta sobre todo al nodo sinoauricular y carece de efectos significativos directos sobre la vasculatura sistémica. La opción «b» es incorrecta puesto que la estimulación vagal disminuye el inotropismo auricular. La opción «c» es incorrecta, dado que la estimulación del nervio vago derecho disminuye la frecuencia cardíaca al reducir la pendiente de la fase IV del potencial de acción del marcapaso.

4. La respuesta correcta es la «b» dado que la caída inicial de la presión disminuye la activación de los barorreceptores arteriales (por ende, la opción «a» es incorrecta), lo que da origen a la activación simpática del corazón y la vasculatura sistémica para aumentar la presión. Las opciones «c» y «d» son incorrectas porque el reflejo barorreceptor disminuye de manera recíproca la actividad vagal sobre el corazón, lo que contribuye a aumentar la frecuencia cardíaca durante la posición erguida.

5. La respuesta correcta es la «d» dado que el reflejo vasovagal induce una bradicardia de mediación vagal, que puede hacer caer la presión arterial en grado suficiente para reducir la perfusión cerebral. La opción «a» es incorrecta debido a que la disminución de la presión de pulso arterial reduce la activación de los barorreceptores arteriales, y con ello inhibe la actividad vagal y activa las vías simpáticas. La opción «b» es incorrecta porque la disminución de la $PO_2$ de la sangre estimula la activación de los quimiorreceptores del cuerpo carotídeo, lo que aumenta la respiración y activa al sistema nervioso simpático. La opción «c» es incorrecta, ya que la disminución de la activación de los barorreceptores cardiopulmonares por lo general induce activación simpática.

6. La respuesta correcta es la «d» porque la epinefrina en dosis altas puede unirse tanto a los receptores adrenérgicos $\beta_2$ como $\alpha$ en los vasos sanguíneos. De este modo, si los receptores $\beta_2$-adrenérgicos (que producen vasodilatación) se bloquean, los receptores $\alpha$-adrenérgicos pueden inducir vasoconstricción y aumentar la resistencia vascular sistémica si no hay oposición de los receptores $\beta_2$-adrenérgicos. La opción «a» es incorrecta porque la activación sin oposición de los receptores $\alpha$-adrenérgicos aumenta la presión arterial. La opción «b» es incorrecta porque la adrenalina se une tanto a los receptores $\alpha$-adrenérgicos como a los $\beta$-adrenérgicos. La opción «c» es incorrecta, puesto que la elevación de la frecuencia cardíaca inducida por epinefrina está mediada sobre todo por los receptores $\beta$-adrenérgicos (que están bloqueados), y la vasoconstricción sistémica aumentará la presión arterial y generará una disminución refleja de la frecuencia cardíaca por activación vagal.

7. La respuesta correcta es la «c», ya que la acetilcolina dilata los vasos sanguíneos, lo que reduce la presión arterial, y causa un incremento de la frecuencia cardíaca mediada por barorreceptores y generado por la activación simpática. La opción «a» es incorrecta, puesto que la estimulación de los receptores muscarínicos del nodo sinoauricular induce bradicardia. La opción «b» es incorrecta porque la hipotensión que deriva de la vasodilatación sistémica causa una disminución de la activación del seno carotídeo. La opción «d» es incorrecta debido a que la vasodilatación sistémica refleja solo puede pasar si la presión arterial es alta y la activación de los barorreceptores aumenta.

8. La respuesta correcta es la «a», puesto que el aumento de renina determina una mayor concentración de angiotensina II y aldosterona (y, así, la opción «d» es incorrecta), que actúan sobre el riñón para aumentar la reabsorción de sodio y el volumen sanguíneo (y, por ello, la opción «c» es incorrecta). La opción «b» es incorrecta, ya que el péptido natriurético auricular circulante no produce vasoconstricción sino contrarresta los mecanismos de la angiotensina II encargados de elevar la presión arterial.

9. La respuesta correcta es la «a» debido a que el péptido natriurético auricular produce natriuresis y diuresis, que son benéficas en

el paciente con insuficiencia cardíaca aguda descompensada que cursa con acumulación excesiva de líquido, mismo que puede causar edema pulmonar y sistémico. Las opciones «b», «c» y «d» son incorrectas porque el péptido natriurético auricular dilata los vasos, reduce la precarga y el gasto cardíaco, y disminuye la liberación de aldosterona.

10. La respuesta correcta es la «b» porque la vasopresina constriñe los vasos sanguíneos por su acción directa en los receptores $V_1$ y no por aumento de la actividad simpática, que de hecho disminuirá a la vez que la presión se eleva durante la administración de esa sustancia (de este modo, la opción «a» es incorrecta). La opción «c» es incorrecta debido a que la vasopresina tiene un efecto antidiurético. La opción «d» es incorrecta, ya que la renina circulante disminuiría a la vez que la presión se elevara durante la administración de vasopresina.

## RESPUESTA A LOS PROBLEMAS Y CASOS

### PROBLEMA 6-1
Los troncos carotídeos se ubican en posición caudal a los barorreceptores del seno carotídeo. Así, la oclusión de estos dos troncos reduce la presión en los senos carotídeos. Esto disminuye su activación y determina un aumento de los impulsos simpáticos y disminución de los vagales procedentes del bulbo raquídeo. Esto desencadena vasoconstricción sistémica, estimulación cardíaca y elevación de la presión arterial.

La vagotomía bilateral intensifica la respuesta que se describe antes debido a que, a la vez que la presión arterial se eleva durante la oclusión carotídea, los barorreceptores del cayado aórtico, inervados por el nervio vago, aumentan su activación. Esto contrarresta de manera parcial los efectos de la disminución de la activación del seno carotídeo. La vagotomía bilateral elimina este mecanismo modulador de los barorreceptores del cayado aórtico.

El bloqueo de los receptores β-adrenérgicos impediría los incrementos de mediación simpática de la frecuencia cardíaca y el inotropismo (si bien cierta reducción del tono vagal seguiría produciendo un incremento discreto de la frecuencia cardíaca). Aún habría respuesta hipertensora, como consecuencia de la vasoconstricción sistémica (mediada por receptores $\alpha_1$-adrenérgicos); sin embargo, mostraría una limitación significativa porque la estimulación cardíaca estaría bloqueada.

### PROBLEMA 6-2
La activación de los receptores $\beta_1$-adrenérgicos es la responsable principal de la taquicardia y el incremento del gasto cardíaco que induce la adrenalina. El bloqueo de los receptores $\beta_1$-adrenérgicos limitaría de forma significativa las respuestas cardíacas. La adrenalina en concentraciones plasmáticas bajas también se une a los receptores $\beta_2$-adrenérgicos vasculares para inducir vasodilatación; así, la presión arterial caería durante la infusión de una dosis baja de epinefrina en condiciones de bloqueo de los receptores $\beta_1$-adrenérgicos, dado que que a la gran disminución de la resistencia vascular sistémica no podría compensarse por medio del incremento del gasto cardíaco.

### PROBLEMA 6-3
La vagotomía cervical bilateral impediría que los impulsos vagales redujeran la frecuencia cardíaca y generaría desnervación de los barorreceptores del cayado aórtico. La frecuencia cardíaca (y el inotropismo) aumentarían como consecuencia de la unión de la noradrenalina a los receptores $\beta_1$-adrenérgicos del corazón, misma que carecería de la oposición del nervio vago. Esto, junto con la desnervación del arco aórtico, potenciaría la respuesta hipertensora de la noradrenalina.

### CASO 6-1
La estenosis bilateral de la arteria renal disminuye la presión en las arteriolas aferentes, lo que induce la liberación de renina. Esto, a su vez, aumenta la angiotensina II circulante, que estimula la liberación de aldosterona. La activación al sistema renina-angiotensina-aldosterona induce retención de sodio y líquido en los riñones e incremento del volumen sanguíneo, lo que aumenta el gasto cardíaco. El aumento de la vasopresina (estimulado por la angiotensina II) contribuye al incremento del volumen sanguíneo. El incremento de la angiotensina II eleva la resistencia vascular sistémica al unirse a los receptores $AT_1$ vasculares y al fomentar la actividad simpática. Estos cambios del gasto cardíaco y de la resistencia vascular sistémica conducen a un estado hipertensivo.

## LECTURAS RECOMENDADAS

Dampney RAL. Central neural control of the cardiovascular system: current perspectives. Adv Physiol Educ 2016;40:283–296.

Dampney RAL. Resetting of the baroreflex control of sympathetic vasomotor activity during natural behaviors: description and conceptual model of central mechanisms. Front Neurosci 2017;11:1–8 (Article 461).

Hainsworth R. Cardiovascular control from cardiac and pulmonary vascular receptors. Exp Physiol 2014;99:312–319.

Lindsey BG, Nuding SC, Segers LS, et al. Carotid bodies and the integrated cardiorespiratory response to hypoxia. Physiology (Bethesda) 2018;33: 281–297.

Lohmeier TE, Iliescu R. The baroreflex as a long-term controller of arterial pressure. Physiology (Bethesda) 2015;30:148–158.

Melo LG, Pang SC, Ackermann U. Atrial natriuretic peptide: regulator of chronic arterial blood pressure. News Physiol Sci 2000;15:143–149.

Mendolowitz D. Advances in parasympathetic control of heart rate and cardiac function. News Physiol Sci 1999;14:155–161.

Weir MR, Dzau VJ. The renin-angiotensin-aldosterone system: a specific target for hypertension management. Am J Hypertens 1999;12:205S–213S.

Xie P, McDowell TS, Chapleau MW, et al. Rapid baroreceptor resetting in chronic hypertension. Implications for normalization of arterial pressure. Hypertension 1991;17:72–79.

# FLUJO SANGUÍNEO EN LOS ÓRGANOS

Comprender los conceptos presentados en este capítulo permitirá al estudiante:

1. Describir la distribución del gasto cardíaco en los órganos principales cuando una persona está en reposo.

2. Describir el modo en que distintos factores tisulares y endoteliales influyen sobre el flujo sanguíneo en los tejidos.

3. Explicar el modo en que la compresión extravascular altera el flujo sanguíneo en el corazón y el músculo esquelético en contracción.

4. Definir autorregulación del flujo sanguíneo, hiperemia reactiva e hiperemia activa (fisiológica), y describir sus mecanismos potenciales en distintos órganos.

5. Comparar y contrastar el control autónomo del flujo sanguíneo en los lechos vasculares principales del organismo.

6. Describir la anatomía y la fisiología especializada de los vasos en los órganos siguientes: encéfalo, corazón, intestino e hígado, piel, riñones y pulmones.

## INTRODUCCIÓN

Este capítulo describe el flujo sanguíneo para distintos órganos del cuerpo. La primera parte del capítulo destaca los mecanismos reguladores locales por los que los órganos regulan su propio flujo sanguíneo para cubrir sus requerimientos metabólicos y fisiológicos. La segunda parte del capítulo examina el flujo de la sangre en órganos específicos del cuerpo, con énfasis especial en la circulación coronaria.

## DISTRIBUCIÓN DEL GASTO CARDÍACO

En otros capítulos se ha analizado el que la presión arterial se genera cuando el corazón bombea la sangre hacia la circulación sistémica. Esta presión arterial sirve como fuerza conductora para el flujo de la sangre hacia todos los órganos. La distribución relativa del flujo sanguíneo hacia los órganos está regulada por la resistencia vascular en cada uno de ellos, que recibe influencia de mecanismos extrínsecos (neurohumorales) e intrínsecos (reguladores locales), como se resume en la figura 5-13 del capítulo 5.

La tabla 7-1 resume la distribución del gasto cardíaco cuando una persona está en reposo. La mayor parte del gasto cardíaco (~85%) se dirige al aparato gastrointestinal, los riñones, el músculo esquelético, la piel, el corazón y el encéfalo, si bien estos órganos constituyen alrededor de 50% de la masa corporal. Esta distribución relativa del gasto cardíaco, sin embargo, se modifica en gran medida con base en las condiciones prevalentes, como la temperatura ambiental y el estado de actividad física. Por ejemplo, en un ambiente cálido y húmedo el flujo sanguíneo relativo hacia la piel aumenta significativamente a la vez que el organismo trata de mantener su temperatura mediante la liberación de calor hacia el ambiente. Cuando una persona hace ejercicio, el incremento del gasto cardíaco se dirige sobre todo a los músculos esqueléticos activos, el corazón y la piel (v. cap. 9); al mismo tiempo, disminuye el flujo sanguíneo hacia la circulación gastrointestinal y la renal. Otro ejemplo de cambio de la distribución del gasto cardíaco se observa tras el consumo de alimentos, cuando el flujo sanguíneo hacia la circulación gastrointestinal aumenta.

En vez de un flujo sanguíneo «normal» para un órgano, existe una serie de valores de flujo sanguí-

**TABLA 7-1 FLUJO SANGUÍNEO EN LOS ÓRGANOS PRINCIPALES DEL ORGANISMO**

| ÓRGANO | PORCENTAJE DE PESO CORPORAL | PORCENTAJE DE GASTO CARDÍACO EN REPOSO | FLUJO BASAL (mL/min/100 g) | FLUJO MÁXIMO (mL/min/100 g) | PROPORCIÓN ENTRE FLUJO MÁXIMO Y BASAL |
|---|---|---|---|---|---|
| Corazón | 0.5 | 5 | 80 | 400 | 5.0 |
| Encéfalo | 2 | 14 | 55 | 150 | 2.7 |
| Músculo esquelético | 40 | 18 | 3 | 60 | 20 |
| Piel | 3 | 4 | 10 | 150 | 15 |
| Estómago, intestino, hígado, bazo, páncreas | 6 | 23 | 30 | 250 | 8.3 |
| Riñones | 0.5 | 20 | 400 | 600 | 1.5 |
| Otros | 48 | 16 | — | — | — |

Los flujos normales y máximos son valores aproximados para el órgano completo, expresados por 100 g de peso tisular. Muchos órganos (p. ej., encéfalo, músculo, riñón e intestino) tienen una heterogeneidad considerable de flujo dentro de sí, que depende del tipo de tejido o la región de que se trata. El hígado recibe flujo sanguíneo a partir del drenaje venoso gastrointestinal y también de la arteria hepática (solo se incluye el flujo de la arteria hepática en esta tabla). «Otros» hace referencia a los órganos reproductivos, el hueso, la grasa y el tejido conectivo.

neo. El **flujo sanguíneo** basal hace referencia al que se cuantifica en condiciones basales (es decir, cuando una persona está en estado de ayuno y en reposo, en condiciones ambientales de temperatura y humedad confortables). Si se asumen presiones de perfusión equivalentes, los tejidos que tienen un flujo basal bajo por 100 g del peso tisular (p. ej., músculo esquelético), tienen una resistencia vascular basal alta (por 100 g de peso tisular), mientras que un órgano con un flujo basal alto (p. ej., el riñón) tiene una resistencia vascular basal relativa baja. Los órganos que tienen flujos basales más altos suelen tener metabolismos basales mayores (p. ej., el corazón que late en comparación con el músculo en reposo), excepto por el riñón, que tiene un flujo basal muy alto debido a la función de filtración que realiza y se suma a su metabolismo basal elevado. La proporción entre el flujo máximo y el flujo basal puede utilizarse como una medida de la reserva vasodilatadora del órgano. Por ejemplo, esta proporción en el músculo esquelético es de 20, en comparación con 1.5 para los riñones. Así, el músculo esquelético tiene una reserva vasodilatadora mucho mayor que el riñón.

Los cambios que sufre el flujo sanguíneo para los órganos bajo distintas condiciones dependen de la relación entre los mecanismos neurohumorales (que se analizan en el capítulo 6) y los mecanismos reguladores locales que rigen la resistencia vascular. Las secciones siguientes se concentran con más detalle en los mecanismos reguladores locales que

afectan la resistencia vascular y el flujo sanguíneo en los órganos.

## REGULACIÓN LOCAL DEL FLUJO SANGUÍNEO

Los tejidos y los órganos tienen la habilidad de regular, en un grado variable, su propio flujo sanguíneo. Esta capacidad intrínseca de regulación se denomina «regulación local», y puede producirse en ausencia total de influencias neurohumorales extrínsecas. Por ejemplo, si un músculo se extirpa del organismo, se irriga bajo presión constante a partir de un reservorio que contiene sangre oxigenada y luego se estimula por medios eléctricos para inducirle contracciones, su flujo sanguíneo aumenta. El incremento del flujo sanguíneo se produce en ausencia de factores neurohumorales y, de este modo, se corresponde con un mecanismo local o intrínseco.

Los mecanismos responsables de la regulación local se originan a partir de los vasos sanguíneos (p. ej., factores endoteliales, mecanismos miogénicos) y del tejido circundante (p. ej., factores tisulares), muchos de los cuales se relacionan con el metabolismo tisular u otras vías bioquímicas (p. ej., metabolitos del ácido araquidónico y bradicinina). Los factores mecánicos (p. ej., fuerzas de compresión durante la contracción muscular) también pueden influir sobre la resistencia vascular y alterar así el flujo sanguíneo.

## Factores tisulares

Los factores tisulares son sustancias producidas por el tejido que circunda a los vasos sanguíneos (fig. 7-1).

Estas sustancias actúan sobre el vaso sanguíneo para producir ya sea relajación o contracción del músculo liso, y alterar así la resistencia y el flujo sanguíneo. En algunos casos estas sustancias actúan por vía indirecta sobre el músculo liso vascular, al afectar la función endotelial o modificar la liberación de noradrenalina a partir de los nervios simpáticos.

Algunas de estas sustancias vasoactivas son metabolitos tisulares producto del metabolismo o de la actividad de las células (p. ej., adenosina, dióxido de carbono [$CO_2$], iones de hidrógeno [$H^+$] o potasio [$K^+$], lactato). Además, distintos tipos de células que circundan a los vasos sanguíneos pueden liberar sustancias vasoactivas que se conocen como hormonas locales, paracrinas (p. ej., histamina, bradicinina y prostaglandinas). Una hormona paracrina es una sustancia que libera una célula y actúa sobre otra célula cercana tras difundir por el líquido intersticial.

Esto contrasta con las **hormonas endocrinas**, que circulan en la sangre para llegar a células blanco distantes, o sustancias autocrinas, que actúan sobre la misma célula a partir de la cual son liberadas.

Los incrementos o reducciones del metabolismo celular alteran la liberación de algunas de estas sustancias vasoactivas; de este modo, la actividad metabólica mantiene una relación íntima con el flujo sanguíneo en la mayor parte de los órganos del cuerpo.

Por ejemplo, un aumento del metabolismo tisular, como el observado durante la contracción muscular o los cambios de la actividad neuronal cerebral, determina un incremento del flujo sanguíneo. Evidencia extensa constata que las células con metabolismo activo que circundan a las arteriolas liberan sustancias vasoactivas que producen vasodilatación.

A esto se le denomina **teoría metabólica de la regulación del flujo sanguíneo**. Estas sustancias vasoactivas, que se vinculan con el metabolismo tisular, aseguran que el tejido reciba una provisión adecuada de oxígeno y que los productos de su metabolismo (p. ej., $CO_2$, $H^+$, ácido láctico) se eliminen. Diversas sustancias se han relacionado directamente con la regulación metabólica del flujo sanguíneo.

Su importancia relativa depende del tejido en que se forman y también de las distintas situaciones que pudieran inducir su liberación. Es importante señalar que varios factores pueden actuar en conjunto para regular el flujo sanguíneo en un tejido. Por otra parte, el patrón de respuesta tem-

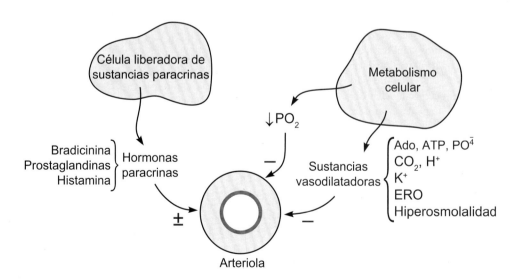

■ **Figura 7-1.** Sustancias vasoactivas derivadas de las células tisulares que circundan a las arteriolas. El incremento de los metabolitos tisulares conduce a la formación de sustancias que dilatan (–) las arteriolas cercanas. El incremento del consumo de oxígeno disminuye la presión parcial de oxígeno (*$PO_2$*) en el tejido, lo que dilata las arteriolas. Algunas células liberan hormonas paracrinas de acción local (o sus precursores), que pueden inducir contracción (+) o dilatación (–) de las arteriolas. *Ado*, adenosina; *ATP*, trifosfato de adenosina; *$PO^{\bar{4}}$*, fosfato inorgánico; *$CO_2$*, dióxido de carbono; *$H^+$*, ion de hidrógeno; *$K^+$*, ion de potasio; *ERO*, especies reactivas de oxígeno.

poral de los factores puede modificar la evolución temporal de los cambios del flujo bajo distintas condiciones.

1. Las concentraciones de **oxígeno** en la sangre, la pared vascular y el tejido circundante son importantes para la regulación local del flujo sanguíneo. La disminución de la presión parcial de oxígeno ($PO_2$) tisular que deriva de la disminución de la provisión de este gas o el incremento de su utilización en los tejidos, produce vasodilatación. La vasodilatación inducida por hipoxia puede ser directa ($O_2$ insuficiente para mantener la contracción del músculo liso) o indirecta, mediada por la producción de metabolitos vasodilatadores (p. ej., adenosina, ácido láctico, $H^+$). Si bien la hipoxia produce vasodilatación en casi todos los lechos vasculares, existe una excepción notoria: induce vasoconstricción en la circulación pulmonar.

2. La **adenosina** es un vasodilatador potente en la mayor parte de los órganos (si bien produce vasoconstricción renal). Se sintetiza a partir de la acción de la 5´-nucleotidasa, una enzima que desfosforila al monofosfato de adenosina (AMP). El AMP deriva de la hidrólisis del trifosfato de adenosina (ATP) intracelular y el bifosfato de adenosina (ADP). La formación de adenosina crece en la hipoxia y ante el aumento del consumo de oxígeno, los cuales determinan un incremento de la hidrólisis del ATP. La hidrólisis del ATP en bajas cantidades puede determinar incrementos significativos de la síntesis de adenosina, dado que las concentraciones intracelulares de ATP son alrededor de 1 000 veces superiores que las de adenosina. Evidencia experimental respalda la idea de que la síntesis de adenosina participa en la dilatación de los vasos coronarios en condiciones de isquemia e hipoxia. La adenosina se une a los receptores vasculares $A_2$, que están acoplados a proteínas Gs y, por ende, aumenta el AMP cíclico intracelular, que inhibe la contracción del músculo liso y (v. fig. 2-10). La adenosina también puede estimular la liberación endotelial de óxido nítrico y producir vasodilatación.

3. El **trifosfato de adenosina** (ATP), que libera el músculo esquelético, y quizá los eritrocitos, durante la contracción, puede producir vasodilatación por mediación de receptores vasculares purinérgicos. Por otro lado, existe evidencia que sugiere que el ATP estimula la liberación endotelial de óxido nítrico.

4. El **fosfato inorgánico** se libera por la hidrólisis de los nucleótidos de adenina (ATP, ADP y AMP). El fosfato inorgánico puede tener cierta actividad vasodilatadora en el músculo esquelético en contracción, pero es mucho menos importante que la de la adenosina, el potasio y el óxido nítrico en la regulación del flujo sanguíneo del músculo esquelético.

5. El **ion de potasio** se libera a partir de los músculos cardíaco y esquelético en contracción. La contracción muscular inicia por la despolarización de la membrana, que deriva del flujo de entrada de sodio ($Na^+$) y el flujo de salida de $K^+$ a partir de la célula. Normalmente, la bomba $Na^+/K^+$ ATPasa puede restablecer los gradientes iónicos (v. fig. 3-2); sin embargo, la actividad de la bomba no se mantiene a la par de las despolarizaciones rápidas (es decir, muestra un retraso) durante las contracciones musculares, y se acumula una cantidad escasa de $K^+$ en el espacio extracelular. Ligeros incrementos del $K^+$ extracelular en torno a los vasos sanguíneos producen hiperpolarización de las células de músculo liso vascular al aumentar su conductancia al $K^+$ por canales para este ion, y al estimular a la bomba $Na^+/K^+$ ATPasa electrogénica. La hiperpolarización, que disminuye la concentración intracelular de calcio ($Ca^{++}$), desencadena la relajación del músculo liso. El ion de potasio parece desempeñar un papel importante en la inducción del incremento del flujo sanguíneo en el músculo esquelético que se contrae, en particular durante la fase inicial de la contracción.

6. El **ion de hidrógeno** aumenta por mediación del sistema amortiguador del bicarbonato cuando aumenta el $CO_2$. El ion de hidrógeno también aumenta en situaciones en que existe incremento del metabolismo anaeróbico (p. ej., en la isquemia o la hipoxia), en que se producen metabolitos ácidos como el ácido láctico. El incremento de $H^+$ induce vasodilatación local, en particular en la circulación cerebral.

7. La formación de **dióxido de carbono** se incrementa en las situaciones en que aumenta el metabolismo oxidativo. Las concentraciones de $CO_2$ en el tejido y la vasculatura también pueden aumentar cuando el flujo sanguíneo se reduce, lo que disminuye la eliminación del $CO_2$ a partir del tejido. Al ser un gas, el $CO_2$ se difunde con facilidad de las células parenquimatosas hacia el músculo liso de los vasos sanguíneos, mismos que puede dilatar. Evidencia considerable indica que el $CO_2$ desempeña un

papel relevante en la regulación del flujo sanguíneo cerebral por medio de la formación de $H^+$. También existe evidencia de que el $CO_2$ puede contribuir a la vasodilatación en el músculo esquelético en contracción.

8. La regulación local del flujo sanguíneo se ha relacionado con cambios de la **osmolalidad** en la sangre y el intersticio tisular. La isquemia tisular y el incremento de la actividad metabólica de los tejidos aumentan la osmolalidad del líquido intersticial tisular y la sangre venosa. Es bien sabido que las infusiones intraarteriales de soluciones hiperosmolares pueden producir vasodilatación, y que las moléculas que constituyen la solución hiperosmolar no necesitan tener características vasoactivas inherentes. Así, se ha sugerido que cambios inespecíficos de la osmolalidad pudieran desempeñar algún papel en la regulación del flujo sanguíneo. El incremento de la osmolalidad produce hiperpolarización en el músculo liso vascular. El mecanismo pudiera relacionarse con la respuesta de los canales iónicos a la disminución del volumen celular en presencia de un ambiente hiperosmolar.

9. Se forman **especies reactivas de oxígeno (ERO)**, como el anión superóxido y su producto, el peróxido de hidrógeno ($H_2O_2$), cuando el metabolismo tisular aumenta, y el $H_2O_2$ pudiera contribuir a la dilatación vascular. Estas especies reactivas también aumentan durante la inflamación y pudieran contribuir a la vasodilatación inducida por ese proceso.

Varios factores tisulares implicados en la regulación de flujo sanguíneo no se acoplan por vía directa al metabolismo tisular. Incluyen hormonas paracrinas como la histamina, la bradicinina y los productos del ácido araquidónico (eicosanoides). La **histamina**, liberada por las células cebadas de los tejidos en respuesta a la lesión, la inflamación y los procesos alérgicos, induce vasodilatación arteriolar, constricción venosa en algunos lechos vasculares e incremento de la permeabilidad capilar. Los receptores de histamina $H_1$ y $H_2$ están implicados en los efectos vasculares de la histamina. La **bradicinina** se forma a partir de la acción de la calicreína (una enzima proteolítica) sobre la $\alpha_2$-globulina (cininógeno), que se identifica en la sangre y los tejidos. Al igual que la histamina, la bradicinina es una potente vasodilatadora de las arteriolas. Actúa sobre los receptores vasculares de bradicinina, que estimulan la síntesis de óxido nítrico en el endotelio vascular, y producen, así, vasodilatación. Además, la bradicinina estimula la síntesis de prostaciclina, que induce vasodilatación. Una de las enzimas responsables de la degradación de la bradicinina es la enzima convertidora de angiotensina (ECA; v. fig. 6-12). Por ende, los fármacos que inhiben la ECA no solo disminuyen la angiotensina II, sino que también aumentan la bradicinina, que se piensa es en parte responsable de la vasodilatación que acompaña a la inhibición de la ECA. Algunos **metabolitos del ácido araquidónico**, como la prostaglandina $E_2$ (PGE$_2$), son vasodilatadores, mientras que otros eicosanoides, como la prostaglandina $F_{2\alpha}$ (PGF$_{2\alpha}$), los tromboxanos y los leucotrienos, suele ser vasoconstrictores. Los medicamentos que bloquean la síntesis de estos eicosanoides (p. ej., inhibidores de la ciclooxigenasa como el ácido acetilsalicílico o el ibuprofeno) alteran el control vascular mediado por estas sustancias.

## Factores endoteliales

El endotelio vascular desempeña un papel paracrino importante en la regulación del tono del músculo liso y el flujo sanguíneo en los órganos. Como se describe en el capítulo 2, el endotelio vascular sintetiza sustancias vasoactivas que tienen efectos relevantes sobre el músculo liso vascular. Las hormonas circulantes (endocrinas) y paracrinas, las fuerzas de cizallamiento, la hipoxia y muchos fármacos distintos pueden estimular la síntesis y la liberación de sustancias endoteliales (fig. 7-2). Entre sus varias acciones, dos de estas sustancias, el óxido nítrico y la prostaciclina, son vasodilatadoras. Por el contrario, la endotelina-1 es vasoconstrictora.

El óxido nítrico es el factor endotelial más importante en la regulación del flujo sanguíneo en condiciones fisiológicas. El óxido nítrico se sintetiza en el endotelio por la acción de la óxido nítrico sintetasa (NOS, *nitric oxide synthase*) sobre el aminoácido L-arginina. El óxido nítrico se difunde de la célula endotelial hacia las células del músculo liso, donde se une a la guanilato ciclasa intracelular y la activa para producir monofosfato de guanilato cíclico (cGMP), lo que conduce a la relajación del músculo liso (v. fig. 2-10).

Si la síntesis de óxido nítrico se inhibe por medios farmacológicos con inhibidores de la NOS, se presenta vasoconstricción en la mayor parte de los lechos vasculares. Esto constata que, en condiciones normales, existe una liberación basal de óxido nítrico que inhibe el tono vascular; por ende, el bloqueo de la síntesis del óxido nítrico determina un incremento del tono.

El óxido nítrico participa en lo que se denomina **vasodilatación dependiente del flujo**. Estudios experimentales han constatado que un incremento del flujo vascular (de hecho, un aumento de las fuer-

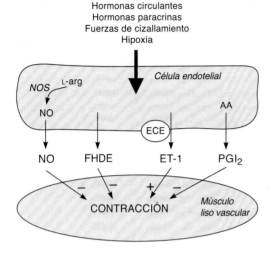

**Figura 7-2.** Factores vasoactivos derivados del endotelio. El óxido nítrico (NO) que produce la sintetasa del óxido nítrico (*NOS*) al actuar sobre la L-arginina (*L-arg*), los factores hiperpolarizantes derivados del endotelio (*FHDE*) y la prostaciclina (*PGI₂*) derivada del ácido araquidónico (*AA*), inhiben (–) la contracción del músculo liso y producen vasodilatación. La endotelina-1 (*ET-1*) que forman la enzima convertidora de endotelina (*ECE*) induce la contracción del músculo liso (+). La formación y la liberación de estas sustancias reciben influencia de las hormonas circulantes y paracrinas, las fuerzas de cizallamiento que actúan sobre el endotelio, la hipoxia y muchos fármacos distintos.

zas de cizallamiento que actúan sobre el endotelio vascular) estimula la síntesis de óxido nítrico en el endotelio, lo que produce vasodilatación. La vasodilatación dependiente del flujo es particularmente importante como mecanismo para incrementar el flujo sanguíneo coronario (FSC), cuando la actividad cardíaca y el metabolismo aumenta. Las anomalías de la síntesis del óxido nítrico o la disminución de su biodisponibilidad, como en la arteriopatía coronaria, limita la capacidad del FSC para incrementarse cuando la actividad cardíaca y la demanda de oxígeno aumentan. Otros trastornos, como la hipertensión, la vasculopatía cerebral y la diabetes, se asocian con alteraciones de la regulación vascular por óxido nítrico.

Otro grupo de factores endoteliales es el de los **factores hiperpolarizantes derivados del endotelio (FHDE)**. Ciertas sustancias (p. ej., acetilcolina, bradicinina) que estimulan la síntesis de óxido nítrico también aumentan los FHDE. La identidad de los FHDE no se conoce con certeza, y es probable que se trate de varias sustancias. Sin embargo, su liberación produce la hiperpolarización y la relajación del músculo liso.

La **prostaciclina (PGI₂)** se forma a partir del ácido araquidónico por la acción de la enzima ciclooxigenasa en las células endoteliales. Esta sustancia paracrina es un vasodilatador potente y, además, actúa como inhibidor de la agregación plaquetaria. La adenosina y el óxido nítrico, así como muchas sustancias más, estimulan la síntesis de PGI₂, de modo que puede desempeñar un papel secundario a la vasodilatación inducida por otras sustancias. Produce vasodilatación mediante la activación de la adenilato ciclasa del músculo liso, que aumenta el cAMP e inhibe la contracción (v. fig. 2-10).

La **endotelina-1 (ET-1)** es una sustancia vasoconstrictora potente que se sintetiza a partir de un precursor intracelular por la acción de la enzima convertidora de la endotelina (ECE), que se localiza en la membrana de la célula endotelial. La ET-1 se une a los receptores ET$_A$ en las células del músculo liso, que se acoplan a proteínas Gq (v. fig. 2-10). La ET-1 también puede unirse a un segundo tipo de receptor (ET$_B$), que se ubica en el endotelio vascular, y estimula la síntesis de óxido nítrico y prostaciclina, a la vez que su liberación, mismos que actúan como mecanismos de retroalimentación negativa para modular los efectos vasoconstrictores de la ET-1 mediados por el receptor ET$_A$.

La angiotensina II, la vasopresina (hormona antidiurética, ADH), la trombina, las citocinas, las ERO y las fuerzas de cizallamiento que actúan sobre el endotelio vascular estimulan la síntesis y la liberación de la ET-1 en las células endoteliales. El óxido nítrico, así como la prostaciclina y el péptido natriurético auricular (PNA), inhiben la liberación de ET-1. Ciertas variantes de hipertensión (p. ej., hipertensión pulmonar) parecen involucrar a la ET-1 y se tratan con bloqueadores de los receptores de la endotelina.

## Mecanismos del músculo liso (miogénicos)

Los mecanismos miogénicos tienen origen en el músculo liso de los vasos sanguíneos, en particular en las arterias de pequeño calibre y las arteriolas. Cuando la presión intravascular aumenta de forma repentina en arteriolas aisladas con una cánula, su diámetro aumenta de manera transitoria (respuesta pasiva), a lo que de inmediato sigue una vasoconstricción de grado tal que después de 1 min o 2 min el diámetro puede ser incluso menor que el original. Se observa lo opuesto cuando la presión en una arteriola se reduce de pronto, es decir, que el diámetro aumenta tras una disminución pasiva inicial. Debido a que estas respuestas se identifican *in vitro* en ausencia de flujo y endotelio, la respuesta es intrínseca al músculo liso.

En estudios electrofisiológicos se ha observado que las células de músculo liso vascular se despolarizan cuando se estiran, lo que desencadena la entrada de calcio por la membrana celular (en particular por canales del calcio de tipo L), una liberación de calcio a partir del retículo sarcoplásmico, la fosforilación de las cadenas ligeras de la miosina y la contracción del músculo liso (v. cap. 2). El mecanismo por el cual el estiramiento del músculo liso desencadena despolarización está todavía en investigación.

La importancia relativa de los factores miogénicos, endoteliales y metabólicos tisulares es difícil de definir, puesto que los cambios de la presión van acompañados por alteraciones transitorias del flujo, que afectan los mecanismos endoteliales y metabólicos locales. Las respuestas miogénicas cambian con base en los cambios del metabolismo que prevalecen en el tejido. Por ejemplo, si la tasa metabólica de un tejido aumenta o si el tejido sufre isquemia e hipoxia, los factores metabólicos pueden ser los predominantes en la regulación de la resistencia y el flujo vasculares en respuesta a los cambios de presión.

## Compresión extravascular

Las fuerzas de compresión mecánica pueden modificar la resistencia vascular y el flujo sanguíneo en los órganos. En ocasiones esto se produce en condiciones fisiológicas; en otras, las fuerzas de compresión pueden derivar de mecanismos patológicos. La presión que distiende la pared de un vaso sanguíneo es la **presión transparietal** (diferencia entre presiones interna y externa). Así, si la presión en el exterior de un vaso aumenta, entonces la presión transparietal disminuye. A presiones extravasculares muy altas, un vaso sanguíneo puede colapsar por completo. Así, las venas, que tienen una presión intravascular baja relativa, tienen más probabilidad de colapsar cuando la presión extravascular es alta; sin embargo, las arterias también pueden sufrir compresión significativa cuando la presión extravascular aumenta hasta niveles muy altos.

Existen varios ejemplos de cómo la compresión mecánica afecta el flujo sanguíneo en un órgano. Durante la sístole cardíaca o la contracción del músculo esquelético (en particular, contracciones tetánicas), la resistencia vascular aumenta mucho y el flujo sanguíneo se obstaculiza por la compresión mecánica. La insuflación pulmonar y el desinflado posterior alteran las presiones transparietales

vasculares pulmonares (v. fig. 5-17) y, con ello, producen efectos sustanciales sobre la resistencia vascular pulmonar. La distensión excesiva del tubo digestivo, como en el caso de la obstrucción intestinal, puede aumentar la resistencia vascular en la pared intestinal hasta el punto en que los tejidos desarrollen isquemia. Los vasos sanguíneos de órganos como el encéfalo o los riñones, que están circundados por el cráneo o una cápsula rígida, son especialmente susceptibles a los incrementos de la presión extravascular que se observan con el edema, la hemorragia vascular (p. ej., accidente cerebrovascular [ACV]) o el crecimiento de un tumor.

## Autorregulación del flujo sanguíneo

*La autorregulación es la habilidad intrínseca de un órgano para mantener un flujo sanguíneo constante aunque cambie la presión de perfusión.* Por ejemplo, si la presión de perfusión disminuye en un órgano por la oclusión parcial de su arteria nutricia, el flujo sanguíneo cae inicialmente y en los minutos siguientes recupera los niveles normales. Esta respuesta de autorregulación se observa en órganos aislados irrigados, que no están sujetos a influencias neurales o humorales. Así, se trata de una respuesta local o intrínseca del órgano.

Cuando la presión de perfusión (presión arterial − presión venosa; $P_A − P_V$) disminuye inicialmente, el flujo sanguíneo (F) cae por efecto de la relación siguiente entre presión, flujo y resistencia (R):

$$F = \frac{(P_A - P_V)}{R}$$

Si la resistencia se mantiene sin cambios, la reducción del flujo será proporcional a la disminución de la presión de perfusión. Sin embargo, en la mayor parte de los órganos del cuerpo, la resistencia no permanece constante cuando la presión de perfusión disminuye. Se piensa que las disminuciones del flujo y la presión de perfusión activan mecanismos metabólicos y miogénicos que causan vasodilatación arteriolar y una caída de la resistencia (R). En paralelo a la disminución de la resistencia, se produce un aumento del flujo sanguíneo a pesar de la existencia de una menor presión de perfusión. Esta respuesta autorreguladora se representa en el recuadro izquierdo de la figura 7-3. Por ejemplo, la disminución de la presión de perfusión de 100 mm Hg a 70 mm Hg hace que el flujo sufra una reducción inicial cercana al 30%. Sin embargo, en pocos minutos el flujo comienza a elevarse hacia el valor de control a la vez que el flujo sanguíneo del órgano se autorregula (líneas rojas). El flujo sanguíneo aumenta porque la resistencia vascular cae a la vez que los vasos sanguíneos de resistencia se dilatan.

Si la presión de perfusión en un órgano se aumenta y disminuye en un intervalo amplio de presiones y se cuantifica la respuesta autorreguladora del flujo en estado estable, la relación entre el flujo en estado estable y la presión de perfusión puede graficarse, como se muestra en el recuadro derecho de la figura 7-3. Existe un intervalo de presiones (intervalo de autorregulación) en el que el flujo se modifica poco a pesar de que se produzcan cambios significativos en la presión de perfusión. La «zona de aplanamiento» de la curva de autorregulación varía de forma considerable entre los órganos; cuanto más plana es la relación, mejor la autorregulación.

Las circulaciones coronaria, cerebral y renal muestran un grado elevado de autorregulación, mientras que las circulaciones del músculo esquelético y gastrointestinal muestran solo un grado moderado. La circulación cutánea casi carece de autorregulación. La autorregulación tiene límites incluso en órganos que cuentan con un grado intenso de esta. Cuando la presión de perfusión cae por debajo de 60 mm Hg a 70 mm Hg en las circula-

ciones cerebral y coronaria, los vasos de resistencia desarrollan una dilatación máxima y pierden su capacidad para autorregularse. Por otra parte, a presiones de perfusión muy altas (~170 mm Hg en la fig. 7-3) se alcanza el límite superior del intervalo de autorregulación, y los vasos sanguíneos dejan de contraerse ante nuevos incrementos de la presión de perfusión. Así, el flujo aumenta en paralelo al aumento de la presión. La respuesta autorreguladora puede modularse por medio de factores neurohumorales y estados patológicos. Por ejemplo, la estimulación simpática y la hipertensión crónica pueden desplazar el intervalo de autorregulación cerebral hacia la derecha, como se describe más adelante en este capítulo.

En la autorregulación pueden participar mecanismos tanto metabólicos como miogénicos. Si la presión de perfusión a un órgano se reduce, la caída inicial del flujo sanguíneo determina una reducción de la $PO_2$ tisular y la acumulación de metabolitos vasodilatadores. Estos cambios hacen que los vasos de resistencia se dilaten para tratar de restablecer el flujo normal. Una disminución de la presión de perfusión también puede ser detectada por el músculo liso de los vasos de resistencia, que responde mediante relajación (respuesta miogénica), lo que conduce a un incremento del flujo.

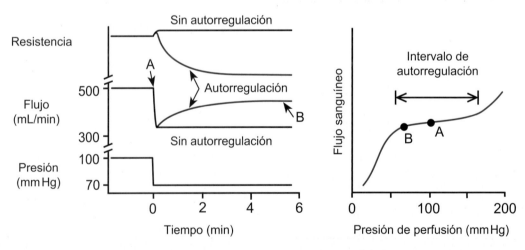

■ **Figura 7-3.** Autorregulación del flujo sanguíneo. El **recuadro izquierdo** muestra que la disminución de la presión de perfusión de 100-70 mm Hg en el punto A induce una reducción transitoria del flujo. Si no se presenta autorregulación, la resistencia permanece sin cambios (después de un incremento rápido pasivo leve) y el flujo se mantiene bajo. Con la autorregulación (*línea roja*), la caída inicial de la presión y el flujo va seguida de una disminución de la resistencia vascular, que hace que el flujo aumente hasta un nuevo nivel de estado estable no obstante la presión de perfusión reducida (punto B). El **recuadro derecho** muestra los flujos autorreguladores de estado estable graficados contra distintas presiones de perfusión. Los puntos A y B representan el flujo control y el flujo autorregulatorio de estado estable, respectivamente, a partir del **recuadro izquierdo**. El intervalo de autorregulación corresponde a las presiones en que el flujo muestra poco cambio. Por debajo o encima de este intervalo de autorregulación los cambios del flujo son casi proporcionales a los de la presión de perfusión. El intervalo de autorregulación, al igual que la zona de aplanamiento de la curva de la respuesta autorreguladora, varía de un órgano a otro.

¿Bajo qué condiciones se produce la autorregulación y por qué es importante? En la hipotensión secundaria a la pérdida hemática, a pesar de los reflejos barorreceptores que desencadenan la contracción de gran parte de la vasculatura sistémica, el flujo sanguíneo hacia el encéfalo y el miocardio prácticamente no se reduce a menos que la presión arterial caiga por debajo del intervalo de autorregulación. Esto se debe a la gran capacidad de estos órganos para autorregularse y su capacidad para escapar a la influencia vasoconstrictora simpática. La respuesta de autorregulación ayuda a asegurar que estos órganos críticos cuenten con un flujo sanguíneo y una provisión de oxígeno adecuados incluso en presencia de hipotensión sistémica.

Existen situaciones en las que la presión arterial sistémica no se modifica; sin embargo, las respuestas autorreguladoras son importantes para mantener la perfusión tisular. Puede haber autorregulación cuando la arteria de distribución de un órgano (p. ej., arteria coronaria) desarrolla oclusión parcial. Esta estenosis arterial (estrechamiento de la luz vascular) aumenta la resistencia y la presión cae a lo largo del vaso. Esto reduce la presión en las arterias de pequeño calibre y las arteriolas distales, que son los vasos principales en la regulación del flujo sanguíneo en un órgano. Estos vasos de resistencia, si no existen cambios de la presión arterial sistémica, se dilatan en respuesta a la disminución de la presión y el flujo sanguíneo que genera la estenosis proximal. Esta respuesta autorreguladora ayuda a mantener un flujo sanguíneo normal en presencia de una estenosis proximal, y particularmente importante en órganos como el encéfalo y el corazón, que dependen de una provisión constante de oxígeno para mantener una función orgánica normal.

## PROBLEMA 7-1

Se realiza un experimento, con un órgano aislado irrigado (p. ej., segmento intestinal), en que las presiones arteriales y venosas se mantienen bajo control a la vez que se cuantifica el flujo sanguíneo. Cuando la presión venosa aumenta repentinamente de 0 mm Hg a 15 mm Hg mientras la presión arterial se mantiene en 100 mm Hg, el flujo disminuye un 25 %. Calcule el porcentaje de cambio de la resistencia vascular en respuesta al aumento de la presión venosa. Analice la participación de los mecanismos metabólicos y miogénicos en esta respuesta.

## Hiperemia reactiva y activa

*La hiperemia reactiva es el incremento transitorio del flujo sanguíneo que tiene lugar en un órgano tras un período breve de isquemia, por lo general por la oclusión temporal de una arteria.* La figura 7-4 muestra los efectos de una oclusión arterial de 2 min sobre el flujo sanguíneo. Durante el período de oclusión, el flujo sanguíneo baja a cero. Cuando la oclusión se libera, el flujo sanguíneo aumenta rápidamente y supera los niveles normales (hiperemia) durante varios minutos. En la mayor parte de los tejidos, los experimentos sugieren que la hiperemia se desarrolla porque durante el período de oclusión la hipoxia tisular y una acumulación de metabolitos vasoactivos relajan el músculo liso de los vasos de resistencia precapilares. Cuando la oclusión se libera y la presión de perfusión se restablece, el flujo aumenta por efecto de la resistencia vascular baja. En el período de hiperemia, el oxígeno se restituye y los metabolitos vasodilatadores se eliminan del tejido, lo que hace que los vasos de resistencia recuperen su tono normal y, con ello, el flujo recupera sus niveles normales. Cuanto mayor es el período de oclusión, mayor es el estímulo metabólico para la vasodilatación, lo que conduce a incrementos del flujo máximo y la duración de la hiperemia. La vasodilatación máxima, como lo indica un flujo hiperémico máximo, puede alcanzarse tras < 1 min de oclusión arterial total, o pudieran ser necesarios varios minutos de oclusión, lo que depende del lecho vascular y su actividad metabólica. Por ejemplo, en el corazón latiente (actividad metabólica alta), las respuestas hiperémicas reactivas máximas se observan con oclusiones coronarias < 1 min, mientras que en el

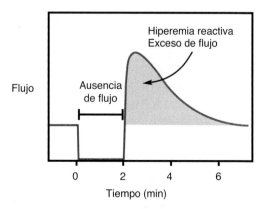

**Figura 7-4.** Hiperemia reactiva. La oclusión arterial (ausencia de flujo) durante 2 min, seguida de reperfusión, genera un incremento transitorio del flujo sanguíneo (hiperemia reactiva). La magnitud y la duración de la hiperemia reactiva están directamente relacionadas con la duración de la isquemia.

músculo esquelético en reposo (actividad metabólica baja) se requieren varios minutos de isquemia para inducir una respuesta vasodilatadora máxima. Los mecanismos miogénicos también pudieran contribuir a la hiperemia reactiva en ciertos tejidos, puesto que la oclusión arterial disminuye la presión en las arteriolas, lo que puede desencadenar una vasodilatación de mediación miogénica.

Existen varios ejemplos de hiperemia reactiva. La aplicación de un torniquete en una extremidad y su retirada posterior inducen una hiperemia reactiva. Durante una cirugía es común pinzar por un período determinado los vasos arteriales, y la liberación del pinzamiento arterial genera hiperemia reactiva. Las oclusiones arteriales coronarias transitorias (p. ej., espasmo coronario) generan hiperemia reactiva posterior en el miocardio irrigado por el vaso coronario.

*La **hiperemia activa** es el aumento del flujo sanguíneo que se asocia con un incremento de la actividad metabólica de un órgano o tejido.* El incremento de la actividad metabólica disminuye la resistencia vascular por la vasodilatación y el reclutamiento vascular (en particular en el músculo esquelético). La hiperemia activa se observa durante la contracción muscular (caso en que también se denomina hiperemia del ejercicio o fisiológica), el incremento de la actividad cardíaca o mental, y el aumento de la actividad gastrointestinal durante la absorción de los alimentos.

En el recuadro izquierdo de la figura 7-5 se muestran los efectos de un incremento de 2 min del metabolismo tisular sobre el flujo sanguíneo

promedio en un músculo esquelético que se contrae de forma rítmica. Segundos después de haberse iniciado la contracción y el incremento de la actividad metabólica, el flujo sanguíneo aumenta. Es probable que la vasodilatación derive de la generación de metabolitos vasodilatadores, como el ion de potasio, el dióxido de carbono, el óxido nítrico y la adenosina. Este incremento del flujo sanguíneo (es decir, hiperemia) se mantiene durante el período de incremento de la actividad metabólica y luego cede, una vez lo hacen las contracciones y se recupera el metabolismo normal. La intensidad de la hiperemia activa guarda relación íntima con el aumento de la actividad metabólica (es decir, el consumo de oxígeno), como se muestra en el recuadro derecho. Ante niveles altos de actividad metabólica, la vasculatura se dilata al máximo, lo que determina un incremento también máximo del flujo sanguíneo. La hiperemia activa es importante debido a que aumenta la provisión de oxígeno a los tejidos durante un período de aumento de la demanda de oxígeno. Por otra parte, el incremento del flujo sanguíneo favorece la eliminación de productos de desecho a partir del tejido.

Hay una diferencia considerable entre distintos órganos con respecto a la capacidad vasodilatadora durante la hiperemia activa. En el músculo esquelético, el flujo sanguíneo puede aumentar de 20 a 50 veces durante el ejercicio, lo que depende del tipo de músculo. El flujo sanguíneo cerebral, por el contrario, aumenta de dos a tres veces en condiciones de actividad metabólica máxima. La razón de esta diferencia es que el músculo esquelético en reposo

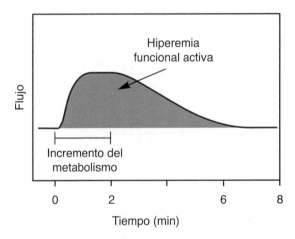

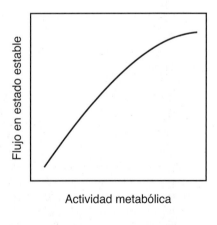

■ **Figura 7-5.** Hiperemia activa. El **recuadro izquierdo** muestra que el aumento del metabolismo tisular durante 2 min desencadena un aumento transitorio del flujo sanguíneo (hiperemia activa o funcional). El **recuadro derecho** muestra que el incremento de estado estable del flujo sanguíneo durante la hiperemia activa está directamente relacionado con el incremento de la actividad metabólica hasta que los vasos alcanzan una dilatación y un flujo máximos, que ya no pueden aumentar.

tiene un grado elevado de tono vascular, en comparación con la circulación cerebral, que tiene un grado más bien bajo de tono vascular por efecto de su tasa metabólica ligeramente mayor en condiciones basales.

## CIRCULACIONES ESPECIALES

### Circulación coronaria

Con el objetivo de aportar oxígeno suficiente para salvaguardar el metabolismo oxidativo intenso del corazón latiente, se requiere una red extensa de vasos sanguíneos que distribuya el flujo sanguíneo por todo el miocardio. Estos vasos son las arterias y las venas coronarias. Existen mecanismos reguladores para asegurar el aporte suficiente de oxígeno al miocardio. La arteriopatía coronaria o el fallo de los mecanismos reguladores pueden desencadenar una provisión insuficiente, lo que compromete la función cardíaca.

#### ANATOMÍA VASCULAR CORONARIA

Las dos ramificaciones principales de la circulación coronaria son, el tronco coronario izquierdo y el tronco coronario derecho (fig. 7-6). Estos vasos se originan a partir de los orificios coronarias, que son pequeñas aberturas en la pared de la aorta ascendente, inmediatamente distales a la válvula aórtica. El **tronco coronario izquierdo** es relativamente corto (~1 cm). Después de pasar por detrás del tronco de la arteria pulmonar, se divide en **arteria descendente anterior**, que discurre por el surco interventricular en la cara anterior del corazón, y la **arteria circunfleja**, que se orienta en dirección posterior siguiendo el surco ubicado entre la aurícula (atrio) y ventrículo izquierdos. Estas ramas del tronco coronario izquierdo irrigan sobre todo el ventrículo y la aurícula izquierdos. El **tronco coronario derecho** discurre entre la aurícula y ventrículo derechos (surco auriculoventricular) en dirección a las regiones posteriores del corazón. Este vaso y sus ramas irrigan el ventrículo y la aurícula derechos (lo que incluye los nodos sinusal y auriculoventricular) y, en la mayor parte de las personas, la región posteroinferior del ventrículo izquierdo.

Puede existir una variación significativa entre una persona y otra en cuanto a la disposición anatómica y la distribución del flujo por los vasos coronarios. Las arterias coronarias principales se ubican en la superficie epicárdica del corazón y fungen como vasos de distribución con baja resistencia. Estas arterias epicárdicas generan ramas más peque-

ñas que penetran el miocardio y se convierten en los vasos de resistencia microscópicos que regulan el FSC. Los vasos de resistencia dan origen a una red capilar densa, de tal modo que cada cardiomiocito guarda relación íntima con varios capilares. La alta densidad entre capilares y fibras asegura distancias cortas para la difusión, que maximizan el transporte de oxígeno hacia las células y la eliminación de productos metabólicos de desecho (p. ej., $CO_2$, $H^+$; v. cap. 8).

Las venas coronarias se ubican adyacentes a las arterias coronarias. Estas venas drenan en el seno coronario, ubicado en la cara posterior del corazón. El flujo sanguíneo del seno coronario, que representa alrededor de 55% del flujo arterial coronario total, drena en la aurícula derecha. Cierta parte del drenaje también se produce de manera directa en las cavidades cardíacas por medio de las venas cardíacas anteriores (~35%) y los **vasos de Tebesio** (~10%).

#### REGULACIÓN DEL FLUJO SANGUÍNEO CORONARIO

*Las fuerzas mecánicas que se ejercen durante el ciclo cardíaco alteran notablemente el flujo coronario.* Cuando el

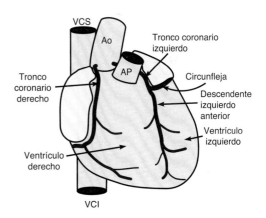

■ **Figura 7-6.** Vista anterior del corazón, donde se muestran las arterias coronarias principales. El tronco coronario izquierdo se origina a partir de la aorta (*Ao*) inmediatamente distal a la válvula aórtica, discurre por detrás de la arteria pulmonar (*AP*) y luego se ramifica para dar origen a la arteria circunfleja (que se distribuye a lo largo del surco auriculoventricular izquierdo) y la arteria descendente anterior (que se extiende por el surco interventricular), mismas que aportan sangre en particular al ventrículo izquierdo. El tronco coronario derecho se origina a partir de la aorta y discurre entre la aurícula y el ventrículo derechos en dirección a las regiones posteriores del corazón, para irrigar dichas cavidades, así como la pared posteroinferior del ventrículo izquierdo. *VCS*, vena cava superior; *VCI*, vena cava inferior.

flujo se cuantifica en una arteria coronaria epicárdica, es posible detectar una disminución durante la sístole y un aumento durante la diástole (fig. 7-7). Así, *la mayor parte del flujo sanguíneo dirigido al miocardio se produce durante la diástole*, y solo alrededor del 15% al 20% del flujo coronario total tiene lugar durante la sístole. La razón por la que el flujo coronario se ve afectado por el ciclo cardíaco es que durante la sístole la contracción del miocardio comprime la microvasculatura contenida en la pared ventricular, lo que aumenta la resistencia y disminuye el flujo.

Durante la sístole, se produce una mayor reducción del flujo sanguíneo en las regiones más profundas de la pared ventricular (es decir, en el subendocardio), puesto que es el sitio en que las fuerzas compresivas son más elevadas (esto determina que las regiones subendocárdicas sean más susceptibles al daño isquémico cuando existe arteriopatía coronaria o disminuye la presión aórtica). A la vez que el ventrículo comienza a relajarse en la fase temprana de la diástole, las fuerzas de compresión se eliminan y el flujo sanguíneo puede aumentar. El flujo sanguíneo alcanza un máximo en la fase inicial de la diástole y luego muestra una caída pasiva a la vez que la presión aórtica baja hasta su valor diastólico. Así, es la presión aórtica durante la diástole que resulta más crucial para la perfusión de las arterias coronarias. Con frecuencias cardíacas altas, la duración de la diástole se acorta de forma significativa, lo que disminuye el tiempo disponible para la perfusión coronaria. Esto no es un problema cuando las arterias coronarias son normales, puesto que se dilatan cuando se produce un aumento de la frecuencia y el metabolismo cardíacos.

Sin embargo, si las arterias coronarias están enfermas o su reserva vasodilatadora es limitada, los incrementos de la frecuencia cardíaca pueden limitar el flujo coronario y desencadenar isquemia miocárdica y dolor anginoso.

Las fuerzas mecánicas que afectan el flujo coronario son máximas en el ventrículo izquierdo, puesto que esta cavidad desarrolla presiones que son varias veces superiores a las que se alcanzan en el ventrículo derecho (v. cap. 4). En la musculatura del ventrículo derecho y, en menor medida, de las aurículas, se aprecian ciertos efectos de la contracción y la relajación sobre el flujo sanguíneo, pero

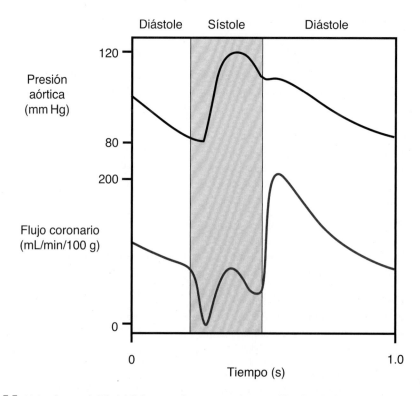

■ **Figura 7-7.** Naturaleza pulsátil del flujo sanguíneo coronario, cuantificado en el tronco coronario izquierdo. El flujo es menor durante la sístole por efecto de la compresión mecánica de los vasos coronarios intramusculares. El flujo alcanza su máximo en una fase temprana de la diástole, a la vez que el corazón se está relajando, y luego cae mientras la presión aórtica se reduce.

son mucho menos evidentes que los que se observan en el ventrículo izquierdo.

El FSC promedio (promedio en varios ciclos cardíacos) puede variar de 80 mL/min por 100 g de tejido con frecuencias cardíacas en reposo hasta más de 400 mL/min por 100 g de tejido durante el ejercicio (v. tabla 7-1). Así, la vasculatura coronaria suele tener una capacidad de reserva vasodilatadora relativamente elevada.

*El FSC está regulado principalmente por los cambios del metabolismo tisular.* En muchos estudios se ha constatado una relación directa entre la FSC y el consumo miocárdico de oxígeno ($M\dot{V}O_2$), en un corazón normal (fig. 7-8). La pendiente de la relación guarda relación inversa con la extracción arteriovenosa de oxígeno de acuerdo con el principio de Fick (v. ecuación 4-3) y, por ende, comienza a disminuir con valores altos de $M\dot{V}O_2$ por efecto de la mayor extracción de oxígeno. Esta relación tan directa ha propiciado la idea de que el flujo está regulado por metabolitos vasodilatadores vinculados con los cambios de la actividad y el metabolismo del corazón. Sin embargo, durante décadas no ha sido posible identificar factores específicos que sean responsables de esta relación. Se han propuesto distintas condiciones y sustancias vasodilatadoras, como la hipoxia tisular, la adenosina, el $CO_2$ y el $H^+$, el $K^+$ y el $H_2O_2$, cada una de las cuales aumenta si lo hace el metabolismo cardíaco. Por tanto, es muy tentador especular que desempeñan algún papel en el acoplamiento del flujo coronario y el metabolismo cardíaco. No obstante, la evidencia es incierta en cuanto a la contribución que cada factor pudiera hacer en la regulación del flujo coronario normal, o el modo en que varios factores pudieran actuar en conjunto para regularlo. Por otra parte, es probable que la adenosina participe en la dilatación de los vasos coronarios cuando el metabolismo cardíaco aumenta en condiciones de isquemia o hipoxia, situación en que su producción aumenta.

En estudios experimentales se ha observado que la inhibición de la síntesis de adenosina, la intensificación de su degradación en inosina o el bloqueo de sus receptores vasculares específicos puede comprometer la vasodilatación coronaria en condiciones de hipoxia. Como se describe más adelante, la relación entre el FSC y el $M\dot{V}O_2$ se altera en presencia de arteriopatía coronaria. La contribución a la vasodilatación de distintos factores endoteliales (p. ej., óxido nítrico y prostaglandinas) se modifica en los vasos enfermos, situación que puede comprometer significativamente la capacidad de dilatación de los vasos coronarios.

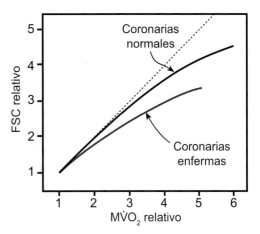

■ **Figura 7-8.** Relación entre el flujo sanguíneo coronario (FSC) y el consumo miocárdico de oxígeno ($M\dot{V}O_2$). El flujo sanguíneo coronario aumenta a la vez que lo hace el consumo miocárdico de oxígeno. Sin embargo, si los vasos coronarios están enfermos y tienen una mayor resistencia por la presencia de estenosis (*línea roja*), el flujo sanguíneo (y, por ende, el aporte de oxígeno) se encontrará limitado al existir consumos de oxígeno más altos, lo que conducirá a un déficit de oxígeno y a hipoxia miocárdica.

Las arterias coronarias de gran y pequeño tamaño reciben inervación de nervios simpáticos adrenérgicos. Poseen receptores adrenérgicos tanto α como β, los cuales inducen vasoconstricción y vasodilatación, respectivamente, durante la activación simpática. A diferencia de la mayor parte de los lechos vasculares, la activación de los nervios simpáticos cardíacos solo causa una vasoconstricción coronaria transitoria (mediada por los receptores α-adrenérgicos), seguida de vasodilatación. La unión de la noradrenalina a los receptores β2-adrenérgicos de la vasculatura coronaria pudiera contribuir a esta vasodilatación; sin embargo, la vasodilatación metabólica es el mecanismo predominante de la vasodilatación durante la activación simpática cardíaca. La vasodilatación metabólica se produce debido a que la activación simpática del corazón también aumenta la frecuencia cardíaca y el inotropismo por mediación de receptores β-adrenérgicos cardíacos, lo que trae consigo un aumento de la producción de metabolitos vasodilatadores que inhiben la respuesta vasoconstrictora de mediación α y generan vasodilatación. A esto se le denomina **simpatolisis funcional**. Si, por medios experimentales, se bloquean los receptores β-adrenérgicos, la estimulación simpática del corazón induce vasoconstricción coronaria.

Los nervios parasimpáticos inervan principalmente los nodos sinusal y auriculoventricular, aunque también inervan las arterias coronarias, que poseen receptores muscarínicos. La estimulación parasimpática del corazón (es decir, por activación del nervio vago) induce una ligera vasodilatación coronaria como consecuencia de los efectos directos de la acetilcolina liberada sobre las coronarias.

Sin embargo, puesto que la activación parasimpática cardíaca disminuye la demanda miocárdica de oxígeno, una disminución de la producción de metabolitos vasodilatadores aumenta el tono vascular coronario (es decir, produce vasoconstricción). De este modo, la activación parasimpática del corazón determina una disminución del FSC, si bien el efecto directo de la estimulación parasimpática de los vasos coronarios es la vasodilatación.

La angiotensina II tiene un leve efecto vasoconstrictor directo mediado por los receptores $AT_1$ de las arterias coronarias. Sin embargo, cuando la angiotensina II circulante aumenta por la activación del sistema renina-angiotensina-aldosterona o por su administración sistémica, el aumento de la presión arterial incrementa el trabajo cardíaco y el consumo miocárdico de oxígeno, lo que induce dilatación coronaria por mecanismos metabólicos. El incremento de las concentraciones circulantes de vasopresina puede generar contracción de las arterias coronarias y disminuir el flujo coronario. A pesar de esto, los cambios potenciales del metabolismo cardíaco modificarían estas respuestas.

## FLUJO SANGUÍNEO CORONARIO INSUFICIENTE

El FSC es crucial para la función normal del corazón. Debido al consumo elevado de oxígeno del corazón latiente (v. cap. 4) y el hecho de que el corazón depende del metabolismo oxidativo (v. cap. 2), el FSC (aporte de oxígeno) y la actividad metabólica del corazón necesitan tener una correspondencia precisa.

Es decir especialmente importante puesto que, como se analiza en el capítulo 4, el corazón latiente extrae más de la mitad del oxígeno de la sangre arterial. Así, existe una reserva más bien escasa para la extracción de oxígeno. En la arteriopatía coronaria, el estrechamiento crónico de los vasos y la alteración de la función vascular reduce en el FSC máximo.

Cuando esto sucede, el flujo coronario no puede aumentar de manera proporcional a las demandas de oxígeno del miocardio (fig. 7-8). Esto induce hipoxia cardíaca y compromete la función contráctil, a la vez que pudiera desencadenar arritmias.

La relación entre el FSC y la demanda metabólica cardíaca a menudo se analiza desde la pers-

pectiva del índice entre el aporte y la demanda de oxígeno del miocardio. El aporte de oxígeno es la cantidad que se entrega por minuto al miocardio por medio de la sangre arterial (mL $O_2$/min), y que corresponde al producto del FSC (mL de sangre/min) y el contenido de oxígeno arterial (mL $O_2$/mL de sangre; v. ecuación 8-2). La demanda de oxígeno del corazón se corresponde con consumo de oxígeno del miocardio, que es el producto del FSC y la diferencia entre los contenidos arterial y venoso de oxígeno (v. ecuación 8-3). Una disminución del índice del aporte y la demanda de oxígeno causa hipoxia tisular, que puede desencadenar dolor precordial (**angina de pecho**). Esto puede suceder por una disminución de la provisión de oxígeno (disminución del FSC o el contenido arterial de oxígeno), un aumento del consumo miocárdico de oxígeno o una combinación de ambos. Uno de los objetivos terapéuticos en personas con arteriopatía coronaria y dolor anginoso es aumentar el índice de aporte y demanda de oxígeno, ya sea por medio de la mejora del flujo coronario (es decir, con injertos para revascularización o colocación de endoprótesis coronarias) o por medio de la disminución del consumo miocárdico de oxígeno mediante la reducción de la frecuencia cardíaca, el inotropismo, la precarga y la poscarga (v. cap. 4).

La enfermedad de las arterias coronarias desencadena cambios estructurales y hemodinámicos. Los procesos ateroescleróticos disminuyen el diámetro de la luz y producen estenosis. Esto se produce a menudo en las arterias epicárdicas de gran calibre, si bien la enfermedad también puede afectar los vasos de pequeño calibre. Con base en el análisis del capítulo 5, el diámetro de una arteria de distribución epicárdica de gran calibre (p. ej., la ADA) necesita disminuir al menos un 60% (estenosis crítica) antes de que exista una disminución importante del flujo máximo en el miocárdico irrigado por ese vaso (fig. 7-9). La razón de esto, es que la ADA normalmente solo genera una fracción baja (<1%) de la resistencia total (ADA más vasos distales, que tienen distribución en serie). Así, la resistencia de la ADA tiene que aumentar mucho antes de que la resistencia total se incremente lo suficiente como para producir una disminución del flujo máximo que tenga relevancia clínica.

Las lesiones estenóticas únicas y múltiples en las arterias coronarias epicárdicas alteran la hemodinámica en el lecho vascular coronario y pueden producir una limitación significativa del flujo cuando aumenta el consumo miocárdico de oxígeno (p. ej., durante la actividad física). La base hemodinámica de esto se muestra en la figura 7-10, donde se muestran el tronco coronario izquierdo (TCI), la arteria circunfleja (CFX) y la arteria descendente anterior (ADA). Los números representan las presiones arteriales medias (PAM) en el sitio de entrada al TCI, en el sitio de ramificación de la CFX y la ADA, y en el segmento distal de la ADA. En condiciones de reposo, las presiones en estas tres ubicaciones son esencialmente las mismas (100 mm Hg en esta ilustración), debido a que las arterias de distribución normales tienen poca resistencia al flujo y, por ello, una caída de presión escasa en su extensión. Una lesión estenótica en el TCI (recuadro A) desencadena una caída de presión a lo largo del segmento estrecho, lo que reduce la presión en el sitio de ramificación de la CFX y la ADA, así como en el segmento distal de esta última. En este ejemplo se muestra una caída de presión de 20 mm Hg. A pesar de la caída de presión distal al TCI, los flujos en reposo se mantienen casi sin cambios debido a que la autorregulación coronaria genera dilatación de los vasos de resistencia distales de pequeño calibre. Si la demanda de oxígeno del miocardio aumenta, la microvasculatura miocárdica provista por los segmentos distales de la ADA y la CFX se dilatan adicionalmente y el flujo aumenta. Sin embargo, los flujos máximos hacia el miocardio irrigado por la CFX y la ADA serán inferiores al normal, puesto que hay aumento de la resistencia en el TCI. Por otra parte, la presión en el punto de ramificación caerá a la vez que el flujo aumente en la lesión del

TCI, lo que se corresponde con la presión arterial efectiva para la perfusión en la distribución de la CFX y la ADA. Por ejemplo, si el flujo total en una lesión aumenta dos veces durante la actividad física, la caída de presión ($\Delta P$) en la lesión se duplicará (de 20 mm Hg a 40 mm Hg, debido a que $\Delta P = F \times R$) y la presión en el punto de ramificación caerá de 80 mm Hg a 60 mm Hg.

Esto causará una reducción aproximada del 40 % de los flujos máximos en la CFX y la ADA respecto de lo que produciría normalmente cuando la presión en el punto ramificación es de 100 mm Hg. Es evidente que los cambios se magnificarían si la lesión en el TCI fuera más grave.

Si existiera una lesión estenótica en la ADA (fig. 7-10, recuadro B), entonces el flujo por la CFX sería normal en reposo y en condiciones de aumento de la demanda de oxígeno puesto que, al ser un lecho vascular paralelo al de la ADA, no se ve afectado por los cambios de la resistencia y el flujo en esta última. Sin embargo, la lesión en la ADA reduciría la presión en sus regiones distales (de 100 mm Hg a 80 mm Hg en este ejemplo). Es probable que el flujo en reposo hacia la ADA no se modifique por efecto de la autorregulación. Sin embargo, la capacidad máxima de flujo por la ADA mostrará reducción. A la vez que el flujo por la ADA aumenta en respuesta a la dilatación metabólica de la microcirculación, la presión distal a la lesión en ese vaso disminuirá todavía más, y con ello limitará aún más la capacidad de flujo máximo en la región correspondiente del miocardio.

La hemodinámica se complica más en presencia de dos lesiones, una en el TCI y otra en la ADA (fig. 7-10, recuadro C). La lesión en el TCI reducirá la presión en reposo en el sitio de ramificación, como en el recuadro A. Además, la lesión en la ADA disminuirá la presión distal en ese vaso (de 80 mm Hg a 60 mm Hg en este ejemplo). Por efecto de la autorregulación, el flujo en reposo en la CFX pudiera ser normal a pesar de la disminución de la presión en el sitio de ramificación. Debido a que la presión con que se irrigan los territorios distales de la ADA está en el extremo inferior del intervalo de autorregulación para la circulación coronaria (60 mm Hg), los territorios distales de la ADA tienen probabilidad de mostrar dilatación máxima con la intención de mantener un flujo en reposo adecuado. Cuando la demanda de oxígeno del miocardio aumenta, el flujo por la CFX también lo hará a la vez que la microvasculatura distal se dilata, si bien se reducirá el flujo máximo, como en el recuadro A. A pesar de esto, el flujo por la ADA mostrará una disminución paradójica en paralelo al aumento del flujo por la CFX. A esto se le denomina **«secuestro vascular»**,

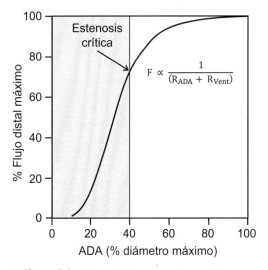

**■ Figura 7-9.** Efectos de la estenosis arterial coronaria sobre el flujo sanguíneo distal máximo. Si la resistencia en la arteria descendente anterior (*ADA, $R_{ADA}$*) suele generar cerca del 1 % de la resistencia mínima del músculo ventricular (*$R_{Vent}$*) irrigado, entonces el diámetro de la ADA necesita disminuir un 60 % para que el flujo distal máximo (*F*) se reduzca alrededor de 30 %.

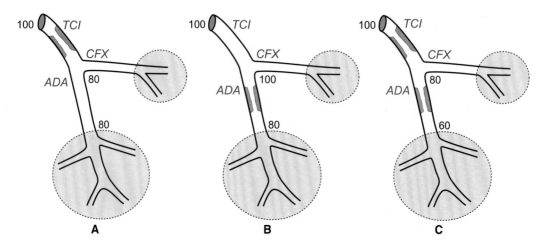

■ **Figura 7-10.** Hemodinámica de la estenosis coronaria. **Recuadro A.** Lesión estenótica en el tronco coronario izquierdo (*TCI*); tanto la arteria descendente anterior (*ADA*) como la circunfleja (*CFX*) tendrán la misma presión de perfusión arterial reducida (100-80 mm Hg), lo que disminuirá los flujos máximos en los tejidos irrigados por estas dos ramas cuando se encuentren en dilatación máxima. **Recuadro B.** Lesión estenótica en la ADA; el músculo ventricular irrigado por la ADA tendrá una presión de perfusión arterial disminuida (100-80 mm Hg) y, por ende, disminución del flujo máximo, mientras que la circulación paralela por la CFX no mostrará cambios puesto que su presión de perfusión arterial es normal (100 mm Hg). **Recuadro C.** Lesiones estenóticas tanto en el TCI como en la ADA; la presión de perfusión arterial para la circulación en la ADA mostrará gran reducción (100-60 mm Hg con dos lesiones proximales), lo que pudiera generar isquemia inducida por dilatación máxima; la circulación por la CFX mostrará los mismos cambios que se describen en el **recuadro A.** Por ejemplo, la dilatación limitada en la CFX durante el ejercicio reduciría en mayor medida la presión de perfusión arterial en la ADA, dado que la caída de presión en el TCI será mayor, lo que desencadenará secuestro vascular (disminución del flujo en la ADA a la vez que aumenta el flujo en la CFX).

y se produce porque el flujo alto por la CFX deriva del TCI y, por ello, la presión en el punto de ramificación cae en paralelo a la caída de presión por el TCI. Esta reducción de la presión en el punto de ramificación disminuye la presión de perfusión en la ADA y, puesto que los tejidos irrigados por esta arteria ya se encuentran en dilatación máxima, el flujo se reduce. Esto generará una reducción muy significativa del índice de aporte y demanda de oxígeno en los tejidos irrigados por la ADA, y conducirá a hipoxia tisular grave.

Cuando un paciente padece estenosis coronaria, la gravedad de la lesión necesita evaluarse para orientar el tratamiento. Las técnicas de imagen (p. ej., angiografía coronaria) pueden permitir una estimación anatómica de la gravedad de la lesión, pero no aportan información cuantitativa en cuanto al modo en que la lesión afecta la perfusión distal en reposo y la capacidad de flujo máximo. Con los principios hemodinámicos anteriormente descritos puede recurrirse a una medida fisiológica para evaluar la relevancia funcional de una lesión. La **reserva fraccional de flujo (RFF)** en una arteria coronaria es la relación entre el flujo máximo y el flujo máximo normal esperado que puede alcan-

zarse cuando el tejido irrigado por la arteria muestra dilatación máxima. Una lesión coronaria que limite el flujo máximo disminuirá, así, la RFF. En la práctica, los flujos no se cuantifican. En vez de ello, con un sistema de cateterismo especial y durante la dilatación coronaria máxima (que a menudo se obtiene mediante la infusión de adenosina), se miden simultáneamente las presiones proximal ($P_a$) y distal ($P_d$) a la lesión En un vaso normal, la proporción $P_d/P_a$ se aproxima a 1 porque los flujos máximos solo generan una ligera caída de la presión a lo largo de una arteria coronaria normal. Si hay una lesión, entonces la proporción $P_d/P_a$ puede ser muy inferior a 1; los valores < 0.8 se consideran demasiado bajos. Como se describe en el recuadro B de la figura 7-10 para la lesión de la ADA, el incremento del flujo por la lesión generará una caída de la presión distal y, como consecuencia, del flujo máximo. Así, la proporción $P_d/P_a$ permite una valoración hemodinámica funcional de la gravedad de la lesión.

Además de disminuir las luces arteriales y aumentar la resistencia al flujo, la aterosclerosis causa daño y disfunción del endotelio. Esto determina una disminución de la síntesis de óxido nítrico y prostaciclina, que puede precipitar vasoespasmo coronario y formación de trombos, y determinar un incremento de la resistencia vascular y una disminución del flujo. La pérdida de estos factores endoteliales compromete la vasodilatación, lo que limita la capacidad de reserva vasodilatadora. Cuando el flujo coronario se compromete por arteriopatía coronaria, ya sea en reposo o durante períodos de aumento de la demanda metabólica (p. ej., durante el ejercicio), el miocardio desarrolla hipoxia, lo que puede comprometer su función mecánica, precipitar arritmias e inducir angina.

Cuando la provisión coronaria de oxígeno está limitada debido a enfermedad, los vasos colaterales pueden desempeñar un importante papel adyuvante para la provisión de oxígeno al corazón. Situaciones crónicas de estrés (p. ej., hipoxia crónica o entrenamiento) estimulan el proceso de angiogenia, que permite la formación de nuevos vasos. La colateralización aumenta la capacidad de flujo sanguíneo al aumentar el número de vasos paralelos, con lo que se reduce la resistencia vascular en el miocardio. Esto ayuda a proveer flujo sanguíneo en las regiones en que la vasculopatía induce isquemia.

---

**CASO 7-1**

Un paciente con arteriopatía coronaria conocida (estenosis de varios vasos) también padece hipertensión. Explique la razón por la que no deben utilizarse medicamentos antihipertensivos que produzcan taquicardia refleja en un paciente de este tipo.

---

## Circulación cerebral

El cerebro es un órgano con gran actividad oxidativa, responsable de casi el 20% del consumo corporal total de oxígeno en reposo. Para lograr un aporte de oxígeno adecuado, el flujo sanguíneo cerebral necesita ser bastante alto, alrededor de 50 mL/min a 60 mL/min por 100 g de tejido (v. tabla 7-1). Si bien el encéfalo solo representa alrededor del 2% del peso corporal, recibe cerca del 14% del gasto cardíaco.

### ARTERIAS PRINCIPALES DEL ENCÉFALO

La circulación cerebral recibe el suministro de cuatro arterias principales: las **arterias carótidas** izquierda y derecha, y las arterias vertebrales izquierda y derecha (fig. 7-11). Las **arterias vertebrales** se fusionan en la cara ventral del puente para constituir la arte-

ria basilar, que luego viaja hacia el tronco del encéfalo para unirse a las arterias carótidas por medio de arterias comunicantes que forman el **polígono de Willis** (círculo arterial del cerebro). Los vasos arteriales que se originan a partir de las arterias vertebrales y la basilar, así como del polígono de Willis, distribuyen el flujo sanguíneo hacia distintas regiones del encéfalo. Esta red de interconexión de vasos arteriales en el tronco del encéfalo constituye un mecanismo de seguridad para la perfusión del encéfalo. Si, por ejemplo, una arteria carótida desarrolla oclusión parcial y su flujo se reduce, el incremento del flujo por las arterias de interconexión restantes puede ayudar a mejorar la perfusión de la porción afectada del encéfalo.

### REGULACIÓN DEL FLUJO SANGUÍNEO CEREBRAL

Al igual que en otros órganos, el flujo sanguíneo cerebral está determinado por su presión de perfusión (presión arterial menos presión venosa) y su resistencia vascular. Sin embargo, puesto que la circulación cerebral se ubica dentro del cráneo, que es rígido, los cambios de la **presión intracraneal** (PIC) tienen efectos significativos sobre la perfusión cerebral (fig. 7-12). La PIC es la presión que existe en el espacio ocupado por líquido ubicado entre el cráneo y el tejido encefálico. Por ejemplo, la hemorragia cerebrovascular, el edema cerebral causado por un traumatismo, o el crecimiento tumoral, pueden aumentar la PIC, lo que puede generar compresión vascular y disminución del flujo sanguíneo cerebral. Los vasos venosos son los más sensibles a la compresión por efecto de su presión intravascular baja y sus paredes más delgadas y distensibles. Puesto que la PIC suele ser superior a la presión venosa fuera del cráneo y que los vasos venosos pueden colapsarse con facilidad, la presión de perfusión efectiva del encéfalo no corresponde a la PAM, menos la presión venosa central, sino a la PAM menos la PIC. La PIC suele ser < 15 mmHg. Sin embargo, sube por encima de 20 mmHg por enfermedad y, en particular, si existe hipotensión sistémica, la presión de perfusión cerebral (PPC) efectiva y el flujo sanguíneo pueden sufrir una reducción importante.

El flujo sanguíneo cerebral mantiene una íntima correspondencia con el consumo de oxígeno: el flujo aumenta (hiperemia activa o funcional) cuando lo hacen la actividad neuronal y el consumo de oxígeno. Los cambios de la actividad neuronal en regiones específicas del cerebro determinan un incremento del flujo sanguíneo hacia esos sitios. Al parecer, los cambios del dióxido de carbono

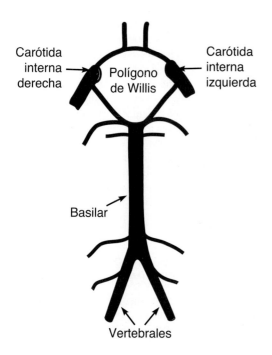

■ **Figura 7-11.** Arterias principales para la perfusión cerebral. Vista de la cara ventral del encéfalo y el tronco del encéfalo. Las arterias carótidas y las vertebrales son la fuente principal de flujo sanguíneo cerebral, y se interconectan por medio del polígono de Willis (círculo arterial del cerebro) y la arteria basilar. Las ramas menores de estos vasos irrigan distintas regiones encefálicas.

son importantes para la correcta correspondencia del metabolismo tisular con el flujo sanguíneo. El incremento del metabolismo oxidativo aumenta la producción de dióxido de carbono, que causa vaso-

dilatación. Se piensa que el dióxido de carbono se difunde al líquido cefalorraquídeo, donde se forma el ion de hidrógeno por la acción de la anhidrasa carbónica; el ion de hidrógeno causa, entonces, vasodilatación. Además, el dióxido de carbono y el ion de hidrógeno aumentan cuando la perfusión se reduce por efecto de las alteraciones de la eliminación del dióxido de carbono. La adenosina, el óxido nítrico, el ion de potasio y las ERO también se han implicado en la correspondencia entre el flujo sanguíneo cerebral y el metabolismo.

El encéfalo muestra una autorregulación excelente entre valores de PAM de 60 mm Hg a 150 mm Hg (fig. 7-13), y esta respuesta de autorregulación tiene probabilidad de implicar mecanismos tanto miogénicos como metabólicos. La autorregulación es importante debido a que la función cerebral depende de una provisión constante de oxígeno y no puede soportar una reducción del flujo secundaria a una caída de la presión arterial. Si la PAM cae por debajo de 60 mm Hg, la perfusión cerebral se altera, lo que determina una depresión de la función neuronal, confusión y pérdida del estado de conciencia. Cuando la presión arterial aumenta de forma aguda y rebasa el intervalo de autorregulación (p. ej., en una crisis hipertensiva), el flujo sanguíneo y las presiones en la microcirculación cerebral aumentan. Esto puede producir daño endotelial y vascular, compromiso de la barrera hematoencefálica y un episodio cerebrovascular hemorrágico. En la hipertensión crónica, la curva de autorregulación se desplaza a la derecha (v. fig. 7-13), lo que ayuda a proteger el encéfalo a presiones arteriales más altas. Sin embargo, este desplazamiento a la derecha hace que el encéfalo quede susceptible a la disminución

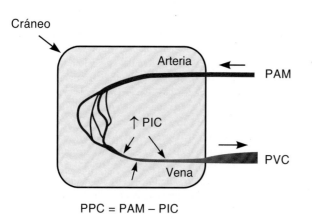

PIC elevada por:

* hemorragia intracraneal
* edema cerebral
* tumor

PIC alta:

* colapsa las venas
* disminuye la PPC efectiva

reduce el flujo sanguíneo

■ **Figura 7-12.** Efectos de la presión intracraneal (*PIC*) sobre el flujo sanguíneo cerebral. La PIC es la presión dentro del cráneo (zona *gris* de la figura). El incremento de la PIC disminuye la presión transparietal (presión interna menos presión externa) de los vasos sanguíneos (en particular, las venas), lo que puede inducir colapso vascular, incremento de la resistencia y disminución del flujo sanguíneo. Así, la presión de perfusión cerebral (*PPC*) efectiva corresponde a la presión arterial media (*PAM*) menos la PIC. *PVC*, presión venosa central.

de la perfusión cuando la presión arterial cae por debajo del extremo inferior del intervalo de autorregulación desplazado a la derecha. Por este motivo, un paciente con una crisis hipertensiva recibe fármacos vasodilatadores para disminuir la presión en el transcurso de horas, de tal modo que la curva de respuesta de autorregulación pueda desplazarse a la izquierda, lo que ayuda a conservar la perfusión cerebral en paralelo a la reducción de la presión.

El flujo sanguíneo cerebral está influido significativamente por la presión parcial de dióxido de carbono y, en menor medida, del oxígeno en la sangre arterial (fig. 7-14). El flujo sanguíneo cerebral es muy sensible a cambios leves de la presión parcial de $CO_2$ ($PCO_2$) en la sangre arterial respecto de su valor normal aproximado de 40 mm Hg; el aumento de la $PCO_2$ (hipercapnia) produce una vasodilatación pronunciada, mientras que la disminución de la $PCO_2$ (hipocapnia) desencadena vasoconstricción. El ion de hidrógeno parece ser responsable de los cambios de la resistencia vascular cuando se modifica la $PCO_2$ arterial. La importancia del $CO_2$ en la regulación del flujo sanguíneo cerebral puede evidenciarse cuando una persona hiperventila, pues disminuye la $PCO_2$ arterial. Cuando esto sucede, la persona «se siente inestable» debido a que la $PCO_2$ hace que el flujo sanguíneo cerebral disminuya. La hipoxia arterial intensa (hipoxemia) aumenta el flujo sanguíneo cerebral. La $PO_2$ suele ser de 95 mm Hg a 100 mm Hg. Si la $PO_2$ cae por debajo de 50 mm Hg (hipoxia arterial grave), se origina una intensa respuesta vasodilatadora en el encéfalo, que ayuda a mantener la provisión de oxígeno a pesar de la disminución de su concentración arterial. La

relajación del músculo liso vascular que se observa durante la hipoxia tiene probabilidad de vincularse con la abertura de los canales de $K_{ATP}$, la hiperpolarización del músculo liso y el cierre de los canales del calcio dependientes de voltaje. Como se describe en el capítulo 6, la disminución de la $PO_2$ y el incremento de la $PCO_2$ en la sangre arterial estimulan los quimiorreceptores, que activan las eferentes simpáticas de la vasculatura sistémica para inducir vasoconstricción. A pesar de esto, los efectos directos de la hipoxia y la hipercapnia rebasan los efectos débiles de la activación simpática en el encéfalo, de tal modo que se produce vasodilatación cerebral y se fomenta la entrega de oxígeno.

Si bien las fibras simpáticas son las que inervan los vasos cerebrales de mayor calibre, la activación de estos nervios tiene una influencia más bien escasa sobre el flujo sanguíneo cerebral. La activación simpática máxima aumenta la resistencia cerebrovascular no más del 20 % al 30 %, en contraste con un aumento aproximado del 500 % en el músculo esquelético. En parte, la causa de esta respuesta simpática débil de la vasculatura cerebral es que en la regulación del flujo predominan los mecanismos metabólicos. Así, durante la activación simpática se presenta una simpatolisis funcional. Es decir, crucial para conservar la función cerebral normal. De lo contrario, cada vez que una persona se pusiera de pie o se ejercitara (acciones que producen activación simpática), la perfusión cerebral disminuiría. Es así que los reflejos barorreceptores ejercen poca influencia sobre el flujo sanguíneo cerebral. La activación simpática desplaza la curva de autorregulación a la derecha, de manera similar a lo que se observa en la hipertensión crónica.

En años recientes se ha descubierto que los neuropéptidos que se originan en el encéfalo influyen de forma significativa sobre el tono cerebrovascular, y que podrían estar implicados en la generación de las cefaleas (p. ej., migraña y cefalea en racimos), al igual que de los vasoespasmo cerebrovasculares durante los ACV. Las fibras parasimpáticas colinérgicas que inervan la vasculatura encefálica liberan óxido nítrico y polipéptido intestinal vasoactivo (VIP, *vasoactive intestinal polypeptide*). Estas sustancias, junto con la acetilcolina, producen vasodilatación localizada. Otros nervios parecen liberar los vasodilatadores locales péptido asociado al gen de la calcitonina (CGRP, *calcitonin gene-related peptide*) y sustancia P. Los nervios simpáticos adrenérgicos pueden liberar neuropéptido Y (NPY), además de noradrenalina, que produce vasoconstricción localizada. La endotelina-1, de origen vascular y neuronal, también puede producir vasoconstricción en el encéfalo.

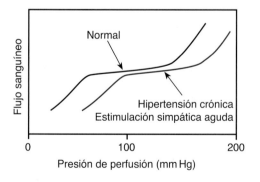

**Figura 7-13.** Autorregulación del flujo sanguíneo cerebral. El flujo sanguíneo cerebral muestra una autorregulación excelente entre valores de presión arterial media (PAM) de 60-150 mm Hg. La curva de autorregulación se desplaza a la derecha en la hipertensión crónica o con la activación simpática aguda. Este desplazamiento ayuda a proteger al encéfalo de los efectos lesivos de la presión alta.

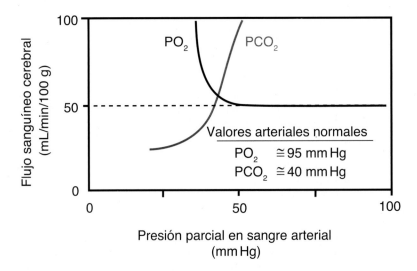

**Figura 7-14.** Efectos de la presión parcial de oxígeno y de dióxido de carbono en la sangre arterial sobre el flujo sanguíneo cerebral. Una presión parcial de oxígeno (*$PO_2$*) arterial < 50 mm Hg (valor normal cercano a 95 mm Hg) induce vasodilatación cerebral e incremento del flujo. Una disminución de la presión parcial de dióxido de carbono (*$PCO_2$*) en la sangre arterial respecto de su valor normal de 40 mm Hg disminuye el flujo, mientras que valores de $PCO_2$ > 40 mm Hg lo aumentan. De este modo, el flujo sanguíneo cerebral es más sensible a los cambios de los valores normales de $PCO_2$ arterial que de la $PO_2$ arterial.

## Circulación en el músculo esquelético

La función primordial del músculo esquelético es contraerse y generar fuerzas mecánicas para dar soporte al esqueleto, al igual que producir el movimiento de las articulaciones.

Esta actividad mecánica consume mucha energía y, por ello, requiere una provisión de cantidades considerables de oxígeno y sustratos, así como una eliminación eficiente de los productos de desecho metabólico. Tanto la función de aporte de oxígeno como la de eliminación de los desechos metabólicos dependen de la circulación.

### ORGANIZACIÓN MICROVASCULAR EN EL MÚSCULO ESQUELÉTICO

La circulación en el músculo esquelético está altamente organizada (fig. 7-15). Las arteriolas dan origen a capilares que suelen distribuirse en paralelo a las fibras musculares. Debido a que una región dada del músculo puede ser irrigada por varias arteriolas, la dirección del flujo en ciertos capilares puede ser la opuesta a la que existe en otros cercanos.

Cada fibra muscular, que puede tener entre 20 µm y 40 µm de diámetro, está rodeada por tres o cuatro capilares. Puesto que un capilar adyacente puede ser compartido por más de una fibra muscular, la proporción general entre capilares a fibras es de dos

a tres, lo que depende del tipo de músculo. En las fibras musculares que tienen una alta capacidad oxidativa suele existir una proporción mayor de capilares con respecto a las fibras con una capacidad oxidativa baja, pero una capacidad anaeróbica alta (glucolítica). Los músculos con una mayor capacidad oxidativa y un mayor número de capilares suelen tener una mayor capacidad de flujo máximo.

Cuando el músculo no se está contrayendo, se requiere más bien poco oxígeno, y solo cerca de una cuarta parte de los capilares recibe perfusión. En contraste, durante la contracción muscular y la hiperemia activa, todos los capilares pueden recibir perfusión, lo que aumenta el número de vasos con flujo en torno a cada fibra muscular (lo que se denomina reclutamiento capilar).

Esta disposición anatómica de los capilares y su capacidad para el reclutamiento disminuye las distancias de difusión y aumenta el área de superficie capilar disponible para la difusión, lo que determina un intercambio eficiente de gases y moléculas entre la sangre y los miocitos, particularmente en los casos en los que exista una demanda de oxígeno elevada.

### FLUJO SANGUÍNEO MUSCULAR EN REPOSO Y DURANTE LA CONTRACCIÓN

En el ser humano en reposo, casi el 20 % del gasto cardíaco se dirige al músculo esquelético. Este gasto cardíaco elevado al músculo no se debe a que el flujo sanguíneo sea excepcionalmente alto en el músculo en reposo, sino a que el músculo esquelético constituye cerca del 40 % de la masa corporal. En el estado de reposo y sin contracción, el flujo sanguíneo al músculo se aproxima a 3 mL/min por 100 g (v. tabla 7-1). Este flujo en reposo es mucho menor que el que se identifica en órganos como el encéfalo y los riñones, cuyos flujos en «reposo» son de alrededor de 55 mL/min y 400 mL/min por 100 g, respectivamente.

Cuando los músculos se contraen durante el ejercicio, el flujo sanguíneo puede aumentar más de 20 veces. Cuando se realiza ejercicio de cuerpo entero (p. ej., correr), más del 80 % del gasto cardíaco puede dirigirse a los músculos que se contraen. De este modo, el músculo esquelético tiene una reserva (o capacidad) de flujo muy alta, en comparación con su flujo sanguíneo en reposo, lo que indica que la vasculatura del músculo en reposo tiene un tono elevado (v. tabla 7-1). Este tono en reposo deriva de la interacción entre los mecanismos vasoconstrictores (p. ej., factores simpáticos adrenérgicos y miogénicos) y vasodilatadores (p. ej., producción de óxido nítrico y metabolitos tisulares). En el estado de reposo predominan los factores vasoconstrictores, mientras que durante la contracción muscular las influencias vasodilatadoras son las dominantes, con el fin de aumentar la provisión de oxígeno a las fibras musculares que se contraen y eliminan los productos metabólicos de desecho acumulados. La dilatación de los vasos de resistencia, en particular de las arteriolas terminales de pequeño tamaño, no solo aumenta el flujo sanguíneo muscular, sino también el número de capilares con flujo. En el pasado se tenía la hipótesis de que el reclutamiento capilar en el músculo derivaba de la relajación de esfínteres precapilares. Sin embargo, existe evidencia directa escasa o nula en torno a su existencia. En vez de esto, el reclutamiento capilar parece ser consecuencia de la modificación de la distribución de las presiones microvasculares, inducida por una dilatación arteriolar.

La respuesta del flujo sanguíneo a la contracción del músculo esquelético depende del tipo de contracción. Con una contracción rítmica o fásica del músculo (fig. 7-16, recuadro superior), como en la actividad locomotora normal, el flujo sanguíneo

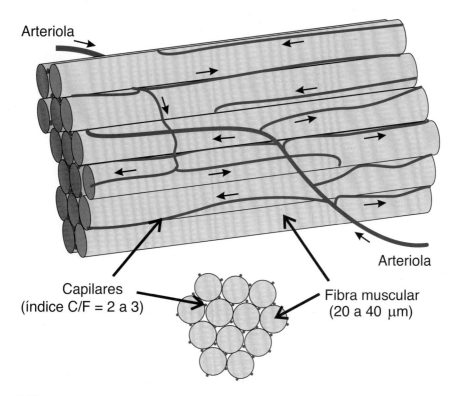

**Arteriola**

**Arteriola**

**Capilares**
**(índice C/F = 2 a 3)**

**Fibra muscular**
**(20 a 40 μm)**

■ **Figura 7-15.** Organización microvascular en el músculo esquelético. Cada fibra paralela larga del músculo está circundada por capilares paralelos múltiples que se originan a partir de las arteriolas. Como se muestra en el corte transversal, suele haber dos o tres capilares por cada fibra muscular (*índice C/F*), si bien eso varía de acuerdo con el tipo de músculo. Las *flechas* representan la dirección del flujo.

promedio aumenta durante el período de actividad muscular. Sin embargo, si se cuantifica el flujo sin filtrar o promediar la señal de flujo, se encuentra que es fásico: el flujo disminuye durante la fase de contracción de la actividad muscular y aumenta durante la de relajación, como consecuencia de la compresión mecánica de los vasos. En contraste, con una contracción muscular sostenida (p. ej., levantamiento o soporte de un gran peso) el flujo sanguíneo promedio disminuye durante la contracción, y le sigue una respuesta hiperémica posterior al cese de esta (v. fig. 7-16, recuadro inferior).

## REGULACIÓN DEL FLUJO SANGUÍNEO EN EL MÚSCULO ESQUELÉTICO

No existe una comprensión clara de los mecanismos precisos responsables de la dilatación de la vasculatura del músculo esquelético durante la contracción, si bien se han identificado muchos candidatos vasodilatadores potenciales. Entre estos se incluyen los incrementos del $K^+$ intersticial durante la contracción, la síntesis de adenosina (en particular en las contracciones con isquemia), el aumento de la producción de $H^+$, el óxido nítrico, el $H_2O_2$ y las prostaglandinas de origen endotelial, y la liberación de ATP a partir de los eritrocitos. Otros candidatos, si bien menos probables, son el $CO_2$, el incremento de la osmolalidad intersticial y hemática, y el fosfato inorgánico. Es muy probable que los factores sean varios, y que cada uno participe en distintos momentos de la respuesta del flujo a la contracción muscular.

Un mecanismo no químico que es muy importante para facilitar el flujo sanguíneo durante las contracciones coordinadas de los grupos musculares (p. ej., durante una actividad física normal como correr) es el bombeo del músculo esquelético (v. cap. 5). De manera independiente a los mecanismos implicados en la producción de la hiperemia activa, el resultado es que durante la contracción muscular existe una elevada correlación entre el aumento del consumo de oxígeno y el del flujo sanguíneo.

La vasculatura del músculo esquelético esta inervada principalmente por fibras simpáticas adrenérgicas. La noradrenalina que liberan estas fibras se une a receptores α-adrenérgicos y causa vasoconstricción. En condiciones de reposo, una proporción significativa del tono vascular es generada por la actividad simpática, de tal modo que si un músculo en reposo sufre desenervación repentina o sus receptores α-adrenérgicos se bloquean por medios farmacológicos con un medicamento como la fentolamina, el flujo sanguíneo muestra un incremento transitorio de dos o tres veces hasta que los mecanismos reguladores locales restablecen un nuevo estado estable para el flujo. La activación del sistema nervioso simpático adrenérgico (p. ej., reflejo barorreceptor en respuesta a la hipovolemia) puede disminuir de forma radical el flujo sanguíneo en el músculo en reposo. Cuando se produce una reducción del flujo sanguíneo de este tipo, el músculo extrae más oxígeno (la diferencia arteriovenosa de oxígeno aumenta) y activa vías anaeróbicas para la producción de ATP. Sin embargo, la hipoperfusión prolongada del músculo producida por una activación simpática intensa acaba determinando que los mecanismos vasodilatadores predominen sobre la vasoconstricción simpática, lo que desencadena un escape simpático y un restablecimiento parcial del flujo sanguíneo.

Existe evidencia, al menos en especies distintas a los primates como los gatos y los perros, de la existencia de inervación simpática colinérgica en los vasos de resistencia del músculo esquelético. El neurotransmisor en estas fibras es la acetilcolina, que se une a receptores muscarínicos para inducir vasodilatación.

Esta ramificación del sistema nervioso autónomo tiene una influencia escasa, o nula, sobre el flujo sanguíneo en condiciones de reposo. Sin embargo, la activación de estas fibras en anticipación del ejercicio y durante el mismo puede contribuir al incremento del flujo sanguíneo que se asocia con esta actividad. A pesar de esto, no existe evidencia convincente de la existencia de mecanismos vasodilatadores neurogénicos activos similares en el ser humano.

## Circulación cutánea

Los requerimientos de nutrientes y oxígeno de la piel son bastante más bajos que en otros órganos. Por tanto, el flujo sanguíneo cutáneo no desempeña un papel esencial de soporte metabólico. En vez de ello, el papel principal del flujo sanguíneo hacia la piel es permitir el intercambio de calor entre la sangre y el ambiente para fines de regulación de la temperatura corporal. De este modo, la circulación cutánea está sobre todo bajo el control de los centros termorreguladores del hipotálamo, que ajustan los impulsos simpáticos dirigidos a la vasculatura cutánea.

### ORGANIZACIÓN MICROVASCULAR DE LA PIEL

La red microvascular que irriga la piel es única entre los órganos y varía con base en el tipo de piel. Las

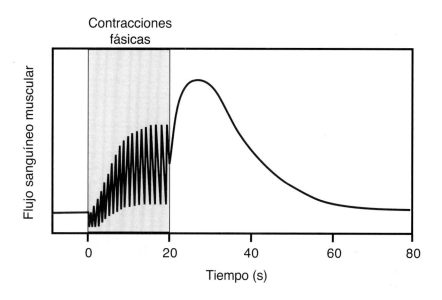

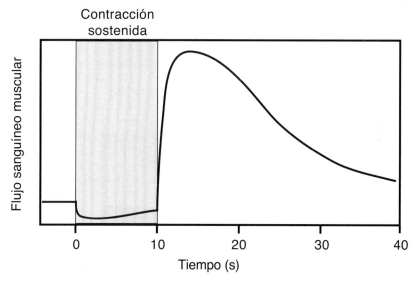

**■ Figura 7-16.** Hiperemia activa en el músculo esquelético posterior a la contracción fásica y sostenida (tetánica). El **recuadro superior** muestra que las contracciones fásicas hacen que el flujo disminuya durante estas y se incremente durante la relajación, si bien el efecto neto es un aumento del flujo durante la contracción. Cuando las contracciones cesan, se produce un incremento adicional del flujo debido a que se elimina la compresión mecánica sobre la vasculatura. El **recuadro inferior** muestra que las contracciones tetánicas sostenidas generan fuerzas intramusculares altas que comprimen la vasculatura y reducen el flujo. Cuando la contracción cesa, se desarrolla una hiperemia intensa.

arterias pequeñas que se generan a partir de los tejidos subcutáneos dan origen a arteriolas que penetran la dermis y dan origen a capilares que forman un asa bajo la epidermis (fig. 7-17). La sangre fluye a partir de estas asas capilares a las vénulas y luego a un plexo venoso de interconexión amplio, que aloja la mayor parte del volumen sanguíneo cutáneo. La sangre en el plexo venoso también es responsable de la coloración de la piel en individuos con pigmentación clara. En la piel apical de nariz, labios, oídos, palmas, dedos y plantas de los pies, así como los dedos de las manos (en particular la punta), la sangre fluye directa al plexo venoso a partir de las arterias subcutáneas de pequeño calibre por medio de vasos de interconexión especiales denominados anastomosis arteriovenosas (AV).

Los vasos de resistencia que irrigan las asas capilares subepidérmicas y las anastomosis AV tienen una inervación abundante de fibras simpáticas adrenérgicas. La constricción de estos vasos durante la activación simpática disminuye el flujo sanguíneo por las asas capilares y el plexo venoso. Si bien las anastomosis AV se encuentran casi de manera exclusiva bajo control simpático, los vasos de resistencia responden a influencias tanto metabólicas como simpáticas, por lo que muestran fenómenos reguladores locales como la hiperemia activa y la autorregulación. No obstante, estas respuestas reguladoras locales son más débiles que las del resto de órganos.

## EFECTOS DE LA TEMPERATURA SOBRE EL FLUJO SANGUÍNEO CUTÁNEO

A temperaturas corporales y ambientales normales, la actividad adrenérgica simpática contribuye a un grado elevado de tono vascular, y el flujo sanguíneo cutáneo representa cerca del 4% del gasto cardíaco (v. tabla 7-1). Durante períodos de estrés por frío intenso el flujo sanguíneo cutáneo puede disminuir hasta < 1% del gasto cardíaco, mientras que durante el estrés por calor intenso puede aproximarse a un 60% del gasto cardíaco.

Si la temperatura central disminuye, el hipotálamo activa los mecanismos de conservación de calor, lo que determina un incremento de los impulsos adrenérgicos simpáticos hacia la piel, en particular la apical (fig. 7-18). Esto disminuye el flujo sanguíneo cutáneo y la liberación de calor hacia

el ambiente. Si la temperatura central comienza a aumentar (p. ej., durante el ejercicio o por una tensión derivada del calor ambiental), el hipotálamo activa los mecanismos de pérdida de calor, que reducen los impulsos simpáticos adrenérgicos y aumentan la actividad simpática colinérgica eferente hacia la piel.

La vasodilatación que deriva de la eliminación de las influencias vasoconstrictoras simpáticas se denomina **vasodilatación pasiva**. Sin embargo, en la actualidad se sabe que la **vasodilatación activa** mediada por fibras **simpáticas colinérgicas** es el mecanismo dominante en el incremento del flujo sanguíneo cuando la temperatura central aumenta. La acetilcolina que liberan estos nervios estimula la síntesis y la liberación de óxido nítrico para producir vasodilatación.

Los nervios simpáticos colinérgicos también liberan simultáneamente sustancias vasodilatadoras como VIP, que pudieran contribuir a la respuesta vasodilatadora. Sustancias dilatadoras adicionales, como la sustancia P, la histamina y las prostaglandinas, también podrían contribuir a la vasodilatación activa. La vasodilatación permite una mayor circulación de sangre caliente en la capa subepidérmica de la piel, de tal modo que el calor pueda transferirse al ambiente.

Los cambios locales de la temperatura cutánea alteran de forma selectiva el flujo sanguíneo hacia la región afectada. Por ejemplo, si se coloca una fuente de calor sobre una región pequeña de la piel en el dorso de la mano, el flujo sanguíneo aumenta solo hacia la región que se calienta. Esta respuesta parece

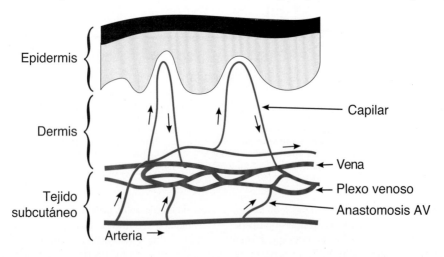

■ **Figura 7-17.** Anatomía microvascular de la circulación cutánea. Las arterias en el tejido subcutáneo dan origen ya sea a arteriolas que se dirigen a la dermis y generan asas capilares, o anastomosis arteriovenosas (AV) que se conectan a un plexo de venas pequeñas en la subdermis. El plexo venoso también recibe sangre de las asas capilares. La estimulación simpática genera contracción en los vasos de resistencia y las anastomosis AV, con lo que reduce el flujo sanguíneo en la dermis.

estar mediada por reflejos axónicos locales y por la síntesis local de óxido nítrico, y no por los cambios de la descarga simpática mediados por las regiones termorreguladoras del hipotálamo. El enfriamiento localizado produce vasoconstricción por medio de mecanismos locales que involucran a los nervios simpáticos adrenérgicos y a la liberación de noradrenalina por estímulos locales. Si el tejido se expone al frío extremo, puede presentarse un fenómeno denominado vasodilatación inducida por frío tras una respuesta vasoconstrictora inicial, en particular si la región corporal expuesta se corresponde con la mano, el pie o la cara.

Este fenómeno hace que la piel poco pigmentada enrojezca y explica la presencia de eritema en mejillas, los oídos y la nariz en una persona tras estar expuesta al aire con temperatura muy baja. La persistencia de la exposición puede desencadenar períodos alternantes de dilatación y constricción («respuesta de cacería»). El mecanismo de la vasodilatación inducida por frío no está claro, pero es probable que incluya cambios del control local de los vasos sanguíneos.

### RESPUESTAS VASCULARES A LA LESIÓN TISULAR

La lesión tisular derivada de traumatismos mecánicos, calor o sustancias químicas libera sustancias paracrinas, como la histamina y la bradicinina, que aumentan el flujo sanguíneo y producen edema localizado por medio del incremento de la permeabilidad microvascular. Si la piel se frota con intensidad con un objeto romo, al inicio palidece por una vasoconstricción localizada. A esto le sigue la formación de una línea roja en el transcurso de 1 min, que se extiende a partir del sitio de lesión (halo eritematoso). Tanto la línea roja como el halo eritematoso derivan de un incremento del flujo sanguíneo. Entonces, puede desarrollarse edema localizado (formación de roncha), que se produce por un aumento de la permeabilidad microvascular y la fuga de líquido hacia el intersticio. A la formación de la línea eritematosa, el halo eritematoso y la roncha se le denomina triple reacción de Lewis. Se piensa que en la triple reacción participan hormonas paracrinas y reflejos axónicos locales. El neurotransmisor vasodilatador involucrado en los reflejos axónicos locales no se ha identificado.

## Circulación esplácnica

La circulación esplácnica incluye el flujo sanguíneo dirigido al tubo digestivo, el bazo, el páncreas y el hígado. El flujo sanguíneo hacia estos órganos combinados representa entre un 20 % y un 25 % del gasto cardíaco (v. tabla 7-1). Tres arterias de gran calibre que se originan a partir de la aorta abdominal irrigan el estómago, el intestino, el bazo y el hígado (las arterias celíaca, mesentérica superior y mesentérica inferior). La sección siguiente se concentra en el flujo sanguíneo hacia el intestino y el hígado.

### CIRCULACIÓN INTESTINAL

Varias ramas que se originan a partir de las arterias mesentéricas superior e inferior irrigan el intestino delgado y el colon. Esas ramas y otras derivadas discurren por el mesenterio que sostiene el intestino. Las ramas arteriales de tamaño pequeño penetran la región externa de la pared muscular del intestino y se dividen para formar vasos de menor calibre de varios niveles, tanto arterias como arteriolas,

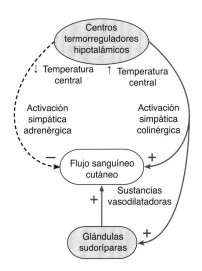

■ **Figura 7-18.** Regulación autónoma del flujo sanguíneo cutáneo. Los centros termorreguladores hipotalámicos responden a la disminución de la temperatura central al activar los nervios simpáticos adrenérgicos para contraer los vasos cutáneos y disminuir su flujo. El incremento de la temperatura central conduce a un bloqueo hipotalámico de la actividad simpática adrenérgica (vasodilatación pasiva) y a la activación de los nervios simpáticos colinérgicos que generan dilatación activa de los vasos cutáneos y estimulan a las glándulas sudoríparas para generar sustancias vasodilatadoras que refuerzan la vasodilatación neural activa.

la mayor parte de los cuales entra en la submucosa, sitio de donde se originan arteriolas y capilares para nutrir las vellosidades intestinales. Alrededor del 75 % del flujo sanguíneo intestinal total se dirige a la capa mucosa, y el resto, a la capa muscular externa. El agua y los nutrientes que se transportan de la luz intestinal al interior de las vellosidades entran en la sangre y son retirados por la circulación venosa porta. Debido a que la circulación venosa porta se conecta en serie con la circulación hepática, la obstrucción de esta última altera radicalmente el flujo sanguíneo intestinal y sus presiones.

El flujo sanguíneo intestinal está íntimamente relacionado con la función primordial del intestino, que es la absorción de agua, electrólitos y nutrientes a partir de la luz intestinal. De este modo, el flujo sanguíneo intestinal aumenta cuando hay alimento en el intestino. En un ser humano adulto, el flujo sanguíneo hacia el intestino (arteria mesentérica superior) en el estado de ayuno se aproxima a 300 mL/min, y aumenta entre dos y tres veces tras una comida. Esta hiperemia funcional (de absorción) recibe la estimulación de hormonas gastrointestinales como la gastrina y la colecistocinina, así como de la glucosa, los aminoácidos y los ácidos grasos que se absorben en el intestino. Existe evidencia de que la vasodilatación arteriolar submucosa durante la hiperemia funcional está mediada por la hiperosmolaridad y el óxido nítrico.

La circulación intestinal está regulada por mecanismos miogénicos, metabólicos locales, factores derivados del endotelio y factores paracrinos, y, de manera directa o indirecta, por la actividad nerviosa eferente simpática adrenérgica y parasimpática. Las respuestas miogénicas son muy pronunciadas en la microcirculación intestinal. Por ejemplo, el aumento de las presiones venosas produce vasoconstricción intestinal a pesar de la reducción del flujo inducida por la disminución de la presión de perfusión. Las respuestas miogénicas son un mecanismo importante para la autorregulación del flujo observado en el intestino. Sin embargo, los mecanismos metabólicos contribuyen a la vasodilatación a presiones de perfusión menores en respuesta a la hipoxia tisular. Las respuestas hiperémicas reactivas observadas tras períodos breves de isquemia se han relacionado con mecanismos tanto miogénicos como metabólicos.

La circulación intestinal está muy influenciada por la actividad de los nervios simpáticos adrenérgicos y los vasoconstrictores circulantes. El incremento de la actividad simpática durante el ejercicio o en respuesta a una disminución de la activación de los barorreceptores contrae tanto los vasos de resistencia arterial como los vasos de capacidad

venosa. Puesto que la circulación recibe una fracción muy alta del gasto cardíaco, la estimulación simpática del intestino produce un incremento sustancial de la resistencia vascular sistémica total. Además, el gran volumen sanguíneo que contiene la vasculatura venosa, se moviliza durante la estimulación simpática para aumentar la presión venosa central. La activación simpática adrenérgica intensa y prolongada (p. ej., en respuesta a una hemorragia) puede inducir una hipoxia tisular y una activación relevante de los mecanismos metabólicos, que rebasan las influencias vasoconstrictoras simpáticas (escape simpático). Las hormonas vasoactivas circulantes, como la angiotensina II, la vasopresina y las catecolaminas, pueden alterar de forma significativa la resistencia vascular y el flujo sanguíneo intestinal.

La activación parasimpática del intestino incrementa la motilidad y las secreciones glandulares, lo que se asocia con un aumento del flujo sanguíneo. Esto puede implicar mecanismos metabólicos o la liberación de sustancias vasoactivas (p. ej., acetilcolina, VIP, sustancia P, óxido nítrico) a partir de los nervios sensitivos en la pared intestinal.

## CIRCULACIÓN HEPÁTICA

La sangre venosa que sale del tubo digestivo, el bazo y el páncreas drena hacia la vena porta, que provee alrededor del 75 % del flujo sanguíneo hepático. El resto del flujo deriva de la arteria hepática, que es una rama de la arteria celíaca. Obsérvese que, en esta disposición, la mayor parte de la circulación hepática se conecta en serie con las circulaciones del tubo digestivo, el bazo y el páncreas. De este modo, los cambios del flujo sanguíneo en estos lechos vasculares influyen en gran medida sobre el flujo hepático.

Los vasos terminales derivados de la vena porta y la arteria hepática forman sinusoides en el hígado, que actúan como capilares. La presión en estos sinusoides es muy baja, tan solo algunos milímetros de mercurio por encima de la presión venosa central. Es decir, es importante debido a que los sinusoides hepáticos son muy permeables (v. cap. 8). Los cambios de la presión venosa central y la presión venosa hepática se transmiten casi por completo a los sinusoides. Por ende, los aumentos de la presión venosa central en la insuficiencia ventricular derecha pueden producir incrementos sustanciales de la presión sinusoidal y la filtración de líquidos, lo que desencadena edema hepático y acumulación de líquido en la cavidad abdominal (ascitis). La circulación hepática no muestra una autorregulación clásica. Sin embargo, las disminuciones del flujo portal

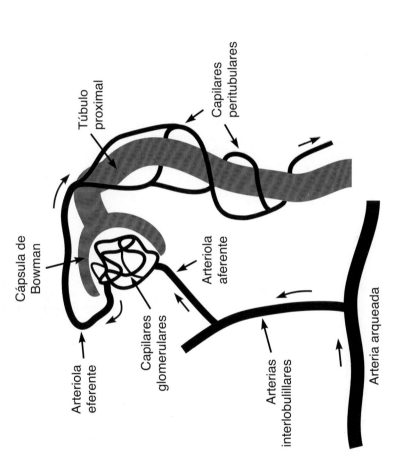

■ **Figura 7-19.** Anatomía microvascular renal. Los vasos de pequeño tamaño que derivan de las ramas de la arteria renal forman arterias arqueadas y arterias interlobulillares, que luego se convierten en las arteriolas aferentes que irrigan el glomérulo. A la vez que la arteriola aferente entra en el glomérulo, genera un cúmulo de capilares glomerulares, a partir de los cuales el líquido se filtra a la cápsula de Bowman y pasa al túbulo renal proximal. Los capilares glomerulares forman entonces una arteriola eferente, a partir de la cual se originan capilares peritubulares que rodean a los túbulos renales.

generan incrementos recíprocos del flujo en la arteria hepática, y viceversa. La activación de los nervios simpáticos contrae los vasos que derivan tanto del sistema porta como de la arteria hepática. El efecto más importante de la activación simpática se observa en los vasos de capacidad venosa, que contienen una fracción significativa (~ 15%) del volumen sanguíneo venoso en el organismo. El sistema circulatorio hepático, al igual que el gastrointestinal, funge como un reservorio venoso importante.

## Circulación renal

Alrededor del 20% del gasto cardíaco irriga los riñones, si bien estos órganos representan solo cerca del 0.5% del peso corporal total. De este modo, el flujo sanguíneo renal es de alrededor de 400 mL/min por 100 g de peso tisular, que es el más alto entre los órganos del organismo (v. tabla 7-1). Solo la hipófisis y los cuerpos carotídeos tienen flujos sanguíneos más altos por unidad de peso tisular. Mientras que el flujo sanguíneo en muchos órganos coincide con gran precisión con el metabolismo oxidativo tisular, este no es el caso de los riñones, donde el flujo sanguíneo excede en gran medida el requerimiento de oxígeno. El flujo sanguíneo elevado determina una extracción relativamente baja de oxígeno a partir de la sangre (alrededor de 1-2 mL $O_2$/100 mL de sangre) a pesar del hecho de que el consumo renal de oxígeno es alto (~ 5 mL $O_2$/min por 100 g). La razón por la que el flujo sanguíneo renal es tan alto es que la función principal de los riñones es filtrar la sangre, transportar iones y otras moléculas, y formar orina.

El riñón tiene tres regiones principales: la corteza (la capa externa que contiene los glomérulos para la filtración), la médula (la región central que contiene los túbulos renales y los capilares implicados en la concentración de la orina) y el hilio (la región interna por la que la arteria y la vena renales, los nervios, los linfáticos y el uréter entran o salen del riñón). Debido a que la mayor parte del filtrado se produce en la corteza, cerca del 90% del flujo sanguíneo renal total la irriga, y el resto se dirige a las regiones medulares.

### ORGANIZACIÓN VASCULAR RENAL

La organización vascular en los riñones difiere en gran medida de la organización de casi todo el resto de órganos. La aorta abdominal da origen a las arterias renales, que llevan el flujo sanguíneo a cada riñón. La arteria renal entra en riñón en el hilio y genera varias ramas (arterias interlobulares) que cruzan el riñón en dirección a la corteza. Las ramas posteriores (arterias arqueadas e interlobulillares) dan origen entonces a las arteriolas aferentes, que llevan la sangre a cada glomérulo (fig. 7-19). A medida que la arteriola aferente entra en el glomérulo, da origen a un cúmulo de capilares glomerulares, desde los cuales se filtra líquido hacia la cápsula de Bowman y el túbulo renal proximal. Los capilares glomerulares forman entonces una arteriola eferente, a partir de la cual se originan capilares peritubulares, que rodean a los túbulos renales. Las arteriolas eferentes asociadas con las nefronas yuxtamedulares localizadas en la región interna de la corteza próximas a la región externa de la médula, dan origen a capilares muy largos (vasos rectos), que forman un asa y se dirigen a la zona profunda de la médula. Los capilares participan en el intercambio contracorriente y el mantenimiento de los gradientes osmóticos medulares. Los capilares acaban formando vénulas y luego venas, que se unen para salir del riñón como vena renal. De este modo, en el riñón existe un lecho capilar (capilares glomerulares) entre los dos sitios principales de resistencia (arteriolas aferente y eferente). Por otra parte, existe un segundo lecho capilar (capilares peritubulares) conectado en serie con los capilares glomerulares y separado de ellos por la arteriola eferente.

### HEMODINÁMICA RENAL

La disposición vascular en el riñón es muy importante para las funciones de filtración y reabsorción del órgano. Los cambios de la resistencia en las arteriolas aferente y eferente no solo afectan el flujo sanguíneo, sino también las presiones hidrostáticas en los capilares glomerulares y peritubulares. La presión capilar glomerular, que se aproxima a 60 mm Hg, es mucho más alta que en los capilares de otros órganos. Esta presión elevada impulsa la filtración del líquido (v. cap. 8). Sin embargo, la presión en los capilares peritubulares (~ 15 mm Hg) es baja, puesto que reciben irrigación de las arteriolas eferentes, que reducen la presión entre los capilares glomerulares y los peritubulares en alrededor de 45 mm Hg. Es decir, es importante debido a que la presión capilar peritubular más baja, permite la reabsorción del líquido, para limitar la pérdida de agua y la excreción de orina. Alrededor del 20% del plasma que entra en el riñón se filtra. Si no se produjera una reabsorción significativa, la tasa alta de formación de orina rápidamente generaría hipovolemia e hipotensión, y una pérdida excesiva de electrólitos. La figura 7-20 muestra los efectos de la dilatación y la constricción de las arteriolas aferente y eferente sobre el flujo sanguíneo y la presión capilar glomerular. La dilatación de la arteriola aferente (recuadro A) aumenta las presiones distales

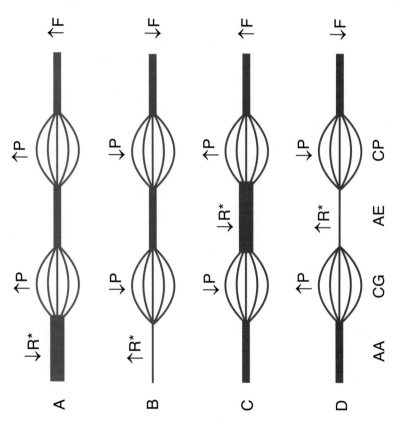

■ **Figura 7-20.** Efectos de las resistencias en las arteriolas aferente y eferente renales sobre el flujo sanguíneo y las presiones capilares renales. Las descripciones siguientes asumen una presión aórtica constante. **Recuadro A.** La disminución de la resistencia ($R$) en la arteriola aferente ($AA$) aumenta las presiones ($P$) capilar glomerular ($CG$) y capilar peritubular ($CP$), al igual que el flujo ($F$). **Recuadro B.** El incremento de la resistencia en la AA disminuye las presiones CG y CP, al igual que el F. **Recuadro C.** La disminución de la resistencia en la arteriola eferente ($AE$) disminuye la presión CG, aumenta la presión CP y aumenta el F. **Recuadro D.** El incremento de la resistencia en la AE aumenta la presión CG, disminuye la presión CP y disminuye el F. *, arteriola que sufre un cambio de resistencia.

(capilares glomerulares, arteriola eferente y capilares peritubulares), a la vez que aumenta el flujo total (si se asume una presión aórtica constante); esto genera un aumento de la filtración glomerular. Si la arteriola aferente se contrae (recuadro B), las presiones distales, la filtración glomerular y el flujo sanguíneo se reducen. Si la arteriola eferente se dilata (recuadro C), aumenta el flujo sanguíneo total, pero disminuye la presión capilar y la filtración glomerular a la vez que la presión capilar peritubular crece. La contracción de la arteriola eferente aumenta la presión capilar y la filtración glomerulares a la vez que reduce el flujo y la presión capilar peritubular (recuadro D).

## REGULACIÓN DEL FLUJO SANGUÍNEO RENAL

La circulación renal muestra una fuerte autorregulación entre presiones arteriales de 80 mm Hg a 180 mm Hg. Esta autorregulación del flujo sanguíneo va acompañada de la filtración glomerular, de tal modo que la filtración se mantiene esencialmente constante a lo largo de un amplio intervalo de presiones arteriales. Para que esto suceda, la presión capilar glomerular debe permanecer constante cuando la presión arterial cambia. Esto se produce debido a que el sitio principal de la autorregulación es la arteriola aferente. Si la presión arterial cae, la arteriola aferente se dilata, lo que ayuda a mantener la presión capilar glomerular y el flujo a pesar de la caída de la presión arterial.

Se han propuesto dos mecanismos para explicar la autorregulación renal: mecanismos miogénicos y retroalimentación tubuloglomerular. Los primeros se han descrito anteriormente en este capítulo. En resumen, el músculo liso vascular detecta una reducción de la presión en la arteriola aferente y responde mediante relajación; el incremento de la presión induce la contracción del músculo liso. El mecanismo de **retroalimentación tubuloglomerular** se conoce poco, y los mediadores reales no se han identificado. A pesar de esto, se piensa que los cambios de la presión de perfusión alteran la filtración glomerular y, de este modo, el flujo tubular y el aporte de cloruro de sodio a la densa del aparato yuxtaglomerular, que envía luego señales a la arteriola aferente para que se contraiga o dilate. La **mácula densa** del aparato yuxtaglomerular está integrada por un grupo de células especializadas del túbulo distal que se ubican adyacentes a la arteriola aferente, en el sitio en que el túbulo distal forma un asa para dirigirse de nuevo hacia el glomérulo. Estas células detectan la osmolalidad derivada de los solutos, en particular del cloruro de sodio. Existe

evidencia de que la adenosina (que es vasoconstrictora en el riñón), la angiotensina II de producción local (vasoconstrictora), o vasodilatadores como el óxido nítrico, la PGE$_2$ y la prostaciclina participan en la retroalimentación y la autorregulación tubuloglomerular. La angiotensina II de producción local influye significativamente sobre el tono de la arteriola eferente. De este modo, la inhibición de la síntesis de angiotensina II con un inhibidor de la ECA dilata la arteriola eferente, lo que disminuye la presión capilar glomerular y la filtración glomerular en ciertas situaciones (p. ej., estenosis de la arteria renal). Los medicamentos que bloquean la síntesis de prostaglandinas y prostaciclina (inhibidores de la ciclooxigenasa como el ácido acetilsalicílico o el ibuprofeno) alteran la hemodinámica renal y pueden comprometer la función del órgano, en particular con el uso a largo plazo.

El riñón tiene una rica inervación simpática adrenérgica que modifica la liberación de renina, las funciones de transporte (p. ej., excreción de sodio) y el flujo sanguíneo renal. Niveles normales y moderados de actividad simpática eferente afectan particularmente la liberación de renina y las funciones de transporte. En condiciones normales, en la vasculatura renal existe un tono simpático relativamente escaso. Durante el ejercicio, el incremento de la actividad eferente simpática genera un aumento de la resistencia vascular renal y reduce el flujo, a pesar del aumento de la presión arterial. En respuesta a una hemorragia moderada o intensa, el incremento de la actividad de los nervios simpáticos renales contribuye al aumento de la resistencia vascular renal y la disminución del flujo sanguíneo, si bien la reducción de este último deriva en gran medida de la caída de la presión de perfusión. Puesto que el flujo sanguíneo renal recibe una fracción relativamente elevada del gasto cardíaco y por este motivo contribuye significativamente en la resistencia vascular sistémica, los cambios de la resistencia renal pueden tener un efecto significativo sobre ella. La hipoperfusión renal prolongada compromete la función de los riñones y puede desencadenar insuficiencia renal. La angiotensina II y las catecolaminas circulantes disminuyen el flujo sanguíneo renal. En contraste, el PNA elevado dilata las arteriolas aferente y eferente, con lo que aumenta el flujo sanguíneo renal.

## Circulación pulmonar

Existen dos circulaciones independientes que irrigan las estructuras respiratorias: la circulación pulmonar, que deriva de la arteria pulmonar y provee el flujo sanguíneo hacia los alvéolos para el intercambio de gases, y la circulación bronquial, que deriva de la aorta torácica y provee el flujo de nutrientes a la tráquea y las estructuras bronquiales. La circulación pulmonar recibe todo el gasto cardíaco del ventrículo derecho, mientras que la bronquial recibe alrededor del 1% del gasto del ventrículo izquierdo. El análisis siguiente se concentra en la circulación pulmonar.

La circulación pulmonar es un lecho vascular de baja resistencia, baja presión y gran distensibilidad. Si bien la circulación pulmonar recibe el mismo gasto cardíaco que la circulación sistémica, las presiones pulmonares son mucho menores. Las presiones sistólica y diastólica en la arteria pulmonar se aproximan a 25 mm Hg y 10 mm Hg, respectivamente. La presión media en la arteria pulmonar es así cercana a 15 mm Hg. Si se asume que la presión auricular izquierda es en promedio de 8 mm Hg, la presión de perfusión para la circulación pulmonar (presión media en la arteria pulmonar menos presión auricular izquierda) es de tan solo 7 mm Hg. Esta cifra es considerablemente menor que la presión de perfusión para la circulación sistémica (alrededor de 90 mm Hg). Puesto que el flujo es el mismo pero la presión de perfusión es mucho menor en la circulación pulmonar, la resistencia vascular pulmonar debe ser muy baja. De hecho, la resistencia vascular pulmonar suele ser entre 10 y 15 veces menor que la resistencia vascular sistémica. La razón por la que esta resistencia vascular pulmonar es mucho menor es que los vasos tienen un mayor diámetro, son más cortos y tienen más ramificaciones paralelas que la circulación sistémica.

Los vasos pulmonares también tienen una distensibilidad mucho mayor que los sistémicos. Debido a esto, un incremento del gasto del ventrículo derecho no desencadena un aumento proporcional de la presión en la arteria pulmonar. Esto se debe a que los vasos pulmonares sufren distensión pasiva en paralelo al aumento de la presión en la arteria pulmonar, lo que reduce su resistencia. El incremento de la presión también recluta capilares pulmonares adicionales, lo que reduce la resistencia aún más. Esta gran distensibilidad vascular y capacidad para reclutar capilares constituyen un mecanismo importante para evitar el incremento excesivo de las presiones vasculares pulmonares cuando aumenta el gasto cardíaco (p. ej., durante el ejercicio). Si no existiera ningún cambio de la resistencia vascular pulmonar, al quintuplicarse el gasto cardíaco durante el ejercicio se produciría una subida promedio de la presión arterial pulmonar de 15 mm Hg a 43 mm Hg (si se asume que la presión auricular izquierda se mantuviera en 8 mm Hg), y la

presión sistólica en la arteria pulmonar sería incluso más alta.

El volumen sanguíneo en la circulación pulmonar se aproxima al 10% del volumen sanguíneo corporal total. De este modo, los desplazamientos relativamente leves del volumen sanguíneo sistémico a la circulación pulmonar (p. ej., por un cambio postural) pueden generar grandes aumentos relativos del volumen sanguíneo pulmonar. Por el contrario, los desplazamientos del volumen sanguíneo de la circulación pulmonar a la sistémica tienen un efecto más bien escaso sobre el volumen sanguíneo sistémico.

La presión vascular pulmonar elevada, que suele ser secundaria al aumento del volumen sanguíneo pulmonar (p. ej., en la insuficiencia ventricular izquierda), puede tener dos consecuencias adversas. En primer lugar, el aumento de la presión en la arteria pulmonar eleva la poscarga del ventrículo derecho, lo que puede alterar la eyección y, con una elevación crónica de la presión, generar insuficiencia ventricular derecha. En segundo lugar, un aumento de la presión capilar pulmonar aumenta la filtración de líquidos (v. cap. 8), lo que puede desencadenar edema pulmonar. Las presiones capilares pulmonares suelen ser cercanas a 10 mm Hg, que es menos de la mitad del valor que se identifica en otros órganos, y esta presión baja es necesaria para asegurar que, en circunstancias normales, no se produzca una filtración excesiva de líquido a partir de los capilares pulmonares.

A diferencia de otros órganos importantes, el concepto de autorregulación del flujo sanguíneo no aplica en la circulación pulmonar debido a que la variable dependiente es la presión en la arteria pulmonar, no el flujo. La razón de esto, es que todo el flujo sanguíneo pulmonar depende del gasto del ventrículo derecho y, por ello, la presión en la arteria pulmonar cambia en función de este flujo y de la resistencia vascular pulmonar. En los lechos vasculares sistémicos, el flujo sanguíneo es la variable dependiente debido a que el flujo depende de la presión de perfusión y de la resistencia vascular en el órgano. En vez de autorregular el flujo sanguíneo, la circulación pulmonar autorregula la presión arterial pulmonar por medio de cambios pasivos de la resistencia de vasos con gran distensibilidad y por medio del reclutamiento vascular.

Por efecto de sus presiones bajas y distensibilidad elevada, los diámetros vasculares pulmonares reciben gran influencia de la gravedad y de los cambios de la presión intrapleural durante la respiración. Cuando una persona se pone de pie, la gravedad aumenta las presiones hidrostáticas en los vasos ubicados en las regiones más bajas de los pulmones, lo que los distiende, disminuye la resistencia y aumenta el flujo sanguíneo hacia las regiones basales. En contraste, los vasos ubicados en las regiones superiores de los pulmones tienen presiones intravasculares reducidas; esto aumenta la resistencia y disminuye el flujo sanguíneo cuando una persona se mantiene de pie. Los cambios de la presión intrapleural durante la respiración (v. fig. 5-17) alteran la presión transparietal que distiende los vasos. Por ejemplo, durante la inspiración normal, la caída de la presión intrapleural aumenta la presión transparietal vascular, lo que distiende los vasos extraalveolares (es decir, arterias y venas pulmonares), reduce la resistencia y eleva el flujo sanguíneo regional.

Durante la espiración forzada sucede lo opuesto, en particular contra una gran resistencia (p. ej., maniobra de Valsalva). Los vasos asociados con los alvéolos se comprimen a la vez que estos se llenan de aire y aumentan de volumen durante la inspiración. Con inspiraciones muy profundas, esta compresión capilar puede generar un incremento de la resistencia pulmonar general. El propósito principal de la circulación pulmonar es irrigar los alvéolos para el intercambio de gases sanguíneos. El intercambio de gases depende, en parte, de las distancias de difusión y del área de superficie disponible para el intercambio. La disposición alveolocapilar es tal que las distancias de difusión se minimizan y el área de superficie se maximiza. Los capilares pulmonares difieren de sus homólogos sistémicos en el sentido de que forman delgadas láminas interconectadas alrededor y entre los alvéolos adyacentes, lo que aumenta en gran medida su área de superficie y reduce las distancias de difusión.

A diferencia de otros órganos, la hipoxia alveolar o arterial causa vasoconstricción pulmonar. El mecanismo de la vasoconstricción hipóxica se desconoce. No obstante, la evidencia sugiere que la endotelina, las ERO, el cierre de los canales del potasio, la despolarización del músculo liso y la movilización intracelular del calcio participan en esta respuesta. La vasoconstricción hipóxica, en particular en respuesta a variaciones regionales de la ventilación, ayuda a mantener índices ventilación-perfusión normales en el pulmón. El mantenimiento de índices ventilación-perfusión normales es importante debido a que el flujo sanguíneo alto hacia regiones hipóxicas, por ejemplo, disminuiría el contenido general de oxígeno de la sangre que sale de los pulmones.

Existen terminaciones simpáticas adrenérgicas que inervan la vasculatura pulmonar, aunque su activación tiene efectos más bien débiles sobre la resistencia vascular pulmonar y la presión arterial pulmonar.

## Resumen de las circulaciones especiales

La presión de perfusión y la resistencia vascular determinan el flujo sanguíneo en los sistemas orgánicos. En condiciones normales, la presión de perfusión se mantiene bastante constante por la acción de los mecanismos barorreceptores. Así, los medios principales por los que el flujo sanguíneo se altera en un órgano se corresponden con los cambios de la resistencia vascular, que recibe influencia de factores extrínsecos (p. ej., nervios simpáticos, hormonas y fuerzas mecánicas) e intrínsecos (p. ej., metabolitos tisulares y sustancias derivadas del endotelio).

**TABLA 7-2 COMPARACIÓN DE LOS MECANISMOS DE CONTROL VASCULAR EN DISTINTOS LECHOS VASCULARES**

| LECHO CIRCULATORIO | CONTROL SIMPÁTICO | CONTROL METABÓLICO | AUTORREGULACIÓN DEL FLUJO |
|---|---|---|---|
| Coronario | +[1] | +++ | +++ |
| Cerebral | + | +++ | +++ |
| Músculo esquelético | I I | +++ | ++ |
| Cutáneo | +++ | + | + |
| Intestinal | +++ | ++ | ++ |
| Renal | ++ | + | +++ |
| Pulmonar | + | +[2] | NA |

+, débil; ++, moderado; +++, intenso; NA, no aplica, porque la presión es la variable dependiente y no el flujo, como en otros órganos.
[1]La vasoconstricción simpática en las coronarias es rebasada por la vasodilatación metabólica durante la activación simpática del corazón.
[2]La hipoxia produce vasoconstricción, lo opuesto a lo que se produce en otros órganos.

El tono vascular basal depende del efecto neto de los factores extrínsecos e intrínsecos que actúan sobre la vasculatura. La resistencia puede aumentar o disminuir con respecto a su condición basal por las alteraciones de la contribución relativa de los factores extrínsecos y los intrínsecos. La tabla 7-2 resume la importancia relativa de los mecanismos de control simpáticos y metabólicos, y de la capacidad de autorregulación intrínseca de varios lechos vasculares de órganos importantes.

## RESUMEN DE CONCEPTOS IMPORTANTES

- La distribución relativa del flujo sanguíneo hacia los órganos está regulada por la resistencia vascular de cada órgano, determinada por mecanismos extrínsecos (neurohumorales) e intrínsecos (reguladores locales).

- Los mecanismos locales que regulan el flujo sanguíneo en los órganos incluyen los siguientes: (1) factores tisulares como adenosina, ATP, $K^+$, $O_2$, $H_2O_2$, $CO_2$ y $H^+$; (2) hormonas paracrinas como bradicinina, histamina y prostaglandinas; (3) factores endoteliales como óxido nítrico, endotelina-1 y prostaciclina; y (4) mecanismos miogénicos intrínsecos al músculo liso vascular.

- Los factores locales siguientes producen vasodilatación en casi todos los tejidos: adenosina, $K^+$, $H^+$, $CO_2$, $H_2O_2$, hipoxia, bradicinina, histamina, $PGE_2$, prostaciclina y óxido nítrico. Los factores locales siguientes producen vasoconstricción: endotelina-1 y respuesta miogénica al estiramiento vascular.

- La compresión mecánica de los vasos sanguíneos tiene una gran influencia sobre el flujo sanguíneo en la circulación coronaria y en el músculo esquelético en contracción.

- La autorregulación del flujo es muy importante en órganos como el corazón, el encéfalo y los riñones; las circulaciones gastrointestinal y del músculo esquelético muestran una autorregulación moderada.

- El flujo sanguíneo tiene una alta correspondencia con el metabolismo oxidativo, en particular en las circulaciones coronaria, cerebral, del músculo esquelético y gastrointestinal. En este sentido, un aumento del consumo tisular de oxígeno determina un aumento del flujo sanguíneo (hiperemia funcional o activa).

- El flujo sanguíneo de los siguientes órganos reciben influencia moderada o intensa de los mecanismos vasoconstrictores simpáticos: músculo esquelético en reposo, circulación gastrointestinal y piel (relacionada con la termorregulación).

- Los mecanismos de control vascular vinculados con el metabolismo oxidativo (mecanismos metabólicos) son sobre todo potentes en el corazón, el encéfalo y el músculo esquelético.

## PREGUNTAS DE REVISIÓN

Para cada pregunta, elija la respuesta más apropiada:

1.  Dos minutos después de que la presión de perfusión hacia un riñón sufra una reducción repentina de 100 mm Hg a 70 mm Hg, ¿cuál de las siguientes se observará?

    a.  Dilatación de las arteriolas aferentes.
    b.  Reducción del flujo sanguíneo en un 30 %.
    c.  Aumento de la resistencia vascular renal.
    d.  Desarrollo de hipoxia en el riñón.

2.  Si se ocluye una arteria coronaria durante 1 min y luego se libera:

    a.  Le sigue un período de hiperemia activa.
    b.  El flujo coronario aumenta por efecto de la vasoconstricción que se produce durante la isquemia.
    c.  La liberación endotelial de óxido nítrico contribuirá a la hiperemia reactiva.
    d.  Las concentraciones intersticiales de adenosina aumentarán y generarán constricción de las arteriolas coronarias.

3.  ¿Cuál de las circulaciones orgánicas siguientes muestra una constricción más intensa

durante la activación simpática que deriva del reflejo barorreceptor cuando una persona se pone de repente de pie?

a. Encéfalo.
b. Corazón.
c. Intestino.
d. Piel.

Relacione los órganos que se señalan en las preguntas 4 a 9 con las respuestas «a» a «i» que les siguen. Cada pregunta puede tener más de una respuesta correcta.

a. El flujo sanguíneo está regulado sobre todo por el $CO_2$ y el $H^+$.
b. Lechos capilares ubicados entre dos arteriolas conectadas en serie.
c. Vasoconstricción hipóxica.
d. Presión capilar máxima.
e. Diferencia arteriovenosa de oxígeno máxima.
f. Anastomosis arteriovenosas abundantes.
g. Masa orgánica máxima.
h. Recibe la mayor parte de su irrigación directamente de otros órganos.
i. Controlada sobre todo por el centro termorregulador hipotalámico.

4. Circulación cutánea _____

5. Circulación renal _____

6. Circulación coronaria _____

7. Circulación pulmonar _____

8. Circulación cerebral _____

9. Circulación del músculo esquelético_____

10. Se diagnostica estenosis bilateral de la arteria renal en un paciente hipertenso. Usted considera la administración de un inhibidor de la ECA para disminuir la presión arterial. ¿Por qué mecanismo podría este medicamento afectar negativamente la filtración glomerular renal?

a. Constricción de las arteriolas aferentes.
b. Constricción de las arteriolas eferentes.
c. Dilatación de las arteriolas aferentes.
d. Dilatación de las arteriolas eferentes.

11. Un paciente con síntomas anginosos recibe el diagnóstico de arteriopatía y vasoespasmo coronarios. ¿Cuál de los siguientes pudiera ser responsable del incremento de la susceptibilidad al vasoespasmo?

a. Disminución de la síntesis endotelial de óxido nítrico.
b. Disminución del tono simpático de los vasos coronarios.
c. Síntesis de adenosina inducida por la isquemia.
d. Disminución de la síntesis de endotelina-1 en el endotelio coronario.

12. Un paciente con malestar precordial inducido por el ejercicio y disnea tiene una disminución del 80 % del diámetro de la arteria circunfleja (CFX). ¿Cuál de los siguientes generará esta lesión estenótica?

a. Incremento del flujo en la arteria descendente anterior (ADA).
b. Aumento de la presión en el tronco coronario izquierdo (TCI).
c. Disminución del flujo sanguíneo máximo en el miocardio irrigado por la arteria CFX.
d. Incremento de la reserva fraccional de flujo en la arteria CFX.

13. En un paciente con un accidente cerebrovascular reciente, la presión intracraneal muestra un aumento constante. A usted le preocupa este hallazgo debido a que la presión intracraneal alta puede generar:

a. Disminución del flujo sanguíneo.
b. Disminución de la resistencia cerebrovascular.
c. Incremento de la presión de perfusión cerebral.
d. Aumento de la presión transparietal de la vasculatura cerebral.

14. La presión en la arteria pulmonar es mucho menor que la presión arterial sistémica debido a que:

a. La resistencia vascular pulmonar es menor que la resistencia vascular sistémica.
b. La vasculatura pulmonar muestra menor distensibilidad que la vasculatura sistémica.
c. En los vasos pulmonares no existe tono simpático.
d. Existen menos vasos de resistencia en paralelo en la circulación pulmonar.

1. La respuesta correcta es la «a» porque, en respuesta a una reducción de la presión de perfusión y el flujo sanguíneo, el riñón presenta autorregulación con dilatación de las arteriolas aferentes. La opción «b» es incorrecta. Cuando en primer lugar se reduce la presión, el flujo sanguíneo cae alrededor del 30 %, pero después de 2 min se acercará a su valor normal por la autorregulación. La opción «c» es incorrecta, ya que la vasodilatación de la arteriola aferente disminuye la resistencia vascular renal. La opción «d» es incorrecta puesto que la autorregulación, al mantener el flujo sanguíneo, protege al riñón de la isquemia y la hipoxia.

2. La respuesta correcta es la «c», ya que el aumento del flujo (hiperemia reactiva) que sigue a la liberación de la oclusión genera una liberación dependiente del flujo de óxido nítrico a partir del endotelio vascular, que contribuye al aumento del flujo sanguíneo. La opción «a» es incorrecta debido a que la hiperemia activa se asocia con un aumento de la actividad metabólica tisular y no con una hiperemia posterior a la isquemia (reactiva). La opción «b» es incorrecta porque la vasodilatación se produce durante la isquemia. La opción «d» es incorrecta, ya que el aumento de la adenosina intersticial dilata las arteriolas coronarias.

3. La respuesta correcta es la «c». La opción «a» es incorrecta debido a que el encéfalo muestra una respuesta escasa a la activación simpática. Si bien la vasculatura coronaria en el corazón (opción «b») puede responder a la activación simpática, la estimulación concurrente de la frecuencia cardíaca y el inotropismo determinan una vasodilatación metabólica. La opción «d» es incorrecta porque el control simpático de la circulación cutánea se relaciona sobre todo a la termorregulación; así, el reflejo barorreceptor que se asocia con la pedestación ejerce poca influencia sobre el flujo sanguíneo cutáneo.

4. Las respuestas correctas son la «f» y la «i».

5. Las respuestas correctas son la «b» y la «d».

6. La respuesta correcta es la «e».

7. La respuesta correcta es la «c».

8. La respuesta correcta es la «a».

9. La respuesta correcta es la «g».

10. La respuesta correcta es la «d», y las otras opciones son incorrectas debido a que en la estenosis de la arteria renal el incremento de la angiotensina II, que genera preferencialmente constricción de la arteriola eferente, ayuda a mantener la presión capilar y la filtración en el glomérulo a pesar de la caída de la presión de perfusión renal. De este modo, la disminución de la angiotensina II con un inhibidor de la ECA elimina esta constricción, lo que conduce a una disminución de la presión capilar y la filtración en el glomérulo.

11. La respuesta correcta es la «a», ya que la arteriopatía coronaria se asocia con disfunción endotelial y disminución de la síntesis de óxido nítrico. Las acciones vasodilatadoras del óxido nítrico generalmente se oponen a los mecanismos vasoconstrictores y, de este modo, la disminución del óxido nítrico favorece las respuestas vasoconstrictoras y puede aumentar la susceptibilidad al vasoespasmo. La opción «b» es incorrecta porque la disminución del tono simpático reduce las influencias vasoconstrictoras sobre los vasos. La opción «c» es incorrecta debido a que la adenosina es un vasodilatador y se opone así a la vasoconstricción. La opción «d» es incorrecta, puesto que la endotelina-1 es un vasoconstrictor y pudiera contribuir al vasoespasmo.

12. La respuesta correcta es la «c» porque una lesión en la CFX reducirá la presión de perfusión arterial efectiva para la vasculatura distal, lo que limitará la capacidad máxima de flujo. La opción «d» es incorrecta porque la reserva fraccional de flujo disminuye por la estenosis, dado que la lesión reducirá las presiones distales en condiciones de vasodilatación máxima. Las opciones «a» y «b» son incorrectas porque la ADA se conecta en paralelo a la CFX y, por ende, no recibe influencia de los cambios de la resistencia y el flujo en esta última mientras que el TCI y la ADA sean normales; el incremento de la resistencia en la CFX no aumenta las presiones proximales en la TCI, dado que esa presión está determinada por la presión aórtica.

13. La respuesta correcta es la «a» porque el incremento de la presión intracraneal disminuye el flujo sanguíneo cerebral al comprimir los vasos y aumentar su resistencia (por ende, la opción «b» es incorrecta), y disminuye la presión de perfusión efectiva, que puede estimarse como presión arterial media menos

presión intracraneal (así, la opción «c» es incorrecta). La opción «d» es incorrecta porque el incremento de la presión intracraneal aumenta la presión fuera de los vasos, de tal modo que la presión transparietal disminuye.

14. La respuesta correcta es la «a» porque el flujo sanguíneo pulmonar es el mismo que el sistémico, dado que están conectados en serie; así, la resistencia debe ser menor en el sistema pulmonar para que tenga una presión más baja, ya que la presión se relaciona con el producto del flujo y la resistencia. La opción «b» es incorrecta, puesto que la vasculatura pulmonar tiene una distensibilidad mucho mayor que la vasculatura sistémica. La opción «c» es incorrecta debido a que, si bien la vasculatura sistémica tiene un tono simpático mucho mayor que la pulmonar, la diferencia de la resistencia es sobre todo anatómica, en parte debido a que el sistema pulmonar tiene muchos más vasos en paralelo que reducen la resistencia (así, la opción «d» es incorrecta).

## RESPUESTA A LOS PROBLEMAS Y CASOS

### PROBLEMA 7-1

La presión de perfusión inicial era de 100 mm Hg (presión arterial media menos presión venosa). La elevación de la presión venosa hasta 15 mm Hg redujo la presión de perfusión a 85 mm Hg. De acuerdo con la ecuación en que se relacionan flujo sanguíneo, presión de perfusión y resistencia vascular ($F = \Delta P/R$), el flujo disminuiría un 15% con una reducción de un 15% de la presión de perfusión (si se asume que la resistencia no se modifica). Sin embargo, en este caso el flujo disminuyó un 25%, lo que indica que la resistencia aumentó un 13.3% ($R = \Delta P/F = 0.85/0.75$).

La teoría metabólica de la autorregulación indica que, a la vez que la presión de perfusión y el flujo disminuyen, una acumulación de metabolitos vasodilatadores disminuye la resistencia con la intención de restablecer el flujo; sin embargo, la resistencia no disminuyó en este experimento. La teoría miogénica establece que el aumento de la presión transparietal produce una contracción del músculo liso vascular, con lo que aumenta la resistencia y disminuye el flujo. El aumento de la presión venosa en este experimento incrementó la presión transparietal en las arteriolas proximales, y les indujo a contraerse y aumentar su resistencia.

De este modo, la elevación de la presión venosa produce respuestas opuestas y contradictorias entre ambos mecanismos. Puesto que la resistencia vascular aumentó en el experimento, puede concluirse que el mecanismo miogénico (vasoconstrictor) dominó sobre el metabólico (vasodilatador). Estos resultados se han observado en el medio experimental con órganos como el intestino.

### CASO 7-1

Es importante controlar la presión arterial en pacientes con arteriopatía coronaria debido a que la hipertensión aumenta la poscarga ventricular y la demanda miocárdica de oxígeno. Sin embargo, es importante reducir la presión arterial con fármacos que no produzcan taquicardia refleja, por dos razones. En primer lugar, la taquicardia refleja (mediada por barorreceptores) aumenta la demanda miocárdica de oxígeno y neutraliza los efectos beneficiosos de la disminución de la poscarga (v. cap. 4).

En segundo lugar, la taquicardia compromete ampliamente la perfusión coronaria debido a que, a frecuencias cardíacas altas, la duración de la diástole disminuye en comparación con la sístole. Esto limita el tiempo disponible para la perfusión coronaria durante la diástole, que es el período en que se presenta la mayor perfusión coronaria. En la práctica clínica es común administrar un fármaco, como un β-bloqueador, al paciente que padece arteriopatía coronaria e hipertensión, dado que disminuye la presión arterial e impide la taquicardia refleja.

## LECTURAS RECOMENDADAS

Cipolla MJ. The Cerebral Circulation. Morgan & Claypool Publishers, 2010.

Clifford PS. Local control of blood flow. Adv Physiol Educ 2011;35:5–15.

Granger DN, Holm L, Kvietys P. The gastrointestinal circulation: physiology and pathophysiology. Compr Physiol 2015;5:1541–1583.

Hill M, Davis M. Local Control of Microvascular Perfusion. Morgan & Claypool Publishers, 2013.

Johnson PC. Autoregulation of blood flow. Circ Res 1986;59:483–495.

Kopp UC. Neural Control of Renal Function. Morgan & Claypool Publishers, 2011.

Korthuis RJ. Skeletal Muscle Circulation. Morgan & Claypool Publishers, 2011.

Peterson EC, Wang Z, Britz G. Regulation of cerebral blood flow. Int J Vasc Med 2011;2011:1–8.

Tune JD. Coronary Circulation. Morgan & Claypool Publishers, 2014.

Wong BJ, Hallowed CG. Current concepts of active vasodilation in human skin. Temperature 2017;4: 41–59.

# FUNCIÓN DE INTERCAMBIO DE LA MICROCIRCULACIÓN

**OBJETIVOS DE APRENDIZAJE**

Comprender los conceptos presentados en este capítulo permitirá al estudiante:

1. Describir los mecanismos principales por los cuales los gases, líquidos, electrólitos y macromoléculas se desplazan a través del endotelio capilar.

2. Nombrar tres tipos distintos de capilares; conocer los órganos en que se encuentran y describir sus diferencias en cuanto a la permeabilidad a las macromoléculas y el líquido.

3. Describir los factores que determinan la velocidad de intercambio de oxígeno entre la microcirculación y el tejido.

4. Explicar la relación entre el contenido de oxígeno, el porcentaje de saturación y la presión parcial de oxígeno en la sangre.

5. Describir la relación entre el aporte de oxígeno a un tejido, la extracción del oxígeno y el consumo de oxígeno mediante la aplicación del principio de Fick.

6. Describir los mecanismos responsables del desplazamiento del líquido a través de los capilares.

7. Describir la relación entre volumen del líquido intersticial, la presión hidrostática intersticial y la distensibilidad intersticial.

8. Describir el modo en que los cambios de la presión hidrostática capilar, la presión oncótica del plasma, la permeabilidad capilar y la función linfática pueden conducir al edema tisular.

## INTRODUCCIÓN

La microcirculación está integrada por arterias de pequeño tamaño, arteriolas, capilares, vénulas, venas y vasos linfáticos de pequeño tamaño, que están en los órganos y los tejidos (v. cap. 5, fig. 5-1), y tiene las siguientes funciones importantes:

1. Las arterias de tamaño pequeño y las arteriolas son los sitios principales de resistencia en la circulación sistémica y, por ende, desempeñan un papel importante en la regulación de la presión arterial y el flujo sanguíneo en los órganos (v. cap. 5).

2. Las vénulas y las venas de pequeño tamaño tienen una función de capacidad o elasticidad muy importante y, de este modo, determinan la distribución del volumen sanguíneo en todo el organismo.

3. La microcirculación permite el paso de los leucocitos desde la sangre hasta el espacio extravascular, lo que cobra importancia en la inflamación y la infección.

4. La microcirculación es el sitio en que los gases, las sustancias circulantes (p. ej., nutrientes, hormonas, fármacos terapéuticos), desechos metabólicos tisulares, líquido y energía térmica se intercambian entre la sangre y los tejidos.

En la microcirculación, los capilares representan el sitio más importante para el intercambio desde la perspectiva cuantitativa, como consecuencia de su estructura física (proporción baja entre volumen y área de superficie, y paredes delgadas), su gran número y su área de superficie enorme disponible para el intercambio. Este capítulo se concentra en la función de intercambio de los capilares.

# MECANISMOS DE INTERCAMBIO

El líquido, los electrólitos, los gases y sustancias de bajo y alto peso molecular atraviesan el endotelio capilar por distintos mecanismos: difusión, flujo de volumen, transporte vesicular y transporte activo (fig. 8-1). Algunas sustancias se transportan sobre todo por medio de un mecanismo, mientras que otras pueden utilizar más de uno. Esto depende de las características físicas y químicas de la sustancia, y también del tipo de endotelio capilar, que difiere de un órgano a otro.

## Difusión

La *difusión es el movimiento de una molécula desde una concentración alta hasta una concentración baja.* Este mecanismo de intercambio es particularmente importante para los gases ($O_2$ y $CO_2$) y otras sustancias liposolubles (p. ej., hormonas esteroideas, anestésicos). El líquido y los electrólitos también se intercambian a través del endotelio, en parte por difusión.

El movimiento de una sustancia por difusión se describe en la primera ley de Fick de la difusión (ecuación 8-1), en que el desplazamiento de una molécula por unidad de tiempo (flujo $J_s$; molas/s) equivale a la constante de difusión (D) de la barrera (p. ej., pared capilar) multiplicada por el área de superficie (A) disponible para el proceso y el gradiente de concentración, que es la diferencia de concentración a un lado y otro de la barrera ($\Delta C$) divididos por la distancia de difusión ($\Delta X$).

**Ec. 8-1**     $$J_s = DA \frac{\Delta C}{\Delta X}$$

La *constante difusión es un valor que representa la facilidad con la que una sustancia específica puede atravesar la pared capilar (o alguna otra barrera) mediante difusión.* Cuanto mayor es la constante de difusión para una sustancia específica, mayor su flujo por la barrera para un gradiente de concentración dado. La constante difusión se determina a partir de la estructura física y química de la barrera, y también de las características físicas y químicas (p. ej., tamaño, carga eléctrica) de la molécula que difunde. Por ejemplo, la constante difusión del oxígeno (pequeño y muy lipofílico) por las membranas celulares (que son bicapas lipídicas) es muy alta en comparación con la de la glucosa (grande e hidrofílica).

La ecuación 8-1 indica que *la velocidad de difusión guarda relación directa con la diferencia de concentración, la constante de difusión y el área disponible para la difusión, y es inversamente proporcional a la distancia de difusión.* La distancia de difusión ($\Delta X$) en la ecuación 8-1 en ocasiones se combina con la constante de difusión (D) y se le denomina **coeficiente de permeabilidad (P)**. Esto simplifica la ecuación 8-1 para obtener $J_s = PS(\Delta C)$, en que S es el área de superficie disponible para el intercambio. El valor combinado del coeficiente de permeabilidad multiplicado por el área de superficie se ha calculado para distintas sustancias en muchos órganos y tejidos; se le denomina **producto PS**. El producto PS se utiliza a menudo para comparar las características de difusión de una sustancia determinada en distintos tejidos. El producto PS de la inulina, una sustancia de peso molecular alto que se usa para valorar la filtración capilar glomerular en el riñón, difiere significativamente en distintos tejidos. Por ejemplo, en el corazón al producto PS de la inulina es 40 veces superior al del músculo esquelético, en gran medida por el área de superficie capilar mucho más amplia del primero.

## Flujo de volumen

Un segundo mecanismo para el intercambio es el flujo de volumen. Este mecanismo es importante para el desplazamiento del agua y las moléculas pequeñas insolubles en lípidos a través de los capilares. *El flujo de volumen del líquido y los electrólitos, así como de moléculas pequeñas, tiene lugar por hendiduras ubicadas entre las células endoteliales* (v. fig. 8-1). Estas vías paracelulares se denominan en ocasiones «poros» o «canales».

La estructura física de los capilares varía significativamente entre los órganos; estas diferencias afectan en gran medida el intercambio por flujo de volumen. Algunos capilares (p. ej., de músculo esquelético, piel, pulmón y encéfalo) tienen un endotelio muy «cerrado» y una membrana basal continua (se les denomina **capilares continuos**), que reducen el flujo de volumen por la pared capilar. En contraste, algunos lechos vasculares tienen **capilares fenestrados** (p. ej., glándulas exocrinas, glomérulos renales y mucosa intestinal) con perforaciones (fenestras) en el endotelio, lo que les determina una permeabilidad y un flujo de volumen elevados relativos. Los **capilares discontinuos** (que están en el hígado, el bazo y la médula ósea) tienen brechas intercelulares muy amplias, así como otras en la membrana basal, por lo que son los más permeables.

El flujo de volumen se produce de acuerdo con la ecuación de Poiseuille para el flujo hidrodinámico (v. cap. 5, ecuación 5-7). Los cambios de los

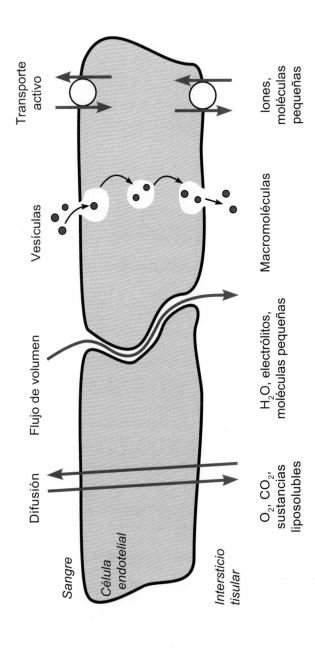

■ **Figura 8-1.** Mecanismos de intercambio a través del endotelio capilar. Las sustancias liposolubles, como el oxígeno y el dióxido de carbono, pasan con facilidad por las células del endotelio capilar mediante difusión. El agua y los electrólitos se desplazan a través del endotelio principalmente por flujo de volumen, a través de hendiduras o «poros» intercelulares. Los mecanismos de transporte vesicular movilizan moléculas grandes a través del endotelio. Los mecanismos de transporte activo desplazan iones y otras moléculas pequeñas a través del endotelio.

gradientes de presión (ya sea hidrostática o coloidosmótica) en la pared capilar alteran el movimiento del líquido por esa estructura. Además, los cambios del tamaño y el número de los poros o las hendiduras intercelulares alteran el intercambio. El tamaño de los poros y la longitud de la vía son análogos al radio del vaso y la longitud en la ecuación de Poiseuille; son factores importantes para la resistencia al flujo de volumen por los capilares. En algunos órganos es posible regular el número de capilares irrigados. Como se describe en el capítulo 7, el número de capilares con flujo en el músculo esquelético en contracción, por ejemplo, es superior que en reposo. Un aumento de los capilares irrigados incrementa el área de superficie disponible para el intercambio de líquido y el movimiento neto del líquido por los capilares por medio del flujo de volumen.

## Transporte vesicular y activo

El transporte vesicular es un tercer mecanismo mediante el cual se establece el intercambio entre la sangre y el tejido. Este mecanismo es particularmente importante para la translocación de macromoléculas (p. ej., proteínas) a través del endotelio capilar. En comparación con la difusión y el flujo de volumen, el transporte vesicular desempeña un papel relativamente menor en el intercambio transcapilar (excepto para las macromoléculas). Sin embargo, existe evidencia de que a veces las vesículas pueden fusionarse y crear un canal que traspase una célula del endotelio capilar, lo que permite el flujo de volumen a través de la célula.

El transporte activo es un cuarto mecanismo de intercambio. Algunas moléculas (p. ej., iones, glucosa, aminoácidos) se transportan por mecanismos activos a través de las células del endotelio capilar. Sin embargo, esto normalmente no se considera un mecanismo para el intercambio entre el plasma y el intersticio, sino más bien uno para el intercambio entre una célula específica y su ambiente circundante.

## INTERCAMBIO DE OXÍGENO Y DIÓXIDO DE CARBONO

### Difusión del oxígeno

El oxígeno se difunde de la sangre a las células del tejido, para sostener la respiración mitocondrial. La solubilidad en lípidos del oxígeno le permite difundirse con facilidad por los tejidos. Sin embargo, la distancia que puede difundirse en un tejido está limitada por su consumo celular. Por ejemplo, a la vez que el oxígeno se difunde hacia fuera de un capilar y al interior de las células circundantes de músculo esquelético, es consumido por las mitocondrias. En consecuencia, es poco el oxígeno que se difunde por toda una célula y llega a otra. De este modo, en los tejidos con una demanda elevada de oxígeno resulta esencial que la densidad capilar sea lo suficientemente alta para asegurar distancias de difusión pequeñas (v. fig. 7-15).

Grandes cantidades de oxígeno atraviesan los capilares no solo por efecto de sus paredes delgadas y constante de difusión alta para el oxígeno, sino, más importante aún, por la gran área de superficie disponible para su difusión. Se ha observado que en las arteriolas también se difunde una cantidad significativa de oxígeno. Parte de este oxígeno pasa por las paredes arteriolares para entrar en las células circundantes y, en algunos casos, difunde de las arteriolas hacia las vénulas que a menudo están en adyacencia a ellas. Normalmente la sangre arterial sistémica tiene una saturación completa de oxígeno y una $PO_2$ aproximada de 95 mm Hg. Las mediciones directas de la $PO_2$ en arteriolas de pequeño tamaño (20 a 80 μm de diámetro) en algunos tejidos revelan que la $PO_2$ es de tan solo 25 mm Hg a 35 mm Hg, lo que corresponde a una pérdida de 30% a 60% del contenido de oxígeno de la sangre. De este modo, cantidades sustanciales de oxígeno pueden difundirse a partir de la sangre antes de su llegada a los capilares; sin embargo, los capilares siguen siendo la estructura más importante para la oxigenación tisular, dado que su gran densidad relativa asegura que las distancias de difusión entre la sangre y las células del tejido sean cortas.

La figura 8-2 ilustra la difusión del oxígeno a partir de la sangre contenida en un capilar, su paso por el endotelio capilar y luego su ingreso a la célula. La $PO_2$ solo se reduce un poco justo fuera del capilar (25 a 24 mm Hg), porque es poco el oxígeno que se consume a la vez que se difunde por la célula endotelial para llegar al líquido intersticial que circunda al capilar. El oxígeno en el intersticio difunde entonces siguiendo un gradiente de concentración (gradiente de $PO_2$) hasta llegar a las células cercanas. Debido a que las mitocondrias de la célula consumen oxígeno, la $PO_2$ puede ser muy baja en su citoplasma. Si bien en la figura 8-2 se muestra una $PO_2$ intracelular promedio de 5 mm Hg, el valor depende del sitio de la célula en que se cuantifica, la velocidad de consumo mitocondrial de oxígeno y la $PO_2$ de la sangre capilar. Justo al interior de la membrana celular, la $PO_2$ es mucho más alta que en el centro de la célula; la $PO_2$ más baja se identifica dentro de las mitocondrias. De este modo, existen

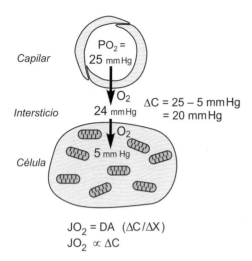

$$JO_2 = DA \ (\Delta C / \Delta X)$$
$$JO_2 \propto \Delta C$$

■ **Figura 8-2.** La difusión del oxígeno ($JO_2$) de los capilares al tejido sigue la primera ley de la difusión de Fick. Debido a que la constante de difusión (*D*), el área de intercambio (*A*) y la distancia de difusión ($\Delta X$) se mantienen más bien constantes en un mismo capilar, la difusión del oxígeno está gobernada sobre todo por la diferencia de la presión parcial de oxígeno ($PO_2$) entre la sangre y las células ($\Delta C$), que es de 20 mm Hg en esta ilustración. La mayor parte de este gradiente de $PO_2$ se identifica entre el intersticio y la célula mientras las mitocondrias tienen un consumo activo de oxígeno; solo existe un gradiente leve a ambos lados del endotelio capilar. El incremento del gradiente general de $PO_2$ aumenta la velocidad de difusión.

gradientes de oxígeno significativos al interior de las células.

En la figura 8-2, el gradiente de concentración que conduce la difusión del oxígeno hacia el interior de la célula es de 20 mm Hg cuando se utilizan 5 mm Hg como $PO_2$ citoplásmica promedio. De acuerdo con la primera ley de Fick (ecuación 8-1), la velocidad de difusión del oxígeno ($JO_2$) es proporcional a la diferencia de concentración del gas (expresada como diferencia de $PO_2$) entre la sangre capilar y el interior de la célula, si se asume que la constante de difusión, la distancia difusión y el área de superficie son fijas. De este modo, el incremento de la $PO_2$ en la sangre capilar (como cuando una persona respira oxígeno puro) o la disminución de la $PO_2$ citoplásmica (como cuando aumenta el consumo tisular de oxígeno), aumenta la velocidad de difusión del oxígeno hacia el tejido. La $PO_2$ capilar también aumenta por la dilatación de los vasos de resistencia. Esto aumenta el flujo sanguíneo microvascular y aporta así más oxígeno a los capilares por unidad de tiempo, lo que determina valores más altos de $PO_2$ en la sangre capilar. Si la vasodilatación va acompañada de un incremento del número

de capilares irrigados (como se observa durante la contracción del músculo esquelético), esto aumenta el área de superficie disponible para la difusión del oxígeno y promueve en mayor medida el transporte de este gas hacia el interior del tejido. Por ejemplo, si la célula que se muestra en la figura 8-2 se encontrara circundada por tres capilares en vez de uno, existiría un incremento de la velocidad de difusión de oxígeno hacia su interior, lo que sería necesario si el consumo mitocondrial de oxígeno aumentara de forma significativa.

## Aporte y extracción de oxígeno

El análisis previo describe la difusión de oxígeno de la sangre a las células tisulares y el modo en que el gradiente de $PO_2$ desempeña un papel importante para determinar la velocidad de la difusión. Mientras el gradiente de $PO_2$ determina la velocidad de difusión del oxígeno, la cantidad total de gas disponible por unidad de tiempo para la difusión, depende de la cantidad que está unida a la hemoglobina de la sangre y la velocidad del flujo sanguíneo en el tejido.

La cantidad de oxígeno en la sangre (contenido de oxígeno) está determinada por la $PO_2$ de la sangre, al igual que por la cantidad de hemoglobina en los eritrocitos y la afinidad de la hemoglobina por el oxígeno (fig. 8-3). Esta relación se denomina curva de disociación del oxígeno y la hemoglobina («curva de disociación de la hemoglobina»). Con valores normales de $PO_2$ arterial (~95 mm Hg en el nivel del mar), cerca del 97 % de la hemoglobina está unida al oxígeno (saturación de la hemoglobina [$SaO_2$] del 97 %). Si 100 mL de sangre contienen 15 g de hemoglobina (valor normal) y 1 g de hemoglobina puede unirse a 1.34 mL de oxígeno, entonces cuando exista una saturación del 100 %, en 100 mL de sangre estarán unidos a la hemoglobina 20.1 mL $O_2$ (15 g/100 mL × 1.34 mL $O_2$/g), y con una saturación del 97 % se unirán 19.5 mL $O_2$/100 mL de sangre. Una pequeña cantidad de oxígeno (~0.3 mL $O_2$/100 mL de sangre) está disuelta en el agua libre del plasma y las células cuando existen valores normales de $PO_2$ arterial. De este modo, cuando los valores de $PO_2$ arterial son normales la cantidad total de oxígeno unido a la hemoglobina y disuelto se aproxima a 20 mL $O_2$/100 mL de sangre (o 20 % en volumen).

La curva de disociación de la hemoglobina tiene una configuración sigmoidea; por ende, disminuciones discretas de la $PO_2$ arterial respecto de los valores normales no reducen de forma significativa el contenido de oxígeno de la sangre arterial. Sin embargo, a la vez que la $PO_2$ arterial comienza a caer por debajo de 80 mm Hg, y en particular en el intervalo de los valores promedio de $PO_2$ tisular (20 a 40 mm Hg), la curva se vuelve muy inclinada y existe una gran disminución de la cantidad de oxígeno unido a la hemoglobina a la vez que la $PO_2$ disminuye. Con una $PO_2$ aproximada de 25 mm Hg, la hemoglobina solo tiene una saturación del 50 % ($P_{50}$ = 25 mm Hg). Es así que a la vez que la sangre fluye hacia los tejidos, la $PO_2$ baja relativamente en ellos haciendo que el oxígeno difunda de la sangre al tejido. Esto reduce la $PO_2$ sanguínea y hace que el oxígeno se disocie de la hemoglobina, de tal modo que pueda difundir hacia el interior del tejido. La liberación del oxígeno a partir de la hemoglobina también puede intensificarse por factores que causan un desplazamiento a la derecha de la curva de disociación de la hemoglobina. Por ejemplo, el aumento de la temperatura y la $PCO_2$, y la disminución del pH, desplazan la curva a la derecha, lo que desplaza la $P_{50}$ a la derecha. De este modo, para cualquier $PO_2$ tisular, un desplazamiento a la derecha genera una mayor liberación de oxígeno de la hemoglobina, porque existe una disminución de su afinidad por el gas. Es decir un mecanismo importante para aumentar la oxigenación tisular cuando la actividad metabólica del tejido aumenta (p. ej., músculo en contracción), lo que aumenta la temperatura tisular y la producción de $CO_2$, y reduce el pH.

El **aporte de oxígeno** ($DO_2$; mL $O_2$/min) al tejido depende del producto del flujo de sangre arterial ($F$; mL/min) y, también, del contenido arterial de oxígeno ($CaO_2$; mL $O_2$/100 mL de sangre; ecuación 8-2, fig. 8-4).

**Ec. 8-2**    $DO_2 = F \cdot CaO_2$

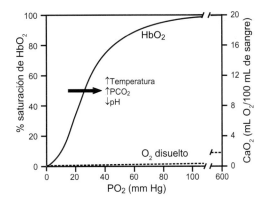

**Figura 8-3.** Curva de disociación de la hemoglobina (y el oxígeno). El porcentaje de saturación de oxígeno de la hemoglobina (% $HbO_2$) tiene una relación sigmoidea con la presión parcial de oxígeno ($PO_2$). En este ejemplo, la saturación del 100 % corresponde a un contenido de oxígeno en la sangre arterial ($CaO_2$) cercano a 20 mL $O_2$/100 mL de sangre. Esto asume que la concentración de hemoglobina es de 15 g/100 mL de sangre, y que 1.34 mL $O_2$ se unen a cada gramo de hemoglobina. Obsérvese que la cantidad de oxígeno disuelto en el plasma es muy baja en comparación con la unida a la hemoglobina. La curva de disociación se desplaza a la derecha (disminución de la afinidad de la hemoglobina por el oxígeno) con el aumento de la temperatura y la $PCO_2$, y la disminución del pH.

Puesto que la sangre arterial normalmente está cerca de su capacidad máxima de saturación de oxígeno (saturación > 94 %), el aporte de oxígeno a un tejido solo puede incrementarse de forma significativa al aumentar el flujo sanguíneo (cuando existe una concentración de hemoglobina constante). Si una persona padece anemia por disminución de la hemoglobina, aumentar el contenido de esta

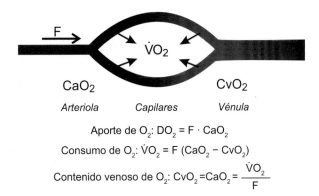

**Figura 8-4.** Modelo de aporte y equilibrio de oxígeno en los tejidos. El aporte de oxígeno ($DO_2$) es el producto del flujo sanguíneo ($F$) y el contenido arterial de oxígeno ($CaO_2$). El consumo de oxígeno ($\dot{V}O_2$) es el producto del flujo y la diferencia arteriovenosa de oxígeno (extracción de oxígeno; $CaO_2 - CvO_2$) de acuerdo con el principio de Fick. Al despejar la ecuación se observa que el contenido venoso de oxígeno ($CvO_2$) depende del $CaO_2$ menos la proporción entre $\dot{V}O_2$ y $F$.

molécula incrementará la provisión de oxígeno para un flujo dado. El aporte de oxígeno puede disminuir al reducir ya sea el flujo (p. ej., isquemia) o el contenido arterial de oxígeno, por ejemplo, anemia, hipoxemia.

El aporte de oxígeno solo representa lo que está disponible para el tejido, no lo que este utiliza. A la vez que la sangre arterial entra en la microcirculación y en particular a los capilares, el oxígeno difunde de la sangre a los tejidos y esto reduce el contenido de oxígeno sanguíneo (v. fig. 8-4). A mayor el consumo de oxígeno del tejido, mayor la cantidad de oxígeno que difunde a partir de la sangre. Es así que, a la vez que la sangre sale de los tejidos, la sangre venosa tiene un contenido de oxígeno menor que la sangre arterial. Por ejemplo, si se extrajeran 5 mL $O_2$/100 mL de sangre a la vez que pasan por un tejido (es decir, extracción de oxígeno), entonces el contenido de oxígeno en la sangre venosa ($CvO_2$) sería de 15 mL $O_2$/100 mL de sangre si el $CaO_2$ fuera de 20 mL $O_2$/100 mL de sangre. Obsérvese que, como se describe en el capítulo 7, la extracción de oxígeno difiere de un órgano a otro y depende de su consumo de oxígeno y flujo sanguíneo. Cuando la **extracción de oxígeno** ($CaO_2$ menos $CvO_2$; mL $O_2$/mL de sangre) se multiplica por el flujo sanguíneo (F; mL/min), representa la cantidad de oxígeno que consume el tejido (**consumo de oxígeno**, $\dot{V}O_2$; mL $O_2$/min), misma que describe el **principio de Fick** (ecuación 8-3). Obsérvese que el contenido de oxígeno necesita expresarse en mL $O_2$/mL de sangre y no en mL $O_2$/100 mL de sangre cuando se calculan valores por medio del principio de Fick.

Ec. 8-3    $\dot{V}O_2 = F(CaO_2 - CvO_2)$

Esta ecuación de balance de masas puede permitir una gran introspectiva en cuanto a la utilización y el intercambio de oxígeno. Por ejemplo, si el $CaO_2$ y el $CvO_2$ se multiplican por F, entonces esta relación se convierte en:

$$\dot{V}O_2 = (F \cdot CaO_2) - (F \cdot CvO_2)$$

El producto de F por $CaO_2$ es la velocidad con la que el oxígeno entra en el tejido ($DO_2$; mL $O_2$/min) y el de F por $CvO_2$ es la velocidad con la que el oxígeno sale del tejido (mL $O_2$/min) en la sangre venosa. La diferencia entre la velocidad con que el oxígeno entra y sale del tejido corresponde a aquella con la que se consume ($\dot{V}O_2$; mL $O_2$/min) en el tejido.

Si se despeja en la ecuación 8-3 la extracción de oxígeno ($CaO_2$ menos $CvO_2$; mL $O_2$/mL de sangre), entonces se observa que la extracción de oxígeno depende de la proporción entre el consumo de oxígeno y el flujo sanguíneo:

$$\left(CaO_2 - CvO_2\right) = \frac{\dot{V}O_2}{F}$$

Así, la extracción de oxígeno aumenta si lo hace el consumo de oxígeno o si se reduce el flujo sanguíneo. Puesto que el contenido arterial de oxígeno normalmente no se modifica de forma significativa, entonces un aumento de su extracción debe reducir el contenido de oxígeno venoso. Esto se aprecia con más claridad al despejar el contenido venoso de oxígeno en la ecuación 8-3:

$$CvO_2 = CaO_2 - \frac{\dot{V}O_2}{F}$$

A partir de la relación anterior, el contenido venoso de oxígeno disminuye debido a la reducción del contenido arterial de oxígeno, por un aumento del consumo de oxígeno o por la disminución del flujo. Las cuantificaciones del oxígeno en sangre venosa se utilizan para vigilar a los pacientes en cuidados intensivos y, por ende, la relación anterior ayuda a explicar lo que genera la caída de los niveles de oxígeno en la sangre venosa (que por lo general se expresan como saturación de oxígeno o $PO_2$ en sangre venosa). La saturación venosa de oxígeno cuantificada en la arteria pulmonar ($SvO_2$) es normalmente cercana al 75 % y tiene una $PO_2$ aproximada de 40 mm Hg.

Si se identifican valores bajos anómalos, pueden derivar de un aumento del consumo de oxígeno en los órganos, disminución del flujo sanguíneo en los órganos o reducción del contenido de oxígeno en sangre arterial. En las unidades de cuidados intensivos, cuando la saturación arterial de oxígeno es normal, la disminución de la $SvO_2$ suele derivar de una perfusión orgánica insuficiente secundaria a

## PROBLEMA 8-1

Se realiza un experimento en un ser humano, en que se cuantifica la $PO_2$ de la sangre venosa que sale del antebrazo durante la hiperemia reactiva tras un periodo de isquemia. En la fase inicial de la hiperemia reactiva, la $PO_2$ venosa muestra una reducción transitoria respecto del valor normal y luego aumenta. A la vez que el flujo sanguíneo recupera su valor normal cerca del final de la respuesta hiperémica, la $PO_2$ venosa también regresa a su valor normal. ¿Cómo explicaría estos hallazgos?

la reducción del gasto cardíaco, lo que induce una mayor extracción de oxígeno a partir de la sangre y reduce así la saturación y el contenido de oxígeno en la sangre venosa.

## Difusión de dióxido de carbono

El dióxido de carbono es un producto colateral del metabolismo oxidativo y debe retirarse de los tejidos y transportarse hacia los pulmones en la sangre. Al igual que el oxígeno, el dióxido de carbono es muy liposoluble y se difunde con facilidad de las células a la sangre. De hecho, su constante difusión es casi 20 veces mayor que la del oxígeno en soluciones acuosas; de este modo, la velocidad de difusión del $CO_2$ es 20 veces superior a la del $O_2$. Por efecto de esta velocidad de difusión elevada, la eliminación del dióxido de carbono a partir de los tejidos no está limitada por la difusión; su remoción depende sobre todo del flujo sanguíneo. De este modo, la disminución de la perfusión tisular determina un aumento de la $PCO_2$ en los tejidos y la sangre venosa. El aumento del metabolismo oxidativo en un tejido (p. ej., músculo en contracción) aumenta la producción celular de $CO_2$ y con ello el gradiente de concentración aumenta para la difusión del $CO_2$ del tejido a la sangre, y aumenta la $PCO_2$ venosa. La magnitud del aumento de la $PCO_2$ venosa depende del incremento relativo del metabolismo y el flujo sanguíneo.

## INTERCAMBIO TRANSCAPILAR DE LÍQUIDO

El cuerpo está compuesto por dos compartimentos de líquidos básicos: intravascular y extravascular. El compartimento intravascular contiene líquido (es decir, sangre) dentro de las cámaras cardíacas y los vasos sanguíneos del cuerpo. El sistema extravascular es todo lo que está fuera del compartimento intravascular. El compartimento extravascular está formado por muchos subcompartimentos, como los subcompartimentos celular, intersticial y linfático, y un sistema especializado que contiene líquido cefalorraquídeo dentro del sistema nervioso central.

El líquido se intercambia con facilidad entre los compartimentos intravascular y extravascular. El fenómeno por el que el líquido sale de los vasos sanguíneos (en particular, los capilares) y entra en el intersticio tisular del compartimento extravascular se denomina **filtración de líquidos** (fig. 8-5). Se calcula que, en un órgano típico, cerca del 1 % del plasma se filtra al intersticio; sin embargo, este valor (que se denomina fracción de filtración) es cercano

al 20 % en los capilares glomerulares renales por efecto de su función única. El líquido intersticial se intercambia por el que se ubica en los subcompartimentos del compartimento extracelular. Resulta crucial alcanzar un estado estable en que el mismo volumen del líquido que sale de la vasculatura regrese a ella. De lo contrario, el compartimento extravascular se inundaría con el líquido (es decir, se desarrollaría edema).

Existen dos vías por las que el líquido retorna a la sangre. En primer lugar, la reabsorción de líquido permite regresar la mayor parte del líquido filtrado a la sangre en el extremo venoso de los capilares o en las vénulas poscapilares (v. fig. 8-5). La velocidad de reabsorción es inferior a la filtración; así, se requiere un segundo mecanismo para mantener el equilibrio hídrico. Este segundo mecanismo involucra a los **vasos linfáticos**. Estos vasos especializados, similares en tamaño de las vénulas, constituyen un endotelio con brechas intercelulares circundadas por una membrana basal muy permeable. Los linfáticos terminales forman sacos ciegos en el tejido. Los linfáticos terminales captan el exceso de líquido filtrado (que contiene electrólitos y macromoléculas) y lo transportan hacia linfáticos de mayor tamaño que salen del tejido. Se calcula que de 5 % a 10 % de la filtración capilar se transporta fuera de los tejidos por medio de los linfáticos. Los linfáticos de mayor tamaño tienen células de músculo liso que sufren vasomoción espontánea, misma que sirve para «bombear» la linfa. La vasomoción es una contracción y una relajación rítmica espontánea de los vasos linfáticos.

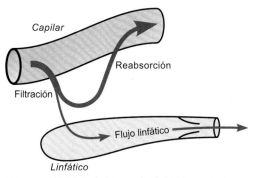

Filtración = Reabsorción + Flujo linfático

■ **Figura 8-5.** Filtración capilar, reabsorción y flujo linfático. El líquido se filtra hacia el intersticio a partir del extremo arterial del capilar. La mayor parte de este líquido se reabsorbe en el extremo venoso del capilar, y el resto entra en los linfáticos terminales para ser retirado del tejido y, finalmente, regresar a la sangre. El intercambio de líquido está en equilibrio (es decir, en un estado estable) cuando la filtración equivale a la reabsorción más el flujo linfático.

Existe evidencia de que a la vez que el vaso linfático se llena de líquido, el aumento de la presión distiende el vaso e induce una contracción miogénica. Los nervios autónomos y las sustancias de producción local, como el óxido nítrico y las prostaglandinas, pueden modular esta vasomoción. Las fuerzas compresivas externas, como la contracción rítmica del músculo esquelético y la actividad respiratoria, también contribuyen al desplazamiento de la linfa. Los vasos linfáticos contienen válvulas de un solo sentido que dirigen la linfa y la alejan del tejido, y acaban retornándola al sistema circulatorio por el conducto torácico y las venas subclavias. Alrededor de 2 L/d a 4 L/d de linfa regresan a la circulación de este modo.

En el estado estable, la velocidad con que el líquido entra en el intersticio tisular por filtración es la misma que aquella con que el líquido sale del tejido mediante reabsorción capilar y flujo linfático. Es decir, la filtración es igual a la reabsorción más el flujo linfático. Cuando este equilibrio se altera, el volumen y la presión del líquido en el intersticio se modifica. Por ejemplo, si la filtración neta aumenta de manera transitoria y el flujo linfático no lo hace en el mismo grado, el volumen y la presión en el intersticio aumentarán y se producirá edema. Los factores que causan edema se analizan en la última sección de este capítulo.

## Mecanismos físicos que rigen el intercambio de líquido

El movimiento del líquido a través de un capilar depende de varios factores físicos: la presión hidrostática, la presión oncótica y la naturaleza física de la barrera (es decir, la permeabilidad de la pared capilar) que separa al líquido en la sangre de aquel en el intersticio. Como se analiza antes, el desplazamiento transcapilar del líquido puede describirse con la ecuación de Poiseuille para el flujo hidrodinámico (v. ecuación 5-7) o, en términos más simples, puede describirse con la ecuación hidrodinámica general (ecuación 5-5) que relaciona el flujo (F), la presión conductora ($\Delta P$) y la resistencia (R; es decir, $F = \Delta P/R$). En capilares únicos, una manera más común de expresar esta ecuación hidrodinámica para el movimiento transcapilar del líquido (flujo del líquido, J) es sustituir la conductividad hidráulica (Lp) por la resistencia, que guardan una relación recíproca.

La **conductividad hidráulica** se relaciona con la facilidad con la cual el líquido pasa por la pared capilar. El flujo del líquido corresponde al número de moléculas (o volumen) de agua que se desplaza

a través de la barrera de intercambio por unidad de tiempo; por ende, el flujo del líquido puede expresarse en unidades similares al flujo. Para un solo capilar, el flujo del líquido equivale al producto de la conductividad hidráulica capilar y la fuerza conductora neta (FCN; es decir, $J = Lp \times FCN$). La **fuerza conductora neta** combina la presión hidrostática y la presión oncótica que impulsan el movimiento del fluido por la pared capilar.

En un órgano, el líquido se mueve a través de muchos capilares y de este modo el flujo neto del líquido se relaciona no solo con la conductividad hidráulica de los capilares aislados y la FCN, sino también con el área de superficie disponible para el intercambio. Cuando se analiza el flujo de líquido por los capilares en un órgano, se sustituyen la **constante de filtración** ($K_F$) y el área de superficie (A) por la conductividad hidráulica de un solo capilar. Con estas sustituciones se obtiene una expresión nueva que relaciona el flujo neto de líquido (ecuación 8-4):

**Ec. 8-4**     $J = K_F \cdot A \, (FCN)$

La ecuación 8-4 y la figura 8-6 muestran que el movimiento neto de líquido (flujo neto de líquido, J) guarda relación directa con la constante de filtración ($K_F$), el área de superficie disponible para el intercambio de líquido (A), y la FCN. *Para una FCN específica (FCN ≠ 0), la cantidad de líquido que se filtra o reabsorbe por unidad de tiempo está determinada por la constante de filtración y el área de superficie disponible para el intercambio.* La constante de filtración está definida por las propiedades físicas de la barrera (es decir, el tamaño y el número de «poros» y el grosor de la barrera capilar) y, de este modo, representa la permeabilidad de los capilares al líquido.

Los capilares fenestrados, por ejemplo, tienen una $K_F$ mucho mayor (es decir, permeabilidad), que los capilares continuos. Por otro lado, las sustancias paracrinas como la histamina, la bradicinina y los leucotrienos pueden aumentar en forma significativa la $K_F$. El área de superficie (A) guarda relación en particular con la longitud, el diámetro y el número de vasos (capilares y vénulas poscapilares) disponibles para el intercambio. El área de superficie es dinámica en los lechos vasculares como el del músculo esquelético. En ese tejido, el número de capilares irrigados puede aumentar varias veces durante el ejercicio. En estudios experimentales en que se utilizan órganos enteros, la $K_F$ y la A, que no pueden cuantificarse de manera independiente, se combinan y se les denota **coeficiente de filtración capilar (CFC).**

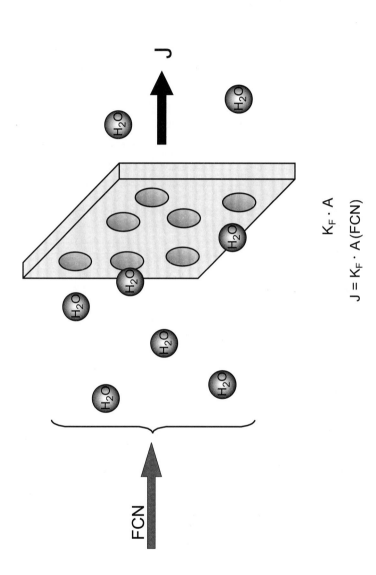

$$K_F \cdot A$$

$$J = K_F \cdot A (FCN)$$

■ **Figura 8-6.** Factores que determinan el movimiento del líquido. La velocidad de movimiento del líquido (flujo, $J$) a través del endotelio capilar, que se representa con moléculas de agua en esta figura, está determinada por la fuerza conductora neta ($FCN$), la constante de filtración capilar ($K_F$) y el área de superficie capilar ($A$) disponible para el intercambio.

La dirección del movimiento del líquido (filtración o reabsorción) en la ecuación 8-4 depende de si la FCN es positiva (filtración) o negativa (reabsorción). Si la FCN es de cero no existe movimiento neto de líquido, incluso si la $K_F$ y la A son muy altas.

Como ya se ha mencionado, la FCN está determinada por las fuerzas hidrostáticas y las oncóticas. Dos presiones hidrostáticas y dos presiones oncóticas afectan el intercambio transcapilar de líquido: la presión hidrostática capilar, la presión hidrostática tisular (intersticial), la presión oncótica capilar (plasma) y la presión oncótica tisular (intersticial; fig. 8-7). Estas fuerzas físicas en ocasiones se denominan fuerzas de Starling, en honor a Ernest Starling, que propuso en 1896 que tales fuerzas gobernaban el intercambio capilar de líquido. La presión hidrostática neta que conduce al líquido fuera del capilar (filtración) es la presión hidrostática que existe dentro de ese vaso menos la presión hidrostática intersticial ($P_c$ - $P_i$). La presión oncótica neta que atrae el líquido hacia el interior del capilar (reabsorción) es la presión oncótica del plasma capilar menos la presión oncótica intersticial ($\pi_c - \pi_i$).

## PRESIÓN HIDROSTÁTICA CAPILAR

La presión hidrostática capilar ($P_c$) conduce al líquido fuera del capilar, y alcanza su valor máximo en el extremo arterial del capilar y el menor en su extremo venoso. Según el órgano, la presión puede

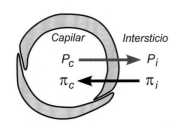

$$FCN = (P_C - P_i) - \sigma(\pi_C - \pi_i)$$

Filtración:       FCN > 0
Reabsorción:   FCN < 0

■ **Figura 8-7.** Fuerza conductora neta para el movimiento del líquido a través de los capilares. Las presiones hidrostáticas y oncóticas en el capilar ($P_c$, $\pi_c$) y el intersticio tisular ($P_i$, $\pi_i$) determinan la fuerza conductora neta (*FCN*) para el movimiento del líquido hacia fuera (filtración) o hacia dentro (reabsorción) del capilar. La diferencia de la presión hidrostática favorece la filtración (*flecha roja*), dado que la $P_c$ es superior a la $P_i$. La diferencia de la presión oncótica favorece la reabsorción (flecha negra), debido a que $\pi_c$ es superior a $\pi_i$. La diferencia de la presión oncótica se multiplica por el coeficiente de reflexión ($\sigma$), un factor que representa la permeabilidad del capilar a las proteínas responsables de generar la presión oncótica.

caer a lo largo del capilar (gradiente de presión axial o longitudinal) entre 15 y 30 mm Hg, por efecto de la resistencia capilar. Como consecuencia de este gradiente de presión a lo largo del capilar, se favorece la filtración en el extremo arterial, donde la presión hidrostática capilar tiene su valor máximo.

Para apreciar los factores que afectan la presión hidrostática capilar puede utilizarse un modelo que estima la presión hidrostática en el punto medio del capilar ($P_c$) a partir de las presiones arterial y venosa ($P_A$ y $P_V$), y el índice entre las resistencias poscapilar y precapilar ($R_V/R_A$). En este modelo, $P_c$ representa un punto entre dos resistencias conectadas en serie: una resistencia arterial o precapilar ($R_A$) y una resistencia venosa o poscapilar ($R_V$). También asume que el flujo que entra y sale del capilar es el mismo (es decir, se conserva). De esta manera, en el lado precapilar el flujo que entra puede expresarse como $F_{ent} = (P_A - P_c)/R_A$. En el lado poscapilar, el flujo que sale del vaso puede expresarse como: $F_{sal} = (P_c - P_V)/RV$. Si se asume que $F_{ent}$ es igual a $F_{sal}$, el despeje de $P_c$ permite obtener la ecuación 8-5.

**Ec. 8-5**    $$P_C = \frac{(R_V / R_A)\, P_A + P_V}{1 + (R_V / R_A)}$$

Un incremento de la presión, ya sea arterial o venosa, aumenta la presión capilar. Sin embargo, los efectos de los incrementos de la presión venosa son mucho mayores que los propios de un aumento equivalente de la presión arterial. Es decir, que la resistencia poscapilar es mucho menor que la precapilar. En la mayor parte de los órganos, la resistencia poscapilar es solo de 10% a un 20% de la resistencia precapilar; de este modo, $R_V/R_A$ varía entre 0.1 y 0.2. Si se asume que $R_V/R_A$ es de 0.2, puede obtenerse en la relación siguiente:

$$P_C = \frac{0.2\, P_A + P_V}{1.2}$$

En este ejemplo, un incremento de 20 mm Hg de la presión venosa aumenta 16.7 mm Hg la presión capilar media cuando $R_V/R_A$ es de 0.2. En contraste, el incremento de 20 mm Hg de la presión arterial aumenta la presión capilar media tan solo 3.3 mm Hg. La causa de esta diferencia es que la resistencia precapilar alta limita los efectos de la presión arterial aumentada sobre los capilares distales. De este modo, *la presión hidrostática capilar media recibe una influencia más intensa de los cambios de la presión venosa que de los propios de la presión arterial.* Esto tiene una implicación clínica relevante. Las condiciones que aumentan la presión venosa (p. ej., insuficiencia ventricular derecha, cirrosis hepática, trombosis venosa) pueden desencadenar edema en los órganos y los tejidos periféricos al aumentar de forma significativa la presión hidrostática capilar y la filtración capilar del líquido. Esta relación también muestra que la vasodilatación arteriolar o la obstrucción venosa aumentan la presión hidrostática capilar, lo que aumenta la filtración.

## PRESIÓN HIDROSTÁTICA TISULAR (INTERSTICIAL)

La presión hidrostática tisular (intersticial; $P_i$) es la presión que existe en el intersticio del tejido y se ejerce contra la pared externa del capilar, de modo que se opone a la presión hidrostática capilar. En muchos tejidos en condiciones ordinarias de hidratación, la presión hidrostática tisular es por algunos milímetros de mercurio subatmosférica, mientras que en otros puede ser un poco positiva. El incremento del volumen de líquido en el tejido, como se observa en las condiciones en que existe un aumento de la filtración capilar de líquidos o un bloqueo linfático, aumenta la presión hidrostática tisular. En contraste, la deshidratación reduce el volumen del líquido tisular y la presión hidrostática.

El efecto de los cambios del volumen del líquido intersticial sobre la presión intersticial se determina a partir de la distensibilidad intersticial (C). Esto se define como el cambio del volumen de líquido intersticial ($\Delta V_i$) dividido por el cambio de la presión del líquido intersticial ($\Delta P_i$). Si se despeja esta relación se obtiene la siguiente:

$$\Delta P_i = \frac{\Delta V_i}{C}$$

De esta manera, un aumento del volumen del líquido intersticial incrementa la presión del líquido intersticial, y la magnitud del cambio varía en sentido inverso con la distensibilidad del intersticio.

La figura 8-8 es una representación gráfica de la relación que existe entre el volumen y la presión del líquido intersticial, a la vez que la distensibilidad intersticial. La pendiente de la relación entre el volumen y la presión intersticial es la distensibilidad intersticial. Obsérvese que la distensibilidad disminuye a volúmenes intersticiales mayores, lo que hace que la presión suba desproporcionadamente a la vez que el volumen aumenta. Algunos tejidos y órganos, como el encéfalo y el riñón, tienen una distensibilidad intersticial baja. La razón es que el tejido está circundado por el cráneo óseo o una cápsula rígida, respectivamente. De este modo, incrementos más bien escasos del volumen intersticial pueden determinar aumentos intensos de la presión intersticial. Un gran incremento de la pre-

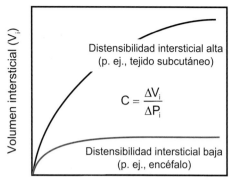

■ **Figura 8-8.** Efectos de la distensibilidad intersticial sobre los volúmenes y las presiones del líquido intersticial. La distensibilidad intersticial (*C*) es el cambio del volumen intersticial ($\Delta V_i$) dividido por el cambio de la presión intersticial ($\Delta P_i$), que es la pendiente de la relación entre el volumen y la presión. La distensibilidad intersticial baja (p. ej., en el tejido encefálico) produce grandes subidas de la presión del líquido intersticial cuando su volumen aumenta, lo que puede producir edema o hemorragia cerebrales. En contraste, los tejidos con gran distensibilidad intersticial (p. ej., tejidos subcutáneos) muestran incrementos más bien escasos de la presión intersticial a la vez que el volumen aumenta.

sión puede dañar los tejidos al provocar la disminución del flujo sanguíneo, y desencadenar disfunción y muerte celulares. En contraste, los tejidos subcutáneos tienen una distensibilidad intersticial relativamente alta, de tal modo que grandes aumentos del volumen intersticial son posibles con incrementos relativamente leves de la presión intersticial. A pesar de la existencia de una distensibilidad alta relativa con volúmenes de líquido intersticial bajos, las presiones intersticiales subcutáneas aún pueden aumentarse hasta alcanzar valores altos a volúmenes intersticiales muy elevados al existir edema intenso en la extremidad.

## PRESIÓN ONCÓTICA DEL PLASMA CAPILAR

La **presión oncótica del plasma capilar** ($\pi_c$) es la presión osmótica dentro del capilar, que se determina a partir de la presencia de proteínas. Debido a que se trata de una fuerza osmótica en el plasma, se opone a la filtración y favorece la reabsorción. Debido a que la barrera capilar es muy permeable a los iones, estos no ejercen un efecto significativo sobre el gradiente de presión osmótica en la pared capilar. En vez de esto, la presión osmótica está determinada principalmente por proteínas plasmáticas a las que existe una impermeabilidad relativa. Más que llamarle «osmótica», a esta presión se le llama presión «oncótica» o «coloidosmótica» debido a que depende de coloides macromoleculares. La albúmina, la proteína más abundante del plasma, genera alrededor de 70 % de la presión oncótica; las globulinas y el fibrinógeno generan la presión oncótica restante. La presión oncótica del plasma de manera característica es de 25 mm Hg a 30 mm Hg.

Cuando los capilares están infiltrando líquido, la presión oncótica aumenta a lo largo de los capilares, en particular en aquellos con velocidades de filtración altas (p. ej., capilares del glomérulo renal). Se produce porque el líquido filtrado deja atrás las proteínas, lo que aumenta su concentración en el plasma.

Cuando se determina la presión oncótica, se mide a través de una membrana semipermeable, es decir, una que es permeable al líquido y a los electrólitos, pero no lo es a las moléculas proteicas grandes. Sin embargo, en la mayor parte de los capilares la barrera endotelial tiene una permeabilidad limitada a las proteínas. La permeabilidad real a las proteínas depende del tipo de capilar y de la natu-

raleza de esas moléculas (tamaño, configuración y carga). Por efecto de esta permeabilidad limitada, la presión oncótica efectiva a que se genera en una membrana capilar es inferior a la calculada a partir de la concentración de proteínas. El coeficiente de reflexión ($\sigma$) en una pared capilar representa la presión oncótica efectiva dividida por la presión oncótica cuantificada con una membrana semipermeable verdadera. Si el capilar es impermeable a las proteínas, $\sigma$ vale 1. Si el capilar muestra permeabilidad total a las proteínas, $\sigma$ vale 0. Los capilares continuos tienen un valor $\sigma$ alto (> 0.9), mientras que los capilares discontinuos (p. ej., hígado y bazo), que son muy «permeables» a las proteínas, tienen un valor $\sigma$ más bien bajo. En este último caso, las presiones oncóticas del plasma y el tejido pueden ejercer una influencia deleznable sobre la FCN. Si el endotelio capilar se daña por una lesión física o inflamación, el coeficiente de reflexión puede disminuir de forma significativa, lo que reduce la capacidad de la presión oncótica del plasma para oponerse a la filtración, y aumenta de este modo la filtración neta.

### PRESIÓN ONCÓTICA TISULAR (INTERSTICIAL)

La presión oncótica tisular (o intersticial; $\pi_i$), una fuerza que promueve la filtración, está determinada por la concentración de proteínas en el intersticio y el coeficiente de reflexión de la pared capilar para las mismas. A diferencia de la sangre, en que las proteínas muestran una distribución uniforme en el compartimento plasmático, las proteínas extravasculares que afectan el movimiento del líquido se ubican en el glucocáliz, que recubre la superficie luminal y se asocia con los poros endoteliales. Esta compartimentalización de las proteínas extravasculares complica la interpretación del modo en que esta fuerza oncótica afecta la filtración debido a que la ecuación de Starling asume una distribución homogénea en el intersticio.

Sin embargo, el concepto básico del modo en que las concentraciones de proteínas en el intersticio o el glucocáliz afectan el movimiento del líquido, sigue siendo válido.

La concentración intersticial de proteínas recibe influencia, en parte, de la cantidad de líquido que se filtra al intersticio. Por ejemplo, la filtración capilar elevada hacia el intersticio disminuye la concentración de proteínas en esa región y reduce la presión oncótica. Este efecto de la filtración sobre la concentración de proteínas funge como mecanismo para limitar la filtración capilar excesiva. La presión oncótica intersticial, que pudiera ser

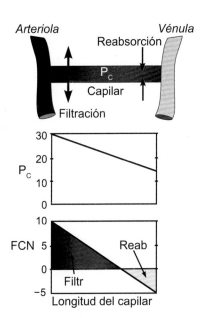

■ **Figura 8-9.** Modelo de intercambio capilar de líquidos. Si se asume que $P_i$ es de 1 mm Hg, $\pi_c$ es de 25 mm Hg, $\pi_i$ es de 6 mm Hg y $\sigma$ es de 1, y que la presión hidrostática capilar ($P_c$) al inicio y al final del capilar es de 30 y 15 mm Hg, respectivamente, la fuerza conductora neta [FCN = ($P_c$ − $P_i$) − ($\pi_c$ − $\pi_i$)] es superior a cero a lo largo de la mayor parte del capilar, lo que hace que se presente filtración (*Filtr*). Cerca del extremo venoso del capilar, la FCN es inferior a cero y se presenta reabsorción (*Reab*).

en promedio de 5 mm Hg, actúa sobre el líquido capilar para favorecer la filtración y oponerse a la reabsorción; por ende, cuando las proteínas intersticiales se diluyen y esta presión cae, la filtración se reduce. La concentración intersticial de proteínas también está determinada por la permeabilidad capilar a estas moléculas. Si está elevada, por ejemplo, por el daño vascular o la inflamación, más proteínas se filtrarán con el líquido hacia el intersticio. Un aumento de la concentración intersticial de proteínas facilita la filtración neta al reducir la fuerza neta para la reabsorción.

## RESUMEN DE LAS FUERZAS DE STARLING Y EL MOVIMIENTO TRANSCAPILAR DE LÍQUIDO

En conjunto, las fuerzas hidrostáticas y oncóticas se relacionan con la FCN, según se muestra en la ecuación 8-6 y la figura 8-7. La presión hidrostática neta, que normalmente favorece la filtración, está representada por $(P_c - P_i)$. La presión oncótica neta, que promueve la reabsorción, está representada por $(\pi_c - \pi_i)$, multiplicada por el coeficiente de reflexión $(\sigma)$. Esta ecuación muestra que la FCN aumenta con los aumentos de $P_c$ y $\pi_i$, y disminuye por los de $P_i$ y $\pi_c$.

**Ec. 8-6**    $NDF = (P_c - P_i) - \sigma(\pi_c - \pi_i)$

Si esta expresión para la FCN se incorpora a la ecuación 8-4 se obtiene la siguiente, que se conoce como **ecuación de Starling**:

**Ec. 8-7**    $J = K_F \cdot A[(P_c - P_i) - \sigma(\pi_c - \pi_i)]$

La expresión entre corchetes representa la FCN. Si la FCN es positiva se presenta filtración $(J > 0)$ y si es negativa se produce reabsorción $(J < 0)$. Para una FCN dada, la velocidad de movimiento de líquido $(J)$ está determinada por el producto de $K_F$ y A.

## Modelo de intercambio capilar

Puede integrarse un modelo de intercambio del líquido capilar como el que se muestra en la figura 8-9. Este modelo asume que los valores siguientes permanecen constantes a lo largo del capilar: $P_i = 1$ mm Hg, $\pi_c = 25$ mm Hg, $\pi_i = 6$ mm Hg y $\sigma = 1$. De acuerdo con la ecuación 8-6, si $P_c$ es de 30 mm Hg en el punto de entrada del capilar y muestra una caída lineal hasta 15 mm Hg al final del capilar, la FCN se modifica de +10 a la entrada del capilar hasta –5 al final del vaso. A lo largo de la mayor parte del capilar hay filtración, mien-

tras que la FCN es superior a cero. Se presenta reabsorción en el sitio en que la FCN se vuelve inferior a cero, lo que se observa cerca del extremo venoso del capilar. El movimiento neto de líquido es de cero en el sitio del capilar en que la FCN es de cero. En estudios experimentales se ha constatado que la conductividad hidráulica en capilares aislados aumenta varias veces entre el extremo arterial y el venoso del vaso. De este modo, si la FCN es solo un poco negativa sigue siendo posible una reabsorción significativa en el extremo distal de un capilar.

Este modelo muestra gran simplificación, dado que asume que $P_i$, $\pi_c$ y $\pi_i$ permanecen constantes, lo que no sucede *in vivo*. A la vez que el líquido sale del extremo arterial del capilar, aumentan la $\pi_c$ y la $P_i$, y disminuye la $\pi_i$. Estos cambios se oponen a la filtración.

En la mayor parte de los capilares, la fracción del líquido que se filtra a partir del capilar (fracción de filtración) es inferior a un 1 %, de tal modo que $P_i$, $\pi_c$ y $\pi_i$ no se modifican en grado apreciable, excepto quizá por la última, debido a las proteínas que se asocian con el glucocáliz. A pesar de esto los capilares renales son distintos, ya que la fracción de filtración en ellos es muy alta (~20 %), lo que desencadena un incremento significativo de la presión oncótica del plasma.

En los capilares distintos a los renales, si se incrementa la permeabilidad capilar o la presión hidrostática capilar aumenta hasta niveles altos por la oclusión venosa o la insuficiencia cardíaca, el aumento de la filtración puede determinar cambios significativos de la $P_i$, la $\pi_c$ y la $\pi_i$, de un modo que se opone y, de esta manera limita, la filtración neta de líquido. Los linfáticos (que no se muestran en la figura 8-9) captan el exceso de líquido filtrado y lo transportan fuera del tejido.

Cuando aumenta la filtración neta, el flujo linfático también lo hace. Así, los linfáticos, junto con los cambios dinámicos de $P_c$, $P_i$, $\pi_c$ y $\pi_i$, ayudan a mantener un estado apropiado de hidratación intersticial y previenen de este modo el desarrollo de edema.

Por último, es importante señalar que existe una heterogeneidad considerable entre los capilares desde la perspectiva de la filtración y la reabsorción. Algunos de ellos pueden filtrar en toda o casi toda su extensión, mientras que otros pueden mostrar reabsorción en toda o casi toda su extensión. Por otra parte, esto puede modificarse con base en el equilibrio entre las fuerzas hidrostáticas y las oncóticas, que puede variar en diferentes condiciones fisiológicas y fisiopatológicas.

Con la vasodilatación arteriolar o el incremento de la presión venosa, los capilares pueden filtrar en toda o casi toda su extensión. La inflamación va

---

**PROBLEMA 8-2**

Dado que $P_c$ = 22 mm Hg, $P_i$ = -3 mm Hg, $\pi_c$ = 26 mm Hg, $\pi_i$ = 6 mm Hg y $\sigma$ = 0.9, responda las preguntas siguientes:

a. ¿Cuál es la fuerza conductora neta para el intercambio transcapilar de líquido?

b. ¿Se produce filtración o reabsorción?

c. Si el producto de $K_F$ y A se duplica, ¿qué es lo que le pasará a la velocidad neta de desplazamiento de líquido a través del capilar, si se asume que la fuerza conductora neta no se modifica?

---

acompañada de vasodilatación arteriolar e incremento de la permeabilidad capilar, a la par de un aumento de la permeabilidad de las vénulas poscapilares de pequeño tamaño, que pueden convertirse en el sitio principal de filtración de líquido bajo condiciones inflamatorias.

## FORMACIÓN DE EDEMA

Cuando el volumen de líquido en el compartimento intersticial aumenta porque la filtración excede la velocidad de reabsorción capilar y el flujo linfático,

---

### TABLA 8-1 CAUSAS DE EDEMA

**Incremento de la presión capilar**
Aumento de la presión venosa
- Insuficiencia cardíaca
- Incremento del volumen sanguíneo
- Obstrucción venosa (trombosis o compresión)
- Válvulas venosas incompetentes
- Gravedad
Incremento de la presión arterial
- Hipertensión
Disminución de la resistencia arterial
- Vasodilatación (fisiológica o farmacológica)

**Incremento de la permeabilidad capilar**
Daño vascular (p. ej., quemaduras, traumatismo) Inflamación

**Disminución de la presión oncótica del plasma**
Disminución de las proteínas plasmáticas (p. ej., desnutrición, quemaduras, disfunción hepática)

**Bloqueo linfático (linfedema)**
Lesión tisular
Inflamación de los linfáticos
Invasión de los linfáticos por parásitos (p. ej., filariosis)

---

el compartimento intersticial gana volumen, lo que determina un aumento de volumen del tejido (es decir edema). Como se ha analizado anteriormente, el cambio de la presión intersticial que se genera a partir de un aumento del volumen intersticial depende de la distensibilidad del compartimento intersticial.

El edema puede dañar los órganos y, en ciertos casos, causar la muerte. Por ejemplo, el edema cerebral tras un traumatismo local puede determinar muerte celular debido a que el incremento de la presión intersticial daña las neuronas y causa isquemia tisular al comprimir los vasos sanguíneos. Incluso en tejidos que muestran una distensibilidad relativa, como la piel y el músculo esquelético, el edema intenso puede desencadenar necrosis tisular. El edema pulmonar puede amenazar la vida debido a que se compromete el intercambio de gases.

La tabla 8-1 menciona algunas de las muchas causas de edema, cada una de las cuales puede relacionarse con una o más de las condiciones siguientes:

- Incremento de la presión hidrostática capilar.
- Incremento de la permeabilidad capilar.
- Disminución de la presión oncótica del plasma.
- Obstrucción linfática.

La causa más común de edema regional es el aumento de la presión capilar, como se observa en la insuficiencia cardíaca, la obstrucción venosa (p. ej., trombosis venosa profunda) o la insuficiencia de las válvulas venosas (p. ej., venas varicosas en las piernas). Estas condiciones incrementan la presión venosa, que se transmite en sentido retrógrado hacia los capilares, lo que produce un aumento de la filtración de líquido.

Las causas menos comunes de edema incluyen la disminución de las proteínas plasmáticas que deriva de la desnutrición o la enfermedad hepática, o la obstrucción linfática. En ocasiones el uso de fármacos vasodilatadores arteriales para el tratamiento de la hipertensión puede generar edema al disminuir la resistencia precapilar y producir un aumento de la presión capilar.

El edema localizado en los tejidos deriva a menudo de una lesión o inflamación (p. ej., esguince de tobillo, picadura de abeja), lo que desencadena la liberación local de sustancias paracrinas (p. ej., histamina, bradicinina y leucotrienos) que aumentan la permeabilidad de capilares y vénulas. Además, la inflamación suele inducir vasodilatación arteriolar, lo que aumenta la presión capilar y contribuye al edema.

El tratamiento del edema incluye la modificación de uno o más de los factores físicos que regulan el movimiento del líquido. Por ejemplo, en el edema pulmonar o sistémico secundario a la insuficiencia cardíaca, se administran diuréticos a la persona afectada para disminuir el volumen sanguíneo y la presión venosa, y reducir de este modo la presión hidrostática capilar.

Las personas afectadas con edema en el tobillo tras una lesión recibirán la indicación de mantener el pie elevado siempre que sea posible, para disminuir los efectos de la gravedad sobre la presión capilar, y de utilizar una media elástica o un vendaje ajustados en torno al tobillo para aumentar la presión hidrostática tisular (que se opone a la filtración). En ocasiones se utilizan fármacos (p. ej., corticoesteroides, antihistamínicos) para bloquear la liberación o la acción de las sustancias paracrinas que aumentan la permeabilidad capilar tras la lesión o la inflamación de los tejidos.

---

## RESUMEN DE CONCEPTOS IMPORTANTES

- La difusión es el mecanismo principal para el intercambio de gases (p. ej., oxígeno) y sustancias liposolubles por la barrera capilar. La velocidad de difusión guarda relación directa con la diferencia de concentración de la molécula a ambos lados de la pared capilar.

- El aporte de oxígeno a un tejido está determinado por el producto del flujo sanguíneo y el contenido de oxígeno de la sangre arterial, y la difusión del oxígeno de la sangre al tejido depende del gradiente de $PO_2$ entre estos elementos.

- El principio de Fick describe la relación que existe entre el consumo de oxígeno, el flujo sanguíneo, y el contenido arterial y venoso de oxígeno. Una disminución del flujo o un aumento del consumo de oxígeno genera un aumento de la extracción de oxígeno (incremento de la diferencia arteriovenosa de oxígeno) y una disminución del contenido venoso de oxígeno.

- El intercambio de agua y electrólitos a través de los capilares (y las vénulas poscapilares) se produce principalmente por el flujo de volumen a través de hendiduras intercelulares («poros») ubicadas entre las células endoteliales. El flujo de volumen está gobernado por los mismos factores que determinan el flujo de la sangre por los vasos sanguíneos.

- El desplazamiento de un líquido a través de un capilar está determinado por fuerzas conductoras hidrostáticas y coloidosmóticas (oncóticas), la permeabilidad del capilar al líquido, y el área de superficie para el intercambio de este último.

- La fuerza conductora neta que determina el movimiento del líquido es la diferencia neta de presión hidrostática a ambos lados de la pared capilar menos la diferencia efectiva de presión oncótica que se opone a ambos lados de la pared capilar.

- La presión hidrostática capilar, que desempeña un papel importante en la regulación del intercambio transcapilar de líquido, está determinada por las presiones arterial y venosa, y por las resistencias precapilar y poscapilar.

- Los cambios de la presión venosa tienen una influencia cuantitativa mucho mayor sobre la presión capilar que cambios similares de la presión arterial.

- La filtración se produce cuando la fuerza conductora neta es superior a cero, lo que suele suceder en el extremo arterial del capilar. La reabsorción se produce cuando la fuerza conductora neta es inferior a cero, lo que suele producirse en el extremo venoso del capilar, sitio en que la presión hidrostática capilar es más baja.

- Se observa un incremento del volumen del líquido tisular (edema) cuando la velocidad de filtración de líquido excede la sumatoria de la velocidad de reabsorción de líquido y el flujo linfático.

- El edema puede derivar de un incremento de la presión hidrostática capilar o la permeabilidad capilar, la disminución de la presión oncótica del plasma o el bloqueo linfático.

## PREGUNTAS DE REVISIÓN

Para cada pregunta, elija la respuesta más apropiada:

1.  ¿Cuál de los siguientes mecanismos tiene una mayor importancia cuantitativa para el intercambio de electrólitos a través de los capilares?
    a.  Flujo de volumen.
    b.  Difusión.
    c.  Ósmosis.
    d.  Transporte vesicular.

2.  ¿Cuál de los siguientes puede aumentar la velocidad de difusión del oxígeno de la sangre al tejido?
    a.  Vasodilatación arteriolar.
    b.  Disminución de la $PO_2$ arteriolar.
    c.  Incremento de la $PO_2$ tisular.
    d.  Disminución del número de capilares con flujo.

3.  Se detecta que un paciente con traumatismo en el servicio de urgencias del hospital tiene una saturación venosa de oxígeno ($SvO_2$) anómala disminuye de un 50 %; la saturación de oxígeno arterial ($SaO_2$) es de 95 %. El valor de $SvO_2$ sugiere que:
    a.  El gasto cardíaco es bajo respecto de la demanda de orgánica de oxígeno.
    b.  El consumo orgánico de oxígeno está deprimido.
    c.  El aporte tisular de oxígeno está elevado.
    d.  La extracción tisular de oxígeno está reducida.

4.  La filtración capilar neta de líquido se intensifica con:
    a.  La disminución de la presión oncótica del plasma capilar.
    b.  La disminución de la presión venosa.

    c.  El incremento de la resistencia precapilar.
    d.  El incremento de la presión hidrostática tisular.

5.  Si la presión hidrostática capilar es de 15 mm Hg, la presión oncótica capilar es de 28 mm Hg, la presión intersticial tisular es de –5 mm Hg y la presión oncótica tisular es de 6 mm Hg (se asume que σ es de 1), estas fuerzas de Starling generarán:
    a.  Filtración neta.
    b.  Reabsorción neta.
    c.  No existirá movimiento neto de líquido.

6.  Un niño desnutrido con deficiencia de proteínas acude con aumento de volumen abdominal, que se determina está generado por un incremento del líquido en la cavidad abdominal (ascitis). La ascitis en este niño tiene más probabilidad de derivar de:
    a.  Disminución del volumen sanguíneo.
    b.  Disminución de la presión oncótica intersticial.
    c.  Incremento de la reabsorción capilar de líquido.
    d.  Disminución de la presión oncótica del plasma.

7.  Un paciente que recibe tratamiento para la hipertensión con un vasodilatador arterial desarrolla edema periférico. La causa más probable de este edema es:
    a.  Disminución de la presión hidrostática capilar.
    b.  Disminución de la constante de filtración capilar.
    c.  Incremento del índice de resistencia poscapilar/precapilar.
    d.  Disminución de la presión venosa.

## RESPUESTA A LAS PREGUNTAS DE REVISIÓN

1.  La respuesta correcta es la «a» debido a que este es el mecanismo por el cual el líquido y los electrólitos que le acompañan se desplazan por las uniones intercelulares capilares. La opción «b» es incorrecta porque la difu-

sión, si bien es un mecanismo importante para el intercambio, tiene una importancia cuantitativa inferior que el flujo de volumen. Por otro lado, los electrólitos son iones cargados y por ello no se difunden por las bicapas lipídicas de la membrana. La opción «c» es incorrecta, ya que la ósmosis se refiere al movimiento del agua. La opción «d» es incorrecta, ya que el transporte vesicular se utiliza principalmente para movilizar macromoléculas.

2. La respuesta correcta es la «a», dado que la vasodilatación arteriolar aumenta el flujo sanguíneo en los capilares y aumenta la $PO_2$ capilar, lo que aumenta el gradiente de concentración para la difusión hacia fuera de la sangre. La opción «b» es incorrecta debido a que la disminución de la $PO_2$ arteriolar reduce la $PO_2$ capilar y, por ello, el gradiente de oxígeno entre la sangre y el tejido. La opción «c» es incorrecta porque la $PO_2$ tisular disminuye el gradiente de concentración para la difusión de oxígeno de la sangre al tejido. La opción «d» es incorrecta puesto que una disminución del número de capilares irrigados reduce el área de la superficie disponible para el intercambio de oxígeno.

3. La respuesta correcta es la «a» puesto que cuando el gasto cardíaco se reduce, el aporte de oxígeno a los órganos también lo hace (por ende, la opción «c» es incorrecta) ya que disminuye el flujo hacia el órgano. Si esta disminución del flujo se produce en condiciones de consumo de oxígeno normales en el órgano existirá un incremento de la extracción de oxígeno (de este modo, la opción «d» es incorrecta), lo que también reducirá la $SvO_2$. La opción «b» es incorrecta ya que la disminución del consumo de oxígeno disminuiría la extracción y aumentaría la $SvO_2$. Obsérvese que la disminución de la $SvO_2$ no es consecuencia de la disminución de la $SaO_2$ en este caso, dado que el valor está dentro del intervalo normal.

4. La respuesta correcta es la «a» debido a que la presión oncótica del plasma capilar se opone a la filtración; de este modo, la dismi-nución de esta presión favorece la filtración. Las opciones «b» y «c» son incorrectas porque la disminución de la presión venosa o el aumento de la resistencia precapilar reducen la presión hidrostática capilar y, con ello, la filtración. La opción «d» es incorrecta, ya que el incremento de la presión hidrostática tisu-lar se opone a la filtración.

5. La respuesta correcta es la «b» porque la fuer-za conductora neta, que se calcula a partir de los valores presentados, es de $-2\,mm\,Hg$, y genera reabsorción. Las opciones «a» y «c» son incorrectas porque la fuerza conductora neta tiene un valor negativo.

6. La respuesta correcta es la «d», dado que la deficiencia de proteínas genera hipopro-teinemia, lo que reduce la presión oncótica del plasma y con ello aumenta la filtración capilar neta de líquido. La opción «a» es in-correcta, ya que la disminución del volumen sanguíneo causada por la deshidratación en este niño produciría una reducción de la pre-sión hidrostática capilar y de la filtración de líquido. La opción «b» es incorrecta porque la disminución de la presión oncótica inters-ticial se opone a la filtración. La opción «c» es incorrecta puesto que el incremento de la reabsorción capilar de líquido disminuiría el edema y la ascitis.

7. La respuesta correcta es la «c», ya que el aumento del índice poscapilar/precapilar que produce la vasodilatación arterial (precapi-lar) aumenta la presión hidrostática capilar y la filtración de líquido. La opción «a» es incorrecta porque una disminución de la presión hidrostática capilar reduce la filtra-ción de líquido. La opción «b» es incorrecta puesto que la disminución de la constante de filtración capilar reduce la filtración neta. La opción «d» es incorrecta, dado que una disminución de la presión venosa reduce la presión capilar y la filtración.

---

## RESPUESTA A LOS PROBLEMAS Y CASOS

### PROBLEMA 8-1

Durante el período de isquemia, la $PO_2$ y el con-tenido de oxígeno de la sangre estática en la microcirculación caen a la vez que el oxígeno se difunde de la sangre a los tejidos. Cuando el flujo sanguíneo se restablece, esta sangre depletada de oxígeno se elimina del tejido; una muestra de esta sangre venosa tendrá una $PO_2$ y un conte-nido de oxígeno bajos. Durante la fase de hipere-mia reactiva, el aumento del flujo sanguíneo y la provisión de oxígeno al tejido son mayores que lo que se requiere para cubrir el metabolismo oxida-tivo del tejido. Si la proporción entre la provisión de oxígeno y su consumo suben por encima de lo normal, entonces el contenido venoso de oxígeno y la $PO_2$ aumentarán. A la vez que se restablece el equilibrio al final de la respuesta hiperémica, la $PO_2$ venosa se normalizará.

### PROBLEMA 8-2

a. La fuerza conductora neta, FCN = $[(P_c - P_i) - \sigma (\pi_c - \pi_i)]$. Al sustituir los valores que se presentan, la FCN es de 7 mm Hg.

$$NDF = [22 - (-3)] - 0.9 [(26 - 6)]$$
$$= 7 \text{ mm Hg}$$

b. Debido a que la FCN es superior a cero, se presenta filtración.

c. La velocidad neta de desplazamiento de líquido puede expresarse como J = $K_F \times A$ (FCN). De este modo, si el producto de $K_F$ y A se duplica, entonces J (la filtración en este problema) se duplica porque la FCN es superior a 0.

---

## LECTURAS RECOMENDADAS

Duling BR, Berne RM. Longitudinal gradients in periarteriolar oxygen tension. A possible mechanism for the participation of oxygen in local regulation of blood flow. Circ Res 1970;27:669–678.

Intaglietta M, Johnson PC. Principles of capillary exchange. In: Johnson PC, ed. Peripheral Circulation. New York: John Wiley & Sons, 1978.

Levick JR, Michel CC. Microvascular fluid exchange and the revised Starling principle. Cardiovasc Res 2010;87:198–210.

Michel CC, Curry RE. Microvascular permeability. Physiol Rev 1999;79:703–761.

Pittman RN. Regulation of Tissue Oxygenation. Morgan & Claypool Life Sciences, 2011.

Scallan J, Huxley VH, Korthuis RJ. Capillary Fluid Exchange: Regulation, Functions, and Pathology. Morgan & Claypool Life Sciences, 2010.

Takahashi E, Sato K, Endoh H, Xu Z, Doi K. Direct observation of radial intracellular $PO_2$ gradients in a single cardiomyocyte of the rat. Am J Physiol 1998;275:H225–H233.

# INTEGRACIÓN, ADAPTACIÓN Y FISIOPATOLOGÍA CARDIOVASCULARES

Comprender los conceptos presentados en este capítulo permitirá al estudiante:

1. Describir los cambios cardíacos y vasculares que se presentan durante el ejercicio, los mecanismos que los subyacen y los factores capaces de alterar las respuestas.

2. Describir el modo en que lesiones estenóticas arteriales únicas y múltiples en la extremidad inferior afectan las presiones arteriales y los flujos sanguíneos en esa extremidad en reposo y durante el ejercicio.

3. Describir el modo en que la función cardiovascular se modifica durante el embarazo.

4. Comparar la circulación fetal y la del adulto, y describir los cambios que se producen en el momento del nacimiento.

5. Describe las condiciones que pueden generar hipotensión y los mecanismos compensatorios que se activan para restablecer la presión arterial.

6. Explicar el modo en que los mecanismos de retroalimentación positiva pueden provocar un choque irreversible y la muerte tras una hemorragia intensa.

7. Describir distintas causas de hipertensión y el modo en que esta se trata.

8. Definir la insuficiencia ventricular sistólica y la diastólica, y el modo en que estos dos tipos de insuficiencia alteran la función cardíaca y vascular en reposo y durante el ejercicio.

9. Describir los mecanismos compensatorios que operan durante la insuficiencia cardíaca.

10. Describir cómo la estenosis y la insuficiencia de las válvulas cardíacas afectan la función del corazón.

## INTRODUCCIÓN

Capítulos previos destacan los conceptos fisiológicos relativos a la función cardíaca y vascular en el nivel celular y orgánico. Además, analizan los mecanismos, como los barorreceptores y las hormonas circulantes, que regulan la función cardiovascular en general. Este capítulo integra todos los componentes del sistema cardiovascular y muestra el modo en que actúan en conjunto para mantener la perfusión normal de los órganos bajo condiciones como: aumento de la demanda del flujo sanguíneo en ellos (p. ej., durante la ejercitación y el embarazo), o al hacer frente a condiciones anormales de estrés, como la

hemorragia. Este capítulo también compara las circulaciones fetal y del adulto, y describe los cambios que se producen al nacer. Por último, analiza los cambios que sufre la función cardiovascular en condiciones patológicas como la hipertensión, la insuficiencia cardíaca y la valvulopatía.

## RESPUESTAS CARDIOVASCULARES AL EJERCICIO

El sistema cardiovascular debe ser capaz de responder a demandas muy variadas del organismo. En capítulos previos se concentran en la función cardiovascular en condiciones normales de reposo; sin embargo, la actividad física es (¡o debería ser!) una actividad cotidiana normal para los humanos. El movimiento físico se asocia con incrementos de la actividad metabólica de los músculos que se contraen. Esta mayor actividad metabólica es en gran medida oxidativa; de este modo, el sistema cardiovascular necesita aumentar el flujo sanguíneo y la provisión de oxígeno a los músculos que se contraen.

Las respuestas cardiovasculares a la actividad física se resumen en la tabla 9-1. Si existen grupos musculares grandes implicados en la actividad física (p. ej., correr, andar en bicicleta), la vasodilatación metabólica (v. cap. 7) en estos músculos causa una gran caída de la resistencia vascular sistémica. En general, esto haría que la presión arterial disminuyera; sin embargo, durante la actividad física la presión arterial generalmente aumenta como consecuencia de la elevación del gasto cardíaco al mismo tiempo que la resistencia vascular sistémica comienza a caer. Por otra parte, el incremento de la actividad simpática (v. cap. 6) induce vasoconstricción en el tubo digestivo, los músculos inactivos y los riñones, lo que ayuda a limitar la caída de la resistencia vascular sistémica y también de la desviación de la sangre hacia los músculos activos.

---

**TABLA 9-1  RESUMEN DE LOS CAMBIOS CARDIOVASCULARES DURANTE EL EJERCICIO**

**Incremento del gasto cardíaco por**
- ↑ frecuencia cardíaca (↑ actividad simpática adrenérgica y ↓ actividad parasimpática)
- ↑ volumen latido (↑ presión venosa central; ↑ inotropismo; ↑ lusitropismo)

**Incremento de la presión arterial media y la presión del pulso por**
- mayor aumento del gasto cardíaco en comparación la disminución de la resistencia vascular sistémica
- ↑ volumen latido aumenta la presión de pulso

**La presión venosa central se mantiene por**
- vasoconstricción venosa (↑ actividad simpática adrenérgica)
- actividad de bombeo muscular
- bombeo abdominotorácico

**La resistencia vascular sistémica disminuye por**
- vasodilatación metabólica en el músculo activo y el corazón
- vasodilatación cutánea
- vasoconstricción en los lechos esplácnico, del músculo no activo y renal (↑ actividad simpática adrenérgica); a pesar de esta vasoconstricción, la resistencia sistémica disminuye por la vasodilatación muscular y la cutánea

---

El retorno venoso al corazón aumenta por causa del bombeo musculoesquelético y abdominotorácico (v. cap. 5). El mayor retorno venoso permite que el gasto cardíaco aumente al impedir una caída de la precarga, que de otro modo se produciría a la vez que la frecuencia cardíaca y el inotropismo aumentaran (v. cap. 4). Así, todos los cambios cardiovasculares que se presentan durante la actividad física aseguran que los músculos activos reciban un flujo sanguíneo y una oxigenación mayores, al mismo tiempo se mantienen presiones arteriales normales o incluso altas.

## Mecanismos implicados en la respuesta cardiovascular al ejercicio

Cuatro mecanismos fundamentales son responsables de los cambios cardiovasculares durante la actividad física: mecánicos, metabólicos, autónomos y hormonales. Cuando una persona comienza a correr de pronto, el gasto cardíaco aumenta antes de que se activen los mecanismos metabólicos y los neurohumorales. Este incremento inicial del gasto cardíaco depende sobre todo del sistema de bombeo musculoesquelético, que favorece el retorno venoso y aumenta el gasto cardíaco por medio del mecanismo de Frank-Starling.

En pocos segundos de iniciada la contracción muscular, mecanismos metabólicos en el músculo que se contrae dilatan los vasos de resistencia y aumenta el flujo sanguíneo. Casi a la par comienzan a producirse cambios en el sistema nervioso autónomo (fig. 9-1). Los centros hipotalámicos coordinan un patrón de incremento de los impulsos simpáticos y disminución de los parasimpáticos (vagales) a partir del bulbo raquídeo (v. cap. 6). Esto conduce a un aumento de la frecuencia cardíaca, el inotropismo y el lusitropismo, que eleva el gasto cardíaco. La actividad simpática eferente elevada induce la constricción de los vasos de resistencia y la capacidad en la circulación esplácnica y los músculos inactivos, para ayudar a mantener la presión arterial y la presión venosa central. Además, durante la actividad extenuante los nervios simpáticos inducen constricción de la vasculatura renal.

El ejercicio activa distintos sistemas hormonales que afectan la función cardiovascular. La intensificación de la actividad simpática activa muchos de los sistemas hormonales. Puesto que se necesita más tiempo para que los cambios hormonales se establezcan, las respuestas cardiovasculares a ellos son posteriores a los efectos directos y rápidos de la activación autónoma sobre el corazón y la circulación.

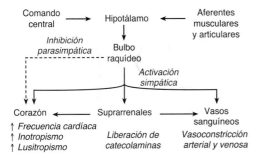

■ **Figura 9-1.** Resumen de los mecanismos de control adrenérgicos y colinérgicos durante el ejercicio. El hipotálamo actúa como un centro integrador que recibe la información del encéfalo y los receptores musculares y articulares, y luego modula los impulsos simpáticos y parasimpáticos (vagales) derivados del bulbo raquídeo. Los nervios simpáticos se activan, lo que genera estimulación cardíaca, vasoconstricción arterial y venosa (no en los músculos activos) y liberación suprarrenal de catecolaminas; la inhibición parasimpática elimina el tono vagal en el corazón.

Los nervios simpáticos que inervan a la médula suprarrenal inducen la secreción de adrenalina y cantidades menores de noradrenalina a la sangre (v. cap. 6). Las concentraciones plasmáticas de noradrenalina aumentan más de 10 veces durante el ejercicio.

Una fracción importante de esta noradrenalina proviene de los nervios simpáticos. En general la mayor parte de la noradrenalina liberada por los nervios simpáticos es capturada por los nervios (recaptura neuronal); sin embargo, parte de ella puede pasar a la sangre («derrame») capilar y entrar a la circulación sistémica. Este derrame se aumenta en gran medida cuando el nivel de actividad simpática es alto en el organismo. La sangre transporta la adrenalina y la noradrenalina hacia el corazón y otros órganos, donde estas hormonas actúan sobre los receptores α y β-adrenérgicos para promover la función cardíaca y contraer o dilatar los vasos sanguíneos.

En el capítulo 6 se menciona que la adrenalina (en concentraciones bajas) se une a los receptores $\beta_2$-adrenérgicos en el músculo esquelético, lo que induce vasodilatación. En concentraciones altas, la adrenalina también se une a los receptores $\alpha_1$-adrenérgicos y $\alpha_2$-adrenérgicos postsinápticos en los vasos sanguíneos, para inducir vasodilatación. La noradrenalina circulante contrae los vasos sanguíneos al unirse de manera preferencial a los receptores $\alpha_1$-adrenérgicos en la mayor parte de los órganos.

Durante el ejercicio, las concentraciones circulantes de noradrenalina y adrenalina pueden vol-

verse tan altas que el efecto neto sobre la vasculatura es una vasoconstricción mediada por receptores α-adrenérgicos, excepto en los órganos (p. ej., corazón y músculo esquelético activo) en que los mecanismos metabólicos producen vasodilatación. Es importante señalar que la vasoconstricción inducida por los nervios simpáticos y las catecolaminas circulantes no se producen en el músculo esquelético activo, la circulación coronaria o el cerebro, dado que el flujo sanguíneo en estos órganos está sobre todo bajo el control de mecanismos vasodilatadores metabólicos locales; sin embargo, niveles muy altos de la activación simpática pueden limitar de manera parcial la capacidad vasodilatadora en el músculo esquelético activo.

El incremento de la actividad simpática estimula la liberación renal de renina, lo que determina la síntesis de angiotensina II. El incremento de la angiotensina II aumenta la reabsorción renal de sodio y agua al afectar de manera directa la función renal y estimular la secreción de aldosterona; además, la angiotensina II aumenta la actividad simpática (v. cap. 6). La arginina-vasopresina circulante (hormona antidiurética) también se eleva con el ejercicio, más probablemente por un incremento de la osmolaridad plasmática. Si bien estos cambios hormonales favorecen la retención renal de sodio y agua, en particular tras períodos prolongados de ejercicio, el volumen sanguíneo a menudo disminuye durante el ejercicio (en particular en ambientes cálidos) como consecuencia de la pérdida de agua por sudoración y el incremento del intercambio respiratorio.

Dos mecanismos operan para activar al sistema nervioso autónomo durante el ejercicio (v. fig. 9-1). Uno se conoce como «**comando central**». Cuando se anticipa o ya está ocurriendo una actividad física, centros cerebrales superiores (p. ej., la corteza) envían información a los centros hipotalámicos para coordinar los impulsos autónomos hacia el sistema cardiovascular. Por este mecanismo de comando central, la anticipación del ejercicio puede inducir cambios autónomos que aumentan el gasto cardíaco y la presión arterial antes de comenzar el ejercicio. Esto sirve para preparar al sistema cardiovascular para la ejercitación. Un segundo mecanismo implica a los mecanorreceptores y los quimiorreceptores musculares. Una vez que inicia la actividad física estos receptores musculares responden a los cambios de la actividad mecánica del músculo y al ambiente químico tisular (p. ej., incremento del ácido láctico), y luego envían esta información al sistema nervioso central por fibras aferentes. Esta información la procesan el hipotálamo y las regiones de control autónomo del bulbo raquídeo para favorecer los impulsos simpáticos al corazón y la vasculatura sistémica.

El reflejo barorreceptor arterial se modifica durante la actividad física. En general el ejercicio se asocia con una elevación de la presión arterial y de la frecuencia cardíaca. Si la función barorreceptora arterial no se modificara, el incremento de la presión arterial generaría una bradicardia refleja. En vez de esto, el reflejo barorreceptor se modifica (se reestablece en un punto de control más alto) por la acción del sistema nervioso central (v. cap. 6), de modo que tanto la frecuencia cardíaca como la presión arterial puedan elevarse.

## Cambios de estado estable en la función cardiovascular durante el ejercicio

Los cambios de la función cardiovascular durante la actividad física dependen del grado de ejercitación física. Si el nivel de ejercitación física se expresa como carga de trabajo, la frecuencia cardíaca, el gasto cardíaco y la presión arterial aumentan en una proporción casi directa respecto del aumento de tal carga (fig. 9-2, recuadro A). En contraste, la resistencia vascular sistémica cae a la vez que la carga de trabajo aumenta por efecto de la vasodilatación en los músculos activos. El volumen latido ventricular se eleva ante cargas de trabajo bajas o moderadas.

Si bien no se muestra en la figura 9-2, el incremento del volumen latido es responsable de un aumento de la presión de pulso arterial que acompaña al propio de la presión arterial media. La presión sistólica se eleva en mayor medida que la diastólica, lo que explica el incremento de la presión de pulso.

El volumen latido puede alcanzar una meseta y luego declinar con cargas de trabajo altas porque el tiempo de llenado ventricular se reduce cuando las frecuencias cardíacas son muy elevadas. La disminución del tiempo de llenado limita el llenado ventricular (disminuye la precarga), lo que reduce el volumen latido por el mecanismo de Frank-Starling. Esto impediría que el corazón aumentara el gasto cardíaco durante la actividad física de no ser por varios mecanismos que actúan en conjunto para asegurar que el volumen latido se mantenga e incluso aumente a la vez que lo hace la frecuencia cardíaca (tabla 9-2). Por ejemplo, durante una actividad física como correr, el incremento del retorno venoso por los sistemas de bombeo muscular y abdominotorácico ayuda a mantener la precarga ventricular a pesar del aumento de la frecuencia cardíaca (v. cap. 5). Por otro lado, el aumento del inotropismo auricular y ventricular favorece el volumen latido ventricular y la fracción de eyección, y el aumento del lusitropismo ayuda a aumentar el llenado ventricular. Cuando la frecuencia cardíaca se aproxima a la máxima, pueden predominar los efectos de la reducción del tiempo de llenado sobre estos mecanismos compensatorios, lo que compromete el llenado ventricular y reduce el volumen latido. El punto en el cual el incremento

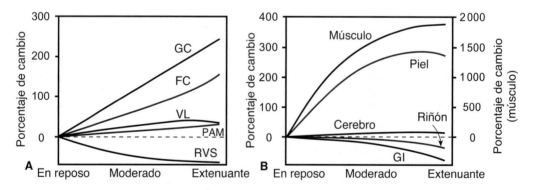

■ **Figura 9-2.** Respuestas hemodinámicas sistémicas y del flujo sanguíneo hacia los órganos con distintos niveles de intensidad de ejercitación. El **recuadro A** muestra los cambios hemodinámico sistémicos. La resistencia vascular sistémica (*RVS*) disminuye por efecto de la vasodilatación en los músculos activos; la presión arterial media (*PAM*) aumenta debido a que el gasto cardíaco (*GC*) se incrementa en mayor medida de lo que disminuye la RVS. El GC y la frecuencia cardíaca (*FC*) aumenta casi de manera proporcional al aumento de la carga de trabajo. El volumen latido (VL) forma una meseta a frecuencias cardíacas más altas. El **recuadro B** muestra los cambios del flujo sanguíneo hacia los órganos. El flujo sanguíneo al músculo aumenta a niveles muy altos por causa de la hiperemia activa; el flujo sanguíneo a la piel aumenta como consecuencia de la necesidad de eliminar el exceso de calor del organismo. La vasoconstricción de mediación simpática disminuye el flujo sanguíneo gastrointestinal (GI) y renal. El flujo sanguíneo cerebral se modifica muy poco.

de la frecuencia cardíaca comienza a limitar el volumen latido varía en grado considerable entre individuos, por causa de la edad, el estado de salud y la condición física. Por otra parte, este punto puede variar en una misma persona, lo que depende del tipo de ejercicio y las condiciones ambientales.

El flujo sanguíneo hacia los órganos principales depende del grado de actividad física (fig. 9-2, recuadro B). Durante la ejercitación de cuerpo entero (p. ej., correr), el flujo sanguíneo hacia los músculos activos puede aumentar más de 20 veces (v. cap. 7). En el reposo, el flujo sanguíneo muscular corresponde a cerca de 20% del gasto cardíaco; este valor puede aumentar hasta 90% durante el ejercicio extenuante. El flujo sanguíneo coronario puede elevarse varias veces a la vez que las demandas metabólicas del miocardio aumentan y los mecanismos reguladores locales inducen vasodilatación coronaria.

La necesidad de contar con un flujo sanguíneo mayor hacia los músculos activos y la circulación coronaria excedería la capacidad de reserva del corazón para aumentar su gasto cardíaco de no ser porque se reduce el flujo sanguíneo hacia otros órganos. Durante el ejercicio disminuye el flujo sanguíneo hacia la circulación esplácnica (circulaciones gastrointestinal, esplénica y hepática) y el músculo esquelético inactivo, a la vez que aumenta la carga de trabajo. Es decir generado sobre todo por el incremento de la actividad de los nervios simpáticos en estos órganos.

Con un ejercicio muy extenuante, el flujo sanguíneo renal también se reduce por una vasoconstricción de mediación simpática y por el incremento de las catecolaminas circulantes. El flujo sanguíneo cerebral total aumenta entre 10% y 15% hasta cerca de 60% de la capacidad de trabajo máxima, y luego alcanza una meseta o declina un poco con cargas de trabajo más altas. Estos cambios del flujo cerebral se relacionan con las modificaciones de la presión arterial de bióxido de carbono ($PCO_2$) y la presión arterial sistémica, así como con cambios metabólicos en el cerebro.

El flujo sanguíneo hacia la piel aumenta al intensificarse las cargas de trabajo, pero puede disminuir con cargas muy altas, en particular en ambientes cálidos. Los incrementos del flujo sanguíneo cutáneo están bajo el control de los centros termorreguladores hipotalámicos (v. cap. 7). Durante la actividad física, los termorreceptores en el hipotálamo detectan el aumento de la temperatura de la sangre. Para favorecer la pérdida de calor por la piel, un incremento de la activación simpática colinérgica de los vasos sanguíneos cutáneos y las glándulas sudoríparas estimula un aumento del flujo sanguíneo cutáneo.

Si bien la vasodilatación cutánea es esencial para la termorregulación durante la actividad física, este requisito debe equilibrarse con la necesidad de mantener la presión arterial. La vasodilatación cutánea contribuye a la caída de la resistencia vascular sistémica provocada sobre todo por la vasodilatación en los músculos activos. Ante cargas de trabajo y temperaturas centrales crecientes, la vasodilatación cutánea activa es limitada a nivel central, lo que puede restringir el incremento del flujo sanguíneo cutáneo.

Si bien esto puede ayudar a mantener de manera temporal la presión arterial, la disminución del intercambio de calor por la piel puede provocar elevaciones peligrosas de la temperatura central, que pueden causar daño orgánico y pérdida del control autónomo. El choque de calor es una condición con

---

**TABLA 9-2  MECANISMOS QUE MANTIENEN EL VOLUMEN LATIDO ANTE FRECUENCIAS CARDÍACAS ALTAS DURANTE EL EJERCICIO**

- Aumento del retorno venoso promovido por el bombeo abdominotorácico y del musculoesquelético, que mantiene la presión venosa central y, de este modo, la precarga ventricular.
- Vasoconstricción venosa (disminución de la distensibilidad venosa) que mantiene la presión venosa central.
- Aumento del inotropismo auricular que aumenta el llenado auricular de los ventrículos.
- Aumento del inotropismo ventricular que reduce el volumen sistólico final, que eleva el volumen latido y la fracción de eyección.
- Aumento de la velocidad de relajación ventricular (lusitropismo), que promueve el llenado.

---

**CASO 9-1**

**Un hombre de 45 años de edad con diabetes tipo 2 recibe el diagnóstico de neuropatía autónoma, que compromete la función autónoma. Refiere debilidad y «sensación de inestabilidad» cuando realiza trabajo físico, como al cortar el césped. Explique el modo en que la disfunción autónoma de este paciente puede explicar su incapacidad para participar en actividades físicas normales.**

potencial letal que se produce cuando las temperaturas centrales se elevan por encima de los 40.5 °C.

## Factores que influyen sobre la respuesta cardiovascular al ejercicio

Los cambios cardiovasculares asociados con la actividad física se modifican por muchos factores. El nivel de actividad, que a menudo se expresa a partir del trabajo realizado o del consumo de oxígeno de todo el organismo, afecta las respuestas cardíacas y vasculares. Varios factores importantes adicionales influyen sobre las respuestas cardiovasculares a una carga de trabajo determinada.

El **tipo de ejercicio** afecta de forma significativa las respuestas cardiovasculares. La sección previa describe las respuestas cardiovasculares al ejercicio dinámico, como correr, caminar, practicar ciclismo o nadar. El ejercicio dinámico genera movimiento articular a la vez que los músculos se contraen rítmicamente. En contraste, la contracción muscular sin desplazamiento articular (contracción isométrica o estática) induce una respuesta cardiovascular distinta. Un ejemplo de esta actividad sería tratar de levantar un objeto muy pesado con un esfuerzo máximo (p. ej., un levantamiento de pecho o con piernas).

Este tipo de actividad no incorpora la contracción rítmica de grupos sinérgicos y antagónicos; por ende, el sistema de bombeo muscular no puede operar para favorecer el retorno venoso y, de este modo, el gasto cardíaco aumenta más bien poco. Por otra parte, la bomba abdominotorácica no contribuye para favorecer el retorno venoso, en particular si el sujeto mantiene la respiración durante la contracción forzada, y realiza en efecto una maniobra de Valsalva. A diferencia del ejercicio dinámico, el ejercicio estático genera un gran incremento de la resistencia vascular sistémica, en particular si se contrae una masa muscular grande con un esfuerzo máximo. La elevación de la resistencia vascular sistémica deriva del incremento de la actividad simpática adrenérgica sobre la vasculatura periférica, así como de la compresión mecánica de la vasculatura en los músculos que se contraen. Como consecuencia, la presión arterial sistólica puede aumentar hasta más de 250 mmHg durante las contracciones isométricas forzadas, en particular cuando implican a grupos musculares grandes. Este estado hipertensivo agudo puede generar angina o daño vascular (p. ej., episodio vascular cerebral hemorrágico) en individuos susceptibles. En contraste, el ejercicio dinámico produce solo incrementos modestos de la presión arterial.

La **postura corporal** también influye sobre el modo en que el sistema cardiovascular responde al ejercicio debido a los efectos de la gravedad sobre el retorno venoso y la presión venosa central (v. cap. 5). Cuando una persona se ejercita en posición supina (o prona; p. ej., natación), la presión venosa central es mayor que la que existe cuando se ejercita en posición erecta (p. ej., al correr). En el estado de reposo previo a la actividad física, el volumen latido ventricular es mayor en la posición supina que en la erecta como consecuencia del incremento de la precarga del ventrículo derecho. Por otra parte, la frecuencia cardíaca en reposo es menor en la posición supina.

Cuando el ejercicio inicia en posición supina, el volumen latido no puede aumentarse en grado apreciable por medio del mecanismo de Frank-Starling, dado que la precarga en reposo elevada reduce la capacidad de reserva del ventrículo para aumentar su volumen diastólico final. El volumen latido aún así aumenta durante el ejercicio, no obstante no en el mismo grado que al ejercitarse en posición erecta, puesto que en la posición supina el aumento del volumen latido deriva sobre todo de incrementos del inotropismo y de la fracción de eyección, con una contribución mínima del mecanismo de Frank-Starling.

Ya que la frecuencia cardíaca es al inicio menor en la posición supina, el incremento porcentual de la misma es mayor en dicha posición, lo que compensa la menor capacidad para aumentar el volumen latido. En general, el cambio del gasto cardíaco durante el ejercicio, que depende de los incrementos fraccionales tanto del volumen latido como de la frecuencia cardíaca, no muestra diferencias apreciables entre la posición supina y la erecta.

El **acondicionamiento físico** permite a la persona alcanzar cifras mayores de gasto cardíaco, consumo de oxígeno corporal total y carga de trabajo, en comparación con alguien con un estilo de vida sedentario. La capacidad para aumentar el gasto cardíaco es consecuencia, en parte, del incremento de la sensibilidad mayor de los ventrículos y las aurículas a responder al estímulo inotrópico que generan los nervios simpáticos. Las personas con condición física también tienen corazones hipertrofiados más fuertes, en gran medida como lo que se produce con el músculo esquelético en respuesta al entrenamiento de peso. Aunados a la mayor capacidad para promover el retorno venoso del sistema de bombeo muscular, estos cambios cardíacos permiten a los individuos con buena condición física alcanzar fracciones de eyección ventricular que pueden exceder el 90% durante el ejercicio. En comparación, un individuo sedentario pudiera no ser capaz de aumentar su fracción de eyección más allá del 75%.

En una persona con condición física, la frecuencia cardíaca en reposo es menor y el volumen latido en reposo es más alto que en alguien sedentario, el gasto cardíaco en reposo no necesariamente difiere. Puesto que la frecuencia cardíaca máxima en un individuo acondicionado es similar a la de la persona sedentaria de la misma edad, las frecuencias cardíacas menores en reposo del primero permite un porcentaje de incremento mayor de la frecuencia cardíaca durante el ejercicio.

Esta mayor capacidad para aumentar la frecuencia cardíaca, aunada a una mayor capacidad para elevar el volumen latido, permite al individuo con condición física alcanzar gastos cardíacos máximos que pueden ser 50% superiores que los que se identifican en personas sedentarias. Otra diferencia importante entre una persona sedentaria y una acondicionada es que para una carga de trabajo determinada la segunda muestra una frecuencia cardíaca menor. Por otra parte, una persona acondicionada puede mantener cargas de trabajo mayores durante más tiempo y recuperarse del ejercicio con mucha mayor rapidez.

Las **condiciones ambientales** pueden alterar de forma significativa las respuestas al ejercicio. Las grandes altitudes, por ejemplo, disminuyen el valor máximo de volumen latido y gasto cardíaco. Es decir, que la presión parcial de oxígeno ($PO_2$) y el contenido de oxígeno se reducen a una mayor altura, por la presión atmosférica más baja. Esto reduce la provisión de oxígeno a los tejidos, en particular al músculo en contracción (tanto esquelético como cardíaco), lo que da como resultado una oxigenación insuficiente con cargas de trabajo menores. La hipoxia miocárdica disminuye el inotropismo máximo, cuya consecuencia es un volumen latido reducido. La menor provisión de oxígeno al músculo que se ejercita limita su capacidad de ejercitación y determina un incremento de la producción de ácido láctico a la vez que el músculo adopta un metabolismo anaeróbico por carecer de oxígeno suficiente; es decir, el umbral anaeróbico se alcanza con una carga de trabajo menor.

El incremento de la temperatura y la humedad afectan las respuestas cardiovasculares durante el ejercicio al desviar una mayor fracción del gasto cardíaco a la piel para favorecer la eliminación de calor del organismo. Esto reduce el flujo sanguíneo disponible para los músculos que se contraen. Sobre una temperatura y humedad elevadas, el gasto cardíaco y el consumo de oxígeno máximos se alcanzan con cargas de trabajo menores, con lo que reducen la capacidad de ejercitación y

también la resistencia. Por otra parte, la deshidratación puede acompañar a las temperaturas altas. La deshidratación disminuye el volumen sanguíneo y la presión venosa central, lo que atenúa el incremento normal del gasto cardíaco que se asocia con el ejercicio. Esto puede conducir a una caída de la presión arterial y al agotamiento por calor. Los signos de **agotamiento por calor** incluyen fatiga, debilidad muscular, náusea y confusión; suele derivar de la deshidratación y la pérdida de cloruro de sodio que se asocia con la actividad física en un ambiente cálido, la temperatura central no necesariamente se eleva.

Al **avanzar la edad** se produce una reducción de la capacidad máxima para la ejercitación. El consumo de oxígeno máximo disminuye alrededor de 40% entre los 20 y los 70% años de edad. Existen muchas razones que explican esta declinación. Al aumentar la edad, la frecuencia cardíaca máxima se reduce. La frecuencia cardíaca máxima es cercana a 220 latidos/min menos la edad de la persona. Así, la frecuencia cardíaca máxima de una persona de 70 años de edad es alrededor de 25% menos que la de un individuo de 20 años de edad. Al avanzar la edad también se reduce el volumen del latido máximo como consecuencia del compromiso para el llenado ventricular (disminución de la distensibilidad del ventrículo) y de una menor respuesta inotrópica a la estimulación simpática. En conjunto, estos cambios disminuyen en grado sustancial el gasto cardíaco máximo.

Los individuos de mayor edad tienen disminución de la masa de músculo esquelético y también del flujo sanguíneo máximo al músculo por unidad de peso muscular. Una reducción de la capacidad para la vasodilatación de los vasos de resistencia en el músculo esquelético en personas mayores puede guardar relación con una menor síntesis endotelial o biodisponibilidad de óxido nítrico, así como una modificación de la capacidad de respuesta del músculo liso vascular a los vasodilatadores metabólicos. Si bien el aumento de la edad limita de manera inevitable la capacidad para la ejercitación, los hábitos de ejercicio y la salud en general pueden influir de manera significativa sobre la disminución del gasto cardíaco máximo con la edad.

El **sexo** influye sobre las respuestas cardiovasculares al ejercicio. En general, los hombres pueden alcanzar y sostener cargas de trabajo y consumos máximos de oxígeno significativamente mayores que las mujeres. Los gastos cardíacos máximos son alrededor del 25% menos en mujeres, no obstante las frecuencias cardíacas máximas son similares. Esta diferencia deriva en parte del incremento de la masa de músculo esquelético y de la masa cardíaca mayor en hombres.

La **enfermedad vascular periférica y la enfermedad cardíaca** pueden alterar de manera relevante la capacidad para la ejercitación. La siguiente sección describe el modo en que la enfermedad vascular puede limitar la perfusión muscular durante el ejercicio y producir dolor isquémico en las extremidades inferiores.

En secciones posteriores de este capítulo se describen enfermedades que alteran la función cardíaca (p. ej., insuficiencia cardíaca, valvulopatía) y limitan así la capacidad del corazón para aumentar su gasto durante la actividad física. Las arritmias, como la fibrilación auricular o el bloqueo del nodo auriculoventricular también pueden reducir la capacidad para la ejercitación al disminuir el gasto cardíaco máximo.

## VASCULOPATÍA PERIFÉRICA

La vasculopatía periférica incluye enfermedades de los vasos sanguíneos que producen cambios estructurales y funcionales. Los cambios estructurales, en particular de las arterias de distribución de gran tamaño, pueden determinar un estrechamiento del lumen (es decir, estenosis), lo que tiene capacidad de reducir el flujo sanguíneo en reposo y limitar los incrementos del mismo, siendo la consecuencia la isquemia y la hipoxia tisulares. Este tipo de vasculopatía obstructiva deriva con mayor frecuencia de la ateroesclerosis, no obstante otras patologías también pueden alterar la estructura y la función de los vasos sanguíneos. La disfunción endotelial, en particular en las arterias de distribución de gran tamaño, puede inducir trombosis arterial y oclusión vascular completa. Los procesos patológicos que derivan de condiciones como la diabetes también pueden alterar la función microvascular con o sin afectación aparente de los vasos sanguíneos de gran tamaño. Los vasos sanguíneos venosos no quedan exentos.

Por ejemplo, la distensión venosa excesiva puede inducir defectos estructurales y acumulación venosa de la sangre, capaces de desencadenar incompetencia valvular venosa y dilatación varicosa de las venas, en particular en las piernas. Estas venas también puede sufrir trombosis, lo que puede desencadenar edema tisular y tromboembolia. Es decir, un problema relevante cuando una persona desarrolla trombosis venosa profunda (TVP) en las extremidades inferiores, dado que el trombo puede desprenderse y viajar al corazón y los pulmones para producir embolia pulmonar.

La siguiente sección se enfoca en las consecuencias hemodinámicas de la enfermedad arterial que da origen a lesiones estenóticas en los vasos arteriales de gran tamaño de las extremidades inferiores. Los principios hemodinámicos que se describen son muy similares a los analizados en el capítulo 7 para la arteriopatía coronaria.

## Hemodinámica de la arteriopatía periférica en la extremidad inferior

Las lesiones estenóticas que se desarrollan en las arterias de distribución de gran tamaño en la extremidad inferior pueden desencadenar dolor isquémico, en particular cuando la persona camina y que desaparece cuando se suspende tal actividad. A esto se le denomina **claudicación intermitente** y es un proceso análogo al dolor precordial isquémico inducido por ejercicio (angina) que se asocia con el estrechamiento de las arterias coronarias (v. cap. 7). Para entender la base hemodinámica de la claudicación, es necesario familiarizarse con la anatomía arterial de la extremidad inferior (fig. 9-3, recuadro izquierdo).

La arteria iliaca común se forma a partir del segmento distal de la aorta abdominal y luego se extiende en dirección distal por la extremidad inferior para dar lugar a las arterias iliacas (común y externa), femorales (común y superficial), poplítea y tibial, que irrigan las regiones proximal y distal de la extremidad inferior. Cada una de estas arterias se conecta en serie con la siguiente. La arteria femoral profunda se ramifica a partir de la arteria femoral común e irriga el muslo. La pantorrilla recibe irrigación de ramas de menor tamaño que se forman a partir de las arterias tibiales. Las dos regiones musculares principales de la extremidad inferior son los músculos del muslo y la pantorrilla, y puesto que su flujo sanguíneo deriva de la arteria femoral común, las circulaciones del muslo y la pantorrilla se producen en paralelo. Por esta disposición en paralelo, los cambios en la resistencia y el flujo de un lecho vascular generalmente no afectan al otro mientras que la vasculatura que irriga a ambos es normal.

Además, si todas las arterias nutricias son normales, la presión media en todos estos vasos sanguíneos será similar a la presión media en la aorta. Como ya se describió (v. cap. 5), las arterias de distribución de gran tamaño generalmente tienen una resistencia muy baja respecto de su flujo, de tal modo que existe una caída muy escasa de presión a lo largo del vaso.

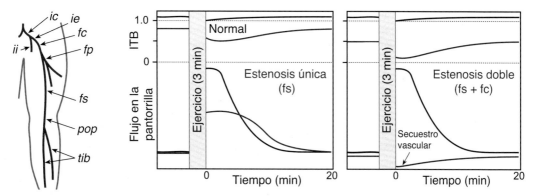

■ **Figura 9-3.** Efectos de la estenosis arterial sobre la hemodinámica en la extremidad inferior. El **recuadro izquierdo** muestra las siguientes arterias de distribución importantes de la extremidad inferior: *fc*, femoral común; *fp*, femoral profunda; *fs*, femoral superficial; *ic*, iliaca común; *ie*, iliaca externa; *ii*, iliaca interna; *pop*, poplítea; *tib*, tibial. El **recuadro central** muestra los efectos de una sola lesión en la *fs* sobre el índice tobillo-brazo (ITB) y el flujo sanguíneo de la pantorrilla, en reposo y tras el ejercicio. El **recuadro derecho** muestra los efectos de dos lesiones estenóticas en serie (*fs* y *fc*) sobre el ITB y el flujo sanguíneo en la pantorrilla, en reposo y tras el ejercicio. La ubicación de estas dos lesiones puede causar una reducción paradójica del flujo sanguíneo en la pantorrilla durante el ejercicio (secuestro vascular).

Las **presiones segmentarias** en el muslo y la pierna pueden cuantificarse en los pacientes al colocar el esfigmomanómetro en distintos puntos a lo largo de la extremidad inferior [la región proximal del muslo, la región distal del muslo (justo proximal a la rodilla), la región proximal de la pierna (justo distal a la rodilla) y la región distal de la pierna (justo proximal al tobillo)] y cuantificar la presión sistólica en el tobillo mediante el uso de una sonda de ultrasonido Doppler y la insuflación del manguito. En general, la presión segmentaria en estos sitios muestra solo una caída discreta de la presión (unos cuantos milímetros de mercurio) entre la región proximal del muslo y el tobillo. Si, por ejemplo, la presión que se cuantifica en la región distal del muslo es normal y la presión sistólica que se cuantifica justo por debajo de la rodilla es 20 mm Hg inferior, debe existir un incremento de la resistencia (es decir, una estenosis) en la arteria que se ubica entre los dos manguitos (arteria poplítea), debido a que la caída de la presión es proporcional a la resistencia con un flujo determinado (v. ecuación 5-1). De ahí que al cuantificar las presiones segmentarias de la extremidad inferior en una persona con claudicación sea posible identificar el sitio de la extremidad en que existe una lesión estenótica. Existen técnicas de imagen que pueden utilizarse para determinar la ubicación de las lesiones estenóticas; sin embargo, al cuantificar las presiones segmentarias puede evaluarse el efecto hemodinámico de las lesiones.

Un método más simple para determinar si existe una lesión estenótica en una o más de las arterias

de distribución principales es **cuantificar el índice (de presión) tobillo-brazo (ITB)**. Esto se hace al calcular la relación entre la presión sistólica cuantificada en el tobillo y la cuantificada en la arteria braquial en la región proximal del brazo cuando la persona está en posición supina. En general, el ITB varía entre 1.0 y 1.1. El valor es generalmente > 1.0 porque la presión sistólica aumenta a la vez que la sangre fluye por la aorta y entra a las arterias de distribución (v. cap. 5, fig. 5-2). Un ITB en reposo < 0.9 revela una enfermedad oclusiva proximal; a menor la relación, más intensa la obstrucción proximal. A diferencia de la cuantificación de presiones segmentarias, el ITB no permite identificar la región de la extremidad en que existe la obstrucción. Con una obstrucción leve o moderada, el flujo sanguíneo en reposo puede ser casi normal por la autorregulación y quizá por el desarrollo de colaterales vasculares. Por ende, la cuantificación del flujo en reposo pudiera no aportar evidencia de una lesión proximal, mientras que la reducción del ITB sí provee esa información.

Los efectos del ejercicio de las extremidades inferiores sobre el ITB y el flujo sanguíneo en la pantorrilla se muestran en la figura 9-3 (recuadro central), que ilustra el efecto de una lesión estenótica ubicada en la arteria femoral superficial. En reposo, el ITB muestra una reducción a 0.8, no obstante el flujo en reposo en la pantorrilla sigue siendo normal.

Después de contraer por 3 min los músculos de la pantorrilla, el ITB cae hasta 0.5 durante la fase de hiperemia posterior a la contracción. El ITB cae debido a que, a la vez que se aumenta el flujo en los músculos de la pantorrilla, aquél por el segmento estenótico de la arteria femoral superficial aumenta, lo que hace que las presiones distales caigan en mayor medida ya que la reducción de presión distal a la lesión es proporcional tanto a la resistencia como al flujo. En una extremidad normal, el ITB se modifica más bien poco durante la hiperemia posterior a la contracción debido a la resistencia baja de las arterias nutricias.

Puesto que la presión distal a la lesión es menor en el reposo, y disminuye aún más cuando el flujo por la lesión aumenta, el aumento del flujo sanguíneo a la pantorrilla es menor que el normal y esto puede causar dolor isquémico en los músculos locales. Una vez que el flujo en reposo recupera su nivel previo a la contracción, el ITB se recupera hasta su valor en reposo de 0.8 y el dolor isquémico cede. Dado que las circulaciones en los músculos de la pantorrilla y el muslo se conectan en paralelo, el flujo sanguíneo hacia el muslo no se modifica por la presencia de la lesión, ya que esta es distal a la rama femoral profunda.

Considérese ahora una situación en la cual existe una segunda lesión en la arteria femoral común (proximal a la rama femoral profunda; v. fig. 9-3, recuadro derecho). Al tiempo que la persona camina y tanto los músculos del muslo como los de la pantorrilla se contraen rítmicamente, el incremento del flujo sanguíneo al músculo (si bien su flujo máximo se encontrará limitado por la presencia de la lesión proximal), si se produce, puede generar una caída paradójica del flujo sanguíneo a la pantorrilla (secuestro vascular). Puesto que existen dos lesiones en serie proximales a la pantorrilla (arterias femoral común y superficial), la presión en la arteria poplítea en reposo puede ser inferior al intervalo de autorregulación de la vasculatura de los músculos de la pantorrilla. En la figura, el ITB en reposo es 0.5; así, la vasculatura de la pantorrilla

se encontrará en dilatación máxima, y el flujo en reposo será bajo. Es por ello que durante el ejercicio la vasculatura de la pantorrilla no es capaz de dilatarse más. Si el flujo sanguíneo al muslo aumenta por la arteria femoral profunda, entonces también debe aumentarse por la arteria femoral común estenótica, lo que reduciría todavía más la presión distal a la estenosis.

Esta reducción de la presión generará una caída de las presiones a lo largo de las arterias femoral superficial y poplítea, y una reducción aún mayor del ITB, lo que reducirá la presión de perfusión efectiva en la circulación de la pantorrilla y generará una disminución del flujo sanguíneo en esa región en respuesta al ejercicio. Una reducción del flujo de esta magnitud generará una disminución aún mayor de la proporción entre la provisión de oxígeno y su demanda en la musculatura de la pantorrilla, para producir así hipoxia tisular intensa y dolor isquémico.

## CAMBIOS DE LA FUNCIÓN CARDIOVASCULAR MATERNA DURANTE EL EMBARAZO

El embarazo genera cambios significativos en el sistema cardiovascular (fig. 9-4). El incremento del volumen uterino y el feto en desarrollo requieren un flujo sanguíneo abundante. Para cubrir este flujo, el gasto cardíaco aumenta del 30 % al 50 % durante el tercer trimestre. En la primera mitad de la gestación, el gasto cardíaco aumenta principalmente por la elevación del volumen latido en respuesta a un incremento del volumen sanguíneo. Sin embargo, en una fase avanzada del tercer trimestre el volumen latido puede mostrar tan solo una elevación ligera. En esta fase de la gestación el incremento del gasto cardíaco se mantiene por medio de una frecuencia cardíaca alta, que puede incremen-

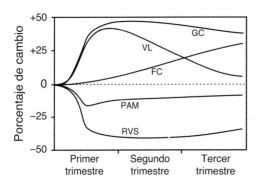

■ **Figura 9-4.** Cambios en la hemodinámica materna durante el embarazo. En una fase temprana del embarazo, el gasto cardíaco (*GC*) aumenta debido a que el volumen latido (*VL*) aumenta por la elevación del volumen sanguíneo; la resistencia vascular sistémica (*RVS*) y la presión arterial media (*PAM*) disminuyen. La frecuencia cardíaca (*FC*) aumenta de manera gradual durante el embarazo; el VL disminuye a la vez que la FC aumenta.

tarse entre 10 y 20 latidos/min en respuesta al incremento de los estímulos simpáticos y la reducción de los vagales sobre el nodo sinoauricular. Durante el segundo y tercer trimestres, la presión intraabdominal puede elevarse lo suficiente para generar compresión mecánica del segmento abdominal de la vena cava, y reducir así el retorno venoso, el gasto cardíaco y la presión arterial (síndrome de hipotensión supina), así como incrementar las presiones venosas en la región inferior del cuerpo. Una posición supina (sobre la espalda) puede intensificar aún más la compresión de la vena cava, lo que puede limitarse al asumir una posición en decúbito lateral (recostarse de lado).

El incremento del volumen sanguíneo durante el embarazo se genera por la activación simpática y mediada por estrógenos del sistema renina-angiotensina-aldosterona, que incrementa la retención de sodio y agua en los riñones. Para la semana 6, la actividad plasmática de la renina puede aumentar 900 % y el volumen sanguíneo puede elevarse 10 %. Al final del tercer trimestre, el volumen sanguíneo puede mostrar un incremento de 50 %. En respuesta al aumento sostenido del volumen sanguíneo y la necesidad de un mayor gasto cardíaco durante el embarazo, se presenta dilatación del ventrículo izquierdo y la masa cardíaca puede aumentar 50 %.

Si bien, el gasto cardíaco se eleva, la presión arterial media suele caer por una reducción desproporcional de la resistencia vascular sistémica. La caída de la resistencia vascular sistémica, en particular en las primeras seis semanas, se debe a cambios hormonales que activan las vías del óxido nítrico y la prostaglandina para dilatar los vasos de resistencia. La dilatación se produce no obstante la activación simpática y el incremento de la angiotensina II, como consecuencia del predominio de los mecanismos vasodilatadores.

El factor contribuyente principal de la disminución de la resistencia vascular sistémica después de las seis semanas es el desarrollo de una circulación placentaria de baja resistencia extensa. La presión diastólica cae en mayor medida que la sistólica como consecuencia de una resistencia vascular sistémica reducida, de tal modo que hay un incremento de la presión de pulso. La elevación de la presión de pulso es consecuencia de un aumento del volumen latido, en particular durante los primeros dos trimestres.

La gestación altera de forma significativa las respuestas cardiovasculares al ejercicio. Puesto que el gasto cardíaco en reposo muestra elevación sustancial, existe una menor capacidad para incrementarlo durante el ejercicio. Además, la compresión de la vena cava inferior (VCI) que deriva de la presión intraabdominal alta, en particular durante el tercer trimestre, limita el retorno venoso y con ello impide que el volumen latido se incremente como se produciría generalmente durante el ejercicio.

## CIRCULACIÓN FETAL Y CAMBIOS AL NACER

La circulación fetal difieren en grado considerable de la circulación materna ya que muchas de las funciones de los órganos en desarrollo son cubiertas por los órganos de la madre. El intercambio de gases (función pulmonar), la provisión de nutrientes y la eliminación de desechos (función gastrointestinal), y el equilibrio de líquidos y electrólitos (función renal) se cubren mediante el intercambio entre la sangre materna y la fetal en la placenta. Muchas funciones hepáticas quedan a cargo del hígado materno debido al intercambio placentero. Así, el feto requiere un flujo sanguíneo más bien escaso hacia los pulmones en desarrollo y las vísceras (tubo digestivo, riñones e hígado). En el feto a término, alrededor de 50 % del gasto cardíaco entra a las dos arterias umbilicales (que se originan a partir de las arterias ilíacas internas) que irrigan la placenta (fig. 9-5).

El gasto cardíaco fetal que no se dirige a la placenta se distribuye en la circulación sistémica y pulmonar, con la mayor fracción del gasto cardíaco dirigida al cerebro en desarrollo. Como consecuencia de los cortocircuitos entre el lado izquierdo y el derecho del corazón, el volumen latido del ventrículo derecho es del doble que el del izquierdo. De este modo el ventrículo derecho fetal tiene una pared más gruesa y un volumen cavitario mayor que el ventrículo izquierdo.

El flujo sanguíneo que generalmente se dirigiría al hígado y los pulmones se desvía en gran medida por cortocircuitos (v. fig. 9-5). La sangre oxigenada de la placenta regresa al feto por la vena umbilical. La mayor parte de ese flujo puentea el hígado y entra a la VCI por arriba del nivel del hígado, a través del **conducto venoso**. Esta sangre relativamente bien oxigenada (saturación de ~85 %) proveniente de la placenta se mezcla con la sangre desoxigenada en la VCI (saturación de ~30 %). Puesto que la hemoglobina fetal tiene una mayor afinidad por el oxígeno que la hemoglobina del adulto, muestra una saturación cercana al 70 % en la VCI a la vez que entra a la aurícula derecha no obstante una $PO_2$ reducida por la mezcla de sangre oxigenada y desoxigenada en ese vaso. La mayor parte de la sangre de la VCI que entra a la aurícula derecha no pasa por la válvula tricúspide para llenar el ventrículo derecho, como en el adulto.

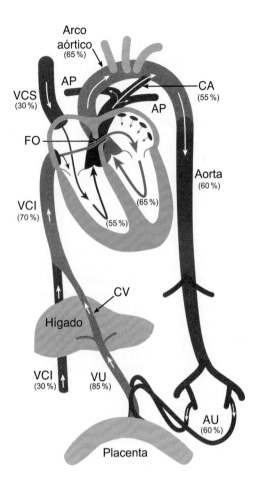

**Figura 9-5.** Circulación fetal. La vena umbilical (*VU*) transporta sangre oxigenada desde la placenta. La mayor parte de esta sangre omite el paso por el hígado al entrar al conducto venoso (*CV*) antes de pasar a la vena cava inferior (*VCI*), donde se mezcla con la sangre venosa sistémica. La mayor parte del retorno venoso proveniente de la VCI entra a la aurícula derecha y fluye por el foramen oval (*FO*) abierto directo a la aurícula izquierda, donde se mezcla con un volumen bajo de sangre venosa pulmonar antes de entrar al ventrículo izquierdo y ser expulsada por la válvula aórtica hacia la aorta ascendente. El retorno venoso de la región superior del cuerpo, que se produce por la vena cava superior (*VCS*), entra a la aurícula derecha y pasa por la válvula tricúspide al ventrículo derecho, para luego ser expulsada hacia el tronco de la arteria pulmonar (*AP*). La mayor parte del gasto del ventrículo derecho puentea los pulmones al fluir por el conducto arterioso (*CA*) directo a la aorta (distal a la arteria subclavia izquierda), donde se mezcla con sangre aórtica rica en oxígeno. Las arterias umbilicales (*AU*) que se forman a partir de las arterias iliacas internas se dirigen hacia la placenta. Los números en paréntesis representan el porcentaje de saturación de oxígeno de la sangre.

En vez de esto, la sangre que retorna pasa por un cortocircuito de un sentido (**foramen oval**) entre las aurículas derecha e izquierda, con lo que puentea el ventrículo derecho y la arteria pulmonar. El flujo sanguíneo pasa de la aurícula derecha a la izquierda porque en el feto la presión en la primera es más alta que en la segunda. La sangre desoxigenada en la vena cava superior (VCS) proveniente de los brazos y la cabeza y entra a la aurícula derecha, y la mayor parte de su flujo pasa por la válvula tricúspide y entra al ventrículo derecho.

Así, el ventrículo derecho se llena con la sangre desoxigenada (saturación de ~30%) de la VCS junto con cierta cantidad de sangre oxigenada de la VCI (saturación de ~70%). El ventrículo derecho expulsa la sangre (con saturación de ~55%) a la arteria pulmonar; sin embargo, alrededor de 90% del flujo en esa arteria deriva directamente a la aorta por el **conducto arterioso**, con lo que no pasa por los pulmones, que reciben solo 10% del flujo de la arteria pulmonar.

El conducto arterioso tiene una resistencia muy baja de flujo en comparación con la resistencia vascular pulmonar (~10%), lo que explica la razón por la cual la mayor parte del flujo de la arteria pulmonar pasa directo a la aorta y puentea los pulmones. La resistencia vascular pulmonar es muy alta en el feto debido a que los pulmones no están insuflados (lo que genera un colapso pasivo de la vasculatura pulmonar) y como consecuencia de la constricción inducida por hipoxia de los vasos pulmonares. Con la mezcla de sangre proveniente del ventrículo izquierdo (saturación de ~65%) y el conducto arterioso (saturación de ~55%), la saturación de oxígeno de la sangre en la aorta descendente se acerca a 60%. Debido a que las arterias que irrigan la cabeza son proximales al conducto arterioso, la sangre que irriga el encéfalo tiene una saturación cercana a 65%.

La resistencia vascular sistémica es relativamente baja en el feto debido a que la mitad del gasto cardíaco se dedica a la circulación placentaria, cuya resistencia es baja. De este modo, la presión arterial media se aproxima a 45 mm Hg a las 40 semanas. A pesar de la presión arterial más bien baja y la saturación de oxígeno reducida de la sangre arterial (en comparación con el adulto), el aporte de oxígeno a los órganos y los tejidos es suficiente para cubrir sus requerimientos metabólicos. La presión arterial baja reduce la poscarga en los ventrículos izquierdo y derecho, ya que ambos expulsan la sangre a la aorta.

Al nacer, la circulación fetal sufre cambios rápidos y dramáticos, que son necesarios para asegurar la supervivencia. Existen cinco episodios transicionales clave que se producen en el momento del nacimiento o poco después.

1. **La eliminación de la circulación placentaria incrementa la resistencia vascular sistémica.** En el momento de nacer, los vasos umbilicales sufren constricción espontánea y se separan de la placenta. La eliminación súbita de la circulación placentaria hace que la resistencia vascular sistémica fetal se incremente alrededor de dos veces, y el 100 % del gasto cardíaco queda disponible para la circulación del neonato. El incremento de la presión arterial que se presenta eleva el flujo sanguíneo hacia todos los órganos. El ventrículo izquierdo responde al incremento de la presión aórtica al aumentar de inmediato su presión sistólica. Esto aumenta el trabajo cardíaco y la demanda de oxígeno; sin embargo, también el flujo coronario y la provisión de oxígeno al miocardio lo hacen, por la elevación de la presión arterial.
2. **La expansión pulmonar disminuye de manera abrupta la resistencia vascular pulmonar.** Una disminución de cinco veces en la resistencia, que deriva en gran medida de la eliminación de la compresión mecánica, lleva a un incremento de cuatro veces del flujo sanguíneo pulmonar al nacer. La presión media en la arteria pulmonar cae al inicio hasta cerca de 35 mm Hg, luego declina hasta alrededor de 12 mm Hg tras varias semanas. La presión sistólica en el ventrículo derecho cae a la vez que la presión en la arteria pulmonar disminuye. La menor poscarga del ventrículo derecho genera un incremento del volumen latido y una reducción de las presiones de precarga, que al mismo tiempo reducen la presión auricular derecha.
3. **Cierre funcional del foramen oval.** El incremento del flujo sanguíneo aumenta el retorno venoso hacia la aurícula izquierda, lo que eleva la presión en esa cavidad. El incremento de la poscarga del ventrículo izquierdo incrementa la presión diastólica final en esa cavidad, al igual que en la aurícula izquierda. Cuando la presión auricular izquierda supera la presión auricular derecha, el colgajo septal que cubre al foramen oval se cierra sobre el orificio interauricular. Una vez que esto se produce toda la sangre que regresa a la aurícula derecha pasa al ventrículo derecho y es expulsada a la arteria pulmonar.
4. **Cierre del conducto arterioso.** Poco después del nacimiento, el conducto arterioso sufre constricción. El incremento de la $PO_2$ arterial, la disminución de la prostaglandina $E_2$ ($PGE_2$) circulante y la pérdida de los receptores para la $PGE_2$ en el conducto participan en esta respuesta vasoconstrictora. El cierre completo del conducto puede requerir varios días. Hasta que el cierre se complete, existe cierta derivación de sangre de la aorta a la arteria pulmonar debido a que la presión aórtica supera ahora la presión en la arteria pulmonar. Cuando el conducto arterioso y el foramen oval se cierran del todo, las circulaciones pulmonar y sistémica quedan completamente separadas, como en el corazón adulto normal.
5. **Cierre del conducto venoso.** Al nacer, cesa el flujo de la vena umbilical hacia el conducto venoso; sin embargo, persiste cierto flujo en este vaso, proveniente de los vasos sanguíneos portales del intestino. Algunas horas después del nacimiento, el conducto venoso se contrae y se cierra, lo que incrementa la presión venosa portal y permite que ese flujo ingrese al hígado.

## HIPOTENSIÓN Y CHOQUE

### Causas de hipotensión

La hipotensión a menudo se define en la clínica como una presión arterial sistólica < 90 mm Hg o una presión diastólica < 60 mm Hg. Existen muchas causas de hipotensión, como se resume la figura 9-6. Debido a que la presión arterial es producto del gasto cardíaco y la resistencia vascular sistémica, una disminución de cualquiera de ellas disminuye la presión arterial (v. cap. 5).

La hipotensión puede presentarse cuando el gasto cardíaco se reduce por una disminución del volumen latido, que puede derivar ya sea de la disminución del inotropismo o la precarga (v. fig. 9-6). Como se describe en el capítulo 4, la disminución del inotropismo se produce durante la insuficiencia cardíaca sistólica o cuando la disfunción autonómica disminuye los impulsos simpáticos hacia el corazón. Los medicamentos con propiedades inotrópicas negativas, como los β-bloqueadores y los

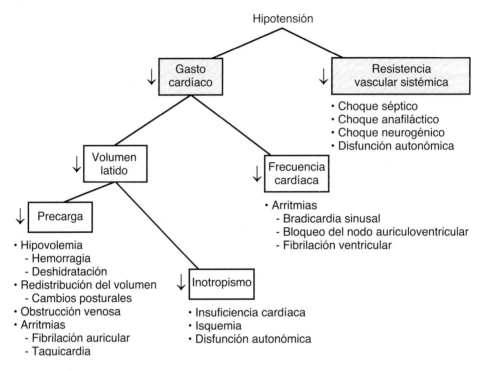

**Figura 9-6.** Mecanismos y causas de la hipotensión. Por último la hipotensión se produce debido a que existe una reducción del gasto cardíaco, la resistencia vascular sistémica o ambos.

bloqueadores de los canales del calcio también reducen el volumen latido y el gasto cardíaco. La isquemia miocárdica aguda o crónica deprime el inotropismo y puede desencadenar hipotensión. Una precarga baja puede derivar de: (1) hipovolemia, causada por perdida de sangre (hemorragia) o deshidratación; (2) una redistribución del volumen sanguíneo, como cuando una persona se pone de pie (hipotensión ortostática; v. cap. 5); (3) obstrucción venosa, que puede derivar de la compresión de la vena cava (p. ej., síndrome de hipotensión supina durante el embarazo), obstrucción vascular pulmonar (p. ej., embolia pulmonar) o compresión cardíaca (p. ej., taponamiento cardíaco); y (4) arritmias como la fibrilación auricular y la taquicardia ventricular, que limitan el llenado ventricular.

La reducción de la frecuencia ventricular disminuye el gasto cardíaco y la presión arterial. Esto puede ser producto de la bradicardia sinusal secundaria a una activación vagal excesiva del nodo sinoauricular. Un reflejo vasovagal puede disminuir la frecuencia cardíaca y la presión arterial en grado suficiente para inducir síncope (v. cap. 6). Un bloqueo de segundo o tercer grado del nodo auriculoventricular (v. cap. 3) reduce la frecuencia ventricular y, por ende, puede provocar hipotensión. La

fibrilación ventricular impide el desarrollo de contracciones ventriculares coordinadas, de tal modo que la frecuencia ventricular efectiva es nula.

De manera independiente a los cambios del gasto cardíaco, una reducción anómala del tono vascular sistémico (p. ej., vasodilatación sistémica) puede conducir a la hipotensión. Como se describe con más detalle en secciones posteriores, sepsis, anafilaxia y daño neural pueden disminuir la resistencia vascular sistémica. La resistencia vascular sistémica también puede reducirse si hay disfunción autonómica. Por ejemplo, en las personas diabéticas con neuropatía autonómica, puede existir alteración de la vasoconstricción refleja mediada por barorreceptores, lo que puede generar una caída de la presión arterial cuando se ponen de pie (hipotensión ortostática) y se ejercitan.

## Choque circulatorio

La hipotensión puede inducir choque, que puede definirse como una perfusión sistémica insuficiente de los órganos, que causa disfunción de los órganos terminales y tiene potencial letal. Existen cuatro categorías principales del choque: (1) hipovolémico (disminución del volumen sanguíneo), (2) cardiogénico (disfunción cardíaca), (3) distributivo (por vasodilatación), y (4) obstructivo (obstrucción al flujo de entrada o salida del corazón). Cada uno de estos tipos de choque se debe a una reducción del gasto cardíaco, de la resistencia vascular sistémica o ambos.

**Choque hipovolémico.** Este tipo de choque puede ser secundario a la pérdida hemática (hemorragia) o a una deshidratación grave generada por un consumo insuficiente de agua o una pérdida hídrica excesiva. Los desplazamientos de volumen de tipo ortostático, si bien generan hipotensión, generalmente no traen consigo un choque a menos que exista compromiso de los reflejos compensatorios. El uso excesivo de diuréticos puede causar hipotensión por depleción de volumen, pero esto no conduce a un choque circulatorio en ausencia de otros factores como la insuficiencia cardíaca grave.

**Choque cardiogénico.** Este tipo de choque se debe a alteraciones de la función cardíaca que determinan una reducción del gasto cardíaco, hipotensión y compromiso de la perfusión orgánica. La función cardíaca puede estar alterada por arritmias sostenidas, bloqueos de conducción, enfermedad miocárdica (p. ej., miocardiopatías), inflamación aguda (p. ej., miocarditis), enfermedad estructural (p. ej., valvulopatía, defectos congénitos), isquemia e infarto, trastornos obstructivos (p. ej., embolia pulmonar), disfunción autonómica y distintos fármacos capaces de deprimir en forma aguda al corazón o inducirle daño permanente.

**Choque distributivo.** Este tipo de choque se asocia con vasodilatación sistémica, oclusión intravascular (p. ej., coagulación intravascular diseminada) y distribución inapropiada del flujo sanguíneo. En contraste, el choque de etiología hipovolémica, cardiogénica y obstructiva se asocia con vasoconstricción sistémica refleja. Ejemplos de choque distributivo son el choque séptico, el choque anafiláctico y el choque neurogénico. El **choque séptico** (o síndrome de respuesta inflamatoria sistémica), que suele derivar de una infección bacteriana en el torrente sanguíneo, causa una pérdida del tono vascular e hipotensión. El choque séptico se debe a la liberación de endotoxinas bacterianas (p. ej., lipopolisacárido) que activan la cascada inflamatoria. Esto conduce a la síntesis de citocinas (p. ej., factor de necrosis tumoral, interleucinas) y cantidades excesivas de óxido nítrico, lo que provoca vasodilatación sistémica. Las fases tempranas del choque séptico se asocian con un gasto cardíaco elevado; sin embargo, en las fases tardías se produce una depresión cardíaca. Las reacciones alérgicas graves pueden generar un **choque anafiláctico**. Otra causa de choque circulatorio por vasodilata-

ción es el daño a las vías simpáticas de la médula espinal (**choque neurogénico**), que induce la pérdida del tono simpático vascular.

**Choque obstructivo.** Este tipo de choque se debe a la obstrucción vascular al flujo de entrada (p. ej., **embolia pulmonar**) o salida (p. ej., **coartación aórtica**) del corazón, o bien una obstrucción física de este órgano (p. ej., **taponamiento cardíaco**). Si, por ejemplo, un coágulo sanguíneo viaja de la pierna al corazón, puede alojarse (embolizar) en una rama de la arteria pulmonar después de pasar por el lado derecho del corazón. Esto no solo afecta el intercambio de gases a nivel pulmonar sino también puede obstruir el retorno venoso hacia el lado izquierdo del corazón, y reducir así el llenado y el gasto del ventrículo izquierdo. Si existe estrechamiento de una región del arco aórtico (p. ej., coartación aórtica), entonces las presiones arteriales y la perfusión de los órganos distales a la obstrucción (vísceras y extremidades inferiores) se reduce, no obstante las presiones aórticas proximales a coartación se elevarán.

La coartación aórtica en neonatos afecta de manera característica el arco aórtico cerca del conducto arterioso y la presión aórtica proximal elevada puede generar insuficiencia cardíaca y choque cardiogénico. Puede existir una obstrucción física del corazón con el taponamiento cardíaco, caso en que una acumulación de fluido en el saco pericárdico que rodea al corazón comprime sus cavidades, lo que compromete su llenado y reduce el volumen latido.

## Mecanismos compensatorios durante la hipotensión

Cuando se produce hipotensión el organismo trata de restablecer la presión arterial al activar mecanismos compensatorios neurohumorales (v. cap. 6). Mecanismos iniciales a corto plazo incluyen la activación del reflejo barorreceptor de los nervios simpáticos, que genera constricción de los lechos vasculares sistémicos y estimula al corazón. De activación más lenta, los mecanismos compensatorios a largo plazo incluyen al sistema renina-angiotensina-aldosterona y la vasopresina. Estos sistemas hormonales actúan para incrementar el volumen sanguíneo y reforzar la vasoconstricción secundaria al incremento de la actividad simpática. Los mecanismos compensatorios neurohumorales actúan para restablecer la presión arterial y ayudar así a mantener una perfusión cerebral y coronaria normal a expensas de una reducción del flujo sanguíneo hacia órganos menos esenciales. El análisis que se presenta a continuación hace referencia específica a los mecanismos compensatorios en la hipotensión secundaria a la hipovolemia por hemorragia. La caída del volumen sanguíneo durante una hemorragia reduce la presión venosa central, que disminuye el llenado cardíaco y el volumen latido por el mecanismo de Frank-Starling. La caída del gasto cardíaco causa una reducción de la presión arterial.

El reflejo barorreceptor es el primer mecanismo compensatorio en activarse en respuesta a la pérdida hemática (fig. 9-7). Este reflejo se produce segundos después de una caída de la presión arterial. Como se describe en el capítulo 6, una reducción de la presión arterial media y la presión de pulso reduce la activación de los barorreceptores arteriales. Esto activa al sistema nervioso simpático e inhibe los impulsos vagales al corazón, lo que incrementa la frecuencia cardíaca y el inotropismo. Es importante señalar que la estimulación cardíaca aislada no genera un incremento significativo del

gasto cardíaco (v. cap. 5). Para que el gasto cardíaco aumente, algún mecanismo debe incrementar la presión venosa central y con ello la presión de llenado de los ventrículos. Esto se logra, por lo menos al inicio tras la hemorragia, por medio de un incremento del tono venoso generado por la estimulación simpática de los vasos de capacidad venosos.

La presión venosa central parcialmente recuperada y la precarga ventricular incrementan el volumen latido por medio del mecanismo de Frank-Starling. Ese cambio, aunado a la estimulación autonómica de la frecuencia cardíaca y el inotropismo, atenúa la declinación del gasto cardíaco. El gasto cardíaco semicompensado, junto con la vasoconstricción sistémica mediada por el reflejo barorreceptor, hace que la presión arterial se eleve hacia su valor normal.

Si bien el reflejo barorreceptor puede responder rapidamente a una caída de la presión arterial

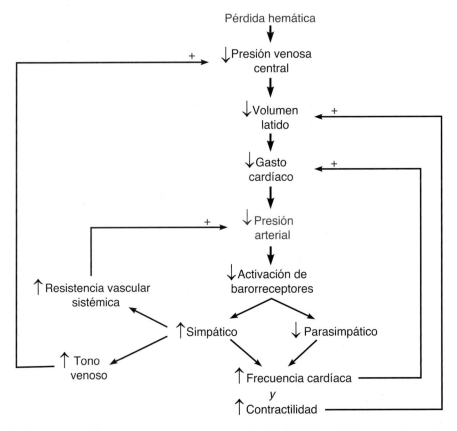

■ **Figura 9-7.** Activación de los mecanismos barorreceptores tras una pérdida hemática aguda (hemorragia). La pérdida de sangre reduce la presión venosa central (precarga cardíaca), lo que disminuye el gasto cardíaco y la presión arterial. La disminución de la activación de los barorreceptores arteriales activa al sistema nervioso simpático, que estimula la función cardíaca y genera constricción de los vasos de resistencia y capacidad. Estas acciones ayudan a elevar (+) y la presión venosa central, el volumen latido, el gasto cardíaco y la presión arterial que sufrieron reducción, y ayudan así a restablecer la presión arterial.

y proveer una compensación inicial, la recuperación a largo plazo de la homeostasis cardiovascular requiere la activación de mecanismos compensatorios hormonales para restaurar el volumen sanguíneo por mecanismos renales (fig. 9-8).

Algunos de estos sistemas humorales también refuerzan el reflejo barorreceptor mediante estimulación directa o indirecta del corazón y vasoconstricción sistémica.

El sistema renina-angiotensina-aldosterona se activa por el incremento de la actividad de los nervios simpáticos renales y la hipotensión en la arteria renal por una disminución de la entrega de sodio a la mácula densa, que libera renina y conduce a la síntesis de angiotensina II (v. cap. 6). El incremento de la angiotensina II circulante constriñe la vasculatura sistémica directamente al unirse a receptores $AT_1$, e indirectamente al favorecer los efectos simpáticos. La angiotensina II estimula la secreción de aldosterona.

La secreción de vasopresina recibe el estímulo de la disminución del estiramiento auricular, la estimulación simpática y la angiotensina II. Al actuar en conjunto, la angiotensina II, la aldosterona y la vasopresina llevan a los riñones a retener sodio y agua, con lo que incrementan el volumen sanguíneo, la precarga cardíaca y el gasto cardíaco. El incremento de la vasopresina también estimula la sed, de modo que se ingiere más líquido. Las respuestas renal y vascular a estas hormonas se potencian aún más por la disminución de la secreción de péptido auricular natriurético por las aurículas, que deriva de una disminución del estiramiento auricular asociado al estado de hipovolemia.

Las respuestas vasculares a la angiotensina II y la vasopresina se producen rápidamente en respuesta al incremento de las concentraciones plasmáticas de estos vasoconstrictores. Los efectos renales de la angiotensina II, la aldosterona y la vasopresina, en contraste, se produce con más lentitud, a la vez que la disminución de la excreción de sodio y agua incrementa de manera gradual el volumen sanguíneo en el transcurso de varias horas y días.

El incremento de la actividad simpática estimula a la médula suprarrenal para liberar catecolaminas (adrenalina y noradrenalina). Esto causa estimulación cardíaca (mediada por receptores $\beta_1$-adrenérgicos) y vasoconstricción periférica (mediada por receptores $\alpha$-adrenérgicos), y contribuye a la liberación de renina por los riñones mediante su acción sobre los receptores $\beta_1$-adrenérgicos renales.

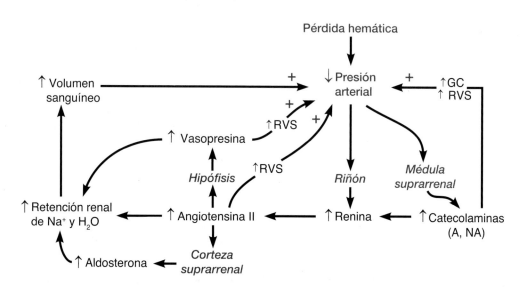

■ **Figura 9-8.** Activación de los mecanismos humorales tras una pérdida hemática aguda (hemorragia). La disminución de la presión arterial activa al sistema nervioso simpático (reflejo barorreceptor), que estimula la liberación de catecolaminas (*A*, adrenalina; *NA*, noradrenalina) a partir de la médula suprarrenal. Esto aumenta el gasto cardíaco (*GC*) y la resistencia vascular sistémica (*RVS*), que elevan (+) la presión arterial. La liberación de renina se estimula por el incremento de la actividad simpática, que aumenta las catecolaminas circulantes, y la hipotensión; esto determina la formación de angiotensina II y aldosterona. La liberación de vasopresina a partir de la hipófisis posterior es estimulada por la angiotensina II, la disminución de la presión auricular (no se muestra) y el incremento de la actividad simpática (no se muestra). Estas hormonas actúan en conjunto para incrementar el volumen sanguíneo por sus acciones renales (retención de sodio y agua), que elevan la presión arterial. La angiotensina II y la vasopresina también aumentan la presión arterial al incrementar la RVS. Estos cambios de la resistencia vascular sistémica con el volumen sanguíneo y el gasto cardíaco ayudan así a restablecer la presión arterial.

Otros mecanismos independientes del reflejo barorreceptor y las hormonas desempeñan un papel compensatorio en la hipotensión hemorrágica. La hipotensión intensa puede generar la activación de quimiorreceptores (v. cap. 6). Las presiones de perfusión bajas y la disminución del flujo sanguíneo a los órganos generan incremento de la síntesis de ácido láctico a la vez que las vísceras adoptan una glucólisis anaeróbica para la síntesis de ATP. La acidosis estimula a los quimiorreceptores periféricos y centrales, lo que conduce a un incremento de la actividad simpática dirigida a la vasculatura sistémica. La hipoxia por estancamiento en el cuerpo carotídeo, que deriva de una reducción del flujo sanguíneo en esa estructura, estimula la activación de sus quimiorreceptores. Si hay compromiso de la perfusión cerebral y el encéfalo desarrolla isquemia, el resultado es una vasoconstricción intensa de origen simpático de la vasculatura sistémica.

Las presiones arterial y venosa reducidas, aunadas a la disminución del índice de resistencia poscapilar:precapilar, disminuye las presiones hidrostáticas capilares (v. cap. 8). Esto conduce a un incremento de la reabsorción capilar de líquido. Este mecanismo puede determinar en una reabsorción hasta de 1 L/h del líquido hacia el compartimiento intravascular, que puede llevar a un incremento significativo del volumen sanguíneo y la presión arterial tras pocas horas. Si bien la reabsorción capilar de líquido incrementa el volumen intravascular y sirve para incrementar la presión arterial, también genera una reducción del hematocrito y la dilución de las proteínas plasmáticas hasta que se forman nuevas células sanguíneas y proteínas plasmáticas. La disminución del hematocrito limita la capacidad de transporte de oxígeno de la sangre. De manera eventual, la dilución de las proteínas plasmáticas disminuye la presión oncótica del plasma en grado suficiente para limitar la reabsorción de líquido.

La mayor parte de las respuestas compensatorias descritas se producen de manera independiente a la causa de la hipotensión; sin embargo, la capacidad del corazón y la vasculatura para responder a un mecanismo compensatorio específico puede diferir con base en la causa de la hipotensión. Por ejemplo, si la hipotensión deriva del choque cardiogénico (una forma de insuficiencia cardíaca aguda) por un infarto del miocardio, el corazón no es capaz de responder a la estimulación simpática del mismo modo que lo haría un corazón normal. Como ejemplo adicional, la capacidad de respuesta vascular a la vasoconstricción de mediación simpática muestra un compromiso significativo en una persona con choque séptico. Por último, los fármacos que una persona toma para tratar la hipertensión (p. ej.,

---

**CASO 9-2**

Un paciente que está recibiendo tratamiento agresivo por hipertensión grave con un diurético, un inhibidor de la enzima convertidora de angiotensina y un bloqueador de los canales del calcio sufre un accidente automovilístico grave que le genera una hemorragia intraabdominal importante. ¿Cómo pudieran estos fármacos afectar los mecanismos compensatorios que se activan tras la hemorragia? ¿Cómo pudiera esto alterar la evolución de la recuperación de este paciente?

---

β-bloqueadores, α-bloqueadores, inhibidores de la enzima convertidora de angiotensina) pueden interferir con las respuestas compensatorias neurohumorales a la hipotensión.

## Mecanismos descompensatorios tras la hipotensión intensa y prolongada

La hipotensión intensa y prolongada puede generar choque irreversible y muerte. Esto se produce cuando los mecanismos compensatorios normales (y la reanimación médica adicional) no pueden restablecer la presión arterial hasta niveles adecuados de manera oportuna. Por ejemplo, si una persona pierde 40% de su volumen sanguíneo por hemorragia, la presión arterial puede comenzar a recuperarse cuando los mecanismos compensatorios se activan; sin embargo, la recuperación puede durar tan solo 1 o 2 h antes de que la presión arterial comience a caer de nuevo, lo que genera la muerte aún si se realizan intervenciones heroicas.

Esta caída secundaria de la presión arterial deriva de la activación de mecanismos descompensatorios. Estos mecanismos descompensatorios son ciclos de retroalimentación positiva, que contrastan con el control por retroalimentación negativa que ofrecen los mecanismos compensatorios. Un mecanismo de **retroalimentación negativa** trata de restaurar una variable controlada (en este caso, la presión arterial) a su valor normal, mientras que un mecanismo de **retroalimentación positiva** hace que la variable controlada se aleje incluso más de su punto de control.

En el caso del choque hemorrágico grave y algunas otras formas de choque hipotensivo, por ejemplo, choque cardiogénico y séptico, varios mecanismos de retroalimentación positiva potenciales pueden conducir al choque irreversible y la muerte. Estos mecanismos incluyen la depresión cardíaca, el escape simpático, la acidosis metabólica, la isquemia cerebral, factores reológicos y respuestas inflamatorias sistémicas.

La figura 9-9 ilustra el modo en que la depresión cardíaca y el escape simpático pueden generar descompensación en la hemorragia intensa. Si la presión arterial media cae por debajo de 60 mm Hg, el flujo sanguíneo coronario es insuficiente para respaldar las demandas metabólicas del corazón, dado que esta presión está por debajo del intervalo de autorregulación coronaria (v. cap. 7). La disminución del flujo sanguíneo coronario induce hipoxia miocárdica, que compromete las contracciones cardíacas (reduce el inotropismo). Cuando esto se produce, el volumen latido y el gasto cardíaco disminuyen, lo que causa reducciones adicionales de la presión arterial y la perfusión coronaria (un ciclo de retroalimentación positiva). También se muestra el efecto de la hipotensión sobre el flujo sanguíneo a los órganos. La hipotensión disminuye el flujo sanguíneo a los órganos al reducir la presión de perfusión y mediante la activación simpática mediada por barorreceptores, que genera constricción de los vasos de resistencia. Esta disminución del flujo induce hipoxia tisular.

Cuanto mayor es la hipoxia que desarrolla un tejido y mayor el tiempo que persiste (en particular en condiciones de flujo bajo), mayor la acumulación de metabolitos vasodilatadores. Estos metabolitos de manera eventual anulan la vasoconstricción de mediación simpática (escape simpáticos) y el flujo sanguíneo comienza a elevarse en el órgano. Cuando este escape simpático se produce en órganos grandes (p. ej., músculo esquelético y tubo digestivo), la resistencia vascular sistémica cae. Esto reduce la presión arterial y limita aún más la perfusión orgánica, lo que lleva a una mayor vasodilatación e hipotensión (un ciclo de retroalimentación positiva).

Varios ciclos de retroalimentación positiva adicionales pueden contribuir al choque irreversible:

- Hipotensión prolongada con hipoxia tisular concomitante que induce acidosis metabólica a la vez que los órganos comienzan a generar ATP por vías anaeróbicas. La acidosis compromete la contracción cardíaca y del músculo liso vascular, lo que disminuye el gasto cardíaco y la resistencia vascular sistémica, con lo que la presión arterial baja aún más.
- La isquemia cerebral y la hipoxia durante la hipotensión grave, si bien al inicio causan una activación simpática intensa, de manera eventual determinan la depresión de todo el flujo autónomo a la vez que los centros reguladores cardiovasculares dejan de funcionar por la falta de oxígeno. Esta eliminación del tono simpático hace que la presión arterial caiga, lo que reduce aún más la perfusión cerebral.

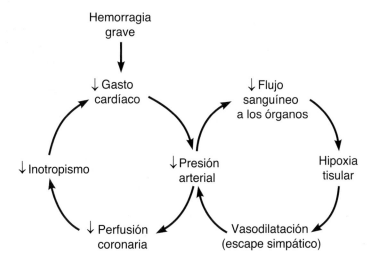

■ **Figura 9-9.** Mecanismos descompensatorios de retroalimentación positiva que desencadena la hipotensión intensa. El compromiso de la perfusión coronaria determina una pérdida del inotropismo cardíaco y una reducción adicional del gasto cardíaco y la presión. La isquemia tisular prolongada (disminución del flujo sanguíneo) y la hipoxia generadas por la hipotensión y la vasoconstricción simpática inducen vasodilatación (escape simpático), que reduce la resistencia vascular sistémica y la presión arterial.

- Los estados de baja perfusión en la microcirculación pueden conducir a un incremento de la viscosidad de la sangre a la vez que los eritrocitos se adhieren entre sí, y también promueven la adhesión de los leucocitos al endotelio y la plaquetaria, lo que genera oclusión microvascular y coagulación intravascular diseminada. El incremento de la viscosidad de la sangre y la oclusión vascular reduce la perfusión de los órganos incluso en mayor grado y puede originar daño isquémico y estimular procesos inflamatorios, que pueden intensificar en mayor medida la acidosis metabólica y comprometer la función cardíaca y la vascular.

En resumen, el organismo responde a la hipotensión al activar mecanismos neurohumorales que fungen como procesos compensatorios de retroalimentación negativa para restablecer la presión arterial. Con la hipotensión intensa pueden ponerse en operación mecanismos de control de retroalimentación positiva. Estos mecanismos contrarrestan los mecanismos compensatorios y de modo eventual determinan una reducción adicional de la presión arterial.

## Base fisiológica de la intervención terapéutica

El tratamiento de la hipotensión depende de la causa que la subyace. Si la hipotensión deriva de la hipovolemia, por una hemorragia o una pérdida hídrica excesiva (p. ej., deshidratación), incrementar el volumen sanguíneo mediante la administración de sangre o soluciones se convierte en una prioridad terapéutica. El restablecimiento del volumen sanguíneo incrementa la precarga y con ello el gasto cardíaco, que se reduce en condiciones de hipovolemia.

La administración de soluciones en ocasiones va acompañada de agentes presores. Estos fármacos incrementan la presión arterial al aumentar la resistencia vascular sistémica (p. ej., agonistas de los receptores $\alpha$-adrenérgicos como norepinefrina y fenilefrina, o vasopresina) o al estimular la función cardíaca (p. ej., agonistas de los receptores $\beta$-adrenérgicos como la dobutamina).

El tratamiento de la hipotensión por choque cardiogénico puede incluir medicamentos que estimulen al corazón (p. ej., agonistas de los receptores $\beta$-adrenérgicos como dobutamina o dopamina, inhibidores de la fosfodiesterasa dependientes de cAMP como la milrinona, que inhibe la degradación del cAMP); sin embargo, con base en la magnitud de la hipotensión pueden utilizarse agentes presores o depresores.

Puesto que la causa principal de la hipotensión en el choque cardiogénico es el compromiso de la función cardíaca, los medicamentos como los inhibidores de la fosfodiesterasa, que estimulan al corazón y dilatan los vasos arteriales, pueden mejorar la función cardíaca al favorecer el inotropismo y disminuir la poscarga.

Sin embargo, los vasodilatadores sistémicos no pueden utilizarse en forma aislada en el choque cardiogénico si la hipotensión es intensa, dado que la presión arterial puede caer aún más. La hipotensión que se relaciona con el choque séptico es consecuencia de la vasodilatación sistémica y, en sus fases avanzadas, de la depresión cardíaca. Así, es común el uso de agentes presores en esta variante de choque, además de la administración de soluciones y antibióticos.

## HIPERTENSIÓN

La presión arterial alta (hipertensión) es un trastorno que afecta a cerca de una tercera parte de los adultos estadunidenses, y es una de las causas principales de morbilidad y mortalidad. La hipertensión es mucho más que una «enfermedad cardiovascular» puesto que puede dañar otros órganos como el riñón, el encéfalo y el ojo. Una tercera parte de las personas hipertensas no está consciente de su hipertensión debido a que suele ser asintomática hasta que se observan los efectos dañinos del trastorno (como el episodio vascular cerebral, el infarto del miocardio, la disfunción renal, los trastornos visuales y otros).

El término «hipertensión» se aplica a las elevaciones anómalas de la presión ya diastólica o sistólica. La presión arterial normal en adultos se define como una presión sistólica < 120 mm Hg (pero > 90 mm Hg) y una presión diastólica < 80 mm Hg (pero > 60 mm Hg).

Las recomendaciones publicadas en 2017 clasifican las presiones anormales como se muestra en la tabla 9-3. Se ha constatado que las presiones diastólica y sistólica con elevación anómala constituyen factores de riesgo significativos para otros trastornos cardiovasculares, como el episodio vascular cerebral y el infarto del miocardio. La presión arterial media no suele analizarse en el contexto de la hipertensión debido a que generalmente no se cuantifica en el paciente.

La hipertensión crónica se debe a incrementos de la resistencia vascular sistémica y el gasto cardíaco. La elevación del gasto cardíaco generalmente es secundaria al aumento del volumen sanguíneo, que incrementa la precarga ventricular y el volumen latido. Es importante señalar que para sostener un estado hipertensivo es necesario incrementar el volumen sanguíneo por medio de la retención renal de sodio y agua. La evidencia de esta situación deriva de estudios que demuestran que las elevaciones de la presión arterial generadas por la infusión de un fármaco vasoconstrictor durante varios días no se mantienen por el desarrollo de **natriuresis por presión** en los riñones.

Cuando la presión en la arteria renal se eleva al incrementarse la resistencia vascular sistémica, los riñones responden mediante un aumento de la filtración glomerular y de la excreción de sodio y agua. La pérdida de sodio y agua reduce el volumen sanguíneo y restablece la presión después de uno o dos días aún cuando continúe la infusión del vasoconstrictor. Así, con una función renal normal, una elevación aguda de la presión arterial por incremento de la resistencia vascular sistémica (o por la estimulación del corazón) se compensa con una reducción del volumen sanguíneo, que restablece la presión arterial a su valor normal. Evidencia considerable muestra que en la hipertensión crónica la curva de natriuresis por presión se desplaza hacia la derecha, de tal modo que se requiere una presión arterial más alta para mantener el equilibrio del sodio.

La presión elevada se mantiene por un aumento del volumen sanguíneo. Estos cambios en el manejo renal del sodio y el agua pueden producirse por cambios de la actividad simpática y las hormonas, por ejemplo, angiotensina II, aldosterona, vasopresina que afectan la función renal. Además, la alteración de la filtración renal y del equilibrio del sodio en la nefropatía pueden desplazar la curva de natriuresis por presión hacia la derecha, lo que determina un aumento del volumen sanguíneo e hipertensión sostenida.

## Hipertensión esencial (primaria)

La hipertensión esencial (o primaria) se observa en alrededor del 90 % al 95 % de los pacientes con diagnóstico de hipertensión (tabla 9-4). Este diagnóstico se establece tras descartar causas conocidas de hipertensión (es decir, hipertensión secundaria). De esta manera, la hipertensión esencial es un diagnóstico de exclusión. A pesar de muchos años de investigación, no existe alguna hipótesis unificadora que explique la patogenia de la hipertensión esencial. Sin embargo, una progresión natural de esta enfermedad sugiere que elevaciones tempranas del volumen sanguíneo y el gasto cardíaco pudieran preceder y luego dar pie a incrementos posteriores de la resistencia vascular sistémica. Esto condujo a algunos investigadores a sugerir que la base del defecto subyacente en pacientes hipertensos es la incapacidad de los riñones para manejar de manera adecuada el sodio. Una mayor retención de sodio pudiera explicar el incremento del volumen sanguíneo.

Existe una cantidad sustancial de investigación que respalda la participación de los riñones en la patogenia de la hipertensión esencial. El incremento de la actividad eferente de los nervios simpáticos renales, que es común en la hipertensión esencial, induce la liberación de renina, el incremento de la reabsorción de sodio y agua, y la disminución del flujo sanguíneo renal y la tasa de filtración glomerular.

El efecto neto de estas respuestas de origen simpático es el aumento del volumen sanguíneo, el gasto cardíaco y la presión arterial. Al tiempo que la presión arterial aumenta, los efectos de la activación simpática son contrarrestados por la natriuresis por presión y la diuresis, en el nivel de los riñones, hasta que se establece una nueva condición de homeostasis a una presión arterial mayor. También existen nervios aferentes (sensitivos) que se originan en los riñones y vigilan la presión intrarrenal (mediante mecanorreceptores) y la composición de la orina (mediante quimiorreceptores), y reenvían esa información al hipotálamo y el bulbo raquídeo para modular la actividad simpática eferente de este último. La mayor actividad aferente de los nervios renales disminuye la actividad simpática eferente por un mecanismo de retroalimenta-

| TABLA 9-3 CLASIFICACIÓN A LA HIPERTENSIÓN | | | |
|---|---|---|---|
| CATEGORÍA | SISTÓLICA (mmHg) | | DIASTÓLICA (mmHg) |
| Normal | <120 | y | <80 |
| Alta | 120–129 | y | <80 |
| Hipertensión | | | |
|   Estadio 1 | 130–139 | o | 80–89 |
|   Estadio 2 | ≥140 | o | ≥90 |

ción negativo, no solo en los riñones sino también en otros órganos.

El modo en que los nervios eferentes y aferentes contribuyen a las variantes primaria (y secundaria) de hipertensión no está claro, si bien estudios experimentales numerosos han constatado que la denervación renal reduce la presión arterial. Por otra parte, existe evidencia de que la inhibición de la actividad eferente de los nervios por la acción de los nervios aferentes renales disminuye en la hipertensión, lo que incrementaría la actividad eferente simpática hacia los riñones y otros órganos.

Además de la afectación renal en la hipertensión, es bien conocido que los cambios vasculares contribuyen a la hipertensión crónica, en particular en presencia de anomalías de la función renal. Por ejemplo, la hipertensión esencial suele asociarse con un incremento de la resistencia vascular sistémica secundario al engrosamiento de las paredes de los vasos de resistencia y por una reducción de los diámetros luminales.

En algunas variantes de hipertensión esto está mediado por un incremento de la actividad simpática o de los niveles circulantes de angiotensina II, lo que induce la contracción del músculo liso e hipertrofia vascular. Estudios experimentales sugieren que los cambios en la función endotelial vascular pueden contribuir a estos cambios vasculares. Por ejemplo, en pacientes hipertensos el endotelio vascular produce menos óxido nítrico. El óxido nítrico, además de ser un vasodilatador potente, inhibe la hipertrofia vascular. El incremento

de la síntesis de endotelina-1 puede intensificar el tono vascular e inducir hipertrofia.

La evidencia sugiere que la hiperinsulinemia y la hiperglucemia en la diabetes tipo 2 (diabetes no insulinodependiente) causa disfunción endotelial por una mayor formación de especies reactivas de oxígeno y una disminución de la biodisponibilidad de óxido nítrico, que contribuyen a la función vascular anormal y a la hipertensión que a menudo se asocia con la diabetes.

La hipertensión esencial se relaciona con la herencia, edad, raza y estado socioeconómico. La correlación hereditaria intensa puede relacionarse con anomalías genéticas de la función renal y de los mecanismos de control neurohumorales. La incidencia de la hipertensión esencial se incrementa más con la edad, y las personas con ascendencia africana tienen mayores probabilidades de desarrollarla que los caucásicos. La hipertensión tiene mayor prevalencia en los grupos de condición socioeconómica más baja.

Algunos pacientes con hipertensión esencial reciben influencia más intensa de condiciones estresantes que los individuos normotensos. El estrés no solo determina elevaciones agudas de la presión arterial sino también puede conducir a la elevación crónica de la presión. El estrés activa el sistema nervioso simpático, que incrementa el gasto cardíaco y la resistencia vascular sistémica.

Por otra parte, el estrés hace que la médula suprarrenal secrete más catecolaminas (adrenalina y noradrenalina) generalmente. La activación simpática incrementa la angiotensina II, la aldosterona y la vasopresina circulantes, que en conjunto pueden incrementar la resistencia vascular sistémica y, por sus efectos renales, la retención de sodio y agua. Además, la elevación prolongada de la angiotensina II y las catecolaminas conduce a la hipertrofia vascular y cardíaca.

## Hipertensión secundaria

La hipertensión secundaria se observa del 5% al 10% de los casos de hipertensión. Esta variante de hipertensión tiene causas identificables que a menudo pueden resolverse.

De manera independiente a causa subyacente, la presión arterial se eleva por un incremento del gasto cardíaco, una elevación de la resistencia vascular sistémica o por ambas. Cuando el gasto cardíaco es alto, a menudo se relaciona con un incremento del volumen sanguíneo y la activación neurohumoral del corazón. Varias causas de hipertensión secundaria se resumen en la tabla 9-4 y se analizan a continuación.

---

**TABLA 9-4   CAUSAS DE HIPERTENSIÓN**

**Hipertensión esencial** (90% a 95%)
- Causas desconocidas
- Implica:
  - aumento del volumen sanguíneo
  - aumento de la resistencia vascular sistémica (vasculopatía)
- Se asocia con:
  - herencia
  - respuesta anómala al estrés
  - diabetes y obesidad
  - edad, raza y condición socioeconómica

**Hipertensión secundaria** (5% a 10%)
- Estenosis de la arteria renal
- Nefropatía
- Hiperaldosteronismo (primario)
- Feocromocitoma (tumor secretor de catecolaminas)
- Coartación aórtica
- Embarazo (preeclampsia)
- Hipertiroidismo/hipotiroidismo
- Síndrome de Cushing (secreción excesiva de glucocorticoides)
- Estrés
- Apnea del sueño

La **estenosis de la arteria renal** se produce cuando este vaso desarrolla estrechamiento (estenosis) por lesiones ateroescleróticas o fibromusculares. Esto reduce la presión distal en la arteriola aferente, lo que estimula la liberación de renina en los riñones (v. cap. 6). El incremento de la actividad plasmática de la renina aumenta la angiotensina II y la aldosterona circulantes.

La angiotensina II induce vasoconstricción al unirse a los receptores vasculares $AT_1$ e incrementar los impulsos simpáticos. Por otra parte, la angiotensina II junto con la aldosterona incrementan la reabsorción renal de sodio y agua.

La elevación de la hormona antidiurética (ADH; vasopresina) estimulada por la angiotensina II también puede contribuir a una mayor reabsorción de agua y vasoconstricción sistémica. El efecto neto de las acciones renales es un aumento del volumen sanguíneo que eleva el gasto cardíaco por el mecanismo de Frank-Starling. Además, la elevación crónica de la angiotensina II promueve la hipertrofia cardíaca y la vascular. Así, la hipertensión secundaria a la estenosis de la arteria renal se asocia con elevaciones del gasto cardíaco y de la resistencia vascular sistémica.

La **enfermedad renal** (nefropatía diabética, glomerulonefritis) daña las nefronas. Cuando esto se produce, el riñón no puede excretar cantidades normales de sodio y la curva de natriuresis por presión se desplaza a la derecha, lo que determina la retención de sodio y agua, incrementa el volumen sanguíneo y eleva el gasto cardíaco.

La nefropatía puede intensificar la liberación de renina y desencadenar una variante de hipertensión dependiente de renina. La elevación de la presión arterial secundaria a la enfermedad renal puede contemplarse como un esfuerzo del riñón para incrementar la perfusión renal, con el objetivo de restablecer la filtración glomerular y la excreción de sodio normales.

El **hiperaldosteronismo primario** es la secreción elevada de aldosterona por la presencia de un adenoma o una hiperplasia suprarrenal. Este trastorno induce retención renal de sodio y agua, con lo que incrementa el volumen sanguíneo y la presión arterial. La aldosterona actúa sobre el túbulo contorneado distal y el conducto colector cortical del riñón para incrementar la reabsorción de sodio al intercambiarlo por iones de potasio e hidrógeno, que se excretan en la orina.

Las concentraciones plasmáticas de renina suelen ser bajas, ya que el organismo trata de suprimir el sistema renina-angiotensina. Además, la hipopotasemia se asocia con concentraciones altas de aldosterona.

Un **feocromocitoma** (un tumor que secreta catecolaminas, por lo general en la médula suprarrenal) puede generar niveles altos de catecolaminas circulantes (tanto adrenalina como noradrenalina), de manera intermitente o continua. Un feocromocitoma se puede diagnosticar al cuantificar las concentraciones plasmáticas o urinarias de catecolaminas y sus metabolitos (ácido vanillilmandélico y metanefrina).

Esta condición provoca una vasoconstricción sistémica mediada por receptores α-adrenérgicos y a una estimulación cardíaca mediada por receptores $\beta_1$-adrenérgicos, que inducen elevaciones sustanciales de la presión arterial. Si bien la presión arterial aumenta hasta niveles muy altos, todavía puede presentarse taquicardia por los efectos directos de las catecolaminas sobre el corazón y la vasculatura. La estimulación excesiva de los receptores $\beta_1$-adrenérgicos en el corazón a menudo genera arritmias además de hipertensión.

La **coartación aórtica** es el estrechamiento del arco aórtico, por lo general en un sitio justo distal a la arteria subclavia izquierda. Se trata de un defecto congénito que obstruye el flujo de salida de la aorta, y determina presiones altas proximales a la coartación (es decir, presiones arteriales altas en la cabeza y los brazos), y presiones bajas en el abdomen y las extremidades inferiores. Las presiones distales, sin embargo, no necesariamente muestran reducción, como se esperaría debido a la hemodinámica asociada con una estenosis. La razón de esto es que la disminución del flujo sanguíneo sistémico y la presión, así como en particular del flujo sanguíneo renal y la presión en la arteriola aferente, determina un incremento de la liberación de renina y una activación del sistema renina-angiotensina-aldosterona. Esto a su vez eleva el volumen sanguíneo y la presión arterial. Si bien los barorreceptores del arco aórtico y del seno carotídeo están expuestos a presiones superiores a las normales, el reflejo barorreceptor está limitado por los cambios estructurales de las paredes de los vasos en que se ubican los barorreceptores, en respuesta a la elevación crónica de la presión. Por otra parte, los barorreceptores se desensibilizan a la elevación crónica de la presión y se «restablecen» a una presión más alta.

La **preeclampsia** es un tipo de hipertensión que se produce en cerca de 5 % de los embarazos durante las fases avanzadas de segundo y tercer trimestres. La preeclampsia difiere de variantes menos graves de hipertensión inducida por el embarazo (hipertensión gestacional) en el sentido de que se asocia con una pérdida de albúmina en la orina por la presencia de daño renal, así como edema pulmonar y sistémico.

La preeclampsia también se asocia con incremento de la susceptibilidad vascular a los vasoconstrictores, lo que puede determinar vasoespasmo. Resulta incierta la razón por la que algunas mujeres desarrollan esta condición durante el embarazo; sin embargo, suele desaparecer tras el nacimiento, a menos que exista algún trastorno hipertensivo subyacente.

Los **trastornos tiroideos** pueden inducir hipertensión, si bien los mecanismos subyacentes no son claros. Las concentraciones elevadas de tiroxina (hipertiroidismo) inducen aumento del volumen sanguíneo por la activación del sistema renina-angiotensina-aldosterona, así como por incremento de la frecuencia cardíaca y la contractilidad ventricular. Estudios recientes sugieren que los cambios cardíacos son independientes de la actividad simpática adrenérgica. La depresión de las concentraciones de tiroxina (hipotiroidismo) disminuyen el metabolismo tisular, lo que puede limitar la producción de metabolitos vasodilatadores tisulares y la síntesis endotelial de óxido nítrico, para producir vasoconstricción e incremento de la presión arterial.

El **síndrome de Cushing**, que deriva de una secreción excesiva de glucocorticoides, puede conducir a la hipertensión. Los glucocorticoides como el cortisol, a los que secreta la corteza suprarrenal, comparten algunas de las propiedades fisiológicas de la aldosterona, un mineralocorticoide que también secreta la corteza suprarrenal. Así, una concentración excesiva de mineralocorticoides puede conducir a la expansión del volumen y la hipertensión.

El **estrés emocional** lleva a la activación del sistema nervioso simpático y del sistema renina-angiotensina-aldosterona, que incrementa el gasto cardíaco y la resistencia vascular sistémica. Por otro lado, la activación simpática hace que la médula suprarrenal secrete adrenalina y noradrenalina, y que la corteza suprarrenal libere un exceso de cortisol, una hormona de estrés que actúa sobre el riñón para elevar el volumen sanguíneo mediante la retención del sodio. El cortisol también actúa por otros mecanismos para causar vasoconstricción, si bien estos mecanismos no se han definido con claridad. La elevación prolongada de la angiotensina II y las catecolaminas puede conducir a la hipertrofia cardíaca y vascular, que contribuyen a un incremento sostenido de la presión arterial.

La **apnea del sueño** es un trastorno en que las personas dejan de respirar de manera repetida durante períodos breves (10 s a 30 s) durante el sueño; esto puede producirse docenas de veces por hora. La respiración se interrumpe con más frecuencia por obstrucción de la vía aérea, y menos comúnmente por trastornos del sistema nervioso central. Esta condición a menudo se asocia a la obesidad. Las personas que sufren apnea del sueño tienen una mayor incidencia de hipertensión. El mecanismo de la hipertensión puede relacionarse con la activación simpática y los cambios hormonales asociados con los períodos repetidos de hipoxia inducida e hipercapnia por apnea, y por el estrés que se asocia con la pérdida del sueño.

## Base fisiológica para la intervención terapéutica

Si una persona tiene hipertensión secundaria, en ocasiones es posible corregir la causa subyacente. Por ejemplo, la estenosis de la arteria renal puede corregirse mediante la colocación de un stent de alambre dentro de la arteria renal para mantener la permeabilidad del vaso; la coartación aórtica puede corregirse por medios quirúrgicos; un feocromocitoma puede extirparse. Sin embargo, en la mayor parte de las personas que padecen hipertensión esencial, la causa se desconoce, de modo que no puede corregirse. Así, la estrategia terapéutica en estos pacientes implica modificar los factores que elevan la presión arterial mediante el uso de fármacos.

Puesto que la hipertensión se debe a un incremento del gasto cardíaco y de la resistencia vascular sistémica, se trata de dos mecanismos fisiológicos contra los que se orienta el tratamiento farmacológico. En la mayor parte de los pacientes hipertensos, la función renal anómala causa retención de sodio y agua. Esto incrementa el volumen sanguíneo, el gasto cardíaco y la presión arterial.

De este modo, el tratamiento de la hipertensión puede implicar el uso de un diurético para estimular la excreción renal de sodio y agua, y de ese modo reducir el volumen sanguíneo y la presión arterial. Una desventaja de la administración de un diurético aislado es que la disminución del volumen sanguíneo desencadena la activación del sistema renina-angiotensina-aldosterona, que contrarresta los efectos del diurético.

Así, estos pacientes pueden recibir un inhibidor de la enzima convertidora de angiotensina (IECA) o un bloqueador de los receptores de angiotensina (BRA) de manera concomitante. Los pacientes con hipertensión leve en estadio 1 pueden responder de forma adecuada a la monoterapia con IECA o BRA.

El gasto cardíaco puede reducirse mediante la administración de un β-bloqueador o un bloqueador de los canales del calcio cardioselectivo, por ejemplo, verapamil. Los β-bloqueadores son en particular útiles en pacientes que pudieran tener estimulación simpática excesiva por estrés emocional, y estos fármacos también inhiben la liberación de renina de mediación simpática.

En combinación con un diurético, algunos pacientes con hipertensión pueden lograr un tratamiento efectivo con un antagonista de los receptores α-adrenérgicos, que dilata los vasos de resistencia y reduce la resistencia vascular sistémica. Otros medicamentos que disminuyen la resistencia vascular sistémica son los IECA, los BRA, los bloqueadores de los canales del calcio (en especial las dihidropiridinas) y los dilatadores arteriales de acción directa, como la hidralazina.

Si bien la intervención farmacológica es una modalidad terapéutica importante para el manejo de la hipertensión, se ha constatado que el mejoramiento de la dieta y el ejercicio son efectivos para reducir la presión arterial en muchos pacientes. Una dieta balanceada apropiada que incluya restricción de sodio puede evitar la progresión, y en algunos casos revertir, los cambios cardiovasculares asociados con la hipertensión. El ejercicio a intervalos regulares, en particular el de tipo aeróbico, reduce en gran medida la presión arterial y tiene efectos benéficos sobre la función vascular.

## INSUFICIENCIA CARDÍACA

La insuficiencia cardíaca se produce cuando el corazón no puede generar un flujo sanguíneo y una provisión de oxígeno suficientes para los tejidos y órganos periféricos, o solo lo hace a presiones de llenado muy altas. La insuficiencia cardíaca afecta más comúnmente al ventrículo izquierdo. La insuficiencia ventricular derecha, si bien en ocasiones se identifica aislada o asociada con la enfermedad pulmonar, se produce con más frecuencia como consecuencia de la insuficiencia ventricular izquierda. La insuficiencia cardíaca leve se manifiesta por una disminución de la capacidad para la ejercitación y el desarrollo de disnea durante la actividad física (disnea del ejercicio). En cuadros más graves de insuficiencia cardíaca el paciente puede tener una capacidad para la ejercitación física casi nula y experimenta disnea incluso en el reposo. Además, es probable que el paciente tenga edema pulmonar o sistémico significativo.

### Causas de insuficiencia cardíaca

La insuficiencia cardíaca puede derivar de factores cuyo origen es el corazón (p. ej., enfermedad o patología intrínseca) o de factores externos que generan demandas excesivas sobre ese órgano. La causa número uno de insuficiencia cardíaca es la

arteriopatía coronaria, que reduce el flujo sanguíneo coronario y la provisión de oxígeno al miocardio, con lo que induce hipoxia y compromiso funcional en el miocardio.

Una causa común relacionada de insuficiencia cardíaca es el infarto del miocardio. El tejido infartado no contribuye a la generación de actividad mecánica y las regiones no infartadas deben compensar esa pérdida de función. Con el paso del tiempo las demandas adicionales sobre el tejido no infartado pueden producir cambios funcionales que determinan la insuficiencia. Otras condiciones cardíacas que pueden desencadenar insuficiencia son las siguientes:

- Valvulopatía y defectos congénitos, que imponen demandas mayores al corazón.
- Miocardiopatías (enfermedades intrínsecas del miocardio) de origen conocido (p. ej., bacterianas o virales; inducidas por alcohol) o desconocido (idiopáticas).
- Miocarditis infecciosa o no infecciosa (inflamación del miocardio).
- Arritmias crónicas.

Entre los factores externos que precipitan la insuficiencia cardíaca se encuentran el incremento de la poscarga (carga de presión; p. ej., hipertensión no controlada), el aumento del volumen latido (carga de volumen; p. ej., cortocircuitos arteriovenosos) e incremento de las demandas corporales (insuficiencia de gasto alto; p. ej., tirotoxicosis, embarazo).

## Comparación de la disfunción sistólica y la diastólica

La insuficiencia cardíaca puede derivar del compromiso de la capacidad del músculo cardíaco para contraerse (falla sistólica) o de anomalías del llenado cardíaco (falla diastólica). La **insuficiencia sistólica** se debe a cambios de los mecanismos de transducción de señales celulares y el acoplamiento excitación-contracción, que comprometen el inotropismo (v. cap. 2), lo que causa una disminución de la fracción de eyección ($\leq 40\%$). Así, la insuficiencia sistólica se conoce como insuficiencia cardíaca con fracción de eyección disminuida (**ICFED**). Desde la perspectiva funcional, esto causa un aplanamiento de la curva de Frank-Starling (fig. 9-10). Esto reduce el volumen latido y causa un aumento compensatorio en la precarga (que se determina en la clínica por el aumento de la presión o el volumen diastólico finales del ventrículo, o un incremento de la presión capilar pulmonar en cuña [PCPC]).

El incremento de la precarga es un mecanismo compensatorio importante, ya que activa el mecanismo de Frank-Starling para ayudar a mantener el volumen latido a pesar de la pérdida del inotropismo. Si la precarga no sufriera un incremento compensatorio, la declinación del volumen latido sería incluso mayor para una cierta disminución del inotropismo. A la vez que la insuficiencia sistólica avanza, la capacidad del corazón para compensar mediante el mecanismo de Frank-Starling se agota a la vez que las sarcómeras se estiran hasta alcanzar su longitud máxima.

Por otra parte, en la insuficiencia sistólica crónica el ventrículo sufre remodelación anatómica mediante dilatación. Esto se logra al agregarse sarcómeras nuevas en serie a las ya existentes. El incremento de la circunferencia de la pared con la adición de las nuevas unidades sarcoméricas impide a cada sarcómera estirarse en exceso en presencia de presiones y volúmenes de llenado elevadas. El ventrículo dilatado tiene una mayor distensibilidad, de tal modo que puede albergar volúmenes diastólicos finales altos sin incrementos excesivos de la presión al final de la diástole (v. fig. 4-5).

Los efectos de una pérdida de inotropismo sobre el volumen latido, el volumen diastólico final y el volumen sistólico final pueden describirse mediante el uso de asas de presión-volumen ventricular (fig. 9-11, recuadro A; el concepto de asas presión-volumen se desarrolló en el capítulo 4; v. fig. 4-4). La disminución del inotropismo en la insuficiencia sistólica disminuye la pendiente de la relación presión-volumen sistólica final (RPVSF). Como consecuencia de este cambio, la presión que puede generarse durante la sístole es menor con cualquier volumen ventricular y, por ende, es posible expulsar menos volumen. Esto conduce a un incremento del volumen sistólico final. El asa presión-volumen también muestra que el volumen diastólico final aumenta (incremento compensatorio de la precarga).

La precarga ventricular se eleva debido a que a la vez que el corazón pierde la capacidad de expulsar la sangre, un mayor volumen permanece en el ventrículo al final de la eyección. Esto hace que el llenado ventricular ocurra hasta un volumen diastólico final mayor a la vez que el retorno venoso entra a la cavidad. El mayor llenado ventricular se fomenta incluso más en la insuficiencia crónica por el remodelamiento ventricular que agranda el tamaño de la cavidad (dilatación ventricular) y aumenta la distensibilidad. Esto permite volúmenes diastólicos finales mayores con incrementos menores de la presión diastólica final, si bien esta presión aún puede elevarse hasta niveles que llevan a la sangre a acumularse en la aurícula izquierda y

la vasculatura pulmonar, desencadenará un edema pulmonar.

No obstante, el incremento del volumen diastólico final no es de la misma magnitud que el del volumen sistólico final. Así, el efecto neto es una disminución del volumen latido (disminución del ancho del asa presión-volumen). Debido a que el volumen latido disminuye y el volumen diastólico final aumenta, se produce una reducción sustancial de la fracción de eyección. La fracción de eyección (volumen latido dividido por el volumen diastólico final) generalmente es de >55 %, pero puede caer por debajo de 20 % en la insuficiencia sistólica grave.

El segundo tipo de insuficiencia cardíaca es la **insuficiencia diastólica**, que deriva de anomalías del llenado ventricular. En este tipo de insuficiencia, la fracción de eyección no se reduce como en la insuficiencia sistólica. Así, la falla diastólica se describe como la insuficiencia cardíaca con fracción de eyección conservada (≥50 %). La insuficiencia diastólica puede derivar ya sea de la disminución de la distensibilidad ventricular (p. ej., como se produce en la hipertrofia ventricular; v. cap. 4) o un compromiso de la relajación (disminución del lusitropismo; v. cap. 2).

La hipertrofia ventricular se debe la mayoría de las veces a la hipertensión crónica no controlada, que genera un engrosamiento de la pared ventricular a la vez que se agregan nuevas sarcómeras en paralelo a las ya existentes. La hipertrofia permite que el corazón se contraiga con más fuerza contra una presión más alta en la aorta y ayuda a normalizar el esfuerzo de la pared (v. ecuación 4-2). Así,

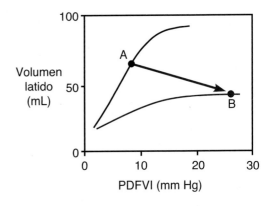

■ **Figura 9-10.** Efectos de la insuficiencia sistólica sobre las curvas de Frank-Starling del ventrículo izquierdo. La insuficiencia sistólica deprime la curva de Frank-Starling, por la reducción del volumen latido que genera un incremento de la precarga ventricular (presión diastólica final del ventrículo izquierdo, *PDFVI*). Punto *A*, punto de control; punto *B*, insuficiencia sistólica.

la relación presión-volumen sistólica final de un corazón hipertrófico puede mostrar un desplazamiento a la izquierda (no se muestra en la figura 9-11, recuadro B).

Otra causa de insuficiencia diastólica es la miocardiopatía hipertrófica, una enfermedad que deriva de un defecto genético que altera la estructura del miocardio. Los cambios normales relacionados con la edad en la estructura cardíaca pueden hacer que el ventrículo tenga menor distensibilidad, lo que conduce a alteraciones del llenado ventricular en la población adulta.

La disminución de la distensibilidad ventricular, ya sea de origen anatómico o fisiológico, desplaza la relación presión-volumen diastólica final ventricular (es decir, la curva de llenado pasivo) hacia arriba y a la izquierda (fig. 9-11, recuadro B; v. también fig. 4-4). Esto genera un menor llenado ventricular (disminución del volumen diastólico final) y una presión diastólica final mayor. El volumen latido disminuye por esta causa.

Con base en el cambio relativo del volumen latido y el volumen diastólico final, la fracción de eyección cambia muy poco, y es de 50 % o más (es decir, está «conservada»). Por esta razón, la fracción de eyección reducida solo es útil como indicador en la insuficiencia sistólica.

La presión diastólica final ventricular alta, que puede exceder 30 mm Hg en la insuficiencia diastólica ventricular izquierda, puede tener consecuencias clínicas graves debido a que se elevan las presiones auricular izquierda y capilar pulmonar. Puede presentarse edema pulmonar cuando la presión diastólica final del ventrículo izquierdo excede 20 mm Hg.

Si el ventrículo derecho presenta falla diastólica, el incremento de la presión diastólica final se transmite en sentido retrógrado hacia la aurícula derecha y la vasculatura venosa sistémica. Esto puede inducir edema periférico y ascitis.

No es raro que en la insuficiencia cardíaca crónica exista una combinación de disfunción sistólica y diastólica en grados diversos (fig. 9-11, recuadro C). Cuando existe disfunción sistólica y diastólica la pendiente de RPVSF disminuye, mientras que aumenta la de la curva de llenado pasivo. Esto causa una reducción dramática del volumen latido porque el volumen sistólico final aumenta y el volumen diastólico final disminuye. Según el grado de disfunción sistólica, la fracción de eyección puede mostrar reducción significativa, como se muestra en este ejemplo. Esta combinación de disfunción sistólica y diastólica puede desencadenar presiones diastólicas finales altas capaces de inducir congestión y edema en el pulmón.

## Mecanismos compensatorios sistémicos en la insuficiencia cardíaca

La insuficiencia cardíaca, ya sea de naturaleza sistólica o diastólica, conduce a una reducción del volumen latido y el gasto cardíaco. En ausencia de mecanismos compensatorios, una caída del gasto cardíaco tiene dos efectos sobre la presión: disminución de la presión arterial e incremento de la presión venosa central (v. fig. 5-19). Estos cambios activan mecanismos neurohumorales que tratan de restablecer el gasto cardíaco y la presión arterial (fig. 9-12).

En respuesta a una reducción aguda del gasto cardíaco y la presión arterial, la disminución de la activación de los barorreceptores arteriales activa los nervios simpáticos adrenérgicos del corazón y la vasculatura. El reflejo barorreceptor responde sobre todo a cambios agudos de la presión arterial y, por ende, no puede ser responsable de mantener el incremento de la actividad simpática cuando la hipotensión acompaña a la insuficiencia cardíaca crónica. Además, no todos los pacientes en insuficiencia cardíaca crónica muestran hipotensión. No queda claro qué es lo que determina el incremento característico de la actividad simpática en la insuficiencia cardíaca crónica, si bien pudieran estar implicados cambios humorales y receptores de estiramiento cardíacos, junto con el reseteo de los barorreceptores.

En la insuficiencia cardíaca se producen cambios humorales importantes para ayudar a compensar la reducción del gasto cardíaco. La hipotensión arterial, junto con la activación simpática, estimula la liberación de renina, y conduce a la formación de angiotensina II y aldosterona.

También se estimula la liberación de vasopresina (hormona antidiurética) a partir de la hipófisis posterior. El incremento de la liberación de vasopresina parece paradójico, dado que la presión auricular derecha a menudo está elevada en la insuficiencia cardíaca, lo que debiera inhibir su liberación (v. cap. 6).

Pudiera producir que la síntesis hipotalámica de vasopresina se estimule en la insuficiencia cardíaca por la activación simpática y el incremento de la angiotensina II. Las catecolaminas circulantes (noradrenalina y adrenalina) también muestran elevación en la insuficiencia cardíaca por la estimulación simpática de las suprarrenales y el derrame de noradrenalina a la circulación a partir de nervios simpáticos muy activos.

Estos cambios del estado neurohumoral generan constricción en los vasos de resistencia, lo que

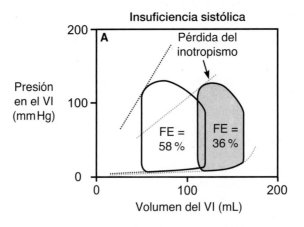

Insuficiencia sistólica

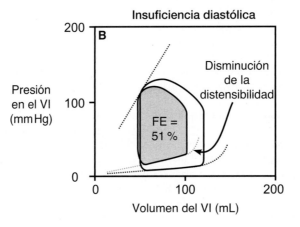

Insuficiencia diastólica

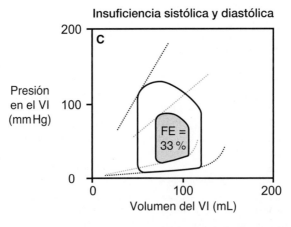

Insuficiencia sistólica y diastólica

■ **Figura 9-11.** Efectos de la insuficiencia sistólica, diastólica y mixta sobre las asas presión-volumen del ventrículo izquierdo. El **recuadro A** muestra que la insuficiencia sistólica (insuficiencia cardíaca con fracción de eyección disminuida) disminuye la pendiente de la relación presión-volumen sistólica final e incrementa el volumen sistólico final. Esto genera un incremento secundario del volumen diastólico final, que se eleva bajo condiciones crónicas por la dilatación ventricular, que desplaza la curva de llenado pasivo hacia abajo y a la derecha (incremento de la distensibilidad). El efecto neto es que el volumen latido y la fracción de eyección (*FE*) disminuyen. El **recuadro B** muestra que la insuficiencia diastólica (insuficiencia cardíaca con fracción de eyección conservada) incrementa la pendiente de la relación presión-volumen diastólica final (curva de llenado pasivo) debido a la reducción de la distensibilidad ventricular secundaria ya sea a la hipertrofia o la disminución del lusitropismo. Esto reduce el volumen diastólico final e incrementa la presión diastólica final. El volumen sistólico final puede disminuir un poco como consecuencia de la reducción de la poscarga. El efecto neto es un volumen latido menor, pero la FE se conserva. El **recuadro C** muestra cómo la insuficiencia sistólica y diastólica mixta disminuye el volumen diastólico final e incrementa el volumen sistólico final, de modo que el volumen latido sufre gran reducción; la presión diastólica final puede aumentar mucho, y la FE disminuye. VI, ventrículo izquierdo.

produce un aumento de la resistencia vascular sistémica para ayudar a mantener la presión arterial. Los vasos de capacidad venosa también se contraen. Este incremento del tono venoso contribuye al aumento de la presión venosa. La angiotensina II y la aldosterona, junto con la vasopresina, elevan el volumen sanguíneo al incrementar la reabsorción renal de sodio y agua, lo que aumenta incluso más la presión venosa.

La presión venosa incrementada aumenta la precarga y ayuda a mantener el volumen latido por el mecanismo de Frank-Starling. El incremento de la presión en la aurícula derecha estimula la síntesis y la liberación de péptido auricular natriurético para contrarrestar al sistema renina-angiotensina-aldosterona.

Estas respuestas neurohumorales fungen como mecanismos compensatorios, pero pueden agravar la insuficiencia cardíaca al incrementar la poscarga ventricular (que deprime el volumen latido), e incrementar las presiones venosas y la precarga cardíaca al punto en que se produce congestión pulmonar o sistémica y edema. Los incrementos del volumen sanguíneo, la precarga y la poscarga ventriculares también elevan la demanda de oxígeno

del corazón, lo que puede exacerbar aún más la insuficiencia ventricular con el paso del tiempo.

En la ICFED, el inotropismo ventricular disminuye, el volumen sanguíneo total y la presión en la aurícula derecha se incrementa, y la resistencia vascular sistémica se eleva, como se describe antes. Estos cambios pueden representarse con curvas de función cardíaca y vascular sistémica (v. cap. 5), como se muestra en la figura 9-13. En esta figura, el punto A representa el punto de operación en el corazón normal, mientras que el punto B indica el sitio en que operaría el corazón al estar en insuficiencia sistólica en ausencia de compensación sistémica (el gasto cardíaco mostraría gran reducción y la presión auricular derecha estaría elevada. Los incrementos compensatorios del volumen sanguíneo y la resistencia vascular sistémica, junto con la disminución de la distensibilidad venosa, desplazan la curva de función sistémica hacia la derecha (elevación de la intersección x) presión promedio de llenado circulatorio) y reducen la pendiente. La nueva intersección combinada (punto C) representa una compensación parcial del gasto cardíaco a expensas de un gran incremento de la presión auricular derecha. El incremento de la presión auricular

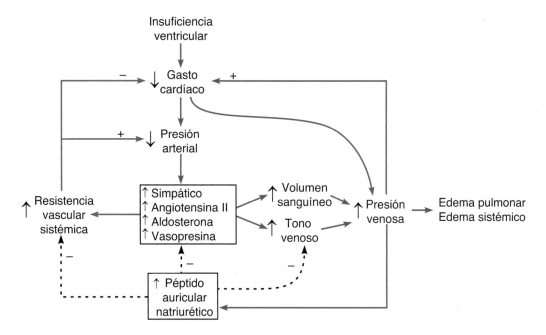

■ **Figura 9-12.** Resumen de los cambios neurohumorales asociados con la insuficiencia cardíaca. La activación del sistema nervioso simpático, el sistema renina-angiotensina-aldosterona y la vasopresina producen un aumento de la resistencia vascular sistémica, el volumen sanguíneo y la presión venosa central. Si bien el incremento de la presión venosa central ayuda a elevar (+) el gasto cardíaco por el mecanismo de Frank-Starling, también puede generar edema pulmonar y sistémico. La resistencia vascular sistémica aumentada, si bien ayuda a mantener la presión arterial, puede deprimir (–) el gasto cardíaco en mayor medida al aumentar la poscarga. El incremento del péptido auricular natriurético contrarresta los otros sistemas hormonales.

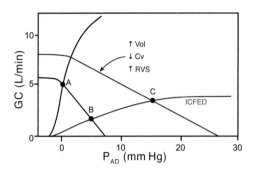

■ **Figura 9-13.** Efectos de la insuficiencia cardíaca con fracción de flexión disminuida (ICFED) sobre las curvas de función cardíaca y vascular sistémica. El punto de intersección de operación normal (punto A) se desplaza hacia el punto B cuando la función cardíaca se deprime en forma aislada por la disminución del inotropismo. Incrementos compensatorios del volumen sanguíneo total (*Vol*) y la resistencia vascular sistémica (*RVS*), junto con la disminución de la distensibilidad venosa (*Cv*), desplazan la función sistémica hacia la derecha y disminuyen la pendiente (*v.* cap. 5). El nuevo punto de intersección combinado (punto C) representa una compensación parcial del gasto cardíaco a expensas de un gran incremento de la presión auricular derecha (*$P_{AD}$*).

eleva la precarga ventricular y, al mismo tiempo, activa el mecanismo de Frank-Starling, que ayuda a compensar en parte la caída del gasto cardíaco.

A diferencia de un corazón normal en que los incrementos del gasto cardíaco se limitan por medio de la función vascular sistémica (*v.* cap. 5), en condiciones patológicas como la insuficiencia cardíaca sistólica el gasto cardíaco está limitado por la función cardíaca.

Si, por ejemplo, se administrara un fármaco agonista de los receptores β-adrenérgicos al corazón representado por el punto C en la figura 9-13, la pendiente de la curva de función cardíaca ICFED aumenta, con lo que aumentaría de forma significativa el gasto cardíaco (y el retorno venoso) y disminuiría la presión au-ricular derecha.

En un corazón sin insuficiencia, en que la función vascular sistémica limita el gasto cardíaco, la administración del mismo medicamento solo produciría una elevación discreta del gasto cardíaco (*v.* fig. 5-22).

## Limitaciones para la ejercitación generadas por la insuficiencia cardíaca

La insuficiencia cardíaca puede limitar con intensidad la capacidad para la ejercitación. En las fases tempranas o leves de la insuficiencia cardíaca, el gasto cardíaco y la presión arterial pueden ser normales en reposo por efecto de los mecanismos compensatorios.

No obstante, cuando la persona en insuficiencia cardíaca comienza a realizar ejercicio físico, la carga de trabajo máxima se reduce y la persona experimenta fatiga y disnea con cargas de trabajo máximas inferiores a las normales.

En la tabla 9-5 se muestra una comparación de las respuestas al ejercicio en una persona normal y en un paciente con insuficiencia cardíaca. En este ejemplo, el grado de insuficiencia cardíaca es moderado a grave.

En reposo, la persona con insuficiencia cardíaca congestiva (ICC) muestra reducción del gasto cardíaco (disminución de 29%), lo que deriva de una reducción de 38% del volumen latido. La presión arterial media muestra disminución discreta y la frecuencia cardíaca en reposo es alta. El consumo de oxígeno de todo el organismo es normal en reposo, pero el gasto cardíaco menor causa un incremento de la diferencia arteriovenosa de oxígeno a la vez que una mayor cantidad de este gas se extrae de la sangre por la reducción del flujo sanguíneo a los órganos.

Con la carga de trabajo por ejercicio máxima tolerada, el paciente con ICC puede incrementar su gasto cardíaco solo al 50%, en comparación con 221% en la persona normal. El gasto cardíaco bajo es una consecuencia de la incapacidad del ventrículo izquierdo de aumentar el volumen latido, y también de una frecuencia cardíaca máxima inferior (la intolerancia al ejercicio limita el incremento de la frecuencia cardíaca). El paciente con ICC muestra una reducción significativa de la presión arterial durante el ejercicio en contraste con la persona normal, en quien aumenta la presión arterial.

La presión arterial disminuye porque el aumento del gasto cardíaco no es suficiente para mantener la presión arterial a la vez que la resistencia vascular sistémica cae durante el ejercicio. El consumo de oxígeno máximo de todo el organismo muestra gran reducción en el paciente con ICC debido a la disminución de la perfusión de los músculos activos, que limita la provisión de oxígeno y por ello su consumo en los músculos. El paciente con ICC experimenta fatiga y disnea sustanciales durante el ejercicio, lo que limita su capacidad para mantener la actividad física.

Algunos de los mecanismos neurohumorales compensatorios que operan para mantener el gasto

**TABLA 9-5 COMPARACIÓN DE LA FUNCIÓN CARDIOVASCULAR EN UNA PERSONA NORMAL Y EN UN PACIENTE CON INSUFICIENCIA CARDÍACA CRÓNICA MODERADA A GRAVE, EN REPOSO Y CON EJERCICIO MÁXIMO**

| | GC (L/min) | FC (latidos/min) | VL (mL) | PAM (mm Hg) | VO$_2$ (mL O$_2$/min) | CAO$_2$-CVO$_2$ (mL O$_2$/100 mL) |
|---|---|---|---|---|---|---|
| Normal (rep) | 5.6 | 70 | 80 | 95 | 220 | 4.0 |
| Normal (máx) | 18.0 | 170 | 106 | 120 | 2500 | 13.9 |
| ICC (rep) | 4.0 | 80 | 50 | 90 | 220 | 5.5 |
| ICC (máx) | 6.0 | 120 | 50 | 85 | 780 | 13.0 |

CaO$_2$-CvO$_2$, diferencia arteriovenosa de oxígeno; FR, frecuencia cardíaca; GC, gasto cardíaco; PAM, presión arterial media; VL, volumen latido; VO$_2$, consumo corporal de oxígeno; rep, en reposo; máx, ejercitación máxima. La VO$_2$ se calcula a partir del producto del GC y la CaO$_2$-CvO$_2$, una vez que las unidades para el GC se convierten a mL/min y las de la CaO$_2$-CvO$_2$ se convierten a mL O$_2$/mL sangre.

cardíaco en reposo en la insuficiencia cardíaca contribuyen al limitar la capacidad para la ejercitación. El incremento crónico de la actividad simpática en el corazón genera una regulación negativa de los receptores β$_1$-adrenérgicos, lo que reduce las respuestas cronotrópica e inotrópica del corazón a la activación simpática aguda durante el ejercicio. El incremento de la actividad simpática (y quizá de vasoconstrictores circulantes) en la vasculatura del músculo esquelético limita el grado de vasodilatación durante la contracción muscular.

Esto limita la provisión de oxígeno al músculo activo y genera un incremento de la extracción de oxígeno (incremento de la diferencia arteriovenosa de oxígeno), intensificación de la producción de ácido láctico (y menor umbral anaeróbico) y fatiga muscular con cargas de trabajo menores. El aumento del volumen sanguíneo, si bien ayuda a mantener el volumen latido en reposo mediante el mecanismo de Frank-Starling, reduce la capacidad de reserva del corazón para incrementar la precarga durante el ejercicio.

## Bases fisiológicas para la intervención terapéutica

Las metas terapéuticas del tratamiento farmacológico de la insuficiencia cardíaca incluyen (1) reducir los síntomas clínicos de edema y disnea, (2) mejorar la función cardiovascular para promover la perfusión orgánica e incrementar la capacidad para la ejercitación, y (3) reducir la mortalidad.

Los pacientes con diagnóstico de ICFED reciben una combinación de fármacos que disminuye el volumen sanguíneo, la precarga y la poscarga. La reducción del volumen sanguíneo y la precarga se logran de manera efectiva con el uso de diuréticos que disminuyen el primero al intensificar la excreción renal de sodio y agua. Una PCPC >20 mm Hg puede causar un edema pulmonar que ponga en riesgo la vida; de este modo, el volumen sanguíneo se reduce para obtener una PCPC inferior a 15 mm Hg.

Los medicamentos que dilatan la vasculatura venosa también reducen la PCPC y las presiones venosa sistémicas. El uso juicioso de estos fármacos para reducir el volumen sanguíneo y las presiones venosas no reducen de forma significativa el volumen latido debido a que la curva de Frank-Starling que se asocia con la insuficiencia sistólica muestra aplanamiento relativo a presiones diastólicas finales ventriculares izquierdas superiores a 15 mm Hg (fig. 9-14, recuadro izquierdo). Además de la administración de un diurético, se recurre a vasodilatadores arteriales (p. ej., hidralazina) para reducir la poscarga del ventrículo izquierdo, lo que incrementa el volumen latido y la fracción de eyección, y de manera secundaria disminuye la precarga (v. fig. 9-14).

Al combinar un diurético con un vasodilatador, el volumen sistólico final disminuye más que el volumen diastólico final, lo que aumenta el volumen latido y la fracción de eyección. Puesto que los vasodilatadores arteriales mejoran el gasto cardíaco en pacientes con insuficiencia cardíaca, la disminución de la resistencia vascular sistémica no suele generar una caída inaceptable de la presión arterial. Un vasodilatador combinado con un diurético también cuenta con el beneficio de disminuir la demanda de oxígeno del miocardio al reducir la precarga y la poscarga. Algunos vasodilatadores, como los IECA y los BRA, dilatan tanto las arterias como las venas, y con ello disminuyen la precarga en mayor medida que un vasodilatador arterial directo.

Los β-bloqueadores se utilizan por rutina en el tratamiento de la ICFED crónica. Si bien esto pu-

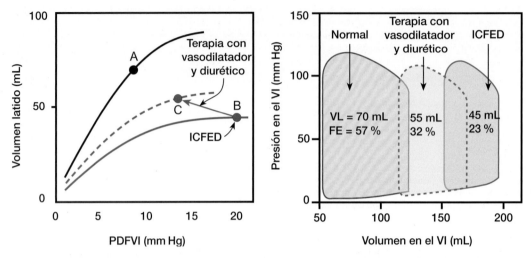

**Figura 9-14.** Efectos del tratamiento combinado con vasodilatadores y diuréticos sobre la función ventricular en pacientes con insuficiencia cardíaca con fracción de eyección disminuida (*ICFED*) crónica. **Recuadro izquierdo:** la ICFED desplaza la curva de Frank-Starling hacia abajo y a la derecha (línea roja continua), del punto *A* al punto *B*, con lo que disminuye el volumen latido e incrementa la presión diastólica final en el ventrículo izquierdo (*PDFVI*). La administración de un vasodilatador arterial reduce la poscarga ventricular y hace que la curva se desplace hacia arriba y a la izquierda (*línea roja punteada*). Cuando se combina con un diurético que disminuye el volumen sanguíneo y las presiones de llenado ventricular, el incremento del volumen latido (punto *B* a *C*) va acompañado por una gran reducción de la PDFVI. **Recuadro derecho:** la ICFED produce un desplazamiento a la derecha del asa presión-volumen del ventrículo izquierdo (*VI*), que se caracteriza por tener un volumen diastólico final alto, y un volumen latido (*VL*; ancho del asa) y una fracción de eyección (*FE*) reducidos. La administración de un vasodilatador y un diurético desplaza el asa de la ICFED a la izquierda, lo que trae consigo una disminución del volumen diastólico final y un incremento del VL y la FE.

diera parecer contraproducente, muchos estudios clínicos han constatado con claridad la eficacia de algunos β-bloqueadores (p. ej., carvedilol y metoprolol).

El mecanismo por el que son benéficos en la insuficiencia cardíaca no es del todo claro, pero se sabe que la activación simpática del corazón es deletérea a largo plazo. Así, los β-bloqueadores pueden actuar al reducir las acciones lesivas de la activación simpática prolongada. Los β-bloqueadores (al igual que los IECA) aportan un beneficio a largo plazo mediado por el remodelamiento ventricular (es decir, al reducir la hipertrofia o la dilatación del ventrículo). Además, los β-bloqueadores combinados con diuréticos y vasodilatadores reducen de forma significativa la mortalidad en la insuficiencia cardíaca.

Obsérvese que la discusión previa, en el contexto del tratamiento crónico de la ICFED, no menciona el uso de fármacos inotrópicos para mejorar la función cardíaca. Si bien los fármacos inotrópicos (cardiotónicos) pueden aportar beneficio a corto plazo, se ha constatado que en los casos crónicos incrementan la mortalidad (por ejemplo, agonistas de los receptores β₁-adrenérgicos) o carecen

de beneficio sobre la mortalidad (p. ej., digoxina). No obstante, los fármacos inotrópicos sí desempeñan un papel en la insuficiencia cardíaca aguda, en particular en pacientes con ICFED crónica hospitalizados por descompensación aguda o en la insuficiencia cardíaca en fase terminal. Bajo estas condiciones, el uso corto plazo de fármacos inotrópicos, combinados con los diuréticos y los vasodilatadores existentes, pueden ayudar a estabilizar al paciente al aumentar el volumen latido y la fracción de eyección.

## VALVULOPATÍA

La función valvular normal se describe en el capítulo 4 y se caracteriza por tener (1) gradientes de presión bajos en la válvula a la vez que la sangre fluye por el orificio y (2) flujo unidireccional. Estas características normales se alteran cuando las válvulas cardíacas tienen función anómala. Cuando esto se produce, el flujo de salida del ventrículo puede disminuir, lo que genera una caída del gasto cardíaco y signos clínicos de insuficiencia cardíaca.

Existen dos categorías generales de defectos valvulares: estenosis e insuficiencia.

La **estenosis valvular** deriva de un estrechamiento del orificio valvular. La fibrosis, a menudo acompañada de calcificación, hace que las valvas valvulares se engrosen, de modo que no pueden abrirse por completo, lo que reduce el área transversal del orificio. Por otra parte, las cúspides valvulares pueden fusionarse, un impedimento para su apertura completa. Los defectos valvulares congénitos también pueden producir estenosis.

La **insuficiencia valvular** (flujo retrógrado) se produce cuando las valvas valvulares no sellan por completo en la posición de cierre; esto hace que la sangre fluya en sentido retrógrado (retroceda) hacia la cavidad proximal. Estos dos defectos valvulares alteran las presiones y los volúmenes dentro del corazón durante ciclo cardíaco.

Los defectos valvulares producen soplos, que pueden auscultarse con un estetoscopio. Un soplo es un ruido de retumbo o frotamiento que se produce por las vibraciones generadas por el movimiento anómalo de la sangre dentro o entre las cavidades cardíacas, o por el flujo turbulento en la arteria pulmonar o la aorta en un sitio justo distal a la válvula de salida. Si se ausculta un soplo durante la sístole entre el primer ($S_1$) y el segundo ($S_2$) ruidos cardíacos, se le denomina **soplo sistólico**. Si se ausculta durante la diástole (entre el $S_2$ y el $S_1$) se le denomina **soplo diastólico**. El sonido se intensifica al aumentar la velocidad de flujo y la turbulencia en la válvula.

Las secciones siguientes describen los cambios de presión y volumen que se producen en la estenosis y la insuficiencia valvulares. Puesto que la enfermedad valvular suele ser un problema crónico, se producen activaciones neurohumorales y un remodelamiento cardíaco que tratan de mantener el gasto cardíaco y la presión arterial. Estas respuestas compensatorias incluyen vasoconstricción sistémica, incremento del volumen sanguíneo, y aumento de la frecuencia cardíaca y el inotropismo. El remodelamiento implica la hipertrofia o la dilatación, lo que depende del defecto valvular. Cuando estos mecanismos compensatorios no pueden mantener el gasto cardíaco y la presión arterial dentro de límites normales (lo que se denomina «descompensación»), el paciente desarrolla síntomas de insuficiencia cardíaca, como se describe en la sección previa.

Los defectos valvulares en el lado izquierdo del corazón generan incrementos de la presión auricular izquierda (PCPC), que pueden causar edema pulmonar e hipertensión arterial pulmonar secundaria. Esto, a su vez, puede dar origen a una insuficiencia ventricular derecha y a la elevación de las presiones venosas sistémicas. Los defectos valvulares en el lado derecho del corazón comprometen el llenado del ventrículo izquierdo por la disminución del gasto del ventrículo derecho, y determinan una elevación de las presiones en la aurícula derecha y las venas sistémicas, capaces de inducir edema sistémico.

El análisis siguiente destaca los cambios cardíacos que se producen en la valvulopatía en ausencia de insuficiencia cardíaca significativa en el reposo, por lo que representan condiciones compensadas.

## Estenosis valvular

La estenosis puede afectar ya sea en una válvula de salida (válvula aórtica o pulmonar) o una válvula de entrada (válvula mitral o tricúspide). Las estenosis incrementan la resistencia al flujo por la válvula, lo que genera un gradiente de presión elevado en la misma. El gradiente de presión en una válvula es la diferencia de presión a uno y otro lado de las valvas a la vez que la sangre fluye por la válvula. Para la válvula aórtica, el gradiente de presión corresponde a la presión ventricular izquierda menos la presión aórtica; para la válvula mitral con el gradiente de presión corresponde a la presión auricular izquierda menos la presión ventricular izquierda. En las válvulas normales el gradiente de presión es de tan solo algunos milímetros de mercurio cuando la sangre fluye por la válvula abierta.

La siguiente ecuación corresponde a la expresión hemodinámica general que relaciona al gradiente de presión ($\Delta P$), el flujo (F) y la resistencia (R) bajo condiciones de flujo laminar no turbulento:

$$\Delta P = F \cdot R$$

Un orificio valvular reducido aumenta la resistencia al flujo por la válvula ya que la resistencia guarda una relación inversa con el radio (r) del orificio valvular elevado a la cuarta potencia (equivalente al área del orificio valvular [A] a la segunda potencia, porque $A = \pi r^2$; v. cap. 5). De este modo, la ecuación anterior también puede expresarse como:

$$\Delta P \propto \frac{F}{A^2}$$

Al aplicar la relación previa, cuando el área del orificio de la válvula se reduce 75%, la resistencia valvular aumenta 16 veces, lo que incrementa 16 veces el gradiente de presión si el flujo por la válvula no se modifica. En realidad, la formación de turbulencia incrementa el gradiente de presión en la válvula incluso más. La turbulencia se produce porque la reducción del área del orificio determina un incremento de la velocidad del flujo sanguíneo por la válvula.

Puesto que el flujo (F) equivale al producto de la velocidad (V) y el área (A), la velocidad es igual al flujo dividido por el área (V = F/A). Así, si el flujo permanece sin cambios, una reducción de 75 % del área causa un aumento de cuatro veces de la velocidad, que aumenta la turbulencia y produce un soplo (v. cap. 5). En resumen, con un flujo dado en la válvula, una reducción del área del orificio valvular aumenta el gradiente de presión valvular que se requiere para impulsar el flujo, incrementa la velocidad de este último y aumenta la turbulencia.

## ESTENOSIS VALVULAR AÓRTICA

En la estenosis valvular aórtica, la presión en el ventrículo izquierdo aumenta por encima de lo normal durante la sístole, con el fin de expulsar la sangre por la válvula estrecha (fig. 9-15, recuadro izquierdo). Esto genera un gradiente de presión alto en la válvula durante la eyección, cuya magnitud depende del grado de estenosis y el flujo por la válvula. El incremento de la velocidad de flujo por la válvula estenótica produce turbulencia y un soplo de eyección sistólico.

En la estenosis aórtica moderada o intensa, la presión aórtica puede reducirse porque también lo hace el volumen latido ventricular (y el gasto cardíaco). El grado de hipotensión depende de la capacidad de los mecanismos neurohumorales para incrementar el volumen sanguíneo y la resistencia vascular sistémica. Ya que la eyección queda impedida por el incremento de la poscarga ventricular, una mayor cantidad de sangre permanece en el corazón tras la eyección, lo que determina un incremento del volumen y la presión en la aurícula izquierda.

Los cambios en las asas presión-volumen del ventrículo izquierdo en la estenosis aórtica moderada se muestran en la figura 9-15 (recuadro derecho). Debido a que existe compromiso del vaciamiento del ventrículo izquierdo por el aumento de la poscarga (v. cap. 4), el volumen latido se reduce, lo que determina un aumento del volumen sistólico final. En la estenosis aórtica crónica el ventrículo izquierdo se hipertrofia.

Esto disminuye la distensibilidad ventricular, eleva la presión diastólica final y puede comprometer el llenado (es decir, produce disfunción diastólica). Esto se aprecia en el asa presión-volumen como una curva de llenado más alta y empinada (v. figs. 4-5 y 9-11).

El que se incremente o disminuya el volumen diastólico final depende de los cambios de la distensibilidad ventricular y la presión de llenado. Recuérdese a partir del capítulo 4 que un incremento agudo de la poscarga, que al inicio genera un aumento del volumen sistólico final, suele traer consigo un aumento secundario del volumen diastólico final que ayuda a conservar el volumen latido. Sin embargo, en la estenosis aórtica crónica este incremento secundario de la precarga muchas veces no se observa, por efecto de la disminución de la distensibilidad ventricular, que altera el llenado no obstante el gran incremento de la presión de llenado diastólica final.

En resumen, la estenosis valvular aórtica se caracteriza por un gran gradiente de presión en la válvula aórtica durante la sístole, un soplo de eyección sistólico, disminución del volumen latido, hipertrofia ventricular (disminución de la distensibilidad), incremento de la presión de llenado del ventrículo izquierdo, y aumento de las presiones auricular izquierda y vascular pulmonar.

## ESTENOSIS VALVULAR MITRAL

La estenosis de la válvula mitral incrementa el gradiente de presión en esa válvula durante el llenado ventricular, lo que determina un aumento de la presión en la aurícula izquierda (PCPC) y una reducción de la presión de llenado ventricular izquierda (fig. 9-16, recuadro izquierdo). Durante el llenado ventricular, la turbulencia que produce la válvula mitral estrecha causa un soplo diastólico. En la estenosis mitral moderada o intensa, la disminución de llenado ventricular provoca una disminución de la precarga ventricular (tanto el volumen diastólico final como la presión disminuyen; fig. 9-16, recuadro derecho).

Esto determina una disminución del volumen latido (anchura del asa presión-volumen) por medio del mecanismo de Frank-Starling, y una caída del gasto cardíaco y la presión aórtica. La disminución de la poscarga (en particular si la presión aórtica cae) permite que el volumen sistólico final disminuya en forma discreta, pero no suficiente para superar la declinación del volumen diastólico final. Estos cambios reciben influencia de la activación neurohumoral, que incrementa el volumen sanguíneo, la resistencia vascular sistémica, el inotropismo y la frecuencia cardíaca.

En resumen, la estenosis de la válvula mitral compromete el llenado ventricular, que reduce la precarga y, por ende, el volumen latido. Existe un soplo diastólico, y las presiones en la aurícula izquierda y la vasculatura pulmonar son altas.

## ESTENOSIS DE LAS VÁLVULAS PULMONAR Y TRICÚSPIDE

La estenosis pulmonar secundaria, con más frecuencia a un defecto congénito, produce cambios

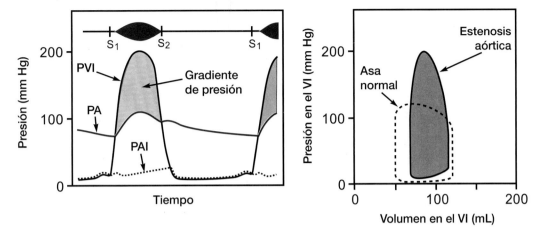

■ **Figura 9-15.** Cambios de las presiones y los volúmenes cardíacos asociados con la estenosis valvular aórtica crónica en ausencia de insuficiencia sistólica. El **recuadro izquierdo** muestra que durante la eyección ventricular la presión ventricular izquierda (*PVI*) excede la presión aórtica (*PA*; el *área gris* representa el gradiente de presión que se genera por la estenosis); se desarrolla un soplo sistólico entre el $S_1$ y el $S_2$, y la presión en la aurícula izquierda (*PAI*) es alta. La presión aórtica puede reducirse por la disminución del volumen latido. En el **recuadro derecho** muestra los efectos de la estenosis valvular aórtica (*asa roja*) sobre el asa presión-volumen del ventrículo izquierdo (*VI*). El volumen sistólico final aumenta, con un cambio escaso o nulo del volumen diastólico final; así, el volumen latido disminuye. La hipertrofia ventricular disminuye la distensibilidad del ventrículo, que eleva la presión diastólica final con cualquier volumen diastólico final.

en el lado derecho del corazón que son análogos a los producidos en el lado izquierdo por la estenosis aórtica. La estenosis de la válvula pulmonar genera un gradiente de presión en esa válvula durante la eyección ventricular derecha, así como un soplo sistólico.

La disminución del volumen latido del ventrículo derecho reduce el llenado ventricular izquierdo y el volumen latido, lo que determina la activación de mecanismos compensatorios neurohumorales. El ventrículo derecho se hipertrofia, lo que contribuye a las presiones de llenado elevadas que se transmiten en sentido retrógrado a la aurícula derecha y la circulación venosa sistémica.

La estenosis tricuspídea altera el llenado ventricular derecho y el volumen latido, y eleva las presiones en auriculares derechas y venosas sistémicas. Debido a que el gasto del ventrículo derecho se reduce, el volumen latido del ventrículo izquierdo también lo hace, lo que puede desencadenar mecanismos compensatorios neurohumorales. Al igual que en la estenosis mitral, existe un soplo diastólico.

## Insuficiencia valvular

Puede presentarse insuficiencia valvular en las válvulas de salida (aórtica o pulmonar) o de entrada (mitral o tricúspide). En esta condición, la válvu-

la no se cierra por completo, lo que permite que la sangre fluya en sentido retrógrado (retroceda) por la válvula.

La insuficiencia aórtica o pulmonar se produce con más frecuencia por procesos patológicos que alteran la estructura valvular. La insuficiencia de las válvulas mitral y tricúspide puede presentarse tras la rotura de las cuerdas tendinosas o por daño isquémico en los músculos papilares (insuficiencia aguda de inicio rápido), en respuesta a una enfermedad infecciosa o degenerativa del tejido valvular, o cuando los ventrículos sufren dilatación patológica (p. ej., como en la miocardiopatía dilatada).

### INSUFICIENCIA VALVULAR AÓRTICA

La insuficiencia de la válvula aórtica hace que la sangre ingrese al ventrículo izquierdo a partir de la aorta (flujo retrógrado) durante el período en que la válvula generalmente estaría cerrada. Puesto que la sangre sale de la aorta por dos vías (retrógrada hacia el ventrículo y anterógrada por la aorta), la presión aórtica cae con más rapidez que la usual durante la diástole, de modo que se reduce la presión diastólica aórtica (fig. 9-17, recuadro izquierdo). Las presiones sistólicas máximas ventriculares (y aórticas) aumentan porque existe un aumento del volumen latido que drena a la aorta, consecuencia del mayor llenado ventricular.

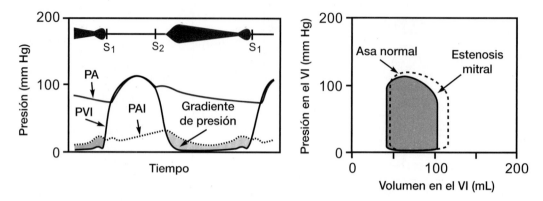

■ **Figura 9-16.** Cambios en las presiones y los volúmenes cardíacos asociados con la estenosis crónica de la válvula mitral en ausencia de insuficiencia sistólica. El **recuadro izquierdo** muestra que durante el llenado ventricular la presión auricular izquierda (*PAI*) excede la presión ventricular izquierda (*PVI*; el *área gris* representa el gradiente de presión que genera la estenosis); se desarrolla un soplo diastólico entre el $S_2$ y el $S_1$. La presión aórtica (*PA*) se reduce con la estenosis mitral intensa por efecto de la disminución del gasto cardíaco. El **recuadro derecho** muestra los efectos de la estenosis valvular mitral (*asa roja*) sobre el asa presión-volumen del ventrículo izquierdo (*VI*). El volumen diastólico final se reduce por el compromiso de llenado ventricular, y el volumen sistólico final puede mostrar reducción discreta por la disminución de la poscarga; así, el volumen latido disminuye.

La presión sistólica elevada y la presión diastólica disminuida aumentan la presión de pulso aórtico. La insuficiencia, que se produce a la vez que el ventrículo se relaja y se llena, produce un soplo diastólico, que es más intenso en la fase inicial de la diástole (soplo in *decrescendo*).

Dado que la sangre fluye en sentido retrógrado de la aorta al ventrículo izquierdo, no existe una fase verdadera de relajación isovolumétrica (v. fig. 9-17, recuadro derecho). En vez de esto, el ventrículo izquierdo comienza a llenarse con la sangre proveniente de la aorta antes de que la válvula mitral se abra.

Una vez que esta última se abre, tiene lugar el llenado ventricular a partir de la aurícula izquierda; sin embargo, la sangre sigue fluyendo de la aorta al ventrículo durante toda la diástole porque la presión aórtica es mayor que la presión en el ventrículo en esa fase. Esto aumenta en gran medida el llenado ventricular (volumen diastólico final), que activa el mecanismo de Frank-Starling para incrementar la fuerza contráctil y el volumen latido, como se aprecia a partir de la mayor anchura del asa presión-volumen.

Con la insuficiencia aórtica crónica el ventrículo se remodela mediante dilatación, lo que incrementa su distensibilidad. Esto ayuda al ventrículo a alojar un volumen muy aumentado sin incrementos excesivos de la presión diastólica final. Si el ventrículo no desarrolla disfunción sistólica, pueden mantenerse volúmenes sistólicos finales normales; sin embargo, el volumen sistólico final aumenta cuando el ventrículo entra en insuficiencia sistólica. Puesto que la válvula aórtica nunca se cierra del todo, la sangre siempre se desplaza por la válvula de acuerdo con la diferencia de presión en la aorta y el ventrículo izquierdo. En consecuencia, no existe una verdadera fase isovolumétrica al inicio de la diástole o la sístole. Cuando el ventrículo comienza a contraerse, la sangre sigue entrando al ventrículo a partir de la aorta hasta que la presión ventricular excede la aórtica. Es importante señalar que el volumen latido, que se calcula a partir de la diferencia entre los volúmenes diastólico final y sistólico final, aumenta.

A pesar de esto, el volumen latido neto que entra a la aorta (flujo anterógrado neto en la aorta) es inferior al normal. Por ejemplo, asúmase que el volumen latido normal es de 70 mL. En la insuficiencia aórtica del volumen latido calculado a partir de los volúmenes diastólico final y sistólico final puede ser de 120 mL. Si la mitad de este volumen latido fluye en sentido retrógrado hacia el ventrículo (**fracción de flujo retrógrado** = 0.5), entonces el volumen latido anterógrado neto es de 60 mL, que es inferior al normal.

En resumen, la insuficiencia valvular aórtica se caracteriza por un aumento de la presión de pulso aórtico, un soplo diastólico, un incremento del volumen latido, pero con reducción del flujo aórtico neto, dilatación ventricular, ausencia de fases isovolumétricas verdaderas, incremento de la presión de llenado ventricular, y aumento de las presiones auricular izquierda y vascular pulmonar.

## INSUFICIENCIA VALVULAR MITRAL

En la insuficiencia de la válvula mitral la sangre fluye en sentido retrógrado hacia la aurícula izquierda a la vez que el ventrículo izquierdo se contrae. Esto determina un incremento intenso de la onda v del trazo de la presión auricular izquierda (fig. 9-18, recuadro izquierdo) y la generación de un soplo sistólico que persiste un poco más allá del $S_2$. Las presiones sistólica ventricular y aórtica disminuyen si la eyección neta de sangre a la aorta muestra disminución significativa y los mecanismos compensatorios neurohumorales son inadecuados.

Existen varios cambios importantes en el asa presión-volumen del ventrículo izquierdo en presencia de insuficiencia mitral (fig. 9-18, recuadro derecho).

En primer lugar, no existe una fase isovolumétrica verdadera al inicio de la sístole. Tan pronto como el ventrículo comienza a contraerse y desarrollar presión, la sangre comienza a fluir por la válvula mitral y regresa a la aurícula izquierda. La insuficiencia mitral disminuye la poscarga en el ventrículo izquierdo (la resistencia total al flujo de salida disminuye), lo que hace que el volumen latido sea mayor y el volumen sistólico final sea menor que el ordinario; sin embargo, el volumen sistólico final aumenta si el corazón entra en insuficiencia sistólica en respuesta a la insuficiencia mitral crónica. Puesto que la válvula mitral nunca

se cierra del todo, la sangre fluye en sentido retrógrado hacia la aurícula izquierda mientras que la presión intraventricular sea superior a la presión en la aurícula izquierda; así, no existe una verdadera fase de relajación isovolumétrica.

En la diástole, la presión alta en la aurícula izquierda se transmite hacia el ventrículo izquierdo durante el llenado, de tal modo que la presión diastólica final en el ventrículo izquierdo y su volumen aumentan.

En la insuficiencia mitral crónica la sobrecarga de volumen hace que el ventrículo sufra dilatación, lo que aumenta su distensibilidad. Esta dilatación haría que el esfuerzo de la pared (poscarga) aumentara de no ser por la menor resistencia al flujo de salida que tiende a disminuir la poscarga durante la eyección.

El efecto neto de estos cambios es que la anchura del asa presión-volumen (volumen latido) aumenta; sin embargo, la eyección hacia la aorta se reduce por efecto de la fracción de flujo retrógrado.

En resumen, la insuficiencia mitral se caracteriza por una onda v alta durante la sístole, un soplo sistólico, un volumen latido elevado, pero un flujo de salida ventricular neto hacia la aorta reducido, dilatación ventricular, ausencia de fases isovolumétricas verdaderas, incremento de las presiones de llenado ventricular, y elevación de las presiones auricular izquierda y vascular pulmonar.

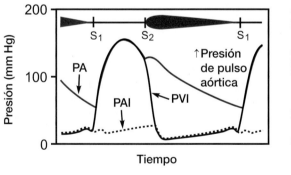

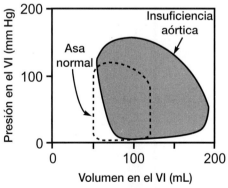

■ **Figura 9-17.** Cambios en las presiones y los volúmenes cardíacos asociados con la insuficiencia valvular aórtica crónica en ausencia de insuficiencia sistólica. El **recuadro izquierdo** muestra que durante la relajación ventricular la sangre retrocede de la aorta hacia el ventrículo, lo que causa una caída más rápida de la presión aórtica (*PA*), que disminuye la presión diastólica y aumenta la presión de pulso en la aorta; la presión auricular izquierda (*PAI*) aumenta porque la sangre se acumula en la aurícula a la vez que aumenta el volumen y la presión diastólicos finales en el ventrículo izquierdo (*VI*). Un aumento del volumen latido ventricular (por el aumento del llenado) determina un incremento de las presiones máximas ventricular y aórtica; se desarrolla un soplo diastólico entre el $S_2$ y el $S_1$. El **recuadro derecho** muestra los efectos de la insuficiencia valvular aórtica (*asa roja*) sobre el asa presión-volumen del ventrículo izquierdo. El volumen diastólico final y el volumen latido aumentan en gran medida, y no existen fases isovolumétricas verdaderas puesto que la sangre fluye por la válvula mientras que existe alguna diferencia presión entre sus extremos.

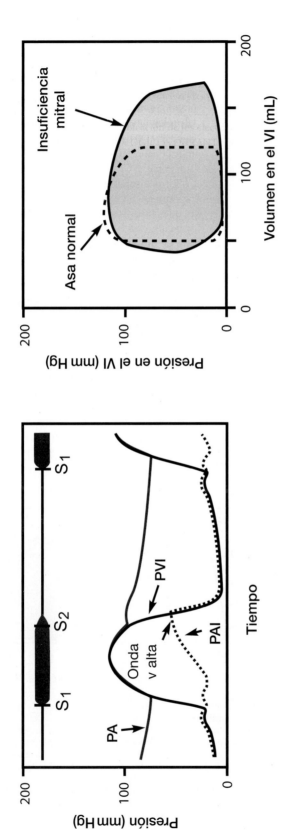

■ **Figura 9-18.** Cambios en las presiones y los volúmenes cardíacos asociados con la insuficiencia mitral crónica en ausencia de insuficiencia sistólica. El **recuadro izquierdo** muestra que durante la contracción ventricular el ventrículo izquierdo (*VI*) expulsa la sangre en sentido retrógrado hacia la aurícula izquierda y también hacia la aorta, con lo que aumenta la presión auricular izquierda (*PAI*), en particular la onda *v*. La presión aórtica (*PA*) y la presión ventricular izquierda (*PVI*) pueden caer en respuesta a una reducción del volumen neto de sangre expulsado hacia la aorta; se desarrolla un soplo sistólico desde el $S_1$ hasta justo después del $S_2$. El **recuadro derecho** muestra los efectos de la insuficiencia de la válvula mitral (*asa roja*) sobre el asa presión-volumen del ventrículo izquierdo. El volumen sistólico final se reduce porque existe una disminución de la resistencia al flujo de salida (poscarga); el volumen diastólico final aumenta porque la presión auricular izquierda elevada incrementa el llenado ventricular; el volumen latido muestra gran elevación. No existen fases isovolumétricas verdaderas porque la sangre fluye por la válvula mientras que existe alguna diferencia de presión en sus extremos.

## INSUFICIENCIA VALVULAR PULMONAR Y TRICUSPÍDEA

La insuficiencia pulmonar produce cambios en el lado derecho del corazón que son análogos a los generados en el lado izquierdo por la insuficiencia aórtica. La insuficiencia en la válvula pulmonar desencadena un incremento de la presión de pulso en la arteria pulmonar, aumento del volumen y la presión al final de la diástole en el ventrículo derecho, y un soplo diastólico. No existe una fase isovolumétrica verdadera durante la sístole y la diástole del ventrículo derecho. Puesto que el ventrículo derecho sufre sobrecarga de volumen, responde con dilatación, y las presiones auricular derecha y venosa sistémica aumentan.

La insuficiencia tricuspídea genera una onda v alta en el trazo de presión de la aurícula derecha, un incremento general del volumen auricular derecho y de las presiones venosas sistémicas, y un soplo sistólico.

El volumen latido ventricular derecho aumenta, pero la eyección hacia la arteria pulmonar puede disminuir por el gran volumen de sangre que se expulsa hacia la aurícula derecha durante la sístole ventricular.

La disminución de la eyección hacia la arteria pulmonar disminuye el llenado ventricular izquierdo y el volumen latido, lo que determina la activación de mecanismos compensatorios neurohumorales.

## RESUMEN DE CONCEPTOS IMPORTANTES

- El ejercicio dinámico, como correr, se asocia con una gran caída de la resistencia vascular sistémica a la vez que se produce vasodilatación en los músculos activos. Para mantener (y elevar) la presión arterial, la activación simpática y las hormonas circulantes incrementan el gasto cardíaco y generan constricción en los vasos sanguíneos en otros órganos importantes del organismo; el bombeo abdominotorácico y del músculo esquelético promueve el retorno venoso para mantener condiciones adecuadas de precarga cardíaca.

- Las respuestas cardiovasculares al ejercicio reciben influencia significativa del tipo de ejercicio (dinámico o estático), la postura corporal, el acondicionamiento físico, factores ambientales, edad, sexo y presencia de cardiopatía.

- La estenosis de las arterias de distribución en la extremidad inferior por vasculopatía disminuye las presiones de perfusión distales, lo que puede limitar el flujo sanguíneo durante el ejercicio e inducir dolor isquémico en pierna (claudicación).

- La gestación se relaciona con un incremento del volumen sanguíneo y el gasto cardíaco, y una reducción de la resistencia vascular sistémica y la presión arterial media; la frecuencia cardíaca muestra incremento gradual durante el embarazo.

- En la circulación fetal, los cortocircuitos vasculares e intracardíacos reducen el flujo sanguíneo al hígado, los pulmones, el tubo digestivo y los riñones; la función normal de estos órganos queda cubierta por el intercambio entre las circulaciones fetal y materna en la placenta.

- La hipotensión arterial puede derivar de mecanismos que reducen el gasto cardíaco o inducen vasodilatación sistémica.

- Mecanismos compensatorios de retroalimentación negativa, desencadenados por la hipotensión, ayudan a restablecer la presión arterial. Los mecanismos barorreceptores y renales desempeñan un papel prominente. La falla de estos mecanismos y la expresión de mecanismos de retroalimentación positiva conducen al choque irreversible y la muerte.

- La hipertensión deriva del incremento del gasto cardíaco, por lo general secundario al aumento de volumen, así como del aumento de la resistencia vascular sistémica. La hipertensión esencial es de origen desconocido, mientras que la hipertensión secundaria es consecuencia de causas identificables, como nefropatía, activación simpática excesiva, niveles hormonales anormales o apnea del sueño.

- Insuficiencia cardíaca se produce cuando el corazón no puede aportar un flujo sanguíneo adecuado a los órganos, o cuando puede hacerlo únicamente con presiones de llenado elevadas. Puede involucrar una disfunción sistólica (depresión del inotropismo ventricular) o una disfunción diastólica (compromiso del llenado).

- El organismo compensa la insuficiencia cardíaca al activar al sistema nervioso simpático, el sistema renina-angiotensina-aldosterona y otras hormonas circulantes. Esto mecanismos compensatorios aumentan la resistencia vascular sistémica, estimulan el corazón e incrementan el volumen sanguíneo.

- Los defectos estructurales de las válvulas cardíacas generan estenosis valvular, insuficiencia valvular o ambas, que afectan las relaciones de presión y volumen en el corazón durante la sístole y la diástole, y desencadenan una disminución del gasto cardíaco y presiones venosas altas.

## PREGUNTAS DE REVISIÓN

Para cada pregunta, elija la respuesta más apropiada:

1. Durante la ejercitación de cuerpo completo de nivel moderado (p. ej., correr) en condiciones ambientales normales:
   a. La presión de pulso arterial disminuye por efecto de la frecuencia cardíaca elevada.
   b. Se presenta vasoconstricción de mediación simpática en la piel.
   c. La resistencia vascular sistémica aumenta por la activación simpática.
   d. Se bloquea la influencia vagal sobre el nodo sinoauricular.

2. Una razón importante por la que el volumen latido puede incrementarse al correr es:
   a. La presión venosa central disminuye.
   b. La frecuencia cardíaca aumenta.
   c. La velocidad de relajación ventricular disminuye.
   d. El sistema de bombeo muscular incrementa el retorno venoso.

3. En un estudio sobre ejercicio, la frecuencia cardíaca en reposo del sujeto y su volumen ventricular izquierdo son de 70 latidos/min y 80 mL/latido, respectivamente. Mientras el sujeto caminaba rápidamente en un caminador A, la frecuencia cardíaca y el volumen latido aumentaron hasta 140 latidos/min y 100 mL/latido, respectivamente; la fracción de eyección aumentó de 60 % a 75 %. La presión arterial media del sujeto se elevó de 90 mm Hg en reposo a 110 mm Hg durante el ejercicio. Es posible concluir que:

   a. El gasto cardíaco se duplicó.
   b. En comparación con el reposo con el gasto cardíaco mostró un incremento proporcional mayor durante el ejercicio que lo que disminuyó la resistencia vascular sistémica.
   c. El volumen diastólico final ventricular aumentó.
   d. El incremento de la presión arterial media durante el ejercicio indica que la resistencia vascular sistémica aumentó.

4. Un paciente refiere dolor intenso en la pantorrilla mientras camina distancias cortas y se detecta que tiene un índice de presión tobillo-brazo (ITB) en reposo de 0.7. El dolor asociado con la marcha desaparece tras varios minutos en reposo. No se aprecia edema en la pierna. El valor del ITB y otros signos y síntomas clínicos sugieren la presencia de:
   a. Elevación de la presión sistólica cuantificada en el tobillo.
   b. Presencia de trombosis venosa profunda (TVP).
   c. Estenosis de una o más arterias proximales conectadas en serie con el tobillo.
   d. Estenosis de la arteria femoral profunda.

5. Durante el segundo trimestre del embarazo:
   a. La resistencia vascular sistémica aumenta.
   b. La frecuencia cardíaca disminuye.
   c. El gasto cardíaco disminuye.
   d. El volumen sanguíneo aumenta.

6. Pocos minutos después del nacimiento, la circulación del neonato sufre cambios dramáticos, necesarios para asegurar su supervivencia. ¿Cuál de los pares siguientes de cambios se produce en los primeros minutos tras el nacimiento?

   a. El gasto cardíaco disminuye y la presión arterial media disminuye.
   b. La resistencia vascular pulmonar aumenta y la presión arterial pulmonar media aumenta.
   c. La presión auricular derecha aumenta y la presión auricular izquierda disminuye.
   d. La resistencia vascular sistémica aumenta y la resistencia vascular pulmonar disminuye.

7. El reflejo barorreceptor en el choque hemorrágico:

   a. Disminuye a distensibilidad venosa.
   b. Disminuye la resistencia vascular sistémica.
   c. Incremento el tono vagal en el nodo sinoauricular.
   d. Estimula la liberación de angiotensina II a partir de los riñones.

8. La recuperación a largo plazo de la homeostasia cardiovascular tras una hemorragia moderada involucra:

   a. La inhibición de la liberación de renina por la aldosterona.
   b. El incremento de la pérdida renal (excreción) de sodio.
   c. El aumento de la filtración capilar de fluidos.
   d. Reabsorción de agua mediada por vasopresina en los riñones.

9. Un paciente que sufre un traumatismo ingresa al servicio de urgencias tras una pérdida hemática masiva. La hemorragia se controla, y la reanimación con soluciones y agentes presores eleva la presión arterial media hasta 60 mm Hg. A pesar de los esfuerzos adicionales por elevar la presión arterial esta comienza a caer después de 2 h y el paciente muere. ¿Cuál de los siguientes tiene más probabilidad de haber contribuido al colapso cardiovascular en este paciente?

   a. Retención excesiva de sodio y agua en los riñones.
   b. Incremento de la reabsorción capilar de fluidos.
   c. Depresión miocárdica por acidosis metabólica.
   d. Vasoconstricción de mediación simpática.

10. Una paciente de 43 años de edad tiene una presión arterial cercana a 155/105 mm Hg. La hipertensión de esta paciente pudiera ser consecuencia de:

    a. Disminución de la secreción de aldosterona.
    b. Excreción renal de sodio excesiva.
    c. Supresión de la liberación de renina.
    d. Trastorno tiroideo.

11. El reporte del ecocardiograma de un paciente que usted recibe indica que padece disfunción diastólica del ventrículo izquierdo. ¿Cuál de las siguientes suele asociarse con este trastorno?

    a. Incremento de la distensibilidad ventricular.
    b. Elevación de la presión diastólica final.
    c. Disminución del volumen sistólico final.
    d. Gran reducción de la fracción de eyección.

12. En comparación con las respuestas al ejercicio máximo en un sujeto normal, un paciente con insuficiencia cardíaca moderada o grave durante el ejercicio máximo tendrá:

    a. Presión arterial menor.
    b. Menor extracción arteriovenosa de oxígeno.
    c. Fracción de eyección más alta.
    d. Consumo máximo de oxígeno similar.

13. Un paciente con antecedente de hipertensión leve recibió en fecha reciente el diagnóstico de disfunción sistólica ventricular izquierda asociada con miocardiopatía dilatada. Además de un diurético, al paciente también se le prescribe un vasodilatador arteriovenoso mixto (p. ej., un inhibidor de la enzima convertidora de angiotensina). La lógica para agregar un vasodilatador es que incrementará:

    a. El volumen latido al aumentar la precarga.

b. La poscarga ventricular al disminuir la precarga.
c. La fracción de eyección ventricular al aumentar el volumen latido.
d. El volumen sistólico final ventricular al aumentar el volumen latido.

14. Se diagnostica en un paciente una insuficiencia valvular aórtica moderadamente intensa. En ausencia de insuficiencia ventricular, ¿cuál de los cambios siguientes se asocia con este defecto valvular?

a. La presión aórtica diastólica está aumentada.
b. La presión aórtica sistólica está disminuida.

c. El volumen latido ventricular izquierdo que entra a la aorta está aumentado.
d. La precarga ventricular izquierda está disminuida.

15. Se le diagnostica a un paciente estenosis de la válvula mitral, sin evidencia de disfunción sistólica. Es probable que este paciente presente:

a. Un soplo sistólico.
b. Presiones auricular izquierda y arterial pulmonar elevadas.
c. Incremento de la presión diastólica final del ventrículo izquierdo.
d. Disminución de la poscarga del ventrículo derecho.

## RESPUESTA A LAS PREGUNTAS DE REVISIÓN

1. La respuesta correcta es la «d», dado que la frecuencia cardíaca aumenta durante el ejercicio por la activación de nervios simpáticos adrenérgicos y la inhibición de los nervios vagales (parasimpáticos) en el nodo sinoauricular. Opción «a» es incorrecta porque la presión arterial del pulso aumenta durante el ejercicio moderado como consecuencia del incremento del volumen latido. La opción «b» es incorrecta porque hay vasodilatación cutánea durante el ejercicio para facilitar la pérdida de calor del organismo. La opción «c» es incorrecta porque la resistencia vascular sistémica cae como consecuencia de la vasodilatación en el músculo esquelético activo.

2. La respuesta correcta es la «d» ya que el sistema de bombeo muscular facilita el retorno venoso, que mantiene o eleva las presiones de llenado ventricular. Opción «a» es incorrecta porque una disminución de la presión venosa central generaría reducción del volumen latido. La opción «b» es incorrecta dado que un incremento de la frecuencia cardíaca, sin otros cambios compensatorios, disminuye el volumen latido. La opción «c» es incorrecta puesto que la velocidad de relajación ventricular (lusitropismo) aumenta durante el ejercicio por la actividad simpática, lo que facilita el llenado ventricular y aumenta el volumen latido.

3. La respuesta correcta es la «b» porque la presión arterial aumenta; de este modo, el gasto cardíaco debe haber aumentado en mayor grado de lo que se redujo la resistencia vascular sistémica, dado que la presión arterial media es cercana al producto del gasto cardíaco por la resistencia vascular sistémica. La opción «a» es incorrecta porque el gasto cardíaco (el producto de la frecuencia cardíaca por el volumen latido) aumento de 5.6 a 14 L/min (es decir, más del doble). La opción «c» es incorrecta porque el volumen latido aumentó 25 % (de 80 a 100 mL/latido) la fracción de eyección aumentó 25 % (de 60 % a 75 %). De este modo, el volumen diastólico final no podría haber cambiado porque la fracción de eyección es equivalente al volumen latido dividido por el volumen diastólico final. La opción «d» es incorrecta porque el cambio porcentual del gasto cardíaco es mucho mayor que el cambio porcentual de la presión arterial; la resistencia vascular sistémica puede estimarse a partir de la presión arterial dividida por el gasto cardíaco.

4. La respuesta correcta es la «c» ya que el estrechamiento de una arteria que alimenta la circulación en el tobillo disminuye la presión sistólica cuantificada en ese sitio. Opción «a» es incorrecta porque un ITB < 0.9 indica una presión sistólica baja anómala en el tobillo. La opción «b» es incorrecta porque la TVP es una oclusión venosa, que no reduciría el ITB; en vez de ello, incrementaría las presiones venosas y generaría edema en la extremidad,

que no existía. La opción «d» es incorrecta ya que la arteria femoral profunda está conectada en paralelo con la pierna y, por ello, el incremento de la resistencia femoral profunda no alteraría el ITB o generaría dolor isquémico en la pantorrilla durante el ejercicio.

5. La respuesta correcta es la «d» porque la activación del sistema renina-angiotensina-aldosterona durante el embarazo incrementa el volumen sanguíneo. Opción «a» es incorrecta porque la resistencia vascular sistémica disminuye durante la gestación como consecuencia del desarrollo de la circulación uterina. Las opciones «b» y «c» son incorrectas porque la frecuencia cardíaca y el gasto cardíaco aumentan durante el embarazo.

6. La respuesta correcta es la «d», ya que en la resistencia sistémica aumenta cuando la circulación fetal se aísla de la placenta, y la resistencia pulmonar disminuye cuando los pulmones se expanden con el aire. Opción «a» es incorrecta debido a que la presión arterial media aumenta por el incremento de la resistencia vascular sistémica. La opción «b» es incorrecta ya que la insuflación pulmonar disminuye la resistencia vascular pulmonar, lo que reduce la presión arterial pulmonar. La opción «c» es incorrecta porque la presión auricular derecha disminuye en respuesta al aumento de la resistencia vascular sistémica, y la presión en la aurícula izquierda se eleva en respuesta al mayor retorno venoso pulmonar y al incremento de la poscarga en el ventrículo izquierdo.

7. La respuesta correcta es la «a» ya que el reflejo barorreceptor activa nervios simpáticos adrenérgicos que generan constricción en los vasos arteriales y venosos (es decir, reduce su distensibilidad). La opción «b» es incorrecta porque la activación simpática incrementa la resistencia vascular sistémica. La opción «c» es incorrecta ya que la activación simpática va acompañada de la eliminación del tono vagal en el corazón. La opción «d» es incorrecta debido a que es la renina, no la angiotensina II, la que se libera a partir de los riñones.

8. La respuesta correcta es la «d» puesto que la recuperación a largo plazo de la hipovolemia obliga a retención renal de agua, que en parte está regulada por la vasopresina. Opción «a» es incorrecta ya que el incremento de la liberación de renina y la formación posterior de angiotensina II y aldosterona contribuyen a la reabsorción renal de sodio y agua. La opción «b» es incorrecta puesto que la reabsorción del sodio, no su pérdida, se intensifica tras la hemorragia. La opción «c» es incorrecta ya que el incremento de la filtración capilar de fluidos reduciría el volumen sanguíneo y no serviría como mecanismo compensatorio tras una hemorragia.

9. La respuesta correcta es la «c» ya que la disminución de la provisión de oxígeno a los órganos periféricos estimula el metabolismo anaeróbico y desencadena acidosis metabólica, que compromete la contracción cardíaca. Las opciones «a», «b» y «d» son incorrectas porque se trata de mecanismos compensatorios normales que ayudan a mantener la presión arterial tras la hemorragia.

10. La respuesta correcta es la «d» debido a que el hipotiroidismo y el hipertiroidismo pueden causar hipertensión. Las opciones «a», «b» y «c» son incorrectas porque cada una de ellas puede disminuir el volumen sanguíneo, lo que reduciría la presión arterial.

11. La respuesta correcta es la «b», dado que la disfunción diastólica secundaria a la disminución de la distensibilidad ventricular (por lo que opción «a» es incorrecta) origina una presión diastólica final alta con cualquier volumen diastólico final. La opción «c» es incorrecta ya que los cambios del volumen sistólico final generalmente se asocian con cambios de la función sistólica. La opción «d» es incorrecta puesto que la fracción de eyección no necesariamente se modifica en gran medida con la disfunción diastólica, ya que la disminución del volumen latido suele asociarse con reducción del volumen diastólico final.

12. La respuesta correcta es la «a» puesto que el gasto cardíaco no puede aumentar en grado suficiente para mantener la presión arterial a la vez que la resistencia vascular sistémica cae durante el ejercicio. La opción «b» es incorrecta debido a que la disminución de la perfusión a los órganos aumenta la extracción de oxígeno a partir de la sangre arterial. La opción «c» es incorrecta ya que las anomalías de las respuestas inotrópicas durante el ejercicio disminuyen la fracción de eyección. La opción «d» es incorrecta debido a que el paciente con insuficiencia cardíaca alcanza un consumo de oxígeno máximo menor debido a que el gasto cardíaco máximo se reduce.

13. La respuesta correcta es la «c» porque la reducción de la poscarga incrementa el volumen latido y disminuye el volumen diastólico final del ventrículo; estos cambios favorecen la fracción de eyección. Opción «a» es incorrecta debido a que un vasodilatador mixto disminuye la precarga y también la poscarga. La opción «b» es incorrecta puesto que la poscarga disminuye. La opción «d» es incorrecta debido a que reducir la poscarga conduce a una disminución del volumen sistólico final que incrementa el volumen latido.

14. La respuesta correcta es la «c» debido a que el llenado ventricular (precarga) aumenta (por ende, la opción «d» es incorrecta), ya que la sangre fluye de la aorta hacia el ventrículo durante la diástole en la insuficiencia aórtica; esto aumenta el volumen sanguíneo que se expulsa hacia la aorta, que eleva la presión sistólica aórtica (de ese modo, la opción «b» es incorrecta). Opción «a» es incorrecta porque el flujo retrógrado hace que la presión aórtica caiga con más rapidez durante la diástole, lo que disminuye la presión diastólica.

15. La respuesta correcta es la «b» porque en la estenosis mitral la sangre tiene dificultad para fluir de la aurícula izquierda al ventrículo izquierdo. Esto conduce a una acumulación de sangre en la aurícula izquierda y los pulmones, con lo que aumentan las presiones auricular izquierda y arterial pulmonar. Opción «a» es incorrecta debido a que se desarrolla turbulencia a la vez que la sangre fluye por la válvula estrecha durante la diástole, lo que genera un soplo diastólico. La opción «c» es incorrecta ya que el llenado ventricular izquierdo puede mostrar compromiso, lo que disminuye su volumen y su presión diastólicos finales. La opción «d» es incorrecta debido a que el incremento de la presión en la arteria pulmonar eleva la poscarga en el ventrículo derecho.

## RESPUESTA A LOS PROBLEMAS Y CASOS

### CASO 9-1

La neuropatía autonómica afecta la función de la mayor parte de los sistemas del organismo debido a que los nervios autónomos desempeñan un papel vital en la regulación de su función normal. En el sistema cardiovascular, los nervios autónomos, en particular los simpáticos adrenérgicos, regulan la presión arterial por medio de sus acciones sobre el corazón y la vasculatura. Los pacientes con diabetes tipo 2 con anomalías del control autónomo del sistema cardiovascular pueden mostrar respuestas anormales al ejercicio debido a que la frecuencia cardíaca y el inotropismo pudieran no incrementarse con normalidad, y puede existir compromiso de la estimulación simpática del sistema arterial y el venoso. Esta pérdida de control simpático puede generar una caída de la presión arterial durante el ejercicio como consecuencia de una reducción de la resistencia vascular sistémica superior a la normal, una disminución de la presión venosa central por la pérdida del tono venoso, y una disminución del gasto cardíaco generada por incrementos inferiores a los normales de la frecuencia cardíaca y el volumen latido. La hipotensión durante el ejercicio compromete la perfusión muscular y produce fatiga. La disminución de la perfusión cerebral que causa la hipotensión puede inducir vértigo, trastornos visuales y síncope.

### CASO 9-2

La recuperación de la hemorragia implica la constricción arterial y la venosa, la estimulación cardíaca, y la retención renal de sodio y agua. El diurético contrarrestaría los mecanismos compensatorios renales normales de retención de sodio y agua. El inhibidor de la enzima convertidora de angiotensina disminuiría la síntesis de angiotensina II circulante, que generalmente desempeña un papel importante de compensación al generar vasoconstricción sistémica e incrementar el volumen sanguíneo al intensificar la reabsorción renal de sodio y agua. El bloqueador de los canales del calcio, de acuerdo con su clase, deprimiría la función cardíaca y generaría vasodilatación sistémica, que contrarrestarían las respuestas compensatorias normales a la hemorragia. Así, estos fármacos comprometerían y prolongarían el proceso de recuperación tras la hemorragia. Por fortuna, muchos de estos medicamentos tienen vidas medias más bien breves, de modo que sus efectos disminuyen en el transcurso de horas.

## LECTURAS RECOMENDADAS

Chapman AB, Abraham WT, Zamudio S, et al. Temporal relationships between hormonal and hemodynamic changes in early human pregnancy. Kidney Int 1998;54:2056–2063.

Janicki JS, Sheriff DD, Robotham JL, et al. Cardíac output during exercise: contributions of the cardíac, circulatory, and respiratory systems. In: Rowell LB, Shepherd JT, eds. Handbook of Physiology: Exercise: Regulation and Integration of Multiple Systems. New York: Oxford University Press, 1996:649–704.

Lilly LS. Pathophysiology of Heart Disease. 6th Ed. Philadelphia: Wolters Kluwer, 2016.

Lister G, Jones EE. Fetal and neonatal physiology. In: Boron WF, Boulpaep EL, eds. Medical Physiology. 3rd Ed. Philadelphia: Elsevier, 2017:1151–1164.

Oparil S, Acelajado MC, Bakris GL, et al. Hypertension. Nat Rev Dis Primers 2018;4:18014.

Vincent JL, De Backer D. Circulatory shock. N Engl J Med 2013;369:1726–1734.

Whelton PK, Carey RM, Aronow WS, et al. ACC/AHA/AAPA/ABC/ACPM/AGS/APhA/ASH/ASPC/NMA/PCNA guideline for the prevention, detection, evaluation, and management of high blood pressure in adults: a report of the American College of Cardiology/American Heart Association Task Force on Clinical Practice Guidelines. Hypertension 2018;71:e13–e115.

Xiang L, Hester RL. Cardiovascular Responses to Exercise. 2nd Ed. Morgan & Claypool Life Sciences, 2017.

# Índice alfabético de materias

*Nota:* los números de página seguidos de *f* denotan figuras y los seguidos de *t* denotan tablas.

## A

Ácido araquidónico, metabolismo, 23
Ácido vanillilmandélico, 233
Acidosis, 15, 230
    metabólica, 230
Acondicionamiento físico, 216
Acoplamiento excitación-contracción, 10–13, 12*f*, 13*t*, 13*f*
Activación dependiente de la longitud, 78
Actividad desencadenada, 40
Actividad eléctrica del corazón, 28–63
    anómala, conducción, 44
    canales iónicos, 33–35, 34*t*, 35*f*
    conducción de los potenciales, 41–45, 41*f*–42*f*
    gradientes iónicos, 32–33, 32*f*
    potenciales de acción, 35–40, 36*f*, 38*f*, 39*f*, 40*t*, 41*f*
    potenciales de la membrana celular, 29–41
    potenciales en reposo de la membrana, 29–32, 29*f*
    reentrada, taquicardía por, 44–45, 44*f*, 45*f*
    velocidad de conducción, 43–44, 43*t*
Actividad nerviosa autónoma, 6
Adenosina, 158
Adrenalina, 88, 135, 142–144, 143*f*, 213
Adrenérgicos, receptores, 19, 134*f*, 135*f*
Agonistas de los receptores β-adrenérgicos, 88, 230
Agotamiento por calor, 217
Albúmina, 204
Aldosterona, 144, 148*t*
Aleteo auricular, 48
Aleteo ventricular, 49
Anastomosis arteriovenosa (AV), 177
Angiotensina II, 6, 15, 19
Angiotensinógeno, 144
Anrep, efecto, 87–88
Antiarrítmicos, fármacos, 40, 45
Antidiurética, hormona (ADH), 6, 146–148
Antihistamínicos, 207
Aorta, 65
Apnea del sueño, 234, 235
Arginina-vasopresina (AVP), 146, 148*f*
Arritmias, 40–41
    ventriculares, 45
Arterias
    anatomía, 98–101, 99*t*
    arqueada, 181*f*
    coronarias, 165–168
    de gran tamaño, 98–99, 99*t*, 99*f*
    de pequeño tamaño, 98–99, 99*t*, 99*f*
    del encéfalo, 171
    pulmonar, 66, 184–185
    renales, 182–184
    vertebrales, 171
Arterial, presión, 4, 91
Arterioesclerosis, 104–105
Arteriolas, 99–100
    eferentes, 181*f*, 182, 183*f*
Arteriopatía coronaria, 93, 171
Arteriovenosas, anastomosis, 177
Asas presión-volumen, 71
    inotropismo, 86–87, 87*f*
    insuficiencia cardíaca, 236–237, 238*f*
    poscarga, 84, 84*f*
AT$_1$, bloqueadores del receptor, 145
Ateroesclerosis, 170

ATP, 158
ATPasa, 32–33
Aurícula
    derecha, 2–4, 2*f*, 4*f*, 65, 65*f*
    izquierda, 2–3, 2*f*, 4*f*, 65, 65*f*
Auriculoventricular, bloqueo del nodo, 40
Axónicos locales, reflejos, 179

## B

β-bloqueadores, 234
Bainbridge, reflejo de, 140
Bandas densas, 18–19, 19*f*
Barorreceptores, 5, 135–140
    arteriales, 135–138, 136*f*, 226
    del seno carotídeo, 136–137, 136*f*
    hipotensión, 226–228, 226*f*
    periféricos, 130
    regulación por retroalimentación, 135–140, 136*f*
Basilar, arteria, 171, 172*f*
Bazo, flujo sanguíneo, 156*t*, 180
Bezold-Jarisch, reflejo de, 141
Bifosfato de adenosina (ADP), 158
Bloqueador de los receptores de angiotensina (BRA), 235
Bloqueadores de los canales del calcio, 40, 235
Bloqueo auriculoventricular
    primer grado, 48, 48*f*
    segundo grado, 48*f*, 49
    tercer grado, 49
Bloqueo del nodo, 49
Bloqueos de rama, 46
Bombas iónicas, 32, 32*f*
Bombeo
    abdominotorácico, 119
    del músculo esquelético, 115–116, 116*f*
Bowditch, efecto, 88
Bowman, cápsula, 182, 181*f*
Bradicardía, 40, 224
    bradicardía sinusal, 48–49
    causas, 48–49, 131
Bradicinina, 159, 179
Brazos, derivaciones del ECG, 53–54
Bulbo raquídeo, 130, 130*f*

## C

Cadenas ligeras de la miosina, 20
Calcio
    acoplamiento excitación-contracción cardíaco y, 11, 12*f*, 13*t*, 13*f*
    calcio «desencadenante», 12
    captación por el retículo sarcoplásmico, 16
    entrada en los miocitos, 14, 14*f*
    liberación por el retículo sarcoplásmico, 14–15, 15*f*
    regulación de la relajación y, 16–17
    unión a troponina C, 15
Calcitonina, péptido asociado al gen de la, 173
Calicreína, 159
Calmodulina, 20
cAMP, 14, 17, 23
Canal K$_{ACh}$, 39